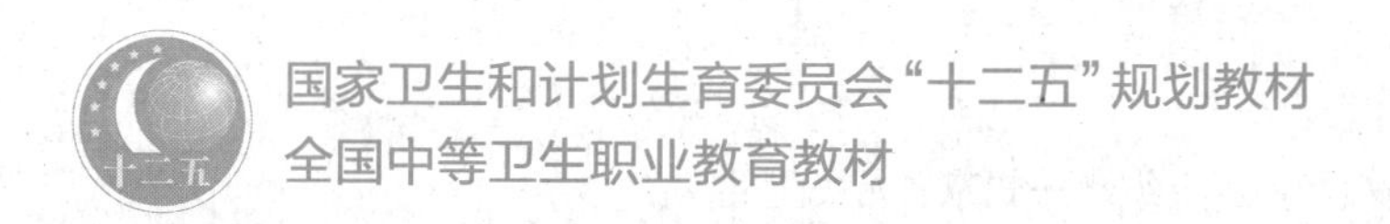
国家卫生和计划生育委员会“十二五”规划教材
全国中等卫生职业教育教材

供农村医学专业用

中医药学基础

主　编　孙治安　李　兵

副主编　胡大胜　李丽华

编　委（以姓氏笔画为序）

孙治安（安阳职业技术学院医药卫生学院）
李　兵（广西省梧州市卫生学校）
李丽华（福建省福清市卫生学校）
邹符萍（云南省昭通市卫生学校）
赵学军（安阳职业技术学院医药卫生学院）
胡大胜（安徽省阜阳职业技术学院）
胡婧赫（黑龙江护理高等专科学校）
热孜也木·肉孜（新疆巴库市卫生学校）
郭彬兵（江西省赣州市卫生学校）

人民卫生出版社

图书在版编目（CIP）数据

中医药学基础/孙治安，李兵主编.—北京：人民卫生出版社，2015

ISBN 978-7-117-20804-8

Ⅰ.①中… Ⅱ.①孙…②李… Ⅲ.①中国医药学－中等专业学校－教材 Ⅳ.①R2

中国版本图书馆 CIP 数据核字（2015）第 167817 号

中医药学基础

主　　编：孙治安　李　兵
出版发行：人民卫生出版社（中继线 010-59780011）
地　　址：北京市朝阳区潘家园南里 19 号
邮　　编：100021
E - mail：pmph @ pmph.com
购书热线：010-59787592　010-59787584　010-65264830
印　　刷：三河市宏达印刷有限公司（胜利）
经　　销：新华书店
开　　本：787 × 1092　1/16　**印张**：23
字　　数：574 千字
版　　次：2015 年 8 月第 1 版　2021 年 4 月第 1 版第 8 次印刷
标准书号：ISBN 978-7-117-20804-8/R · 20805
定　　价：45.00 元

出版说明

为全面贯彻党的十八大和十八届三中、四中全会精神，依据《国务院关于加快发展现代职业教育的决定》要求，更好地服务于现代卫生职业教育快速发展的需要，适应卫生事业改革发展对医药卫生职业人才的需求，贯彻《医药卫生中长期人才发展规划（2011—2020年）》《现代职业教育体系建设规划（2014—2020年）》文件精神，人民卫生出版社在教育部、国家卫生和计划生育委员会的领导和支持下，按照教育部颁布的《中等职业学校专业教学标准（试行）》医药卫生类（第一辑）（简称《标准》），由全国卫生职业教育教学指导委员会（简称卫生行指委）直接指导，经过广泛的调研论证，成立了中等卫生职业教育各专业教育教材建设评审委员会，启动了全国中等卫生职业教育第三轮规划教材修订工作。

本轮规划教材修订的原则：①明确人才培养目标。按照《标准》要求，本轮规划教材坚持立德树人，培养职业素养与专业知识、专业技能并重，德智体美全面发展的技能型卫生专门人才。②强化教材体系建设。紧扣《标准》，各专业设置公共基础课（含公共选修课）、专业技能课（含专业核心课、专业方向课、专业选修课）；同时，结合专业岗位与执业资格考试需要，充实完善课程与教材体系，使之更加符合现代职业教育体系发展的需要。在此基础上，组织制订了各专业课程教学大纲并附于教材中，方便教学参考。③贯彻现代职教理念。体现"以就业为导向，以能力为本位，以发展技能为核心"的职教理念。理论知识强调"必需、够用"；突出技能培养，提倡"做中学、学中做"的理实一体化思想，在教材中编入实训（实验）指导。④重视传统融合创新。人民卫生出版社医药卫生规划教材经过长时间的实践与积累，其中的优良传统在本轮修订中得到了很好的传承。在广泛调研的基础上，再版教材与新编教材在整体上实现了高度融合与衔接。在教材编写中，产教融合、校企合作理念得到了充分贯彻。⑤突出行业规划特性。本轮修订紧紧依靠卫生行指委和各专业教育教材建设评审委员会，充分发挥行业机构与专家对教材的宏观规划与评审把关作用，体现了国家卫生计生委规划教材一贯的标准性、权威性、规范性。⑥提升服务教学能力。本轮教材修订，在主教材中设置了一系列服务教学的拓展模块；此外，教材立体化建设水平进一步提高，根据专业需要开发了配套教材、网络增值服务等，大量与课程相关的内容围绕教材形成便捷的在线数字化教学资源包，为教师提供教学素材支撑，为学生提供学习资源服务，教材的教学服务能力明显增强。

人民卫生出版社作为国家规划教材出版基地，获得了教育部中等职业教育专业技能课教材选题立项24个专业的立项选题资格。本轮首批启动了护理、助产、农村医学、药剂、制药技术专业教材修订，其他中职相关专业教材也将根据《标准》颁布情况陆续启动修订。

农村医学专业编写说明

2010年，教育部公布《中等职业学校专业目录(2010年修订)》，新设农村医学专业，目的是培养适合农村基层医疗卫生机构的实践能力较强的技能型医学专门人才，从事常见病、多发病的医疗服务、公共卫生服务、健康管理及康复指导等工作。人民卫生出版社积极落实教育部、国家卫生和计划生育委员会相关要求，推进《标准》实施，在卫生行指委指导下，进行了认真细致的调研论证工作，规划并启动了教材的编写工作。

本轮农村医学专业规划教材与《标准》课程结构对应，设置公共基础课(含公共选修课)、专业技能课(含专业核心课、专业选修课)教材。专业核心课教材与《标准》一致共11种；考虑到学生参加执业助理医师资格考试及农村基层医疗卫生工作需要，专业选修课教材在《标准》建议的基础上增设为13种；教材中，《外科疾病防治》含皮肤病内容，《妇产科疾病防治》含优生优育内容，《公共卫生学基础》含地方病防治内容，《传染病防治》含性传播疾病内容。

本轮教材编写力求贯彻以学生为中心、贴近岗位需求、服务教学的创新教材编写理念，教材中设置了“学习目标”“病例/案例”“知识链接”“考点提示”“本章小结”“目标测试”“实训/实验指导”等模块。“学习目标”“考点提示”“目标测试”相互呼应衔接，着力专业知识掌握，提高执考应试能力。尤其是“病例/案例”“实训/实验指导”模块，通过真实案例激发学生的学习兴趣、探究兴趣和职业兴趣，满足了“真学、真做、掌握真本领”“早临床、多临床、反复临床”的新时期卫生职业教育人才培养新要求。

本系列教材将于2015年7月前全部出版。

全国卫生职业教育教学指导委员会

第一届全国中等卫生职业教育
农村医学专业教育教材建设评审委员会

全国中等卫生职业教育
国家卫生和计划生育委员会“十二五”规划教材目录

护理专业

序号	教材名称	版次	主编	课程类别	配套教材
1	解剖学基础 *	3	任　晖　袁耀华	专业核心课	√
2	生理学基础 *	3	朱艳平　卢爱青	专业核心课	
3	药物学基础 *	3	姚　宏　黄　刚	专业核心课	√
4	护理学基础 *	3	李　玲　蒙雅萍	专业核心课	√
5	健康评估 *	2	张淑爱　李学松	专业核心课	√
6	内科护理 *	3	林梅英　朱启华	专业核心课	√
7	外科护理 *	3	李　勇　俞宝明	专业核心课	√
8	妇产科护理 *	3	刘文娜　闫瑞霞	专业核心课	√
9	儿科护理 *	3	高　凤　张宝琴	专业核心课	√
10	老年护理 *	3	张小燕　王春先	老年护理方向	√
11	老年保健	1	刘　伟	老年护理方向	
12	急救护理技术	3	王为民　来和平	急救护理方向	√
13	重症监护技术	2	刘旭平	急救护理方向	
14	社区护理	3	姜瑞涛　徐国辉	社区护理方向	√
15	健康教育	1	靳　平	社区护理方向	

助产专业

序号	教材名称	版次	主编	课程类别	配套教材
1	解剖学基础 *	3	代加平　安月勇	专业核心课	√
2	生理学基础 *	3	张正红　杨汎雯	专业核心课	√
3	药物学基础 *	3	张　庆　田卫东	专业核心课	√
4	基础护理 *	3	贾丽萍　宫春梓	专业核心课	√
5	健康评估 *	2	张　展　迟玉香	专业核心课	√
6	母婴护理 *	1	郭玉兰　谭奕华	专业核心课	√
7	儿童护理 *	1	董春兰　刘　俐	专业核心课	√
8	成人护理(上册)—内外科护理 *	1	李俊华　曹文元	专业核心课	√
9	成人护理(下册)—妇科护理 *	1	林　珊　郭艳春	专业核心课	√
10	产科学基础 *	3	翟向红　吴晓琴	专业核心课	√
11	助产技术 *	1	闫金凤　韦秀宜	专业核心课	√
12	母婴保健	3	颜丽青	母婴保健方向	√
13	遗传与优生	3	邓鼎森　于全勇	母婴保健方向	

护理、助产专业共用

序号	教材名称	版次	主编	课程类别	配套教材
1	病理学基础	3	张军荣　杨怀宝	专业技能课	√
2	病原生物与免疫学基础	3	吕瑞芳　张晓红	专业技能课	√
3	生物化学基础	3	艾旭光　王春梅	专业技能课	
4	心理与精神护理	3	沈丽华	专业技能课	
5	护理技术综合实训	2	黄惠清　高晓梅	专业技能课	√
6	护理礼仪	3	耿　洁　吴　彬	专业技能课	
7	人际沟通	3	张志钢　刘冬梅	专业技能课	
8	中医护理	3	封银曼　马秋平	专业技能课	
9	五官科护理	3	张秀梅　王增源	专业技能课	√
10	营养与膳食	3	王忠福	专业技能课	
11	护士人文修养	1	王　燕	专业技能课	
12	护理伦理	1	钟会亮	专业技能课	
13	卫生法律法规	3	许练光	专业技能课	
14	护理管理基础	1	朱爱军	专业技能课	

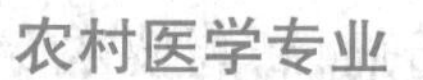

农村医学专业

序号	教材名称	版次	主编	课程类别	配套教材
1	解剖学基础 *	1	王怀生　李一忠	专业核心课	
2	生理学基础 *	1	黄莉军　郭明广	专业核心课	
3	药理学基础 *	1	符秀华　覃隶莲	专业核心课	
4	诊断学基础 *	1	夏惠丽　朱建宁	专业核心课	
5	内科疾病防治 *	1	傅一明　闫立安	专业核心课	
6	外科疾病防治 *	1	刘庆国　周雅清	专业核心课	
7	妇产科疾病防治 *	1	黎　梅　周惠珍	专业核心课	
8	儿科疾病防治 *	1	黄力毅　李　卓	专业核心课	
9	公共卫生学基础 *	1	戚　林　王永军	专业核心课	
10	急救医学基础 *	1	魏　蕊　魏　瑛	专业核心课	
11	康复医学基础 *	1	盛幼珍　张　瑾	专业核心课	
12	病原生物与免疫学基础	1	钟禹霖　胡国平	专业技能课	
13	病理学基础	1	贺平则　黄光明	专业技能课	
14	中医药学基础	1	孙治安　李　兵	专业技能课	
15	针灸推拿技术	1	伍利民	专业技能课	
16	常用护理技术	1	马树平　陈清波	专业技能课	
17	农村常用医疗实践技能实训	1	王景舟	专业技能课	
18	精神病学基础	1	汪永君	专业技能课	
19	实用卫生法规	1	菅辉勇　李利斯	专业技能课	
20	五官科疾病防治	1	王增源	专业技能课	
21	医学心理学基础	1	白　杨　田仁礼	专业技能课	
22	生物化学基础	1	张文利	专业技能课	
23	医学伦理学基础	1	刘伟玲　斯钦巴图	专业技能课	
24	传染病防治	1	杨　霖　曹文元	专业技能课	

药剂、制药技术专业

序号	教材名称	版次	主编	课程类别	配套教材
1	基础化学 *	1	石宝珏　宋守正	专业核心课	
2	微生物基础 *	1	熊群英　张晓红	专业核心课	
3	实用医学基础 *	1	曲永松	专业核心课	
4	药事法规 *	1	王　蕾	专业核心课	
5	药物分析技术 *	1	戴君武　王　军	专业核心课	
6	药物制剂技术 *	1	解玉岭	专业技能课	
7	药物化学 *	1	谢癸亮	专业技能课	
8	会计基础	1	赖玉玲	专业技能课	
9	临床医学概要	1	孟月丽　曹文元	专业技能课	
10	人体解剖生理学基础	1	黄莉军　张　楚	专业技能课	
11	天然药物学基础	1	郑小吉	专业技能课	
12	天然药物化学基础	1	刘诗泆　欧绍淑	专业技能课	
13	药品储存与养护技术	1	宫淑秋	专业技能课	
14	中医药基础	1	谭　红　李培富	专业核心课	
15	药店零售与服务技术	1	石少婷	专业技能课	
16	医药市场营销技术	1	王顺庆	专业技能课	
17	药品调剂技术	1	区门秀	专业技能课	
18	医院药学概要	1	刘素兰	专业技能课	
19	医药商品基础	1	詹晓如	专业核心课	
20	药理学	1	张　庆　陈达林	专业技能课	

注：1. * 为“十二五”职业教育国家规划立项教材。

2. 全套教材配有网络增值服务。

前 言

《中医药学基础》是“十二五”职业教育国家规划教材，全国中等卫生职业教育“十二五”规划教材，供农村医学专业使用。本教材认真贯彻以服务为宗旨，以就业为导向的职业教育方针，遵循中医专业技能型人才成长规律，通过教材内容的衔接与贯通，力争实现中、高等职业教育农村医学专业教学标准的有机衔接。坚持从农村医疗卫生职业岗位需求出发，大力创新农村医学专业人才培养模式，突出基本理论、基本知识、基本技能的培养，坚持教材的思想性、科学性、先进性、启发性、适用性的统一，及时把握农村医疗卫生事业发展新动态，坚持课堂教学与临床发展、岗位需求、执业资格考试接轨，高度重视实践教学环节，强化学生的实践能力和职业技能培养，努力缩短课堂教学与学生未来就业岗位的距离，为学生能就业、就好业奠定基础。

本教材主要包括中医学理论基础、中药学基础、方剂学基础、中医常见病（内、外、妇、儿科）防治基础等内容。在编写体例方面，每章设学习目标、本章小结、目标测试等栏目，每节设有病例（案例）导入、考点提示、知识链接等项目。教材编写深入浅出，循循善诱；既突出重点，层次分明，又逻辑严密，通俗易懂。力求使教材易教易学，进一步培养广大学生的中医临床思维习惯和能力，使广大学生寓学于乐，在学中练，在做中学，努力使广大农村医学专业学生成为乡村、社区普及中医知识和技能的种子和桥梁。

在教材编写过程中，我们坚持以学生为主，立足农村，面向基层，以农村医疗卫生保健事业发展和职业岗位能力需求为原则，以培养德才兼备的高素质技能型人才为目标，通过课堂教学，力求使学生能够适应农村医疗保健岗位需求，初步掌握中医学基本知识和基本技能，能够运用中医学知识和技能处理临床常见病、多发病，为将来从事农村医疗卫生服务奠定一定的知识与技能基础。通过教材编写，为广大编者提供了学术交流与切磋教艺的平台，对于锤炼一支医教结合、德才兼备、治学严谨、锐意创新、团结协作的农村医学专业教材建设队伍，进行了有益的探索。

在教材编写过程中，我们得到了编者所在院校的大力支持和帮助。在此，我们表示衷心的感谢。由于时间紧迫，我们对农村医学专业发展和教材建设的把握尚不充足，故教材在内容和质量等方面还存在一定的不足。因此，在教材使用过程中，我们恳请广大教师、学生和专家学者及时给予批评指正，从而使农村医学专业教材建设走上一条更加宽广、健康的发展之路。

孙治安　李　兵

2015 年 3 月

目录

第一章 绪 论

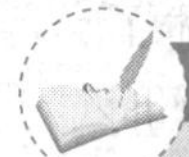

学习目标

1. 掌握中医学的整体观念和辨证施治。
2. 熟悉病、证、症的概念。
3. 了解中医药学的发展脉络及历代著名医家、重要著作。

第一节 中医药学发展简史

中医药学历经数千年的发展，经历了经验积累、理论形成、临床治疗体系建立与完善等过程，并在同时代哲学思想、科学技术、社会经济文化，以及近代西方医学等的影响下，中医药学的学科体系日益成熟，学科特色愈加鲜明，目前已成为保障社会人民群众健康的重要工具和手段。

一、中医药学的萌芽

在氏族社会时期，人们就积累了使用医疗工具的经验。如《山海经·东山经》曰："高氏之山，……其下多箴石"。说明新石器时代就已使用砭镰治疗疮疡病症。在商代，已经积累了比较丰富的医药知识和经验。如在河南省安阳小屯出土的甲骨文中，就有"疾自（鼻）、疾耳、疾齿、疾舌、疾足、疾止（指或趾）、疥、疕"等的记载。周朝《周礼·天官》就出现了最早的医事分工，形成了比较合理的疾医、疡医、食医、兽医等医疗分工体系，为中医药学的进一步发展创造了条件。

二、中医药学的形成

春秋战国时期，中医药学在理论和实践上的达到了一个新的水平。《五十二病方》约成书于春秋时期，这是我国目前发现最早的一部医学著作，记载内、外、妇、儿、五官等各科疾病100多个，其中尤以外科病最多，治疗方剂280余首，药物240多种。《黄帝内经》是我国第一部医学理论体系比较完备的医学巨著，分为《素问》和《灵枢》两部分，共18卷、162篇，重点论述了脏腑、经络、病因、病机、病证、诊法、治疗原则以及针灸等内容，对许多疾病的病因病机的认识已达到了相当的水平，是中医药学理论体系形成的代表著作。

两汉时期，《难经》以问答释疑的方式讨论了81个医学理论难题，涉及中医药学的生理、病理、脏腑、经络、诊法、治疗、腧穴、针法等内容，首创独取寸口和三部九候的切脉方法，创立命门学说，首次提出奇经八脉名称，补充了《黄帝内经》的不足。东汉张仲景的《伤寒杂病论》,创造性地建立了包括理、法、方、药在内的六经辨证论治理论体系和脏腑辨证论治理论体系,为中医学辨证论治理论体系的建立奠定了基础,对后世医学的发展具有承上启下的重要作用。华佗在人类历史上最早使用全身麻醉进行外科手术,并取得卓越外科手术成就,故有"外科鼻祖"之称。《神农本草经》是我国最早的中药学专著,收载中药365种,根据药性分为上、中、下三品,论述了药物的四气五味、主治功效、采集收藏、炮制加工、配伍使用等药物学知识和理论,为中药学的全面发展奠定了理论基础。

三、中医药学的发展

两晋南北朝时代,晋代皇甫谧的《针灸甲乙经》是现存最早的针灸学专著,该书论述了脏腑经络学说,确定了349个穴位,在针灸学发展史上具有里程碑性的意义。葛洪编著的《肘后备急方》,记述用海藻治疗瘿病,是世界上最早运用含碘食物治疗甲状腺疾病的记载;提出的用狂犬脑组织外敷伤口治疗狂犬咬伤,开创了用免疫法治疗狂犬病的先河。南齐医家龚庆宣编著的《刘涓子鬼遗方》是我国现存的第一部外科专著,主要记述了痈疽的鉴别诊断和治疗,载有内治、外治处方140首,为外科学的发展奠定了基础。徐之才的《逐月养胎法》对胎儿逐月发育叙述较为详尽。诸澄的《褚氏遗书》论述精血理论,主张晚婚和节育。南朝雷敩编撰的《雷公炮制论》是我国第一部炮制学专著,它所载述的药物炮制经验和方法至今仍在临床使用。

隋代巢元方等编著的《诸病源候论》,是我国现存最早的病因病机、证候学专著,比较全面系统地论述了内、外、妇、儿、五官、皮肤等各科的病因病机、诊断和防治。唐朝苏敬等编写的《新修本草》,是我国政府颁布的第一部药典,也是世界上的第一部药典。著名医家孙思邈编著的《千金要方》是我国最早的临床实用百科全书。该书记载的食动物肝脏治疗夜盲症,食牛羊乳治疗脚气病,食羊靥、鹿靥治疗瘿病等临床经验,均得到了现代医学的证实。其中葱管导尿术是世界上最早的导尿术记载。王焘编著的《外台秘要》共40卷,1104门,载方6000余首,内容包括临床各科、各家方书所载方药,进一步丰富了临床学科的治疗方法。蔺道人编著的《仙授理伤续断秘方》是我国现存最早的伤科专书,标志着伤科临床诊治理论体系的成熟。昝殷所著《经效产宝》是我国现存最早的产科专著,《颅囟经》是相传至今最早的儿科著作,孟冼的《食疗本草》是最早的药膳学专著,对药膳学的发展起到了重要的推动作用。

宋代王怀隐编著的《太平圣惠方》内容丰富,卷帙浩繁,载方16 834首。《圣济总录》载方2万余首。《太平惠民和剂局方》载方788首,标志着我国历史上由政府颁布的第一部成药药典的问世。唐慎微的《经史证类备急本草》,代表了宋代中药学发展的最高成就,全书33卷,记载药物1558种,附方3000余首。宋庆历年间绘制的《殴希范五脏图》,以及其后的《存真图》,是我国较早的解剖学著作。《十药神书》等专著,极大地提高了相关专病的辨证论治水平。钱乙的《小儿药证直诀》,强调小儿"脏腑柔弱,易虚易实,易寒易热"的生理病理特点,首创儿科五脏辨证体系,被誉为"儿科之圣"。刘昉的《幼幼新书》是当时世界上最完备的儿科学专著。陈自明的《妇人大全良方》,首倡"妇人以血为本"的学术观点,系统论述了妇科疾病的病因、证候、方药治疗及验案等,对后世中医妇科学的发展具有重要的影响。

金元时期,中医学出现了著书立说,学术争鸣的活跃局面,"金元四大家"各领风骚,有力地推动了中医药学发展。如刘完素著有《素问玄机原病式》等,提出多由火热致病,认为六气皆从“火化”，治疗上主张用药多取寒凉，故后世称为“寒凉派”。张从正著有《儒门事亲》，认为“病邪”是疾病发生发展的重要因素，在治疗上主张以祛邪为主，反对滥用补法，临证善用汗、吐、下三法，后世称为“攻下派”。李东垣著有《内外伤辨惑论》、《脾胃论》等，提出“内伤脾胃，百病由生”，治疗用药以补脾胃为主，被誉为“补土派”。朱丹溪著有《格致余论》、《局方发挥》、《丹溪心法》等，倡导“相火论”，主张“阳常有余，阴常不足”，治疗以养阴清热为主，后世称为“滋阴派”。元代齐德之的《外科精义》总结了元代以前的外科发展，认为外科病是阴阳不和，气血凝滞所致，首次将 26 部脉象变化和外科临床紧密结合起来，对后世外科临床的发展起到了重大的指导作用。忽思慧的《饮膳正要》是我国第一部论述营养学的专著。

明清时期，中医药学进入深化发展时期，名医辈出，学术思想活跃。明代李时珍编著的《本草纲目》，不仅总结了我国 16 世纪以前的药物学知识，而且还广泛介绍了植物学、动物学、矿物学、冶金学等多学科知识，全书 52 卷，载药 1892 种，描绘药图 1160 幅，附方 11 096 首。李时珍所著《濒湖脉学》是脉学史上影响大，流传广的脉学专著。朱棣编撰的《普济方》载方 61 739 首，是当时收集方剂最多的一部方书。吴昆所著《医方考》，载常用方 700 余首，是我国历史上第一部方解专著。陈实功总结自唐至明历代外科发展的成就，编著《外科正宗》，对外科学的发展做出了巨大贡献。明代江瓘的《名医类案》，汇集医案约 3000 例，以内科为主，是我国历史上第一部医案类书。徐凤撰写《针灸大全》，论述了针灸理论、穴位、手法，对子午流注、八法流注颇为重视，具有较高的临床价值。高武的《针灸节要》、《针灸聚英》，杨继洲的《针灸大成》都是流传较广的针灸名著。杨继洲《针灸大成》所载的《小儿按摩经》，是我国现存最早的推拿按摩专著。明末吴又可的《瘟疫论》，首创“戾气”学说，是我国第一部论述传染病的专著。综合类医学著作如楼英的《医学纲目》、张景岳的《景岳全书》、王肯堂的《证治准绳》等相继问世，充分展示了明代中医药学的发展成果。

清代赵学敏编辑的《本草纲目拾遗》，新增药物 716 种，纠正了《本草纲目》的某些错误，是继李时珍之后又一个重要的药物学家。在温病学方面，清代叶天士著《温热论》，首倡“温邪上受，首先犯肺”，创立了卫气营血辨证方法及治疗原则，被后世尊为温病学派的创始人。吴鞠通著《温病条辨》，创立了温病的三焦辨证方法，标志着中医学的温病学辨证论治理论体系的建立。清代张璐的《张氏医通》、程钟龄的《医学心悟》等内容翔实，各有特点。陈司成的《霉疮秘录》是我国第一部论述梅毒病的专书。由清政府组织，吴谦编撰的《医宗金鉴》，内容丰富，条理清晰，通俗易懂，是广为流传的教科书。王清任的《医林改错》是阐述血证论治的专书，创立了许多补气、逐瘀的专方，至今仍为临床沿用。吴师机的《理瀹骈文》专述膏药的外治法，开中医外治之新河。在诊断方面，清代张登撰写的《伤寒舌鉴》，是一本舌论专著，内容翔实丰富。林之翰的《四诊抉微》，广集众说，四诊并重，具有重要参考价值。

四、近现代中医药学的发展

1840 年鸦片战争以后，由于帝国主义列强的军事侵略和文化掠夺，中医药学受到了前所未有的巨大摧残。在中医药学界仁人志士的不懈努力下，中医药学仍在内忧外困的艰难处境中前行。如张锡纯的《医学衷中参西录》，立足中医，融汇西医，是一部很有学术价值的中西医学汇通专著。张山雷的《疡科纲要》，立论简明，辨证用药颇有特色，是中医外科学发展的缩影。

1949 年中华人民共和国建立后，中医药学进入了一个新的发展时期。1954 年首先在北京成立中医研究院。1956年后,各省相继建立了中医学院,聘请一大批富有临床经验的中医药学专家到校任教,开始系统的中医药学理论知识和临床经验教学。同时,成立了各级临床和科研机构,抢救和整理了一大批名老中医临床经验,培养和壮大了中医药专业人才队伍,大量整理和出版了各类中医药古典书籍、各种层次和版本的教材、各类学术期刊杂志,标志着中医药学发展达到了一个新的水平。但是,"文化大革命"的十年浩劫,使初见建设成效的中医药学在队伍建设、人才培养、科学研究,尤其是古典医籍、学术思想等方面受到了沉重打击。随着改革开放的深化和发展,中医药事业再次迎来了快速发展的崭新春天。特别是全国高等院校招生考试恢复以后,各个层次的中医药教育如雨后春笋般地发展起来,为中医药学的发展和中医药人才的培养奠定了坚实的基础。

近年来,坚持以中医为主,中西医结合的原则,中医药在常见病、多发病、疑难病的诊治等方面取得了令人瞩目的成就,如治疗脑出血、急性心肌梗死、高热、急性肾衰竭、恶性肿瘤、慢性骨髓炎、肛门直肠病、皮肤病等方面均取得了新的突破。中医药治疗恶性肿瘤具有延长生存期、提高生命质量,提高机体免疫功能的效果。在烧伤治疗上,采用中药制痂法和湿润暴露疗法,具有抗感染、降低渗出、减少疤痕的效果。在治疗周围血管病方面利用外治与内治的综合优势,内服溶栓中药与外洗、针灸等相结合,降低了复发率和致残率。中医药治疗艾滋病,有效地延长了患者的生存时间,明显改善了生活质量,大大降低了患者的医药费用,体现了中国抗击艾滋病的特色。中药研究在品种筛选、饮片炮制、剂型改革、栽培技术、新药开发等方面成绩斐然。

总之,中医药学历史悠久,源远流长,理论独特,疗效卓著,经验丰富,发展前景广阔。因此,我们将在全面继承和挖掘中医药文化宝贵遗产的同时,进一步解放思想,更新观念,开拓创新,使古老的中医药学焕发出新的青春活力,在深化医疗卫生事业改革发展的今天,为人民群众的健康事业做出更大的贡献。

第二节 中医药学的基本特点

一、整体观念

中国古代朴素的整体观念,是关于事物和现象的完整性、统一性和联系性的认识。中医学以阴阳五行学说为指导,阐明人体脏腑组织之间的协调完整性,以及机体与外界环境的统一关系,从而形成了独具特色的中医学的整体观念。中医学把人体内脏和体表各部组织、器官看成是一个有机的整体,同时认为四时气候、地域环境等因素对人体的生理、病理均有不同程度的影响,既强调人体内部的统一性,又重视机体与外界环境的统一性。整体观念贯穿于中医生理、病理、诊法、辨证、治疗等整个理论体系之中,具有重要的指导意义。

(一) 人体是一个有机的整体

从人体结构来看,人体是由脏腑器官构成的,并且脏腑器官在结构上是相互关联的,任何脏腑都是人体有机整体中的一个组成部分,都不能脱离开整体而独立存在。就生命物质言,气、血、精、津、液是组成人体并维持人体生命活动的基本物质。它们均来源于脾胃所化生的精微物质,在气化过程中,相互转化,输布、运行于全身各脏腑器官,这种物质的同一性,保证了各脏腑器官机能活动的统一性。就机能活动而言,形体结构和生命物质的统一性,决定了机能活动的统一性,使各种不同的机能活动互根互用,密切联系。人体各个脏腑、组织器官都有各自的生理功能，这些不同的生理功能又都是整体机能活动的组成部分，从而决定了机体的整体统一性。人体脏腑组织器官在结构上是不可分割的，在生理上是相互联系、相互制约的，在病理上是相互影响的。人体以五脏为中心，通过经络系统，把六腑、五体、五官、九窍、四肢百骸等全身组织器官有机地联系起来，构成一个表里相关、上下沟通、密切联系、协调共济的统一整体，并且通过精、气、神的作用来完成机体统一的机能活动。这就是人体内部各脏腑组织器官的统一整体观。

（二）人与外界环境的统一性

中医学的整体观既强调人体内部环境的统一性，又注重人与外界环境的统一性。所谓外界环境是指人类赖以存在的自然和社会环境。中医学根据朴素的唯物主义“天人合一”说，论证并丰富了天人合一说，提出了“人与天地相参”（《素问·咳论》）的天人一体观，强调“善言天者，必有验于人”（《素问·举痛论》）。

1. 人与自然环境的统一性　人类生活在自然界之中，自然界存在着人类赖以生存的必要条件。自然界的运动变化又可以影响人体的生理和病理的变化。人类不仅能主动地适应自然，而且能主动地改造自然，从而保持健康，生存下去，这就是人体内部与自然环境的统一性。

人禀天地之气而生存，天地阴阳二气为生命的产生提供了最适宜的环境，生命是自然发展到一定阶段的必然产物。故曰：“天食人以五气，地食人以五味”（《素问·六节脏象论》）。气是构成人体的基本物质，也是维持生命活动的物质基础。它经常处于不断自我更新和自我复制的新陈代谢过程中，从而形成了气化为形、形化为气的气化运动。升降出入是气化运动的基本形式，故曰“非出入则无以生长壮老已，非升降则无以生长化收藏”，“出入废则神机化灭，升降息则气立孤危”（《素问·六微旨大论》）。

人的生理活动随着自然界的运动和自然条件的变化而发生相应的变化。季节气候对人体的影响。“人能应四时者，天地为之父母”((素问·宝命全形论))。一年四时气候呈现出春温、夏热、秋燥、冬寒的节律性变化，因而人体也就相应地发生了适应性的变化，如在脉象变化上，“春弦夏洪，秋毛冬石，四季和缓，是谓平脉”（《四言举要》）。天气炎热，则气血运行加速，腠理开疏，汗大泄；天气寒冷，则气血运行迟缓，腠理固密，汗不出。这充分地说明了四时气候变化对人体生理功能的影响。人类适应自然环境的能力是有一定限度的。如果气候剧变，超过了人体调节机能的限度，或者机体的调节机能失常，不能对自然变化作出相应性调节时，人体就会发生疾病。有些季节性的多发病或时令性的流行病有着明显的季节倾向，如“春善病鼽衄，仲夏善病胸胁，长夏善病洞泄寒中，秋善病风疟，冬善病痹厥’’（《素问·金匮真言论》）。此外，某些慢性疾病，如痹证、哮喘等，往往在气候剧烈变化或季节更替时发作或加剧。

昼夜晨昏对人体的影响。人体气血阴阳运动不仅随着季节气候的更替而变化，而且也随着昼夜的转换而发生变化。如“阳气者，一日而主外，平旦人气生，日中而阳气隆，日西而阳气已虚，气门乃闭”（《素问·生气通天论》）。在病理上，大多白天病情较轻，傍晚加重，夜间最重，呈现出周期性的起伏变化。故曰：“百病者，多以旦慧昼安，夕加夜甚”（《灵枢·顺气一日为四时》）。

地理环境对人体的影响。地理环境包括地质水土、地域性气候和人文地理、风俗习惯等。在一定程度上，地理环境的差异影响人们的生理机能和心理活动。故“一州之气，生化寿夭不同”（《素问·五常政大论）。一般而言，东南土地卑弱，气候多湿热，人体腠理多疏松，体格多瘦削;西北地处高原,气候多燥寒,人体腠理多致密,体格多壮实。一旦易地而居,环境突然改变,个体生理机能难以迅即发生适应性变化,初期会感到不适应,有的甚至会"水土不服"。总之,地域环境可对人体生理、体质、病理等方面产生重要的影响。

2. 人与社会的统一性 人的本质就是一切社会关系的总和。人既有自然属性,又有社会属性。人从出生、成长的过程就是由生物人变为社会人的过程。人生活在社会环境之中,社会角色、地位的不同,以及社会环境的变动不仅影响人们的身心状态,而且影响疾病谱的构成。"大抵富贵之人多劳心,贫贱之人多劳力;富贵者膏粱自奉,贫贱者藜藿苟充;富贵者曲房广厦,贫贱者陋巷茅茨;劳心则中虚而筋柔骨脆,劳力则中实而骨劲筋强;膏粱自奉者脏腑恒娇,藜藿苟充者脏腑恒固;曲房广厦者玄府疏而六淫易客,茅茨陋巷者腠理密而外邪难干。故富贵之疾,宜于补正,贫贱之疾,易于攻邪"(《医宗必读·富贵贫贱治病有别论》)。太平之世多长寿,大灾之后必有大疫,这是朴素的社会医学思想。总之,中医学强调应上知天文,下知地理,中知人事,治病宜不失人情,"不知天地人者,不可以为医"(《医学源流论》)。

人对环境的适应能力。中医学的天人合一观强调人和自然有着共同的规律,人的生长壮老已受自然规律的制约,人的生理、病理也随着自然的变化而产生相应的变化。人应通过养生等手段,积极主动地适应自然。还要加强人性修养,建立健全的人格,与社会环境相统一。但是,人的适应能力是有限的,一旦外界环境变化超越个体适应调节能力,不能对社会或自然环境的变化作出相应的调整,人就会发生病理变化而患病。

(三)整体观念的意义

中医学的整体观念,对于观察和探索人体及人体与外界环境的关系和临床诊治疾病,具有重要指导意义。

在诊断上,中医学强调对任何疾病所产生的症状,都不能孤立地看待,应该联系到四时气候、地方水土、生活习惯、性情好恶、体质、年龄、性别、职业等,运用四诊的方法,全面了解病情,把疾病的病因、病位、性质及致病因素与机体相互作用的反应状态概括起来,才能作出正确的诊断。人体的局部与整体是辨证的统一。如舌通过经络直接或间接与五脏相通。故曰:"查诸脏腑图,脾、肝、肺、肾无不系根于心。核诸经络,考手足阴阳,无脉不通于舌,则知经络脏腑之病,不独伤寒发热有苔可验,即凡内伤杂证,也无一不呈其形、著其色于其舌"(《临证验舌法》)。可见舌相当于内脏的缩影。"四诊合参"、"审察内外"就是整体观念在诊断学上的具体体现。

在预防和治疗上,中医防治学强调人必须适应气候季节的变化,和昼夜阴阳变化相适应,"春夏养阳,秋冬养阴",方能保持健康,预防疾病。治病"必知天地阴阳,四时经纪"(《素问·疏五过论》)。否则"治不法天之纪,不用地之理,则灾害至矣"(《素问·阴阳应象大论》)。故曰:"凡治病不明岁气盛衰,人气虚实,而释邪攻正,实实虚虚,医之罪也;凡治病而逆四时,生长化收藏之气,所谓违天者不祥,医之罪也"(《医门法律》)。因此,治疗疾病必须着眼于全局,注意对整体的调节,避免"头痛医头,脚痛医脚"。这就是在整体观念指导下而确定的正确治疗原则。

总之,中医治疗学强调治病要因时、因地、因人制宜,要从整体出发,全面了解和分析病情,不但要注重病变的局部情况、病变所在脏腑的病理变化,而且更要注重病变脏腑与其他脏腑的关系,把握整体阴阳气血失调的情况,并从协调整体阴阳、气血、脏腑平衡关系出发,扶正祛邪,消除病邪对全身的影响,切断病邪在机体脏腑之间所造成的连锁病理反应,通过

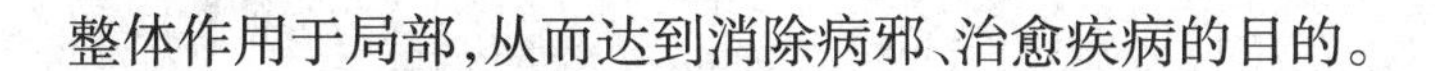
整体作用于局部，从而达到消除病邪、治愈疾病的目的。

二、辨证论治

辨证论治是中医学诊断和防治疾病的基本方法，是中医学理论体系的基本特点之一。中医学认为疾病的临床表现以症状、体征为基本组成要素。症状是疾病的个别表面现象，是病人的异常主观感觉或某些病态改变，如头痛、发热、咳嗽、恶心、呕吐等。可被觉察到的客观表现则称为体征，如舌苔、脉象等。广义的症状包括体征。证是中医学的特有概念，是中医学认识和治疗疾病的核心。证是对疾病处于某一阶段的各种临床表现，结合环境等因素进行分析、归纳和综合，从而对疾病的致病因素、病变部位、疾病的性质和发展趋势，以及机体的抗病反应能力等所作出的基本概括。如"脾阳虚证"，其病位在脾，病因是寒邪，病性为寒，病势属虚。证不是症状的简单相加，而是透过现象揭示了疾病的本质。病又称疾病，是在致病因素的作用下，机体邪正交争，阴阳失调而出现的具有一定规律的演变过程。病是由证体现出来的，反映了疾病发生、发展、变化的基本规律。症、证、病三者既有联系又有区别，症只是疾病的个别表面现象，证则反映了疾病某个阶段的本质变化，它将症状与疾病联系起来，从而揭示了症与病之间的内在联系，而病则反映了病理变化的全部过程。

所谓辨证，就是将望、闻、问、切四诊所收集的所有临床资料、症状和体征，通过分析、综合，辨清疾病的原因、性质、部位，以及邪正之间的关系，概括、判断为某种性质的证候。所谓论治，又称施治，就是根据辨证的结果，确定相应的治疗原则和方法。总之，辨证论治是在中医学理论指导下，对四诊所获得的资料进行分析综合，概括判断出证候，并以证为据确立治疗原则和方法，付诸实施的过程。辨证论治的过程，就是认识疾病和解决疾病的过程。

在临床实践中，常用的辨证方法有八纲辨证、脏腑辨证、气血津液辨证、六经辨证、卫气营血辨证、三焦辨证、病因辨证等。这些辨证方法，虽有各自的特点，在不同疾病的诊断上各有侧重，但又是互相联系和互相补充的。因此，我们必须运用四诊对病人进行详细的临床观察，将人体在病邪作用下反映出来的一系列症状和体征，根据"辨证求因"的原理进行推理，判断。结合地理环境、时令、气候，病人的体质、性别、职业等情况具体分析，运用适当的辨证方法，最后确定治疗法则，选方遣药进行治疗。

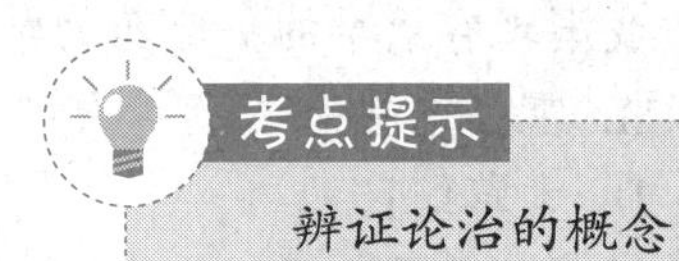

在辨证论治中，必须合理处理病与证的关系，既要辨病，又要辨证，而辨证更重于辨病。在疾病发展过程中，同一种疾病可出现不同的证候，要根据不同证候进行治疗。如温病的卫分证、气分证、营分证、血分证，就是温病过程中四个不同阶段的病理反映，应分别以解表、清气、清营、凉血等为治法，这就是所谓同病异治。在不同疾病的发展过程中，由于出现了性质相同的证候，因而可采用同一方法治疗，这就是异病同治。如久痢、脱肛、子宫下垂等是不同的疾病，在疾病发展过程中均可出现中气下陷证，就都可以用升提中气的方法治疗。因此，中医治病不仅是着眼于"病"的异同，而且是着眼于"证"的区别。相同的证，用基本相同的治法；不同的证，用基本不同的治法。这种针对疾病发展过程中不同证候而采用相应方法治疗的原则，就是辨证论治的精神实质所在。

本章小结

中医药学萌芽于氏族社会时期，形成于春秋战国时期，《黄帝内经》、《难经》、《伤寒杂病论》、《神农本草经》、《针灸甲乙经》等奠定了中医药学的理论基础。两晋南北朝、隋唐时代，内、外、妇、儿等各科形成规模。宋朝各种中医药类书、丛书及妇科、儿科等专著发行。金元时期，金元四大家各领风骚，学术争鸣有力地推动了中医药学发展。明清时期，《本草纲目》全书载药1892种，影响极其深远；针灸、外科、内科都发展到一个新的阶段，传染病防治开辟新纪元。鸦片战争后，中医药学受到摧残，举步维艰。新中国建立后，中医药学进入了一个新的发展时期。文化大革命又使中医药学历经磨难，改革开放使中医药事业迎来了快速发展的春天，各级各类的中医药教育如雨后春笋般地发展起来，为中医药学的快速发展奠定了坚实基础。

中医药学的基本特点包括整体观念和辨证施治，整体观念认为人体是一个有机的整体，人与外界环境具有高度的统一性。在整体观念指导下，中医药学强调治病必须因时、因地、因人制宜。辨证论治是中医学诊治疾病的基本方法，症状是疾病的个别表面现象，证是对疾病处于某一阶段的各种临床表现的高度概括，病是在致病因素的作用下，机体邪正交争，阴阳失调而出现的演变过程。辨证论治必须正确处理病与证的关系，既要辨病，又要辨证，坚持辨证与辨病的有机统一，以此达到中医治病求本的目的。

（孙治安）

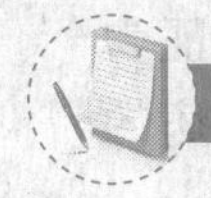

目标测试

一、A1型题

1. 标志着中医理论体系形成的经典著作是（　　）
   A. 黄帝内经　B. 五十二病方　C. 难经
   D. 伤寒杂病论　E. 针灸甲乙经
2. 我国现存最早的一部药物学专著是（　　）
   A. 雷公炮制论　B. 新修本草　C. 神农本草经
   D. 本草纲目　E. 经史证类备急本草
3. 下列哪位是金元四大家（　　）
   A. 张仲景　B. 葛洪　C. 皇甫谧　D. 朱丹溪　E. 苏敬
4. 温病学派创始人是（　　）
   A. 吴又可　B. 叶天士　C. 薛生白　D. 吴鞠通　E. 张锡纯
5. 中医认识疾病和进行辨证的依据是（　　）
   A. 舌象　B. 症状　C. 脉象　D. 病史　E. 舌象和脉象
6. 证候的病理本质是（　　）
   A. 病因　B. 病因与病性
   C. 病位与邪正关系　D. 病性与邪正关系
   E. 病因、病位、病性与邪正关系
7. 中医药学的基本特点是（　　）
   A. 整体观念和阴阳五行　B. 四诊八纲和辨证施治

C. 整体观念和辨证施治　　D. 同病异治和异病同治
E. 阴阳五行和五运六气

二、B1型题

A. 整体观念　B. 辨证论治　C. 天人合一　D. 形神合一　E. 阴平阳秘
8. 中医学的指导思想(　　)
9. 中医学的治疗特点(　　)
A. 舌象　B. 脉象　C. 症状　D. 体征　E. 四诊
10. 认识疾病和进行辨证的主要依据是(　　)
11. 客观诊查获得的患者异常变化的现象是(　　)

第二章 中医学基础

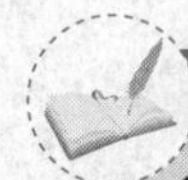

学习目标

1. 掌握阴阳五行学说的基本内容以及脏腑的生理功能。
2. 熟悉阴阳五行学说在中医药学中的应用，脏腑的病理变化以及脏腑之间的关系。
3. 了解五行之间相乘相侮的关系。

第一节 阴阳五行学说

阴阳五行学说是人们通过对自然界事物运动变化的长期观察，结合天文、地理、气象等自然科学知识，从而总结出来的自然基本法则，属于我国古代唯物论和辨证法的范畴。中医学基于人的生命活动与自然界运动变化的密切联系，将阴阳五行学说用以阐释人体的生理活动以及病理变化，指导疾病的预防和诊断，成为中医学理论的重要组成部分。

一、阴阳学说

阴阳，是对自然界所有相互关联的事物或现象对立双方属性的概括，它既可以表示两个相互对立的事物或现象，也可以说明同一事物内部相互对立的两个方面。例如天与地、水与火、寒与热、升与降等。最初的阴阳涵义是以日光的向背而言，朝向日光者为阳，背向日光者为阴。继而引申用以阐释方位、时间、季节、温度、运动状态等一切对立统一的事物或现象。一般概括为凡是在外的、上升的、温热的、明亮的、活动的、功能的、兴奋的、无形的、清稀的、机能亢进的属于阳；凡是在内的、下降的、寒凉的、晦暗的、静止的、物质的、抑制的、有形的、浑浊的、机能减退的属于阴（表2-1）。

表2-1 阴阳属性归类表

属性	方位	时间	温度	湿度	亮度	形状	性状	状态
阳	上、左、外	昼	温热	干燥	明亮	无形	清	上升、运动、兴奋、亢进
阴	下、右、内	夜	寒凉	湿润	晦暗	有形	浊	下降、静止、抑制、减退

事物的阴阳属性是通过比较而归纳出来的，根据空间、时间、运动趋势、功能属性等的变化会发生改变，因此，事物的阴阳属性并非是绝对的，而是具有相对性。这种相对性主要表现为事物的阴阳属性在一定条件下可以相互转化，阳可转化为阴，阴也可转化为阳。如四季的变换、昼夜的更替等。一切事物内部又包含着阴阳两个方面，因此，事物的阴阳属性还具

有可分性，即阳中有阴，阴中有阳。如昼为阳，夜为阴。白天的上午为阳中之阳，下午为阳中之阴；夜晚的前半夜为阴中之阴，后半夜为阴中之阳。《素问·阴阳应象大论》中说“阴阳者，天地之道也，万物之纲纪，变化之父母，生杀之本始，神明之府也，治病必求于本。”由于阴阳的变化构成了自然界中的一切事物，形成了各种现象，也正是因为阴阳的变化推动着事物或现象不断地发生、发展、变化，因此，阴阳学说是中医学必须要遵循的原则。

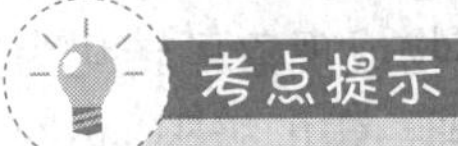

事物的阴阳属性具有可分性

（一）阴阳学说的基本内容

阴阳学说的基本内容包括阴阳的对立制约、互根互用、消长平衡和相互转化这四个方面：

1. 阴阳的对立制约　阴阳既相互对立，又相互制约，二者不可分割，统一于一切事物和现象之中，维持着阴阳之间的动态平衡。

阴阳的对立，是指所有相互关联的事物和现象都处于相互对立的状态中，即存在阴和阳的这两个方面。《素问·阴阳应象大论》中说“天地者，万物之上下也；阴阳者，血气之男女也；左右者，阴阳之道路也；水火者，阴阳之征兆也；阴阳者，万物之能始也。”如天与地、上与下、左与右、水与火等。

阴阳的制约，是指阴阳双方制约着对方的发展变化，即相互抑制、相互排斥、相互对抗的关系。如水与火，水可以消灭火燃，火也可以蒸发水液；寒凉与温热，寒凉可以降低高温，温热也可以驱散寒冷。

如果阴阳之间对立制约的关系失调，则会出现阴阳的失衡，过盛的一方会过度制约对方的发展变化，而导致另一方的不足；反之，不足的一方则无力抑制对方的发展变化，而导致另一方的亢盛。《素问·阴阳应象大论》中说：“阴胜则阳病，阳胜则阴病。”对于人体而言，阴或阳的一方偏盛或偏衰时，就会导致疾病的发生。

2. 阴阳的互根互用　阴阳之间互为根本，相互为用。《素问·阴阳应象大论》中说：“阴在内，阳之守也；阳在外，阴之使也。”即是对阴阳之间互根互用关系的高度概括。

阴阳的互根，指所有相互关联的事物和现象都具有相互依存，互为根本的关系。阴和阳任何一方都不能离开对方而单独存在，阴依存于阳，阳依存于阴，双方都以对方的存在而作为自己存在的前提和条件。如上与下，没有上，就无所谓下；寒与热，没有寒，就无所谓热。

阴阳的互用，是指阴阳之间存在着相互促进、资生和助长的关系。如四季之春夏，阳气生长，天气渐热，降水也随之增多；四季之秋冬，阳气衰少，天气渐寒，降水则随之减少。《素问·生气通天论》中说：“阳气根于阴，阴气根于阳，无阴则阳无以生，无阳则阴无以化。”对人体而言，物质属阴，功能属阳，脏腑功能正常，才能化生气、血、精、津液等维持人体生命活动的重要物质。若脏腑功能失调，则物质化生不足，且会出现阴阳互损的病变。

3. 阴阳的消长平衡　即是指阴阳双方并不是静止不变的，而是始终处于此消彼长，或此长彼消的动态变化中，以保持着阴阳之间的平衡状态。阴阳的消长平衡包括阴消阳长和阴长阳消这两种运动变化形式，如四时气候的变化，即是阴阳的消长平衡过程，从冬至到春夏，气温渐暖变热，即是“阴消阳长”的过程；从夏至到秋冬，气温渐凉变寒，即是“阴长阳消”的过程。人也要适应四时的变化，昼夜的更替，如白天属阳，人体的生理机能以动为主导，处于“阴消阳长”的过程；夜晚属阴，人体的生理机能以静为主导，处于“阴长阳消”的过程。人体正是由于阴阳的消长平衡，生命活动才健康有序。故《素问·生气通天论》说：“阴平阳秘，精神乃治。”阴阳双方，如果一方太过，必然会导致另一方的不及，从而打破了阴阳的平衡关系，导致疾病的发生。

4. 阴阳的相互转化　是指相互对立的阴阳双方，在一定的条件下，可向其相反的方向转化，即属阴的事物或现象可转化为阳，属阳的事物或现象可转化为阴。阴阳的相互转化是事物或现象发展到一定的极限，必然向其相反方向的变化。如四时节气中的“冬至”，此为阴阳消长之至阴；“夏至”，阴阳消长之至阳。如果说“阴阳消长”是量变的过程，那么“阴阳转化”则是质变的结果。《素问·阴阳应象大论》中说：“重阳必阴，重阴必阳。”重指的就是“重极必反”。人体疾病的发展过程中，在一定条件下，则可以出现热证转寒或寒证转热的病理变化。

考点提示

阴阳学说的基本内容

（二）阴阳学说在中医药学中的应用

阴阳学说作为中医药学的哲学基础，贯穿于中医药学理论体系的始终，用以说明人体的正常机能、人体的病理变化以及用于疾病的诊断和治疗。

1. 说明人体的正常机能

（1）说明人体的组织结构：从阴阳学说相互对立制约的观点出发，人体的组织结构都可以划分为相互对立的阴阳两部分，并具有阴阳之间相互制约的关系，从而人体构成了一个有机的整体。从部位与结构来看，人体上部为阳，下部为阴；外侧为阳，内侧为阴；头部为阳，足部为阴；背部为阳，腹部为阴；体表为阳，内脏为阴。从脏腑来看，五脏藏精气而不泻，则为阴；六腑传化物而不藏，则为阳。五脏又可分阴阳，心、肺居于上，故而属阳，心主温运，为阳中之阳；肺主肃降，为阳中之阴。脾、肝、肾居于下，故而属阴，肝主升发，为阴中之阳；肾主封藏，为阴中之阴；脾主运化，为阴中之至阴。从气血来看，气为无形之物，有推动、温煦的作用，故而为阳；血为有形之物，有滋润、濡养的作用，故而为阴。从经络系统的循行来看，循行于人体背部及四肢外侧的经络属阳；循行于人体腹部及四肢内侧的经络则属阴。总之，人体的脏腑组织结构无一不存在着阴阳的属性之分，从而相互协调平衡，维持生命活动的健康有序。

（2）说明人体的生理功能：人体所有的生理机能，都是阴阳双方保持对立制约，互根互用，以及维持阴阳消长、转化平衡的体现。从防御机能来讲，阳在外，起到保护人体内部脏腑组织的作用；阴在内，不断地储备和补充精微物质，为阳所用。从脏腑生理机能来讲，脏腑所进行的功能活动，归属于阳；产生脏腑功能活动的营养物质，归属于阴，如心血为阴，心所主的思维、意识、情感等精神活动为阳；肾精为阴，肾所主的生长发育、生殖功能等为阳。总而言之，人体的正常生理功能，是阴阳之间相互协调平衡的结果。

2. 说明人体的病理变化　人体的病理变化虽然复杂多变，但都是由于破坏了阴阳双方之间的平衡关系而产生的。所以，阴阳失衡是疾病的基本病机之一，大多出现阴阳偏盛、阴阳偏衰的病变，也可出现阴阳互损、阴阳转化的病变。阴阳偏盛，即阴偏盛和阳偏盛，是指阴或阳的一方高于正常水平所导致的病理变化。《素问·阴阳应象大论》中说：“阳胜则热，阴胜则寒。”阳偏盛，可见面赤，烦躁，口渴，脉数等实热证的表现；阴偏盛，可见形寒肢冷，脘腹冷痛，大便溏泻，脉沉等实寒证的表现。阴阳偏衰，即阴偏衰和阳偏衰，是指阴或阳的一方低于正常水平所导致的病理变化。阳偏衰，即阳虚，可见面色苍白，神疲倦怠，

考点提示

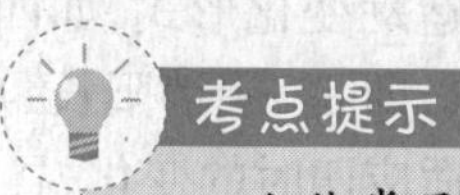

人体常见的四种阴阳病理变化

畏寒肢冷，脉微等虚寒证的表现；阴偏衰，即阴虚，可见两颧红赤，潮热盗汗，五心烦热，脉细数等虚热证的表现，故而有“阳虚则寒，阴虚则热”之说。

3. 用于疾病的诊断、治疗 疾病的临床表现虽然错综复杂，但其基本机制可归结为阴阳失调。所以，可用阴阳来概括病变的部位、性质以及证候属性，以作为辨证的纲领，如八纲辨证中，表证、热证、实证归属于阳；里证、寒证、虚证归属于阴。疾病的治疗，则主要是应用药物、针灸等方法，保持或调整阴阳双方之间的动态平衡，补其不足，泻其有余，以恢复阴阳的正常状态。如阳偏盛的实热证，采用寒凉的药物以清热，即为“热者寒之”；阴偏盛的实寒证，采用温热的药物以祛寒，即为“寒者热之”。总而言之，当疾病发生时，应首先辨清疾病的阴阳属性，才能辨证施治，机体得以恢复健康状态。

二、五行学说

五行学说是人们在对自然界的认识中逐渐产生的。木、火、土、金、水是人类生产活动中不可缺少的基本物质，后来人们逐渐发现自然界中各种事物和现象的发生、发展和变化，都与这五种物质的运动变化和相互作用相类似。因此，人们加以归纳、抽象、推演，形成了五行学说，并用其来阐释宇宙万物的发生、发展、变化规律及其之间的相互关系。

（一）五行的基本含义

五行，即木、火、土、金、水五类物质及其运动变化。五行学说认为，木、火、土、金、水是构成宇宙万物的基本元素，故而所有事物和现象的发生、发展、变化都离不开这五种物质的运动变化。这五种物质具有各自的特性，却不是孤立存在的，它们之间存在相互资生和相互制约的关系，从而保持自然界万事万物之间的协调平衡。自然界的一切事物和现象都可以按照这五类物质的属性特点进行归类，并以五行之间的相生、相克来阐释事物和现象之间的资生制约关系，是中医学的重要组成部分。

（二）五行学说的基本内容

五行学说的基本内容包括五行的特性，事物属性的五行归类以及五行的相生相克、相乘相侮。

1. 五行的特性 五行的特性是古人在长期的生产、生活实践中，通过对木、火、土、金、水五种物质的观察和认识，从而抽象概括出来的属性特点，是用来判断各种事物和现象的五行属性的基本依据。《尚书·洪范》说：“水曰润下，火曰炎上，木曰曲直，金曰从革，土爰稼穑。”即是对五行特性的高度概括。

（1）木的特性：“木曰曲直”。“曲”，为弯曲；“直”，为伸直。曲直，即指树木的枝条具有生长、柔韧，舒展，能屈能伸的特性。引申为凡具有生长、升发、舒畅、条达等特性的事物和现象，皆归属于木。

（2）火的特性：“火曰炎上”。“炎”，为炎热，燃烧，明亮；“上”，为上升。炎上，即指火具有炎热、燃烧、明亮、上升的特性。引申为凡具有温热、向上、升腾、明亮等特性的事物和现象，皆归属于火。

（3）土的特性：“土爰稼穑”。“爰”，同“曰”；“稼”，为种植谷物；“穑”，为收割谷物。稼穑，即指人们在土地上进行种植谷物和收获庄稼的意思。土具生化、载物的特性。引申为凡是具有生长、受纳、承载、化物等特性的事物和现象，皆归属于土。

（4）金的特性：“金曰从革”。“从”，为顺从；“革”，为变革。从革，即指金的质地沉重，它的产生是通过变革而实现的。引申为凡具有沉降、收敛、肃杀、清洁等特性的事物和现象，皆归属于金。

(5) 水的特性:"水曰润下"。"润",为滋润;"下",为向下。润下,即指水具有滋润和向下的特性。引申为凡是具有滋润、向下、寒凉、闭藏等特性的事物和现象,皆归属于水。

2. 事物属性的五行归类　五行学说以五行各自的特性为依据,将自然界中的各种事物和现象进行归纳总结,从而构建了木、火、土、金、水五大系统。根据五行特性的分类,亦可以阐释人体脏腑组织间的复杂联系,以及与外界环境的相互关系。事物属性的五行归类方法,主要有取象比类法和推演法。

(1) 取象比类法:"取象",为找出事物的征象;"比类",为比较,比拟,相类。五行的取象比类,即指找出自然界的各种事物或现象中能够反映其本质的征象,与五行各自的特性相类比,从而确定其五行属性的方法。如事物或现象的征象与木的特性相类似的,则归属于木;与火的特性相类似的,则归属于火;其他以此类推。例如:以季节来配属五行,春季阳气升发,万物生长萌发,则五行归属于木;夏季阳气充足,万物生长旺盛,则五行归属于火;长夏多湿,万物孕育,则五行归属于土;秋季转凉,万物成熟,则五行归属于金;冬季寒冷,万物封藏,则五行归属于水。以人体五脏来配属五行,肝主升发,则五行归属于木;心主血脉,则五行归属于火;脾主运化,则五行归属于土;肺主肃降,则五行归属于金;肾主藏精,则五行归属于水。

(2) 推演法:即指以已知事物或现象的五行属性为依据,从而判断归纳其他相关事物或现象的五行属性的方法。如肝在五行归属于木,且肝与胆相表里,肝主筋,肝开窍于目,肝在志为怒,则胆、筋、目、怒皆归属于木。故而以此类推,心在五行归属于火,则小肠、脉、舌、喜皆归属于火;脾在五行归属于土,则胃、肌肉、口、思皆归属于土;肺在五行归属于金,则大肠、皮毛、鼻、悲皆归属于金;肾在五行归属于水,则膀胱、骨、耳、二阴、恐皆归属于水。

由此可见,自然界的万事万物以及人体的生命活动,都可以以五行为中心,从而构建联系人体内外环境的五行结构系统,用以说明人体以及人与外界环境的统一性(表 2-2)。

表 2-2　事物属性的五行归类表

自然界						五行	人体					
五方	五气	五季	五化	五色	五味		五脏	五腑	五体	五官	五志	五液
东	风	春	生	青	酸	木	肝	胆	筋	目	怒	泪
南	暑	夏	长	赤	苦	火	心	小肠	脉	舌	喜	汗
中	湿	长夏	化	黄	甘	土	脾	胃	肉	口	思	涎
西	燥	秋	收	白	辛	金	肺	大肠	皮	鼻	悲	涕
北	寒	冬	藏	黑	咸	水	肾	膀胱	骨	耳	恐	唾

3. 五行的相生相克　五行学说以五行之间相生相克的关系来阐释自然界中万事万物间的相互联系,相互促进以及相互协调的关系,正是由于五行的相生相克关系,维持着人体以及自然环境的动态平衡。

自然界和人体的五行属性划分

(1) 五行相生:生,为促进、助长、资生之意。相生,即是指五行之间的某一行对另一行具有促进、助长、资生的作用。五行相生的次序为:木生火、火生土、土生金、金生水、水生木

（图 2-1）。五行的相生关系亦称为“母子关系”，即生我者为母，我生者为子。如对于木和火而言，木生火，则木为火之母，火为木之子。

（2）五行相克：克，为制约、抑制、克制之意。相克，即是指五行之间的某一行对另一行具有制约、抑制、克制的作用。五行相克的次序为：木克土、土克水、水克火、火克金、金克木。五行的相克关系中，任何一行都具有“克我”和“我克”这两方面的关系，即“克我”者为我“所不胜”，“我克”者为我“所胜”。如对于木而言，金克木，则“克我”者为金，金为我“所不胜”；木克土，则“我克”者为土，土为我“所胜”。如下所示：

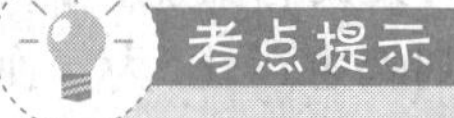

五行的相生相克关系

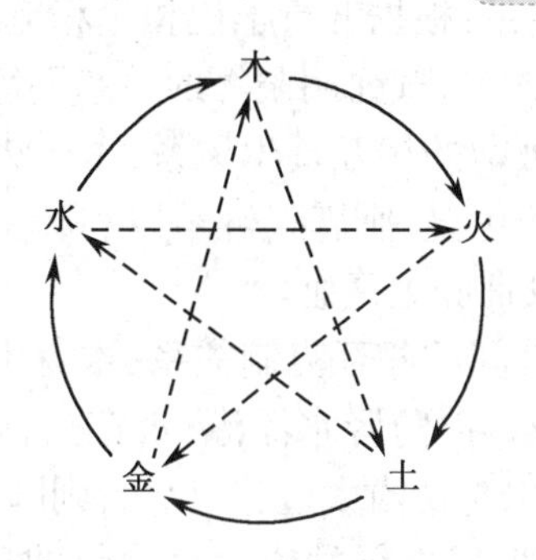

图 2-1 五行的相生相克关系

4. 五行的相乘相侮 五行学说以五行之间相乘相侮的关系来阐释自然界中某些事物或现象间的异常生克变化，即是用来解释人体的病理变化，或自然环境失衡后所导致的相互影响。

（1）五行相乘：乘，为凭恃、依仗之意。相乘，即是指五行中某一行对其所胜一行的过度克制的关系。五行相乘的次序为：木乘土、土乘水、水乘火、火乘金、金乘木。当五行中某一行过度亢盛时，则会对其所胜的一行过度克制，导致所胜一行的虚弱。如相克关系中土克水，若土过于强盛，会对所胜之水过度制约，引起水的不足，称为“土旺乘水”，属于某一行“太过”所导致的相乘关系；当五行中某一行过度不足时，则克其的一行就会乘虚而入，导致其被过度的克制。如水本身不足，土虽处于正常水平，却显得较为强盛，则会对水过度制约，致使水更加不足，称为“水虚土乘”，属于某一行“不及”所导致的相乘关系。

（2）五行相侮：侮，为欺凌、欺侮之意。相侮，即是指五行中某一行对其所不胜一行的反向克制的关系，故又称为“反克”。五行相侮的次序为：木侮金、金侮火、火侮水、水侮土、土侮木。当五行中某一行过度亢盛时，则正常克制它的一行不仅不能制约它，反而会受到它的反向克制。如相克关系中火克金，若金过于强盛，不仅不能被火所克制，反而受到金的反向克制，称为“金亢侮火”，属于某一行“太过”所导致的相侮关系；当五行中某一行过度不足时，则不能正常制约它所胜的一行，反而被其克制。如若火本身过度不足，则不能制约金，反而受到金的反向克制，称为“火虚金侮”，属于某一行“不及”所导致的相侮关系。

五行的相乘和相侮的次序虽然与五行相克的次序相同或相反，但相克是五行之间正常制约关系的体现，而相乘和相侮则为五行之间异常克制关系的体现。因此，五行的相生与相克可以说明人体的正常生理现象，相乘与相侮则用以阐释人体的病理变化。

（三）五行学说在中医学中的应用

五行学说作为中医学的哲学基础，与阴阳学说共同贯穿于中医学理论体系的始终，用以说明人体脏腑的生理特性和功能、脏腑的病理变化以及用于疾病的诊断和治疗。

1. 说明人体脏腑的生理特性和功能　在中医学领域中，五行学说根据五行各自的属性特点来说明五脏的生理特性，用五行的相生相克来解释五脏的生理功能及其相互关系。

（1）说明五脏的生理特性：五行学说运用取类比象的方法，将五脏按照五行各自的属性特点进行归类，用以说明人体五脏的生理功能。如木具有升发、舒畅、条达等特性，则肝主疏泄，喜条达而恶抑郁；火具有温热、向上、升腾等特性，则心主血脉，有温煦之功；土具有受纳、承载、化物等特性，则脾主运化，为气血生化之源；金具有沉降、收敛、清洁等特性，则肺主宣发肃降，有清肃之性；水具有滋润、封藏、下行等特性，则肾藏精，主水，为先天之本。

（2）说明五脏之间的相互关系：根据五行学说相生相克的理论，五脏之间并不是彼此孤立存在的，而是通过相生相克，维持着气血阴阳等的动态平衡，以保障人体正常的生命活动。

以五行相生理论来说明五脏间的相互资生关系，木生火，则肝藏血以济心主血脉；火生土，则心阳温煦以促脾主运化；土生金，则脾气健运以利肺主宣降；金生水，则肺气肃降以助肾主藏精；水生木，则肾之精气以资肝主藏血。

以五行相克理论来说明五脏间的相互克制关系，木克土，则肝木能制约脾土，以防脾土壅滞；土克水，则脾土能制约肾水，以防肾水泛滥；水克火，则肾水能制约心火，以防心火亢盛；火克金，则心火能制约肺金，以防清肃太过；金克木，则肺金能制约肝木，以防肝阳上亢。

2. 说明脏腑的病理变化　根据五行学说生克乘侮的理论，当人体某一脏器功能失调时，五脏之间则会相互影响，发生传变，出现相生相克关系的异常。

相生关系的传变包括“母病及子”和“子病及母”两个方面。母病及子，即是指母脏之病传及子脏。如肝和肾，肾属水，为母脏，肝属木，为子脏。肾病及肝，即属母病及子，可见于肾阴虚不能滋养肝木的“水不涵木”之证，出现眩晕、耳鸣、腰膝酸软、肢体麻木、体倦乏力等病理表现。子病及母，即是指子脏之病传及母脏，又称为“子盗母气”。如心和肝，肝属木，为母脏，心属火，为子脏。心病及肝，即属子病及母，可见于心火亢盛引动肝火的心肝火旺之证，出现头痛眩晕、面红目赤、烦躁易怒、口舌生疮等病理表现。

相克关系的传变包括“相乘”和“相侮”两个方面。相乘，即为相克太过而致病。如木旺乘土，即是由于肝的疏泄太过而导致脾胃的运化功能失调，可见头痛眩晕、胸闷胁痛、烦躁易怒、不思饮食、脘腹胀痛等病理表现。相侮，即为反向克制而致病。如木火刑金，即是由于肝火旺盛而导致肺的宣降失调，可见胸胁疼痛、烦躁易怒、咳嗽、咳痰、甚或痰中带血等病理表现。

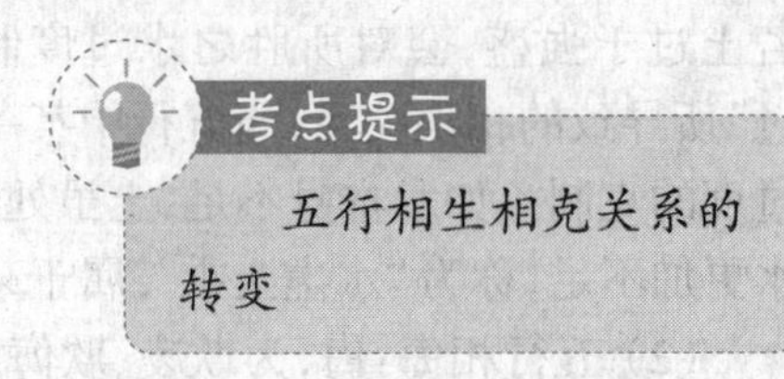

3. 用于疾病的诊断和治疗　五行学说运用取类比象以及推演的方法，将人体脏腑与形体、官窍等按照五行的特性加以归类，充分体现了中医学整体观念中人与外界环境相统一的特点，从而构建了天人合一的五脏系统。这一结构系统即是以五脏为中心，配合五腑，支配形体，外荣于体表，开窍于五官等，为疾病的诊断和治疗奠定了坚实的理论基础。

五行学说根据事物在五行的属性归类，用于判断病变的部位以及推断病情的轻重。可从本脏所主之色、味、脉对本脏之病加以判断，亦可从他脏所主之色、味、脉对五脏相兼病变加以判断。如面色赤，口苦，脉洪，可诊断为心火亢盛；面色青，喜食酸，脉弦，可诊断为肝病。心病患者，面见黑色，多为肾水上凌于心；脾病患者，面见青色，多为肝气犯脾。五行学说应用于中医的诊法之中，可以推断疾病的预后。如肝病之人可见色青，脉弦，为色脉相符；若见脉浮，属相胜之脉，即克色之脉，则为逆，预后不良；若见脉沉，属相生之脉，即生色之脉，则为顺，预后良好。

五行学说根据其生克乘侮规律，用以控制疾病的传变以及确定治则治法；根据五行的归属指导脏腑用药、针灸取穴以及情志疾病的治疗。按五行相生关系确定治疗原则，即为“虚则补其母，实则泻其子”，常用的治疗方法有滋水涵木、益火补土、培土生金、金水相生，如肾阴不足无以滋养肝木，须滋肾阴以养肝阴，属滋水涵木法；按五行相克关系确定治疗原则，即为抑强扶弱，常用的治疗方法有抑木扶土、培土制水、佐金平木、泻火补水，如肝气横逆导致脾失健运，须疏肝健脾以治肝脾不和，属抑木扶土法。在确定治则治法的基础上，根据药物的性味、归经等，通过五行与脏腑相配属，从而指导临床用药，如色青，味酸，入肝；色赤，味苦，入心；色黄，味甘，入脾；色白，味辛，入肺；色黑，味咸，入肾。在针灸治疗上，则根据病情结合五行配属关系，选择相应的穴位以对证治疗。手足十二经四肢末端的井、荥、输、经、合“五输穴”，分属于木、火、土、金、水五行。在情志疾病治疗上，因人的情志活动是五脏功能的体现，如肝在志为怒、心在志为喜、脾在志为思、肺在志为忧（悲）、肾在志为恐，亦可通过五行的生克关系指导情志疾病的治疗。

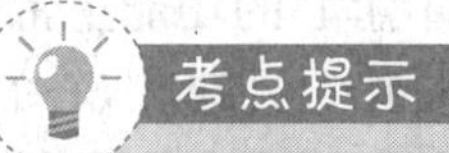

依照五行相生相克关系确定治则治法

第二节 藏象学说

“藏象”，始见于《素问·六节藏象论》。藏，同“脏”；象，为“现象”。藏象，即是指藏于体内的脏腑器官及其表现于外的生理和病理现象。脏腑，在中医学中不仅是指解剖形态上的脏器，而且涵盖了在此基础上的对生理病理学理论体系的独特认识。

藏象学说是研究人体脏腑的生理功能、病理变化及其相互关系的学说。按照脏腑的生理功能特点，可分为五脏、六腑和奇恒之腑。五脏是指心、肺、脾、肝、肾；六腑是指胆、胃、小肠、大肠、膀胱、三焦；奇恒之腑包括脑、髓、骨、脉、胆、女子胞（子宫）。部分脏腑名称虽与现代人体解剖学一致，但在生理或病理意义上却不完全相同。

一、五脏

心、肺、脾、肝、肾等五脏的共同生理特点是：化生和贮藏精气。如《素问·五藏别论》说：“所谓五脏者，藏精气而不泻也，故满而不能实。”五脏虽功能不同，各司其职，但具有协调性、整体性，共同完成维持生命活动的进程。

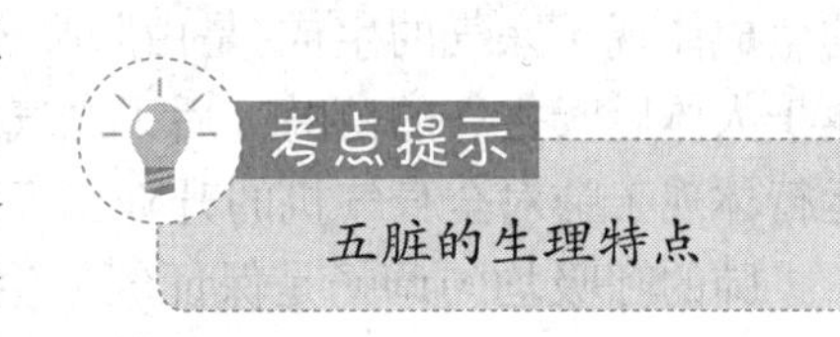

（一）心（附：心包）

心位于胸中，膈膜之上，两肺之间，有心包护卫其外。心的主要生理功能是：主血脉，主神志，心开窍于舌，其华在面。心与小肠相表里。

1. 心主血脉　主，主宰；血脉，即血液和脉管。心主血脉，是指心气具有推动血液在脉管中运行，进而流动于全身，输送营养物质到各脏腑、官窍、形体，以发挥营养周身的作用。心主血脉与五脏的功能密切相关，心气的推动作用尤为关键。心气充沛、血液充盈、脉管通利，是保障心主血脉功能正常的必要条件，血液才得以到达周身，发挥濡养作用。心气充沛、血脉充盈,则面色红润光泽,舌色淡红荣润,脉象和缓有力。心气不足,则面色无华,舌色淡白,脉象细弱无力。

2. 心主神志 又称心主神明或心藏神。如《素问·灵兰秘典论》曰:"心者,君主之官也,神明出焉。"神有广义和狭义之分。广义之神,是指人体生命活动的外在总体表现,如人的面色、语言、姿态、肢体活动等外在体现;狭义之神,是指人的思维、意识、情感等精神活动,如人的记忆、分析、推理等。人的精神、意识、思维活动虽与五脏都相关,但最为密切的当属心。心主血脉与心主神志的功能息息相关,血是神志活动的主要物质基础。心的气血充盈,神得所养,则表现为精神充沛,神志清晰,反应灵敏。若心的气血亏虚,神失所养,则会出现精神萎靡,心神不宁,失眠多梦,反应迟钝。

3. 心开窍于舌,其华在面 心开窍于舌,是指心与舌体通过经络相联系,心经的别络上系于舌。心的气血与舌相通,因此,心的精气盛衰及功能变化都会反映到舌上,通过观察舌象的变化得以了解心的功能正常与否。心主血脉功能正常,则舌淡红荣润,舌体柔软,运动灵活,语言流利,味觉灵敏。若心的气血不足,则舌色淡,舌体瘦薄;若心火上炎,则舌红生疮;若心血瘀阻,则舌质紫黯,或有瘀斑。

其华在面是指心的精气盛衰及功能变化可显露于面部。因面部血脉丰富,全身气血皆可上注于面部。心主血脉功能正常,则面部红润有光泽。若心的气血不足,则面色淡白无华;若心火亢盛,则面见赤色;若心血瘀阻,则面色青紫。

附:心包

心包络,简称为心包,也称"膻中"。为心脏外面的包膜,具有保护心脏的作用。当外邪侵犯心脏时,首先使心包受累。外感热病中出现的神昏、谵语等病理变化,称为"热入心包"。

(二)肺

肺位于胸腔,膈膜之上,左右各一,上通喉咙,通过口鼻与外界相通。肺的主要生理功能是主气,司呼吸;主宣发和肃降;通调水道;肺合皮毛,开窍于鼻。肺与大肠相表里。

1. 肺主气,司呼吸 《素问·五藏生成》曰:"诸气者,皆属于肺。"肺主气,包括主呼吸之气和主一身之气两个方面。

(1)肺主呼吸之气:即指肺有主管人体呼吸的作用,通过肺进行体内外气体的正常交换,呼浊吸清,从而保证人体新陈代谢的正常进行。

(2)肺主一身之气:即指肺有主持、调节人体全身之气的生成和运行的作用。一身之气的生成体现于宗气的生成,是由肺吸入的自然界清气与脾胃运化的水谷精气结合而成宗气,属于人体后天之气的范畴。后天之气与先天之气共同构成了人体的一身之气。一身之气的运行体现于肺对全身气机的升降出入运动的调节作用。

肺的呼吸均匀调畅是保证气的生成和运行的根本条件,从而影响到肺的呼吸之气和一身之气的生成、运行。肺主司呼吸功能正常,则宗气和全身之气生成旺盛,气机调畅;反之,则表现为少气不足以息,气短,乏力,声低等气虚的表现。

2. 肺主宣发和肃降 肺主宣发,是指肺气具有向上升宣和向外布散的生理功能。肺主宣发主要表现为:一是排出体内的浊气;二是将脾运化的水谷精微和津液输布到周身,上达头面诸窍,外达肌肤腠理;三是宣发卫气到体表,主管腠理的开合,将机体内代谢的水液化为汗液,并调节汗液的代谢。若肺气失宣,可出现胸闷,呼气不利,咳喘,咳痰,鼻塞,无汗等症状。肺主肃降,是指肺气具有向下布散和通降的生理功能。肺主肃降主要表现为:一是吸入自然界的清气;二是向下布散自然之清气、水谷精微和津液,以资助元气,濡养脏腑;三是清肃肺和呼吸道内的异物，以保持清洁。若肺失肃降，可出现胸闷，呼吸短促或表浅，咳喘等症状。

3. 通调水道　即指肺的宣发肃降功能对体内水液的输布、运行和排泄起到疏通和调节的作用。通过肺的宣发肃降，将水液向上输布至头面诸窍，向外布散达皮毛肌腠，并在卫气的推动下调节汗液的生成以及排出；且将水液向下输布濡养其他脏腑，并将机体代谢所产生的浊液下输至肾和膀胱，通过气化作用生成尿液排出体外。若肺的通调水道功能异常，则会出现小便不利，水液停聚而生痰饮、水肿等病理表现。

4. 肺合皮毛，开窍于鼻　皮毛，是一身之表，包括皮肤、汗腺、毫毛等组织。它是人体抵御外邪侵袭的屏障。肺合皮毛，是指通过肺宣发的精微物质和津液，使皮毛得以濡养的作用；以及肺宣发的卫气主管腠理开合，防御外邪侵袭的作用。肺的宣降功能正常，外邪不易入侵机体，皮肤致密，毫毛光泽。若肺的宣降功能失常，机体抵御外邪之力减弱，会出现皮毛枯槁、憔悴，易患感冒等。

鼻是人体呼吸的通道，与喉相通，联于肺。鼻有主通气和主嗅觉的功能，其功能的发挥必须依赖肺气的宣发运动。肺气宣发正常，则鼻窍通利，呼吸顺畅，嗅觉灵敏，声音洪亮；反之，则鼻塞不通，呼吸不利，嗅觉失灵，声音嘶哑。《灵枢·五阅五使》说："鼻者，肺之官也。"外邪袭肺，多从鼻而入；肺的病变，可见鼻塞，流涕，音哑等症状。

（三）脾

脾位于腹腔，左膈之下，与胃相邻。脾的主要生理功能是：主运化；主升清；主统血；主肌肉四肢；脾开窍于口，其华在唇。脾与胃相表里。

1. 脾主运化　是指脾具有把饮食物转化为水谷精微和津液，并将其吸收、转输至全身的生理功能。脾所运化的水谷精微物质，是人出生以后进行生长发育和维持生命活动的必需营养物质，也是人体化生气血的主要物质基础。所以将脾称为"后天之本"、"气血生化之源"。脾主运化可从运化水谷和运化水液这两方面来阐述。

（1）运化水谷：即指对饮食物的消化、吸收和转输作用。饮食物入胃，经胃的初步消化下输至小肠，再经小肠的进一步消化吸收，分化为水谷精微和糟粕。在整个过程中，胃和小肠作用的发挥必须依赖于脾的运化功能才得以正常进行，饮食物才能转化为水谷精微，进而输布周身。脾的运化功能正常，则气血生化有源，营养充足，脏腑功能旺盛。若脾的运化功能减退，亦称脾失健运，则可出现食欲不振、腹胀、便溏、乏力、消瘦等气血生化不足的病理表现。

（2）运化水液：即指脾对水液的吸收和转输，防止水液在体内的停滞以及调节水液代谢的作用。一则水液入于胃肠，经脾的运化作用上输于肺，再经肺的宣发肃降，进而输布周身；二则脾在水液代谢过程中起枢纽作用。因肺为水之上源，肾为水之下源，脾居中焦，调节水液的升降输布。脾的运化功能正常，则水液正常输布，代谢平衡。若脾失健运，则可出现痰饮、便溏、腹泻、水肿等病理变化。

运化水谷和运化水液，是脾生理功能的两个重要方面，二者是同时进行的。元·李杲《脾胃论·脾胃盛衰论》中说："百病皆由脾胃衰而生也。"可见，顾护脾胃对防病治病有着重要的指导意义。

2. 脾主升清　"清"即指水谷精微。脾主升清，一是指脾将运化而来的水谷精微等营养物质向上输布于心、肺，通过心、肺的作用化生为气血，以濡养周身；二是指脾气具有维持人体内脏位置的相对稳定，以防止其下垂的重要作用。若脾气虚弱，无力升清，则水谷运化失常，气血化生不足，可见头目眩晕，倦怠乏力，脘腹满闷，便溏泄泻等表现；若脾气虚弱，无力升举而致中气下陷，则可见胃下垂、子宫下垂、脱肛等病证。

3. 脾主统血　是指脾气具有统摄、控制血液在脉管中正常运行，防止逸出脉外的作用。脾的统血功能，是气的固摄作用的体现。脾气旺盛，运化正常，气之生化有源，则摄血功能正常。若脾气虚弱，运化无力，气之生化不足，则摄血功能失常，就会导致各种出血，如皮下出血、便血、尿血、崩漏等脾不统血的病理表现。

4. 脾主肌肉四肢　即指肌肉、四肢依赖于脾所运化的水谷精微和津液的滋润和濡养作用。脾的运化功能正常，营养供给充足，则肌肉丰满，四肢有力。若脾失健运，营养缺乏，可见肌肉瘦削，四肢倦怠乏力，甚或痿废不用。

5. 脾开窍于口，其华在唇　脾开窍于口，即指人的口味、食欲与脾的运化功能密切相关。脾气健运，则口味正常，食欲旺盛。若脾失健运，可见食欲不振，出现口淡无味，口腻，口甜等。其华在唇，是指口唇的色泽可反映脾的盛衰。如脾失健运，则气血衰少，口唇淡白不泽。

（四）肝

肝位于腹腔，膈膜之下，右胁之内。肝的主要生理功能是：主疏泄；主藏血；主筋，其华在爪；肝开窍于目。肝与胆相表里。

1. 肝主疏泄　疏，即疏通、调达；泄，即发泄、升发。肝主疏泄，是指肝具有疏通、调达、升发周身气机的作用。肝的疏泄功能体现了肝主升、主动的生理特点，故而喜条达而恶抑郁，称为“刚脏”。《素问·灵兰秘典论》中说：“肝者，将军之官，谋虑出焉。”肝气的疏泄条达，保证了各脏腑经络之气升降出入运动的平衡与协调，维持了人体各脏腑、形体、官窍功能的有序进行。肝主疏泄可从调畅气机、调畅情志、促进消化这三方面来阐述。

（1）调畅气机：气机，即指气的升降出入运动。机体脏腑、经络、官窍、四肢等的活动都有赖于气机的调达、舒畅。肝主升、主动的特点，是影响气机的重要因素。肝的疏泄功能正常，则气机调畅，气血津液运行旺盛，脏腑功能活动正常。若肝失疏泄，气机不畅，一则为疏泄减退，升发不足，出现情志不舒，胸胁胀痛，瘀血，肿块等肝气郁结的病理表现；二则为疏泄过旺，升发过度，出现头目胀痛，面红目赤，烦躁易怒，甚则呕血，咯血，猝然昏倒等肝气上逆的病理表现。

（2）调畅情志：即指肝的疏泄功能通过对气机的调畅作用，进而调节人的精神情志活动。肝的疏泄功能正常，则气机调畅，气血调和，心情舒畅，精神愉悦。若肝失疏泄，疏泄不及可见抑郁不快，沉闷不舒，多愁善感；疏泄太过可见烦躁易怒，激动亢奋，失眠多梦。

（3）促进消化：即指肝的疏泄功能通过对气机的调畅作用，进而协调脾胃之气的升降，调节胆汁的分泌与排泄，以促进饮食水谷的消化吸收。脾胃同居于中焦，脾气主升，胃气主降，二者协调运动，饮食得以运化。肝的疏泄功能正常，则脾胃之气升降协调，水谷化精微以资气血。若肝失疏泄，脾失健运，可见眩晕、腹胀、腹泻、肠鸣等；肝失疏泄，肝气犯胃可见纳呆、嗳气、恶心、呕吐、泛酸等。

肝的疏泄功能正常，还有助于胆汁的分泌和排泄，胆汁能促进食物的消化和吸收。若肝失疏泄，影响胆汁的分泌和排泄，则可出现食欲减退、口苦、胁痛等病理表现。

2. 肝主藏血　是指肝具有贮藏血液、调节血量和防止出血的生理功能。肝是人体贮藏血液的主要器官，肝贮血充足，则可根据机体生理需要合理的调配血量。当机体活动量增加时，肝会将贮藏的血液向周身输布，以供机体维持正常生命活动；当机体处于安静状态时，外周部分血液会回流于肝脏，以备机体不时之需。《素问·五藏生成》中说：“肝受血而视，足受血而能步,掌受血而能握,指受血而能摄。”肝的藏血功能与疏泄功能密切相关,二者相辅相成、相互为用,体现了气和血的调和。肝的疏泄功能正常,气机调畅,则肝血得以固摄,藏血量充沛;肝的藏血功能正常,机体得以濡养,则脏腑功能正常发挥,周身气机调达舒畅。

肝的藏血功能失调,可见以下两种情况:一是肝血不足,出现头晕,目眩,失眠,肢体麻木,屈伸不利,妇女月经量少甚或闭经等;二是肝不藏血,出现衄血、吐血、月经量多或崩漏等各种出血的表现。

3. 肝主筋,其华在爪　筋,即筋膜,包括肌腱与韧带,是连接关节、肌肉,协调运动的组织。爪,即爪甲,包括指甲与趾甲,是筋的延续,故而有“爪为筋之余”之说。筋与爪均有赖于肝血的濡养,才能发挥其正常生理功能。肝血充沛,筋爪得以滋养,则机体能耐受疲劳,运动灵活有力,爪甲坚韧,光泽红润;若肝血不足,筋爪失去濡养,则机体容易疲劳,运动迟缓不灵,肢体麻木,手足震颤,屈伸不利,爪甲软薄,枯而色夭。

4. 肝开窍于目　肝的经脉上连系于目,目的视觉功能有赖于肝气的疏泄与肝血的濡养作用。肝气调和,肝血充足,则视物清晰,目光有神;若肝血不足,则视物不清,两目干涩;若肝火上炎,则目赤肿痛;肝风内动,则目睛上吊,两目斜视。

(五)肾

肾位于腰部,脊柱两旁,左右各一。肾的主要生理功能是:主藏精;主水;主纳气;主骨、生髓、通于脑,其华在发;肾开窍于耳及二阴。肾与膀胱相表里。

1. 肾藏精　是指肾具有贮存、封藏人体之精的生理功能。精,是生命之本,即是构成人体和维持人体生命活动的物质基础。精的来源有先天和后天之分,先天之精禀受于父母,既是人体形成生命的重要遗传物质,又是人体出生后促进生长发育和生殖的基本物质保障。先天之精与生俱来,藏于肾中,故而将肾称为“先天之本”。后天之精来源于水谷精微,即是由脾胃所化生的水谷精微物质,是人体出生后进行生长发育和维持生命活动的必需营养物质。先天之精与后天之精相互促进、相互为用,“先天之精”要依靠“后天之精”的不断充养和培育,“后天之精”要得到“先天之精”的推动和资助作用,肾所藏之精才能充沛旺盛,发挥其生理功能。

肾主藏精,精能化气,肾精所化生之气称为“肾气”,也称为“元气”。肾精与肾气互生互化、互为体用,肾精足则肾气充,肾精亏则肾气衰。人体的肾精足、肾气充,则能维持和促进人体的生、长、壮、老、已的生命过程,主持人体在生命过程中的生殖机能。肾之精气充足,则身体壮实,精力充沛,筋骨坚强,头发黑亮。若肾之精气不足,则会出现发育迟缓,早衰,头发斑白,牙齿松动,生殖器官发育不良,生殖功能丧失等。从阴阳学说的角度,肾中精气由于生理功能的不同,又可分为肾阴和肾阳。肾中精气中对人体各脏腑组织起濡养、滋润作用的为肾阴,又称为元阴、真阴,是一身阴液的源泉;对人体各脏腑组织起推动、温煦作用的为肾阳,又称为元阳、真阳,是一身阳气的根本。肾虚则有肾阴虚和肾阳虚之分。

2. 肾主水　是指肾具有主持和调节全身水液代谢的生理功能,故而又将肾称为“水脏”。《素问·逆调论》说:“肾者,水藏,主津液。”人体水液的代谢,与肺、脾、肾三脏关系最为密切。水液进入胃肠后,经脾的运化输布,肺的宣发肃降,将水液布散到全身各处,供给脏腑组织器官利用后,水液经由三焦下归于肾,通过肾的气化作用分为清和浊两部分,清者回输到脏腑,重新参与水液代谢;浊者下输至膀胱,形成尿液,在肾与膀胱的气化作用下排出体外。肾主水功能的发挥有赖于肾气的推动和温煦,肾的气化功能正常,则膀胱开合有度,水液代谢平衡,尿液正常化生排泄。若肾的气化功能异常,则膀胱开合不利,可见尿少,尿闭,水肿等病理表现。

3. 肾主纳气　即指肾具有摄纳肺所吸入之清气，调节呼吸运动，维持一定的呼吸深度的生理功能。虽然肺是主管人体呼吸的主要器官，但必须有肾的参与，即通过肾对气的摄纳潜藏，使呼吸之气下达于肾，在肺与肾的协调之下，才能维持一定的呼吸深度，从而保持呼吸运动的均匀、舒畅。肾气充足，摄纳正常，则呼吸均匀调和。若肾气不足，摄纳无力，则会出现呼吸表浅，动则气喘，或呼多吸少，呼吸困难等肾不纳气的病理表现。

4. 肾主骨、生髓、通于脑，其华在发　肾主藏精，精能生髓（髓包括脑髓、脊髓和骨髓），髓居于骨、脑之中，以充养骨和脑。肾精充足，则髓得以充养，骨骼坚硬有力，脑发育健全。若肾精不足，可见小儿发育迟缓，成人头晕耳鸣，腰膝酸软，骨骼脆弱，易发生骨折等病理表现。齿与骨同出一源，皆由肾精濡养，故有“齿为骨之余”之说。肾精充足，则牙齿坚固；肾精不足，则牙齿易松动、脱落。肾主藏精，精能化血，血能养发，故有“发为血之余”之说。肾精充足，血液化生有源，发黑而润泽；肾精衰退，血液化生不足，可见毛发早白，发枯易脱。

5. 肾开窍于耳及二阴　耳是听觉器官，其听觉功能与肾中精气的盛衰密切相关。肾之精气充足，则听觉灵敏；肾之精气衰退，则听力减退，或耳鸣、耳聋。二阴，包括前阴和后阴。前阴，即指排尿和生殖的器官；后阴，即指排泄粪便的通道。二者的功能都有赖于肾之精气的充养，肾之精气充足，则生殖功能正常，二便排泄正常。若肾之精气不足，肾虚气化不利，可见小儿遗尿，老人小便频数，甚或小便失禁；肾虚不固，可见男子遗精，女子滑胎等；肾气不足，可见气虚便秘，甚或大便失禁，久泄滑脱。

二、六腑

六腑即胆、胃、小肠、大肠、膀胱、三焦的合称。六腑的共同生理特点是：受盛和传化水谷。如《素问·五藏别论》说：“六腑者，传化物而不藏，故实而不能满也。”六腑具有通降、下行的特性，故有“六腑以通为用，以降为顺”之说。

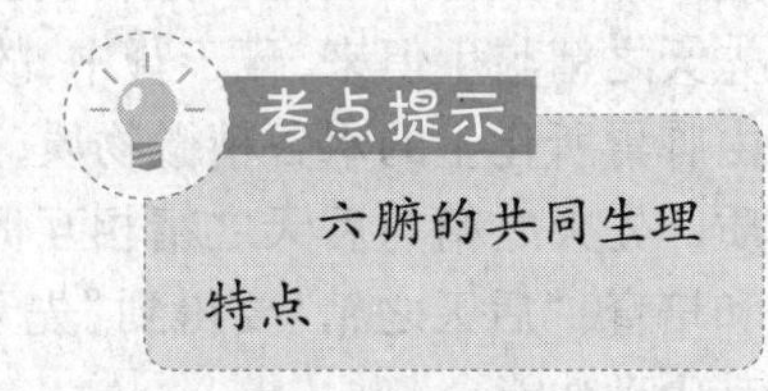

（一）胆

胆既是六腑之一，又属奇恒之腑。胆位于右胁内，附于肝之短叶间，为中空的囊状器官，胆与肝通过经脉相络属，构成表里关系。胆从形态结构来讲，与其他五腑相似，故为六腑之一；从生理功能来讲，有贮存胆汁的作用，与五脏“藏精气”的特点相似，故又归为奇恒之腑。胆中之液为洁净的精微物质，故将胆称为“中精之府”，“清净之府”，“中正之官”。

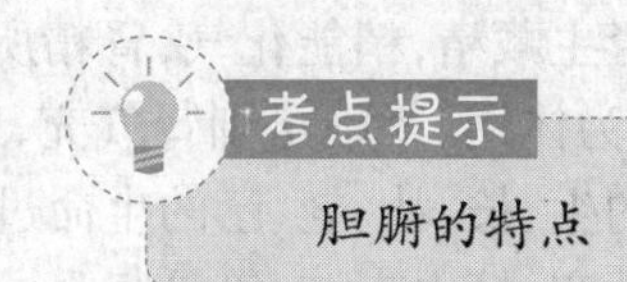

胆的主要生理功能是：贮存和排泄胆汁；主决断。胆汁由肝血和肝之余气化生，在肝的疏泄作用的调节下，排泄注入小肠，以促进食物的消化。若肝失疏泄，胆汁分泌排泄不畅，可见食欲不振、厌食油腻、胁痛等表现；若湿热蕴结肝胆，致胆汁外溢于肌肤，可见身黄、目黄、小便黄等黄疸之征象。胆气以降为顺，若胆气不利，气机上逆，可见口苦、呕吐黄绿苦水等症状。此外，胆还具有判断事物，做出决定的功能。胆气充沛，则善于应变、当机立断；胆气不足，则善惊易恐、犹豫不决。

（二）胃

胃居于中焦，腹腔上部，上与食管相连，下与小肠相通。胃腔称为胃脘，分为上、中、下三部分。上脘，即胃之上部，包括贲门；中脘，即胃之中部；下脘，即胃之下部，包括幽门。胃与脾通过经脉相络属,构成表里关系。胃是饮食物进行消化吸收的重要器官,故有"太仓","水谷之海"之称。胃的主要生理功能是:受纳和腐熟水谷,主通降。

1. 受纳和腐熟水谷　受纳水谷,是指胃具有接受和容纳饮食水谷的生理功能,即饮食物由口进入,经食管,通过胃气的通降作用,向下入于胃中的这一过程。腐熟水谷,是指胃具有将受纳之水谷初步消化形成食糜的生理功能,即容纳于胃的饮食水谷,经胃的腐熟作用,精微物质再由脾的运化输布而营养周身,未被消化的食糜下传至小肠的过程。若胃的受纳和腐熟功能失常,可见不思饮食、胃脘胀痛,嗳腐吞酸等表现。

2. 主通降　胃的通降是指胃气的向下通降运动以传化水谷和糟粕的生理功能。胃气以通为用,以降为顺,胃的通降功能正常是胃受纳腐熟水谷的前提条件。若胃失通降,胃气上逆,可见纳呆脘闷,脘腹疼痛,嗳气,恶心,呕吐,便秘等表现。

脾胃同居于中焦,脾主升清,胃主降浊,二者相互促进,相互为用。脾胃之气是人体气机的重要枢纽,如《素问·逆调论》中所说:"胃不和则卧不安。"胃气的盛衰,直接关系到饮食物的消化吸收,影响各脏腑组织的功能活动,以及关乎生命的存亡,故而有"人以胃气为本"之说。所以,应重视胃气在防病治病过程中的重要作用,中医在诊舌、诊脉时都要观察胃气的盛衰以及有无,治疗用药时也以保护胃气作为其中一项重要的原则。

(三) 小肠

小肠位于腹中,上端与胃在幽门相连,下端与大肠在阑门处相接。小肠与心通过经脉相络属,构成表里关系。

小肠的主要生理功能是:受盛化物;泌别清浊。

1. 受盛化物　受盛,即接受、盛载;化物,即消化、变化。其生理功能主要体现为以下两方面内容:一是接受经胃初步消化的食物,起到盛载食糜的作用;二是食物在小肠内缓慢、持续的向下输送,通过小肠与脾的协调配合,饮食物进一步的消化、吸收,化为精微的过程。

2. 泌别清浊　是指小肠在对饮食物进一步的消化吸收的过程中,将饮食物分为清和浊两部分,清,即为水谷精微和津液;浊,即为食物残渣和部分水液。水谷精微和津液经脾转输至周身,以濡养各脏腑组织器官;食物残渣和部分水液下输到大肠,进而形成粪便和尿液。若小肠泌别清浊的功能失常,可见小便短少、便溏、泄泻等。

(四) 大肠

大肠位于腹中,上端与小肠在阑门处相接,下端与肛门相连。大肠与肺通过经脉相络属,构成表里关系。

大肠的主要生理功能是:传化糟粕、主津。大肠接受小肠泌别清浊后余下的食物残渣,吸收其中的部分水液,形成粪便,经肛门排出体外,故而大肠被称为"传导之官"。大肠吸收水液,参与机体的水液代谢,称为"大肠主津"。大肠的功能失常,可出现肠鸣、腹痛、泄泻、便秘等病理表现。

(五) 膀胱

膀胱位于小腹部,在肾之下,大肠之前。上有输尿管与肾相接,下与尿道相连,开口于前阴。膀胱与肾通过经脉相络属,构成表里关系。

膀胱的主要生理功能是:贮存和排泄尿液。膀胱功能的正常发挥有赖于肾与膀胱之气的协调运动。人体经水液代谢后形成的浊液下归于肾,再通过肾的气化作用升清降浊,清者重新参与水液代谢,浊者则变为尿液,贮存在膀胱。膀胱在肾的气化作用下,开合有度,尿液及时排出体外。若肾与膀胱功能失调,则尿液排泄失常,可见尿急,尿频,小便失禁,遗尿等。

（六）三焦

三焦，是脏腑中最大的腑，又称为"外腑"、"孤腑"。它不像其他脏腑，是一个独立的内脏器官，而是包含了胸腹腔中有关的脏腑及其部分功能。三焦与心包通过经脉相络属，构成表里关系。三焦包括上焦、中焦和下焦。上焦，即指横膈以上的胸部，包括心和肺，具有宣发卫气，输布水谷精微和津液的功能；中焦，即指横膈以下至脐以上的腹部，包括脾、胃、肝和胆，具有运化输布水谷精微和化生气血的功能；下焦，即指脐以下的腹部，包括小肠、大肠、肾和膀胱等脏器，具有泌别清浊、排泄二便等功能。三焦的功能实际上是五脏六腑功能的总体现。

三焦的主要生理功能是：通行诸气、运行水液。通行诸气，即指三焦是全身之气运行的通路。肾之元气又是人体生命活动的根本，通过三焦充养周身，故将此称为"通行元气"。运行水液，即指三焦是全身水液运行输布的通道。全身的水液代谢，是在肺、脾、肾等脏器的协同作用下完成的，而三焦是水液升降出入运动的通路，三焦水道通利，则全身水液运行通畅，水液代谢正常（表 2-3）。

表 2-3 脏腑生理功能表

五脏	生理功能	六腑	生理功能
心	主血脉，主神志	小肠	受盛化物，泌别清浊
肺	主气司呼吸，主宣发和肃降，通调水道	大肠	传化糟粕，主津
脾	主运化，主升清，主统血	胃	受纳和腐熟水谷，主通降
肝	主疏泄，主藏血	胆	贮存和排泄胆汁，主决断
肾	藏精，主水，主纳气	膀胱	贮存和排泄尿液
		三焦	通行诸气，运行水液

三、奇恒之腑

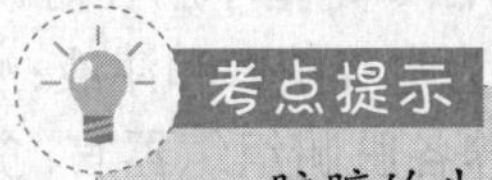

脏腑的生理功能

奇恒之腑，包括脑、髓、骨、脉、胆、女子胞。此类脏器从功能上来讲，与五脏相似，具有贮藏精气的生理功能；从形态上来讲，与六腑类似，均为中空的器官，故称为奇恒之腑。其中髓、骨、脉、胆已在五脏六腑中叙述，以下来介绍脑和女子胞。

1. 脑　位于颅腔内，由髓汇集而成，故而称为"髓海"。《灵枢·海论》记载："脑为髓之海。"脑的主要生理功能是：主精神活动；主感觉活动。

（1）主精神活动：即是思维、意识、情志等的体现。《素问·脉微精要论》说："头者，精明之府"。指出了脑与精神意识密切相关。中医学始终强调心主神志，心与人的神志活动密切联系的同时，藏象学说也从未忽视脑在人的精神活动方面的关键性作用，如人的反应、记忆、灵性等都与脑有关。脑的精神活动功能正常，则表现为精神饱满，精力充沛，情志正常，语言清晰，思维敏捷，记忆力强。反之，则表现为精神萎靡，情志异常，反应迟钝，健忘等。

（2）主感觉活动：人的五官，为五脏之官窍，皆位于头面，与脑相通。五官的视、听、言、嗅、动等功能与脑密切相关。髓海充盈，则脑主感觉运动的功能正常，表现为耳聪目明，语言流畅，运动自如；反之，则表现为视物不明，听力失聪，感觉障碍，运动失灵等。

2. 女子胞　又称为胞宫、子宫，血脏。位于小腹部，居膀胱之后，直肠之前，下与阴道相连，是女性的生殖器官。女子胞的主要生理功能是：主持月经；孕育胎儿。

（1）主持月经：月经又称月信、月事，是女性生殖器官发育成熟后出现的周期性子宫出血的生理现象。女性在14岁左右，肾中精气旺盛，天癸至，冲任二脉通，女子胞发育成熟，即出现周期性的月经来潮。到49岁左右，肾中精气渐衰，天癸竭，冲任二脉不通，月经渐闭而止。女子胞主持月经，依赖于肾中精气，天癸，冲任二脉的共同作用来制约和调节。

（2）孕育胎儿：女子胞是女性孕育胎儿的器官。女性发育成熟后，月经按时来潮，便具备了孕育、生殖的能力。在此阶段，两性交媾，两精相合，女子胞则得以受孕，继而培育胎儿至成熟分娩的整个过程。

四、脏腑之间的关系

人体是一个有机的整体，通过脏腑的功能活动以保持体内物质代谢平衡，维持正常生命活动。脏腑之间通过经络相联系，在生理上存在相互依存，相互制约的关系；在病理上存在相互影响，相互传变的关系。脏腑之间的关系主要有：脏与脏之间的关系；腑与腑之间的关系；五脏与六腑之间的关系。

（一）脏与脏之间的关系

心、肺、脾、肝、肾五脏虽然具有不同的生理功能和病理表现，但脏与脏之间并不是孤立存在的，它们既表现为五行之间的生克乘侮关系，又表现为五脏精气阴阳的相互协调、相互为用（表2-4）。

表2-4 五脏关系表

脏与脏	相互关系
心与肺	气和血
心与脾	血液的生成与运行
心与肝	血液，精神情志
心与肾	水火既济
肺与脾	气的生成，水液代谢
肺与肝	气机升降
肺与肾	水液代谢，呼吸运动
肝与脾	食物的消化，血液的运行
肝与肾	精血互生
脾与肾	先后天相互资助，水液代谢

1. 心与肺　心与肺的关系，主要表现为气和血的关系。心主血脉，肺主气、司呼吸，心主一身之血，肺主一身之气，二者相互配合，以保障全身气血的正常运行，维持人体各脏腑、组织、器官的功能活动。若心主血脉的功能失常，心气不足，心阳不振，血运不畅，则会影响到肺的宣发肃降，可见胸闷，咳喘等症。若肺主气的功能失常，肺失宣降，气机壅塞，则会影响到心主血的功能，可见心悸，怔忡，甚或胸痛，唇舌青紫等心血瘀阻证。

2. 心与脾　心与脾的关系，主要表现为血液在生成和运行方面的关系。

（1）血液生成方面：心主血脉，脾主运化，脾为气血生化之源，脾的运化功能正常，水谷精微得以上输于心，贯注于心脉而生血旺盛，则心有所主；心主一身之血，心血的濡养与心阳的推动，能够确保脾维持正常运化转输的功能。若脾气虚弱，运化无力，则生血不足，可致心血亏虚，出现眩晕，心悸，健忘，失眠，精神萎靡，面色无华等表现；若心血不足，血行无力，可致脾气虚弱，出现食少，腹胀，腹泻，倦怠，乏力等表现。

（2）血液运行方面：心主血脉，心气推动血液在脉管中运行，保持血液运行的顺畅；脾主统血，脾气统摄血液循着脉道运行，而不逸出到脉管之外。心脾之气相互协调配合，保持血液的正常运行。若心气不足，则行血无力；脾气虚弱，则统摄无权。二者均可导致血行异常，出现皮下出血、便血、尿血、崩漏等病理表现。

3. 心与肝　心与肝的关系，主要表现为血液和精神情志方面的关系。心主血脉，肝主藏血，二者相互促进、相互配合，才能做到心有所主，肝有所藏。

（1）血液方面：心具有行血功能，为全身血液运行的枢纽；肝具有藏血功能，能够起到调节周身血量的作用，二者共同维持血液的正常运行。心血与肝血，基本涵盖了全身的血液，因此，全身血液的亏虚主要表现为心血虚和肝血虚。

（2）精神情志方面：心主神志，主宰人的思维、意识、情感等精神活动；肝主疏泄，能够调节气机、舒畅情志，二者共同维持人体正常的精神活动。心的血液充沛，肝的疏泄正常，则精神饱满，心情舒畅，神志正常，思维清晰，反应灵敏。反之，则精神恍惚、心情抑郁，或心烦失眠、急躁易怒等。

4. 心与肾　心居于上焦，属阳，在五行属火；肾居于下焦，属阴，在五行属水。心与肾的关系，主要表现为“心肾相交”，或称为“水火既济”。从阴阳、水火的升降理论来讲，在上者以降为和，在下者以升为顺。心火必须下降于肾，以资肾阳，共同温煦肾阴，使肾水不寒；肾水必须上济于心，以助心阴，共同涵养心阳，使心火不亢。心与肾的水火升降互济，即保持了二者生理功能的协调平衡。若心与肾之间的阴阳、水火的生理平衡失调，则称为“心肾不交”，或“水火不济”，可见心烦，失眠，腰膝酸软，遗精等。

5. 肺与脾　肺与脾的关系，主要表现为气的生成和水液代谢方面的关系。

（1）气的生成：肺吸入的自然界清气与脾胃运化的水谷精气结合而成宗气，宗气与元气合而为一身之气。元气来源于先天之精，故而一身之气的盛衰，主要取决于宗气的生成，即与肺的宣降和脾的运化关系最为密切。

（2）水液代谢：肺主宣降、通调水道，使水液正常输布、排泄；脾主运化水液，使水液正常生成、转输，二者共同参与体内水液的代谢。若脾失健运，水液停聚，则聚湿生痰成饮，可致肺失宣降，出现咳嗽，气喘，痰多等症。

6. 肺与肝　肺与肝的关系，主要表现为人体在气机升降方面的关系。肺居于上焦，其气主降；肝居于下焦，其气主升。肝升肺降，二者相互协调，维持人体气机的升降运动。若肝升太过，或肺降不及，可出现头痛易怒，胁肋胀痛，胸痛咳嗽，甚或咯血等。

7. 肺与肾　肺与肾的关系，主要表现为水液代谢和呼吸运动方面的关系。

（1）水液代谢：肺为水之上源，主通调水道；肾为水脏，主水液代谢。肺气通过宣发肃降而通调水道的功能，有赖于肾的蒸腾气化；肾主持水液代谢的功能，则有赖于肺的宣降和通调水道。若肾的气化失职，则会影响于肺；若肺失宣降，通调失职，则累及于肾，出现水肿，尿少等。

（2）呼吸运动：肺司呼吸，肾主纳气，肺肾相互协调配合，吸入自然之清气且下达于肾，以维持人体正常的呼吸运动。肺的肃降功能正常，有助于肾的纳气，以保持呼吸的深度；肾之精气充足，有利于肺的宣降，以保持呼吸的顺畅。若肺气久虚，累及于肾，则会出现气短，喘促，呼多吸少等肾不纳气的表现。

8. 肝与脾　肝与脾的关系，主要表现为食物的消化和血液的运行方面的关系。

（1）食物消化：肝主疏泄，调畅人体的气机，协调脾胃之气的升降，且利胆汁的分泌和排泄，所以，对饮食物的消化、吸收和输布具有重要作用。脾主运化，为气血生化之源，能够濡养肝体，以利肝的疏泄功能的发挥。

（2）血液运行：肝主藏血，脾能生血，且主统血。脾气旺盛，则生血有源，统血有权，使肝有所藏；肝气机调畅，藏血充足，则能正常调节周身血量，二者相互协作，以维持血液的正常运行。若脾气虚弱，则气血生化无源而血虚，或脾不统血而失血，皆可致肝血亏虚。

9. 肝与肾　肝藏血，肾藏精，精和血皆由水谷精微所化生，且精能生血，血能化精。肝与肾主要表现为精血互生的关系，又被称为"肝肾同源"，"精血同源"。肝血的生藏，有赖于肾精的气化；肾精的充盈，则有赖于肝血的濡养。肝血亏虚与肾精不足相互影响，可见头晕目眩，腰膝酸软，耳鸣耳聋，女子月经异常，男子遗精等。

10. 脾与肾　脾为后天之本，肾为先天之本，脾与肾的关系，主要表现为先后天相互资助和水液代谢方面的关系。

（1）先后天相互资助：脾主运化，为气血生化之源；肾主藏精，为生命之本原。脾运化水谷精微和津液的功能，有赖于肾气、肾阳的推动和温煦；肾中所藏之精和所化之元气，则有赖于脾所运化的水谷精微来不断培育和充养，脾肾相互协调配合，先天温养后天，后天滋养先天，共同发挥促进人体生长发育与新陈代谢的作用。若肾阳不足，不能温煦于脾，或脾气久虚，损及肾阳，可致脾肾阳虚证，出现腰膝腹部冷痛，畏寒肢冷，下利清谷，或小便不利，或五更泄泻，甚则水肿等。

（2）水液代谢：脾主运化水液，须有肾气、肾阳的推动和温煦作用的支持；肾主水液代谢，则有赖于脾气、脾阳的运化和升清作用的协助，二者相互协调、相互为用，以维持体内水液代谢的平衡。脾虚失运或肾虚不化，均可致腹胀便溏，畏寒肢冷，尿少，水肿等脾肾两虚之证。

（二）腑与腑之间的关系

六腑之间的关系，主要体现在食物的消化、吸收，津液的生成、输布，以及形成糟粕排泄过程中的紧密联系和相互协调。

饮食物入胃后，经胃的腐熟作用，下传于小肠，在小肠中还要进一步消化，与此同时，胆排泄胆汁进入小肠以促进食物的消化。通过小肠泌别清浊的作用，将水谷精微和津液，经脾的运化和转输，得以布散濡养周身；食物残渣则下传至大肠，经大肠吸收水液并向下传导，形成粪便，排出体外。水液通过三焦下输至膀胱，经肾的气化作用，进而形成尿液，排出体外。三焦通行诸气和运化水液的生理功能，在饮食物的消化、吸收以及排泄的过程中起着举足轻重的作用。

六腑之间在病理上会相互影响，如胃中实热，消灼津液，会导致大肠传导不利，肠燥便秘；大肠传导失职，则会影响胃的气机，致使胃失和降，胃气上逆；胆火炽盛，则常可犯胃，以致胃失和降，出现嗳气、恶心、呕吐等；脾胃湿热，则会郁蒸肝胆，导致胆汁外溢，可见口苦、黄疸等。

（三）五脏与六腑之间的关系

脏腑之间的关系，是脏腑阴阳表里相配合的关系。脏属阴，腑属阳；脏为里，腑为表。脏腑之间一阴一阳，一表一里，相互配合，通过经脉相络属，形成了脏腑之间的密切关系，使得脏腑之间在生理上相互协调，在病理上相互影响。

1. 心与小肠　手少阴心经与手太阳小肠经相表里。在生理上，心主血脉，心血之濡养、心阳之温煦，皆有助于小肠的化物作用；小肠主化物和泌别清浊，在脾的运化转输作用下，将水谷精微转输于心，以化生血液濡养心脉。在病理上，二者相互影响，心经火邪可下移至小肠，出现尿少、尿痛、尿血等小肠实热的表现；小肠有热则可循经脉上传于心，出现心烦、舌红、口舌生疮等心经热证的表现。

2. 肺与大肠　手太阴肺经与手阳明大肠经相表里。肺的宣发肃降和通调水道功能，可促进大肠的传导作用，有利于糟粕的排泄；大肠传导功能正常，糟粕排泄顺畅，则有利于肺气的肃降功能的发挥，二者相互促进，协调配合，以保障肺的气机调和，大肠的传导通畅。若大肠实热，则可影响肺气的肃降，出现胸满、喘咳等；若肺气不降，则大肠传导不利，可见大便秘结。

3. 脾与胃　足太阴脾经与足阳明胃经相表里。脾胃为后天之本，气血生化之源。脾主运化，胃主受纳腐熟，将摄纳的饮食物化为水谷精微和津液。脾气主升，胃气主降，将饮食物腐熟运化为精微物质后，上输于心、肺等器官并供养全身。二者一升一降，协调配合，相互为用，共同完成饮食物的消化吸收以及水谷精气的输布。脾与胃在病理方面，主要表现为脾胃之气升降运动的异常，而导致的脾胃运化失职，可见不思饮食、食少、腹胀、呕吐、腹泻等。

4. 肝与胆　足厥阴肝经与足少阳胆经相表里。肝的疏泄功能，有利于胆汁的贮藏和排泄，以助于饮食物的消化；胆汁排泄顺畅，则有利于肝的疏泄功能的发挥。二者相互配合，促进胆汁的通利，协助脾胃的运化，保持情志的舒畅。二者在病理上的相互影响，主要表现为胆汁疏泄不利和精神情志异常，可见食欲不振，厌食油腻，胸胁苦满，情志抑郁，失眠多梦，善惊易恐等。

5. 肾与膀胱　足少阴肾经与足太阳膀胱经相表里。肾有主水的功能，又称为水脏，肾气具有气化和固摄作用，膀胱具有贮藏和排泄尿液的功能，又称为水腑，二者共同参与体内水液的代谢。肾气充足，则肾气之气化固摄得以发挥，尿液正常生成，贮于膀胱，且排泄有度。若肾气不足，则肾气之气化固摄不利，可见尿少，无尿或尿失禁，遗尿等。

本章小结

阴阳五行学说和藏象学说是中医药学的基础理论，与中医学理论体系中整体观念和辨证论治的特点相统一，为疾病的诊断治疗，中药方剂的应用以及养生奠定了坚实的理论基础。

（胡婧赫）

第三节　经络学说

经络学说是中医基础理论体系的重要组成部分，是研究人体经络系统的循行分布、生理功能、病理变化及其与脏腑相互关系的一种学说。经络学说广泛应用于临床上的辨证论治和针灸用穴，对中医临床各科的诊断和治疗具有重要的指导作用，与针灸学科关系最为密切。

一、经络的概念与组成

（一）经络的基本概念

经络是经脉与络脉的总称。“经脉为里，支而横者为络”（《灵枢·脉度》），“经脉者，所以

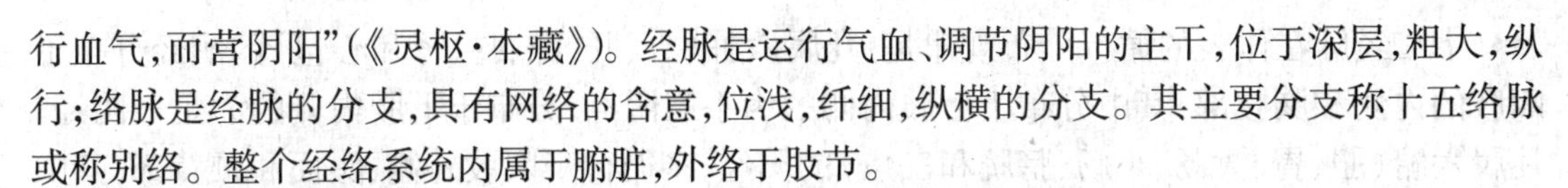

行血气，而营阴阳”（《灵枢·本藏》）。经脉是运行气血、调节阴阳的主干，位于深层，粗大，纵行；络脉是经脉的分支，具有网络的含意，位浅，纤细，纵横的分支。其主要分支称十五络脉或称别络。整个经络系统内属于腑脏，外络于肢节。

（二）经络系统的组成

人体的经络系统由经脉、络脉及其连属部分组成，其结构如下：

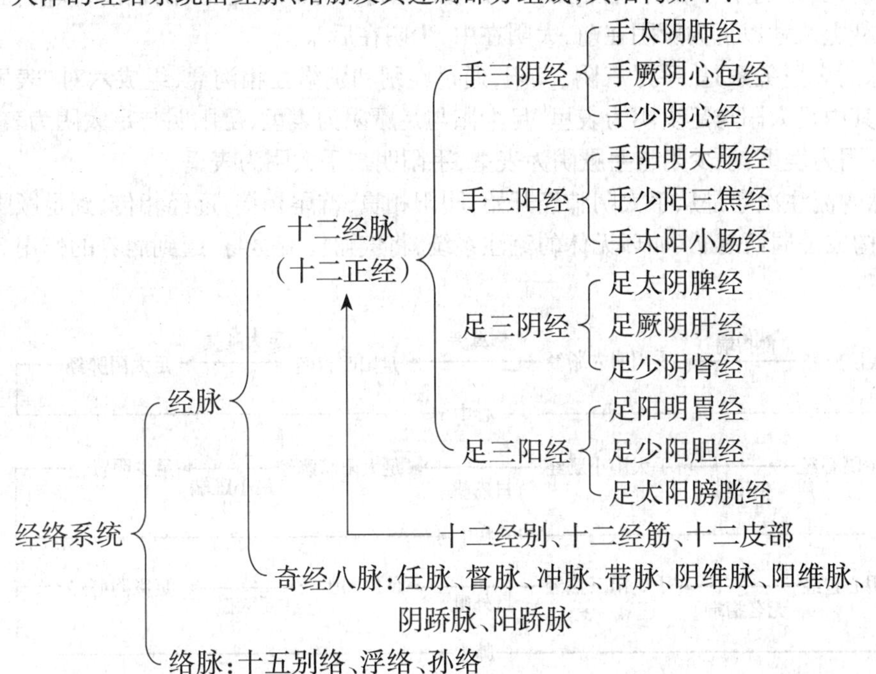

经脉主要分为正经、经别和奇经三大类。

正经有手、足三阴经和手、足三阳经，合称“十二经脉”，是气血运行的主要通道。

奇经有督、任、冲、带、阴跷、阳跷、阴维、阳维，合称“奇经八脉”，它们与十二正经不同，既不直属脏腑，又无表里配合关系，“别道奇行”，故称“奇经”。有统率、联络和调节十二经脉的作用。

十二经别，是从十二经脉别出的经脉，主要是加强十二经脉中互为表里两经之间的联系，由于它能联络某些正经未循行到的器官与形体部位，因而可弥补正经之不足。

络脉是经脉的小分支，有别络、浮络、孙络之分。

别络是较大的分支，由手、足三阴三阳经在腕、踝关节上下各分出一支络脉，加上躯干部任脉之络、督脉之络及脾之大络所组成，故又称十五别络、十五络脉。

浮络是络脉中浮行于浅表部位的分支。在全身络脉中，它分布在皮肤表面，主要作用是输布气血以濡养全身。

孙络是从别络分出的最细小分支。其作用同浮络一样输布气血，濡养全身。

经络系统还包含了其连属部分。经络对内连属各个脏腑器官，对外连于筋肉、皮肤而称为经筋和皮部。

二、经络的循行与分布

（一）十二经脉

十二经脉即手三阴、手三阳、足三阳、足三阴经的总称，是经络系统的主体。

十二经脉在体表的循行分布规律是:凡属六脏(心、肝、脾、肺、肾和心包)的阴经分布于四肢的内侧和胸腹部,其中分布于上肢内侧的为手三阴经,分布于下肢内侧的为足三阴经。凡属六腑(胆、胃、大肠、小肠、膀胱和三焦)的阳经,多循行于四肢外侧、头面和腰背部,其中分布于上肢外侧的为手三阳经,分布于下肢外侧的为足三阳经。手足三阳经的循行分布顺序是:阳明在前,少阳居中,太阳在后;手足三阴经的循行分布顺序是:太阴在前,厥阴在中,少阴在后(内踝上八寸以下为厥阴在前,太阴在中,少阴在后)。

十二经脉的表里关系是:手足三阴、三阳,通过经别和别络互相沟通,组成六对“表里相合”的关系。其中足太阳与足少阴为表里,足少阳与足厥阴为表里,足阳明与足太阴为表里。手太阳与手少阴为表里,手少阳与手厥阴为表里,手阳明与手太阴为表里。

十二经脉的流注次序是从手太阴肺经开始,阴阳相贯,首尾相接,逐经相传,到足厥阴肝经为止,从而构成了周而复始、如环无休的流注系统,将气血周流全身,起到濡养的作用。其流注次序如下:

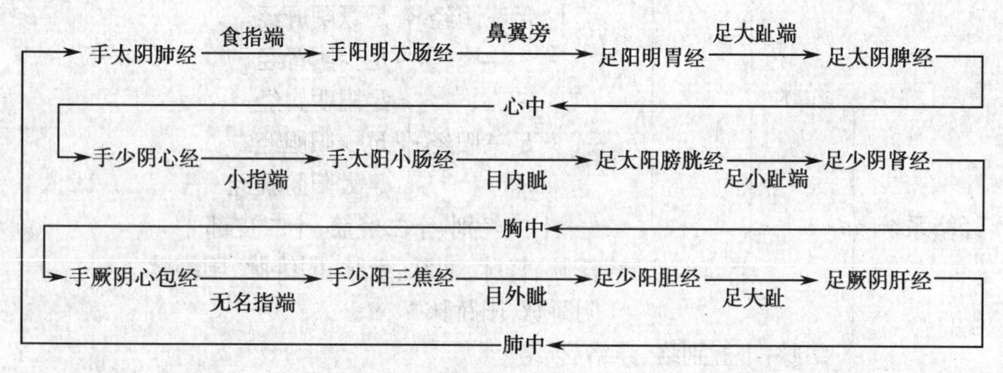

流注歌诀:肺寅大卯胃辰宫,脾巳心午小未中。膀申肾酉心包戌,亥三子胆丑肝通。

(二)奇经八脉

奇经八脉是督脉、任脉、冲脉、带脉、阳维脉、阴维脉、阴跷脉、阳跷脉的总称。主要生理功能有沟通十二经脉之间的联系,对十二经气血有蓄积渗灌等调节作用。

任脉,行于腹面正中线,其脉多次与手、足三阴及阴维脉交会,能总任一身之阴经,故称“阴脉之海”。任脉起于胞中,与女子妊娠有关,故有“任主胞胎”之说。

督脉,行于背部正中,其脉多次与手、足三阳经及阳维脉交会,能总督一身之阳经,故称为“阳脉之海”。督脉行于脊里,上行入脑,并从脊里分出属肾,它与脑、脊髓、肾有密切联系。

冲脉,上至于头,下至于足,贯穿全身;为气血之要冲,能调节十二经气血故称“十二经脉之海”,又称“血海”。与妇女的月经密切相关。

带脉,起于季胁,斜向下行到带脉穴,绕身一周,犹如腰带,能约束纵行的诸脉,故称带脉。

阴跷脉、阳跷脉:跷,有轻健跷捷之意。有濡养眼目、司眼睑开合和下肢运动的功能。

阴维脉、阳维脉:维,有维系之意。阴维脉的功能是“维络诸阴”;阳维脉的功能是“维络诸阳”。

三、经络的作用和临床运用

(一)经络的作用

1. 沟通内外,联络肢体　经络具有联络脏腑和肢体的作用。如《灵枢·海论》说:“夫十二经脉者、内属于脏腑，外络于肢节。”指明经络能沟通表里、联络上下，将人体各部的组织器官联结成一个有机的整体。

2. 运行气血，营养周身　经络具有运行气血，濡养周身的作用。《灵枢·本脏》说：“经脉者，所以行气血而营阴阳，濡筋骨，利关节者也。”由于经络能运行气血，输布营养到周身，故是保证全身各器官的正常功能活动的物质基础。

3. 抗御外邪，保卫机体　由于经络能“行气血则营阴阳”，使卫气密布于皮肤之中，加强皮部的卫外作用，六淫之邪不易侵袭，所以有保护机体的重要作用。

（二）经络学说的临床应用

1. 阐释病理变化　经络能抗御病邪，同时经络也是疾病由表入里的传变途径，病邪可由皮部→络脉→经脉→脏腑传变。经络也是脏腑疾病相互传变影响的途径。

2. 指导疾病诊断　在经络的循行部位和脏腑络属部分，可以反映所属脏腑的病证，从而以此来判断疾病的部位，推究疾病的原因，明确疾病的性质，故经络在临床上具有重要的诊断学意义。

3. 指导临床治疗　经络学说广泛用于指导临床各科的治疗，包括针灸、推拿和药物治疗。针灸与推拿治疗常以“循经取穴为主，局部取穴和远部取穴相结合”的方法治疗某一脏腑组织的病变。药物治疗以经络为基础，形成“药物归经”理论，对临床用药具有重要的指导作用。

4. 预防保健　临床上常用调理经络的方法预防疾病。如足三里穴、涌泉穴、三阴交穴等均为常用的防病治病的保健穴位。

第四节　气 血 津 液

气、血、津液是构成人体和维持人体生命活动的基本物质。它们既是脏腑经络及组织器官生理活动的产物，又是脏腑经络和组织器官生理活动的物质基础。

一、气

（一）气的概念

气，是古人对自然现象和物质的一种朴素认识。认为气是构成世界的最基本的物质，宇宙间一切事物，都是由气的运动变化所产生的。中医学认为气是构成人体的基本物质，并以其的运动变化来阐释人体的生命活动。中医学将气的含义概括为两个方面：一是指构成人体和维持人体生命活动的精微物质；二是指脏腑、经络的生理功能，如脏腑之气、经络之气等。二者之间既有区别，又相互联系的。

（二）气的生成与分类

人体的气，由禀受于父母的先天之精气、脾胃化生食物中的水谷精气和肺吸入的自然界清气，经过肺、脾胃、肾等脏腑的综合作用而生成，具有推动、温煦、防御、固摄、气化、营养等作用。但由于其主要成分、分布部位和功能特点的不同，人体之气又可分为元气、宗气、营气、卫气等不同类型。

1. 元气　又称“原气”，是人体最基本、最重要的气，是人体生命活动的原动力。

来源：元气根源于肾，由肾中所藏的先天之精气所化生。元气依赖后天水谷精气的不断培育和充养，才能维持其正常的生理作用。

分布:元气以三焦为通路,循行全身,内而五脏六腑,外而肌肤腠理,无处不到,作用于机体各部分,发挥其生理功能。

功能:具有推动和调节人体生长发育、生殖,以及推动和调控脏腑、经络等组织器官生理活动的作用。

2. 宗气　是积聚于胸中之气,是人体后天的根本之气。

来源:宗气是由水谷精气和自然界的清气聚合而成。饮食经过脾胃的腐熟、运化,化生为水谷精气。水谷精气赖脾之升清而转输于肺,与肺吸入的自然界清气相互结合而化生为宗气。

分布:宗气积聚于胸中,灌注于心肺之脉。

功能:走息道而行呼吸,贯心脉而行气血。与人体的视、听、言、动等机能有关。

3. 营气　又名"荣气",是循行于脉中而富有营养作用的精微物质。由于营气行于脉中,与血液并行,是化生血液的重要物质基础,故常"营血"并称。营气与卫气相对而言,营行脉中,卫行脉外,在外者属阳,在内者属阴,故又称为"营阴"。

来源:营气由脾胃运化的水谷精微中富有营养的部分所化生。

分布:营气循行于经脉中,与血液并行,通过十二经脉和任、督二脉运行全身各部,内而脏腑,外而皮肉筋脉,终而复始,营周不休,发挥其滋润和营养全身的作用。

功能:营气的主要生理功能包括化生血液和营养全身两个方面。

4. 卫气　卫气,是指运行于脉外,具有保卫机体作用的气。卫气与营气相对而言,属性为阳,故又称为"卫阳"。

来源:卫气来源于脾胃运化的水谷精微中慓悍滑利的部分。卫气和营气尽管都来源于脾胃运化的水谷精微,但营气比较轻柔,而卫气比较刚悍。

分布:卫气具有慓悍滑利之性,不受脉道的约束,行于脉外,外而皮肤肌腠,内而胸腹脏腑,布散全身。

功能:①防御作用,护卫肌表,防御外邪入侵,这是卫气最主要的功能;②温养作用,卫气是产生热量的主要来源,输布于体表乃至周身,对肌肉、皮毛和脏腑有温养作用,使肌肉充实,皮肤润泽,并维持人体体温的相对恒定;③调节作用,卫气能够调节腠理的开合,控制汗液的排泄。

(三)气的功能

1. 推动作用　是指气具有激发和促进的功能。气是活力很强的精微物质,能激发和促进人体的生长发育,以及各脏腑、经络等组织器官的生理功能,推动精、血、津液的生成、运行、输布及代谢等。气的推动功能减弱时,可影响人体的生长发育,出现生长发育迟缓或早衰,可使脏腑、经络等组织器官的生理功能减退,出现血液和津液生成不足,运行迟缓或停滞,输布、排泄障碍等病理变化。

2. 温煦作用　是指气对机体具有温暖、熏蒸的功能。故《难经·二十二难》说:"气主煦之"。气是人体热量的来源,维持人体正常体温,各组织器官正常活动、血和津液的正常运行也都需要气的温煦。若气的温煦作用失常,可出现畏寒喜热,四肢不温,脏腑功能衰退,血和津液运行迟缓等寒象;若气滞不通,也可致气郁化火,出现恶热喜冷,发热,心烦躁扰等热象。

3. 防御作用　是指气有护卫肌表,防御外邪入侵,与入侵的病邪作斗争,驱邪外出,使身体康复。气旺则机体抗病能力强,气虚则易于患病,且患病后不易痊愈。所以,气的防御功能与疾病的发生、发展及转归都有着密切的联系。

4. 固摄作用 是指气对血、津液、精液等液态物质的统摄、控制作用，对腹腔的脏腑、胞胎等有控制、约束作用。如气能统摄血液，使其在脉中正常运行，防止其逸出脉外；能固摄汗液、尿液、唾液、胃液、肠液，控制其分泌、排泄和有规律地排泄，防止其过多排出及无故流失；能固摄精液，防止其妄加排泄；固摄胃、肾、子宫、大肠等脏器，使其不致下移。气的固摄作用减弱，常出现出血、自汗、遗尿、遗精、早泄、月经过多、滑胎或内脏下垂。

5. 气化作用 是指通过气的运动而产生的各种变化。具体而言，是指由气的运动引起的人体内精、气、血、津液等物质的新陈代谢以及它们之间的相互转化。如精、气、血、津液的生成，都需要将饮食物转化为水谷精微，然后再生成精、气、血、津液等；津液经过代谢，转化成汗液和尿液；饮食物经过消化和吸收后，其残渣转化为糟粕等，都是气化作用的具体体现。因此，气化功能失常，就会影响气、血、津液的新陈代谢，导致各种代谢异常。

（四）气的运行

气的运动称为气机，包括升、降、出、入四种基本形式。气的升降出入运动的协调平衡，称为“气机调畅”，如气机失调，就会出现各种病理现象。如气的上升运动太过或下降不及，称为“气逆”；气下降太过或升发不及，称为“气陷”；气的运行不畅，阻滞不通，称为“气滞”；气的出入运动受阻郁结在内，称“气郁”。若气的升降出入运动一旦停止，也就意味着生命的结束。

二、血

血是循行于脉管中富有营养的红色液体，是构成人体和维持人体生命活动的基本物质。血必须在脉管中正常运行，才能发挥其生理作用。

（一）血的生成与运行

血主要由营气和津液组成。血的生成主要源于肾精和脾胃化生的水谷精微。

血在脉中循环运行，血的运行与气的推动、温煦、固摄，脉道是否通利，以及心、肺、肝、脾四脏功能密切有关。血运行异常，常出现血瘀、出血等。

（二）血的功能

血对全身各脏腑组织器官具有营养和滋润作用。血液的营养和滋润功能正常，则面色红润，肌肉丰满壮实，皮肤毛发润泽有华，感觉、运动灵活自如等。若血虚，常会出现面色苍白，口唇、指甲淡白无华，头晕目眩，肢体麻木，皮肤干燥，头发枯焦等病变。此外，血是神的主要物质基础。心神活动的正常与否有赖于血液的濡养。血气充盛，则精力充沛，神志清晰，思维敏捷；若血虚、血热或血运失常，则出现精神不振、健忘、失眠、多梦、烦躁，甚则精神恍惚、惊悸不安、谵妄、癫狂等病变。

三、津液

津液是人体内一切正常水液的总称，是构成人体和维持人体生命活动的基本物质。津和液同属于水液，同源于饮食水谷，但在性状、功能及其分布部位等方面具有一定的区别。一般而言，性质清稀，流动性大，主要布散于体表皮肤、肌肉和孔窍，并能渗注于血脉起滋润作用的称为津；性质稠厚，流动性小，灌注于骨节、脏腑、脑、髓等组织起濡养作用的称为液。津和液可以相互补充、相互转化，故常津液并称。

（一）津液的生成、输布和排泄

津液来源于饮食水谷，主要依赖于脾胃的运化而生成。

津液的输布主要是依靠脾的运化，肺的通调水道和肾的主水而实现的；还与肝的疏泄、三焦的决渎、水道通利有关。

津液的排泄，主要是肺将宣发至体表的津液化为汗液而排出，肺在呼气时带走部分水液，肾将下输膀胱的水液蒸腾气化后形成尿液排出，大肠排出粪便时，带走一些残余的水分。

津液的生成、输布和排泄是一个复杂的过程，是许多脏腑组织器官相互协调配合的结果，其中肺、脾、肾三脏尤为重要。因此，各相关脏腑的病变均可影响津液的生成、输布和排泄。

（二）津液的功能

津液的功能，是对全身内外有滋润、濡养作用和组成血液。若津液的生成不足，常可见口干、鼻干咽燥、双目干涩、皮肤干燥、尿少、大便干结等病症。

四、气血津液之间的关系

气、血、津液在物质结构上虽各有特点，但是在功能活动方面互相协调，互相促进，又互相制约的。它们之间的关系，常反映在生理、病理等各个方面。

（一）气与血的关系

1. 气为血之帅

（1）气能生血：血液的主要成分营气和津液，都来自于脾胃所运化的水谷精微物质。由饮食物转化成水谷精微，再由水谷精微转化成营气和津液，整个过程都是气运动的结果。所以气旺则血旺，气虚则血虚，故临床常见气血两虚之证。故在治疗血虚病症时，应配伍补气药，使气旺则血生。

（2）气能行血：指血液的运行有赖于气的推动，若气虚推动无力或气滞流通不畅，常可引起血行不利，甚至导致瘀血阻滞。故在治疗瘀血停滞时，常在活血化瘀药中配以行气药，才能获得较好的疗效。

（3）气能摄血：指血液能在血脉中运行而不溢出脉外，主要是依赖气的固摄功能。如果气虚不足以统摄血液，常可导致各种出血，称为“气不摄血”。故临床上治疗气虚出血证时，常采用益气摄血之法。

2. 血为气之母　血是气的载体，并为其提供充分的营养。气是活力很强的物质，容易逸脱，所以气要依附于血和津液才能在体内存在。如果气失去依附，就会漂浮无根而外脱。所以血虚则气也虚，血脱气也脱，故大出血时，常见气随血脱的表现，治宜益气固脱。

（二）气与津液的关系

气属阳，津液属阴。气与津液的关系，亦与气和血的关系相类似。

1. 气能生津　津液的生成，来源于脾胃化生的水谷精微。故脾胃之气健旺，则化生的津液就充盛；脾胃之气虚衰，则影响津液的生成，而致津液不足。临床上常见气津两伤之证。

2. 气能行津　津液的输布和排泄，依赖于气的升降出入运动。由于脾气的运化，肺气的宣发和肃降，肾中精气的蒸腾气化和肝的疏泄，方能促使津液输布于全身而环周不休，并使代谢后多余的津液转化成汗液和尿液排出体外。气的升降出入运动失常时，则津液的输布和排泄亦往往随之而受阻；反之，津液的输布和排泄受阻，导致水液停聚，则气的升降出入运动，亦会随之受到影响。因此，气虚、气滞可致津液停滞，称为“气不行水”；津液停滞、水液积聚而致气机不利，则称为“水停气滞”，两者互为因果。

3. 气能摄津　津液的输布与排泄，虽然有赖于气的推动和气化作用，而维持津液代谢

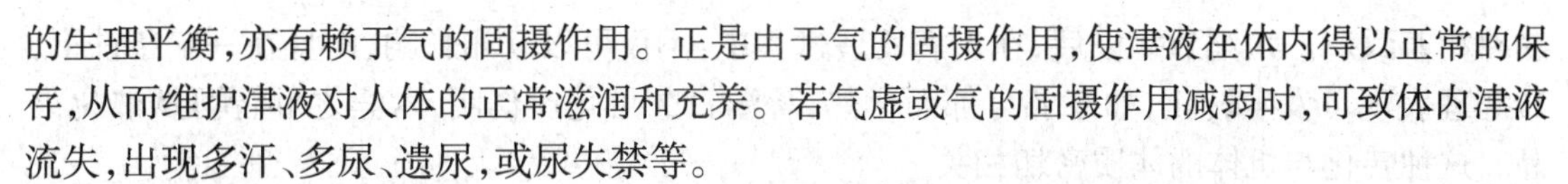

的生理平衡,亦有赖于气的固摄作用。正是由于气的固摄作用,使津液在体内得以正常的保存,从而维护津液对人体的正常滋润和充养。若气虚或气的固摄作用减弱时,可致体内津液流失,出现多汗、多尿、遗尿,或尿失禁等。

4. 津能载气 津液亦是气的载体。在大汗、大吐、暴泻等津液大量丢失时,可出现气随津脱。《金匮要略心典》曰:"吐下之余,定无完气"即是此意。

(三)血与津液的关系

血和津液都来源于水谷精微,二者相互渗透、相互转化。津可入血,血可化津,津液渗注于脉中,即组成血液;血的一部分渗于脉外,又化为津液,故有"津血同源"之说。

汗为津液所化,汗出过多则耗津,津耗则血少,故又有"血汗同源"之说。若津液大量损耗,不仅渗入脉内之津液不足,甚至脉内之津液还要渗出于脉外,形成血脉空虚,称为"津枯血燥"。因此,临床上对于失血的患者,不宜采用"汗法"治疗,所谓"夺血者无汗"。反之,若汗出太过或吐泻伤津的患者,则不应使用破血、逐血之法,所谓"夺汗者无血"。

第五节 病因病机

病因,又称致病因素或病邪,就是引起疾病发生的原因。人是一个有机的整体,人体各脏腑、经络及精、气、血、津液之间,维持着相对的动态平衡,从而保持着人体正常的生理活动。当这种动态平衡遭到破坏,又不能自行调节恢复时,人体就会发生疾病。一切破坏人体相对平衡状态,而引起疾病的原因就是病因。病机是疾病发生、发展及其转归的机制。疾病的发生、发展及转归,取决于人体正常生理功能与各种致病因素之间的矛盾与斗争。

一、病因

中医学的病因主要包括六淫、疠气、七情、饮食、劳逸、外伤、痰饮、瘀血等。一般将病因分为外感病因、内伤病因、病理产物病因和其他病因四类。

(一)外感病因

外感病因多从肌表、口鼻侵入人体,包括六淫、疠气等。

1. 六淫 六淫是风、寒、暑、湿、燥、火六种外感病邪的统称。六淫与六气既有区别,又有联系。六气是指风、寒、暑、湿、燥、火六种正常的自然界气候。这六种正常气候的存在和交替变化,是人体赖以生存的外界环境,人体通过自身的调节机制,使自身的生理活动与六气的变化相适应,所以正常的六气变化一般不易使人患病。但是,当六气变化异常,超过了一定的限度,如六气太过或不及,非其时而有其气(如春天应温而反寒,秋天应凉而反热等),以及气候变化过于急骤(如暴冷、暴热等),超出了人体正常适应范围,则可导致疾病的发生。于是,六气则转化为对人体有害的致病因素,此时称之为"六淫"。

六淫致病多从肌表、口鼻侵犯人体而发病。如风寒多伤于肌表,温邪自口鼻而入,故将六淫所致疾病称为外感病。六淫致病常有明显的季节性。如春季多风病,夏季多暑病,长夏多湿病,秋季多燥病,冬季多寒病等,这是一般规律。但是,气候变化是非常复杂的,人体的感受性也各有不同,因此夏季也可有寒病,冬季也可有热病。

六淫致病常与居住地区和环境密切相关。如西北高原地区多寒病、燥病,东南沿海地区多湿病、温病;久居潮湿环境多湿病,高温环境作业易患火热燥病。六淫既可单独侵袭人体发病,如寒邪直中脏腑而致泄泻;又可两邪相兼同时侵犯人体而致病,如风热感冒是风邪与热邪相兼致病。六淫致病以后,在疾病发展过程中,不仅可以互相影响,而且在一定条件下,其病理表现可发生转化,如寒邪可郁而化热,暑湿日久可化燥伤阴,六淫之邪皆可从热化火等。这种转化与机体的体质密切相关。

(1) 风:风为春季的主气。但终岁常在,四时皆有。故风邪致病虽以春季为多,但其他季节均可发生。

风为阳邪,其性开泄,易袭阳位:风具有轻扬、升散、向上、向外的特性,故风为阳邪。风性开泄,故风邪侵犯人体易使腠理疏泄而开张。风性轻扬,故风邪常侵犯人体的头部、肺脏、肌表等部位。如风邪袭表,腠理开泄,可见汗出、恶风等症;风邪循经上扰则头痛;风邪犯肺则可出现鼻塞、咽痒、咳嗽等症状。

风性善行而数变:"善行"是指风邪具有善动不居,易行而无定处的特征。风邪致病,病位游移,行无定处。如痹证中的"风痹",四肢关节疼痛,游移不定,故又称为"行痹"。"数变"是指风邪致病具有发病急、变化多、传变快的特点。如荨麻疹的皮疹,具有瘙痒时作,皮疹发无定处,此起彼伏,时隐时现等特征,故又名"风疹块"。又如小儿风水证,起病仅有表证,但短时间内即可出现头面一身俱肿,小便短少等。故《素问·风论》说:"风者,善行而数变。"

风性主动:"主动",是指风邪致病具有动摇不定的特征。风邪入侵,常表现为眩晕、震颤、四肢抽搐、角弓反张、两目上视等症状。

风为百病之长:风为百病之长,一是指风邪常兼他邪伤人,为外邪致病的先导。因风性开泄,凡寒、湿、燥、热诸邪,常依附于风而侵犯人体,从而形成外感风寒、风湿、风燥、风热等证。二是指风邪袭人致病最多。风邪四季皆有,故发病机会多;风邪侵入,表里内外,脏腑筋骨,无所不至,可发生多种病证。

(2) 寒:寒为冬季的主气,也可见于其他季节。

寒为阴邪,易伤阳气:寒邪属于阴邪,人体的阳气本可以抵制阴寒,但阴寒之邪偏盛,则人体的阳气不足以祛除寒邪,被阴寒之邪所伤。如寒邪袭表,卫阳被遏,可见恶寒;寒邪直中太阴,损伤脾阳,则见脘腹冷痛、呕吐、腹泻等症;寒邪直中少阴,心肾之阳受损,病人可见恶寒踡卧、手足厥冷、下利清谷、精神萎靡、脉微细等症。

寒性凝滞主痛:"凝滞"即凝结、阻滞不通之意。人之气血所以能运行通畅,全赖阳气的温煦、推动。寒邪具有凝结、阻滞的特性,故寒邪侵犯人体,往往会使经脉气血凝结阻滞,不通则痛,从而出现各种疼痛的症状。

寒性收引:"收引",即收缩牵引之意。寒邪收引是指寒邪侵袭人体可表现为气机收敛,腠理闭塞,经络筋脉收缩而挛急的致病特点。临床上,寒邪侵袭肌表,腠理闭塞,卫阳被遏,不得宣泄,可见恶寒发热,无汗。若寒客经络及关节,则筋脉、经络收缩拘急,可见筋脉、关节屈伸不利,拘挛作痛等症。

(3) 暑:暑为夏季主气,暑邪致病常发生在夏至以后,立秋之前的暑湿季节。

暑为阳邪,其性炎热:暑为夏令之气。盛夏之火气,具有酷热之性,故暑为阳邪,其性炎热。因此,暑邪伤人多出现典型的阳热病状,如高热、面赤、目红、心烦、脉洪大等。

暑性升散,易伤津耗气:暑为阳邪,主升主散。在炎热的环境中出汗,是人体主要的散热方式,故暑邪侵犯人体,可致腠理开泄而多汗。汗出过多,一方面耗伤津液,另一方面大量的出汗,气随津泄,导致津气两虚,甚至气随津脱。故患者不仅出现口渴喜饮、尿赤短少等津伤的表现,还可见气短乏力,甚则突然昏倒、不省人事的阳气暴脱之危证。

暑多夹湿:夏季不仅炎热,而且多雨潮湿,天暑下逼,地湿上蒸,暑热与湿气弥漫,故暑邪常夹湿邪侵犯人体,因而暑病有发热、烦渴等暑热症,还兼见四肢困倦、胸闷、呕吐、大便溏而不爽等湿阻症。

(4) 湿:湿为长夏季节的主气,四季皆可见。

湿为阴邪,易阻滞气机,损伤阳气:湿与水同类,故湿为阴邪。湿邪侵犯人体,留滞脏腑经络,易阻滞气机。如湿阻胸膈,气机不畅则胸闷;湿困脾胃,升降不利则脘腹痞胀、大便不爽;湿停下焦,气机不利则小便短涩。湿为阴邪,阴胜则阳病,故湿邪入侵可损伤人体的阳气。五脏之中脾喜燥而恶湿,故湿邪侵犯人体,常先困脾,湿困脾阳,使脾阳不振,运化失权,水湿停聚,发为泄泻、小便短少、水肿等症。

湿性重浊:“重”,即沉重、重着之意,故湿邪致病,临床表现有沉重感或重着不移的特征。如湿邪袭表,湿浊困遏,清阳不展,则见周身困重,四肢倦怠,头重如裹。又如湿邪留滞经络关节,则见关节疼痛,酸楚重着,故湿邪偏盛的痹证,称为“着痹”。所谓“浊”,即混浊、秽浊之意,指湿邪为病,其排泄物和分泌物等具有秽浊不清的现象。如湿邪上犯,则见面垢、眵多;湿滞大肠,则大便溏泄,下痢脓血;湿浊下注,则小便浑浊,妇女带下过多;湿邪浸淫肌肤,则见湿疹、流水淋漓等。

湿性黏滞:是指湿邪致病具有黏腻停滞的特点,其主要表现为:一是症状的黏滞性。湿邪致病多见黏滞不爽的症状,如湿滞大肠,腑气不利则大便黏腻不爽;湿滞膀胱,气化不利则小便涩滞不畅;以及分泌物黏腻和舌苔黏腻等。二是病程的缠绵性。因湿性黏滞,胶着难解,故湿邪致病常起病缓慢,多反复发作,时起时伏,缠绵难愈,病程较长。

湿性趋下,易袭阴位:湿邪为重浊之邪,类水属阴而有趋下之势,人体下部属阴,同类相求,故湿邪致病,多伤及人体下部。例如水湿所致水肿,多以下肢明显;淋浊、泄泻、妇女带下等多由湿邪下注所致。

(5) 燥:为秋天的主气,也可见于其他季节。初秋有夏热之余气,久晴无雨,秋阳以曝,燥与热相合侵犯人体,病多温燥;深秋近冬,西风肃杀,燥与寒相合侵犯人体,病多凉燥。

燥性干涩,易伤津液:燥邪其性干燥,侵犯人体,最易损伤人体的津液,出现各种干燥、涩滞不利的症状。如口干唇燥、鼻咽干燥、皮肤干燥甚则皲裂、毛发干枯不荣、小便短少、大便干结等。

燥易伤肺:肺为娇脏,喜润恶燥。肺开窍于鼻,外合皮毛,燥邪伤人,常自口鼻而入,故燥邪最易伤肺。燥邪犯肺,使肺阴受损,宣降失司,甚则损伤肺络,从而出现干咳少痰,或痰黏难咯,或喘息胸痛,或痰中带血。由于肺与大肠相表里,燥邪自肺影响到大肠,致大肠失润而传导失司,则可出现大便干燥不畅等症。

(6) 火:火盛于夏季,但一年四季均可见火热为病。

火为阳邪,其性炎上:火热之邪具燔灼躁动、升腾上炎之性,故属阳邪。火热之邪伤人,常表现高热、恶热、肌肤灼热、面红目赤、烦渴汗出、小便短赤、脉洪数等。又因火邪升腾炎上,故以头面部火热症状尤为突出,如心火上炎则口舌生疮糜烂;胃火上扰则牙龈肿痛、口臭;肝火上炎则目赤肿痛、头晕头痛等。

火性燥灼,易伤津耗气:火为阳邪,阳胜则阴病,既可直接消烁津液,又可蒸迫津液外泄而大汗出,使人体阴津耗伤。故火热邪气为病,除表现有热象外,往往伴有口渴喜冷饮、咽干舌燥、小便短赤、大便燥结等伤津耗液之症。由于津液耗伤,故机体的分泌物、排泄物变为黄而稠,如鼻涕黄稠、目眵黄浊、小便黄浊、疮疡脓水黄稠、带下黄赤等。

火性急迫,易生风动血:其致病特点主要表现为,一是火热邪气致病,多具有发病急骤,传变迅速的特点。二是易于生风。火热之邪侵犯人体，往往燔灼肝经，劫耗津血，使筋脉失于濡养，而致肝风内动，称为“热极生风”，风火相煽，临床常表现为高热、神昏谵语、四肢抽搐、两目上视、颈项强直、角弓反张等。三是易于动血。火热邪气伤人，其急迫躁动之性，可使血行加速，甚至灼伤脉络，迫血妄行，而致各种出血，如吐血、衄血、皮肤发斑、妇女月经过多、崩漏等。

火性躁动，易扰心神：火热与心相通应，火为阳邪，其性躁动，若火热之邪入于营血，尤易影响心神，轻者心神不宁而心烦、失眠，重者可扰乱心神，出现狂躁不安，或神昏、谵语等症。

火毒结聚，易致肿疡：火热邪气入于血中，可结聚于局部，使气血壅聚不散，进而败血腐肉，形成痈肿疮疡。其临床表现，在火热邪气致病的常见症状的基础上，出现局部红、肿、热、痛，甚至化脓溃烂等。

2. 疠气　疠气，是一类具有强烈传染性的外邪。疠气引起的疾病称为“瘟病”，或“瘟疫病”。疠气与六淫不同，疠气侵袭人体，主要从口鼻而入致病，也可随饮食入里或蚊叮虫咬而发病，还可以直接接触而感染致病。

疠气致病具有发病急骤、病情危重、症状相似、传染性强、易于流行等特点。疠气致病常见有大头瘟、虾蟆瘟、疫痢、白喉、烂喉丹痧、天花、霍乱、鼠疫等。

疠疫发生和流行，多与气候、环境、饮食、预防等自然与社会因素相关。

（二）内伤病因

内伤病因一般是指来自人体内部的致病因素。内伤病因由内而生，包括七情、劳逸过度、饮食失宜等。

1. 七情内伤　七情是指人的喜、怒、忧、思、悲、恐、惊七种情志变化。在正常情况下，七情是人体对客观事物和现象所作出的相应情感反应，是人体正常的生理状态，不会使人发病。只有当突然的、强烈的或持久的不良情志刺激，如暴怒、狂喜、悲哭、大惊、猝恐、思虑、忧愁等，超过了人体心理承受和调节能力，引起脏腑气血功能紊乱，才会导致疾病的发生。此时的七情便为致病因素。

直接伤及内脏：五脏精气是情志活动的物质基础。七情致病与五脏的功能密切相关。例如心主喜，过喜则伤心；肝主怒，过怒则伤肝；脾主思，过思则伤脾；肺主忧，过忧则伤肺；肾主恐，过恐则伤肾。因为人是统一的有机整体，情志致病不仅影响某个脏腑，而且在人体出现多方面的变化。心为五脏六腑之大主，精神之所舍，故七情太过首先伤及心神，然后影响其他脏腑，而引起疾病，所以心在七情致病中起着主导作用。

心主血而藏神，脾主运化，为气血生化之源，肝藏血而主疏泄，为气机升降出入之枢纽。在临床上七情致病，以心、肝、脾三脏为多见。

影响脏腑气机：怒则气上，喜则气缓，悲则气消，恐则气下，惊则气乱，思则气结。

影响病情变化：一般来说，良性的或积极的情志变化，有利于病情的恢复。而剧烈及消极的情绪波动，则能加重病情。

2. 劳逸过度　正常的劳动有助于气血流通，增强体质；而必要的休息可以消除疲劳，恢复体力和脑力。劳动与休息的合理调节，是保证人体健康的必要条件。若长时间的过度劳累或过度安逸，都可能成为致病因素而使人发病。

（1）劳累过度：包括劳力过度、劳神过度和房劳过度。劳力过度，主要是指持久地从事繁重或超负荷的体力劳作，耗气伤筋而积劳成疾。常见少气懒言、体倦神疲、喘息汗出等。劳神过度，主要是指思虑太过，或长期用脑过度而积劳成疾。由于心藏神，脾主思，血是神志活动的物质基础,故劳神过度,长思久虑,则易耗伤心血,损伤脾气,以致心神失养,神志不宁而心悸、健忘、失眠、多梦;脾失健运而纳少、腹胀、便溏、消瘦等。房劳过度,主要是指性生活不加节制,恣意妄为,或手淫恶习,或妇女早孕多育等,耗伤肾精、肾气而致病。常见腰膝酸软、眩晕耳鸣、精神萎靡、阳痿早泄、痛经、闭经等。

(2) 安逸过度:是指过度的安逸。包括体力过逸和脑力过逸。体力过逸易使人体气血不畅,脾胃功能减弱,以致出现食少乏力、精神不振、肢体软弱,或肥胖臃肿、动则心悸、气喘及自汗等症,或继发其他疾病。脑力过逸可使人体脏腑经络功能失调,精气神衰退,常见记忆减退、反应迟钝、精神萎靡等。

3. 饮食失宜　饮食是人体摄取水谷精微转化为气血,维持生命活动的基础。如果饮食失宜,又常常成为致病因素。饮食失宜包括饮食不节、饮食不洁和饮食偏嗜。

(1) 饮食不节:是指饮食匮乏、暴饮暴食或进食饥饱无常。人体生命活动的维持必须有足够的饮食供给营养,以保证机体的生长发育和生理活动的需要。良好的饮食习惯,应适量定时。每个人的饮食量由于年龄、性别、体质、工种等而不同,其基本的要求应是满足人体基本的营养需要,以保证生命的机能正常发挥。过饥,长期摄食不足,化源缺乏,气血得不到足够的补充而衰少,临床上可出现面色不华、心悸气短、全身乏力等症,同时还可因为正气虚弱,抵抗力降低而继发其他病证。过饱,长期摄食过量或暴饮暴食,超过了脾胃的受纳运化能力,则可导致饮食阻滞,脾胃损伤,出现脘腹胀满、嗳腐吞酸、厌食、吐泻等症。目前,饮食过量,营养过剩,体重超标,甚至肥胖已成为许多疾病的致病原因。饥饱无常,可导致脾胃损伤。若大病初愈,由于脾胃尚虚,饮食过量或吃不易消化的食物,常可引起疾病复发,称为"食复"。

(2) 饮食不洁:饮食不洁是指食用不清洁、不卫生,或陈腐变质,或有毒的食物。饮食不洁可引起多种胃肠道疾病,出现腹痛、吐泻、痢疾等,以及寄生虫病,如蛔虫病、蛲虫病、寸白虫病等。若进食腐败变质或有毒食物,可致食物中毒,常出现剧烈腹痛、吐泻,重者可出现昏迷或死亡。

(3) 饮食偏嗜:饮食应结构合理,五味调和,寒热适中,无所偏嗜,才能使人体获得各种必需的营养。若饮食偏嗜或膳食结构失宜,或饮食过寒过热,或五味偏嗜,均可导致阴阳失调,或营养缺乏而发生疾病。

(三) 病理产物病因

在疾病过程中形成的病理产物,又可成为新的病证发病因素,称为病理产物性病因,也称继发性病因。常见的病理产物性病因有痰饮、瘀血等。

1. 痰饮　痰饮是由于多种致病因素作用于人体后,引起机体水液代谢障碍所形成的病理产物。痰饮可分为痰和饮,两者同源而异流,一般认为湿聚为水,积水成饮,饮凝成痰。就形质而言,稠浊者称为痰,清稀者称为饮。由于痰饮均为津液在体内停滞而成,因而许多情况下,痰与饮并不能截然分开,故统称为"痰饮"。

(1) 阻滞气机,阻碍气血:痰饮为有形病理产物,既可阻滞气机,影响脏腑之气的升降,又可以流注经络,阻碍气血的运行。如痰饮停留于肺,使肺失宣降,可出现胸闷、咳嗽、喘促等症;痰饮困阻中焦脾胃,则可见脘腹胀满、恶心呕吐、大便溏泄等。痰浊流注经络,易使经络阻滞,气血运行不畅,出现肢体麻木,屈伸不利,甚至半身不遂等。痰若结聚于局部,则形成痰核、瘰疬,或阴疽流痰等。

(2) 易影响水液代谢:痰饮本为水液代谢失常的病理产物,其作为致病因素可进一步影响肺、脾、肾的功能，使水液代谢障碍更为严重。如寒饮阻肺，肺失宣降，可致水道不通；痰饮阻脾，可致水湿不化；饮停下焦，阻遏肾阳，可致水液停蓄等。

（3）易于蒙蔽神明：心主神明，痰饮为浊物，若痰饮内停，尤易蒙蔽清窍，扰乱心神。如痰迷心窍可见胸闷心悸、或呆或癫；痰火扰心则见失眠、易怒、喜笑不休，甚则发狂等症。

（4）致病广泛，变幻多端：痰饮可随气的升降，内而脏腑，外至筋骨皮肉，无所不至，故有"百病皆由痰作祟"、"怪病多痰"之说。

（5）病情缠绵，病程较长：痰饮具有重浊黏滞的特性，其致病有变幻多端的特点，故痰饮为病多病程较长，缠绵难愈，治疗较为困难。

2. 瘀血　瘀血是指体内血行障碍，血液凝聚而形成的病理产物。包括体内瘀积的离经之血、阻滞于血脉及脏腑内运行不畅的血液。瘀血既是疾病过程中形成的病理产物，又可成为某些疾病的致病因素。

（1）易于阻滞气机：气舍于血中，赖血的运载而达全身。瘀血形成之后，不但失去濡养作用，反而阻滞于局部，影响气的运行，故说"血瘀必兼气滞"。气能行血，气机郁滞，又可导致血行不畅，因此常形成血瘀气滞、气滞血瘀的恶性循环。

（2）阻碍血脉运行：瘀血为有形实邪，无论是瘀滞于脉内，还是留积于脉外，均可导致局部和全身的血液运行失常，使脏腑功能发生障碍，如瘀阻心脉，可致胸痹心痛；瘀积于肝，可致胁痛癥积；瘀阻胞宫，可致痛经闭经等。

（3）影响新血生成：若瘀血日久不散，就会严重影响气血的运行，脏腑失于濡养，功能失常，势必影响新血的生成，故有"瘀血不去，新血不生"之说。久瘀之人，可表现肌肤甲错、毛发不荣等。

（4）病位固定，病症繁多：瘀血一旦停滞于身体脏腑组织，具有病位固定的特点。临床表现为以固定刺痛、肿块、出血、色紫、脉涩等。

（四）其他病因

其他病因包括外伤、虫兽伤、药物、医过、先天因素等。

1. 外伤　主要指跌打损伤、持重努伤、挤轧伤，撞击伤、金刃伤、烧烫伤、冻伤等，广义的外伤还包括雷击、溺水、化学灼伤等。

2. 虫兽伤　虫兽伤包括毒蛇咬伤，昆虫螫伤，猛兽、狂犬及其他家畜咬伤等。

3. 寄生虫　常见寄生虫有蛔虫、蛲虫、绦虫、钩虫、血吸虫等。寄生虫寄居在人体内，不仅消耗人体的营养物质，而且损伤脏腑，导致疾病发生。寄生虫病的发生，一是由于摄食不洁，或食未熟食物，或恣食生冷食物，或恣食肥甘滞腻食物，或接触"粪毒"、"疫土"、"疫水"等而致；二是由于脏腑功能失调，尤其脾胃功能减退，造成了寄生虫繁殖与致病的内环境。

4. 药物　是指药物加工不当，或用药不当，而引起疾病的一类致病因素。药物治疗疾病，但也有一定的毒副作用。如药物炮制不当，或医生不熟悉药物的性味、用量、配伍禁忌而使用不当。或患者不遵医嘱而误用药物，均可引起疾病的发生。

5. 先天因素　包括源于父母的遗传性病因和在胎儿孕育期及分娩时所形成的致病因素。先天因素一般分为胎弱和胎毒。近亲婚配，或怀孕期遭受重大精神刺激，以及分娩时的意外创伤，也可成为先天性致病因素。如先天性心脏病、唇腭裂、多指（趾）、色盲、癫痫、痴呆等。

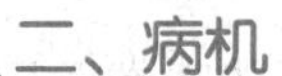

二、病机

病机是指疾病发生、发展、变化的机制。中医学认为，疾病的发生、发展与变化，与机体的体质强弱和病邪的性质密切相关。从整体来说，邪正盛衰、阴阳失调、气血失常等为病机变化的一般规律。

（一）邪正盛衰

邪正盛衰，是指在疾病过程中，机体的抗病能力与病邪之间相互斗争中所发生的盛衰变化。邪正斗争，不仅关系疾病的发生、发展和转归，而且也影响病证的虚实变化。因此，许多疾病的发展过程，就是邪正斗争及其虚实变化的过程。

1. 邪正盛衰与虚实变化　在疾病的发展变化过程中，正气和邪气之间的斗争，可导致体内邪正的消长盛衰，表现出虚实病理变化。故有“邪气盛则实，精气夺则虚”之说。

（1）实证与虚证：实，是指邪气盛而正气未虚，以邪气盛为矛盾的主要方面。发病后，邪气亢盛，正气不虚，尚足以同邪气相抗衡，临床表现为亢盛有余的实证。实证有外感六淫或痰饮、食积、瘀血等病邪滞留不解的表现。由于邪气虽盛，但正气未伤，还能奋起与邪气斗争，表现出一系列以亢奋、有余、不通为特征的病理变化。这种病机变化多见于疾病的初期和中期，或由于痰、食、水、饮、瘀血等滞留于体内引起的疾病。

虚，是指正气不足，抗病能力减弱，以正气不足为矛盾主要方面的一种病理变化。其表现为体质素虚，或疾病后期，或大病久病之后，气血不足，伤阴损阳，导致正气虚弱，正气对病邪虽然还在抗争，但已显示出严重不足，难以出现较剧烈的病理反应。所以，临床上出现一系列的虚损不足的证候。虚证必有脏腑机能衰退的特殊表现，一般见于疾病的后期和慢性疾病过程中。如大汗、大吐、利、大出血等耗伤人体气血津液、阴阳，均会导致正气虚弱，出现阴阳气血虚损之证。如崩漏，由于大出血，同时伴有面色苍白或萎黄、神疲乏力、心悸、气短、舌淡、脉细等，称为“脾不统血”。就邪正关系而言，心脾生理功能低下，既有脾虚之证，又有心血不足之候，属虚证。

（2）虚实错杂：包括虚中夹实和实中夹虚两种病理变化。在疾病过程中，邪正的消长盛衰，不仅可以产生单纯的虚或实的病理变化，而且由于疾病的失治或误治，以致病邪久留，损伤了人体的正气；或因正气本虚，无力驱邪外出，而致水湿、痰饮、瘀血等病理产物的凝结阻滞，往往可以形成虚实同时存在的虚中夹实、实中夹虚等虚实错杂的病理变化。

虚中夹实，是指以虚为主，又兼夹实的病理变化。如脾阳不振之水肿，脾阳不振，运化无权，为虚候；水湿停聚，发为水肿为实，上述病理变化以虚为主，实居其次。

实中夹虚，以实为主，兼见虚候的一种病理变化。如外感热病在发展过程中，常见实热伤津之象，临床表现为高热、汗出、便秘、舌红、脉数，又兼口渴、尿短赤等邪热伤津之征，病本为实为热，津伤源于实热，而属于虚，此为实中夹虚。分析虚实错杂的病机，应根据邪正之孰缓孰急，虚实之孰多孰少，确定虚实之主次。

（3）虚实转化：疾病发生后，邪正双方力量的对比经常发生变化，因而疾病在一定条件下也常发生实证转虚，因虚致实的病理变化。

由实转虚，是指疾病在发展过程中，邪气盛，正气不衰，由于误治、失治，病情迁延，虽然邪气渐去，但人体的正气、脏腑的生理功能受到损伤，因而疾病的病理变化由实转虚。如外感性疾患，疾病初期多属于实，如表寒证或表热证等，由于治疗不及时或治疗不当，护理失宜，或年高体弱，抗病能力较弱，从而病情迁延不愈，正气日损，可逐渐形成肌肉消瘦、纳呆食少、面色不华、气短乏力等肺脾功能衰减之虚象，这是由实转虚。

因虚致实，是指由于正气本虚，脏腑生理功能低下，导致气、血、津液等不能正常运行，产生了气滞、瘀血、痰饮、水湿等实邪停留体内。此时，虽然邪实存在，但正气亦不足，脏腑亦衰，故谓因虚致实。如肾阳虚衰，不能主水，而形成的阳虚水停之候，既有肾脏温化功能减退的虚象，又有水液停留体内的邪实之象，这种水湿泛滥乃由肾阳不足，气化失常所致，故称为因虚致实。实际上，因虚致实是正气不足、邪气亢盛的一种虚实错杂的病理变化。

(4) 虚实真假：在特殊情况下，临床上往往出现与疾病本质不符的假象，因而有"至虚有盛候"的真虚假实和"大实有羸状"的真实假虚的病理变化。虽然假象是由疾病的本质所决定的，是疾病本质的表现，但它并不如真象那样更直接地反映疾病的本质，往往把疾病的本质掩盖起来。因此，分析病机的虚实变化，必须透过现象看本质，全面地分析疾病的现象，才能准确把握疾病的虚实性质。

真虚假实，真虚假实之虚指病理变化的本质，而实则是表面现象，是假象。如正气虚弱的人，因脏腑虚衰，气血不足，运化无力，有时出现类似"实"的表现。一方面可见到纳呆食少、疲乏无力、舌胖嫩苔润、脉虚无力等正气虚弱的表现，同时又见腹满、腹胀、腹痛等一些类似"实"的症状。但其腹虽满，却有时减轻，不似实证之腹满不减或减不足言；腹虽胀，但有时缓和，不若实证之常急不缓；腹虽痛，但喜按，与实证之腹痛拒按不同，所以，病机的本质为虚，实为假象，即真虚假实。

真实假虚，真实假虚病机本质为实，而虚则是表面现象，为假象。如热结肠胃、痰食壅滞、湿热内蕴、大积大聚等，使经络阻滞，气血不能畅达，反而出现一些类似虚的假象。如热结肠胃、里热炽盛之病人，一方面见大便秘结、腹满硬痛拒按、潮热谵语、舌苔黄燥等实证的表现，有时又出现精神萎靡、不欲多言，但语声高亢气粗，肢体倦怠，但稍动则舒适；大便下利，但得泄而反快。究其本质，是实而不是虚。总之，在疾病的发生和发展过程中，病机的虚和实是相对的而不是绝对的。由实转虚、因虚致实和虚实夹杂，常常是疾病发展过程中的必然趋势。因此，在临床上不能以静止的、绝对的观点来对待虚和实的病机变化，而应以运动的、相对的观点来分析虚和实的病机。

2. 邪正盛衰与疾病转归　在疾病过程中，邪正双方的斗争使各自的力量不断发生消长变化，决定疾病的转归。正胜邪退则疾病趋向于痊愈，邪胜正衰则疾病趋向恶化，邪正相持则疾病趋向迁延。

正虚邪恋是邪正相持的一种特殊病机，是指在疾病过程中，正气大虚，余邪未尽，或正气无力祛除邪气，或邪气深伏，疾病缠绵难愈的一种病机转归。一般多见于疾病后期，也可以是疾病由急性转为慢性，或慢性久治不愈。

邪去正虚，是指在疾病过程中，病邪已被祛除，但正气严重耗伤，有待恢复的一种病机转归。邪去正虚多为大病、重病的恢复期，需要加强护理和调养，才能使正气恢复，使机体各种功能恢复正常。

（二）阴阳失调

阴阳失调，是机体阴阳消长失去平衡的统称，是指机体在疾病过程中，由于致病因素的作用，导致机体的阴阳消长失去相对的平衡，所出现的阴不制阳、阳不制阴的病理变化。由于六淫、七情、饮食、劳倦等各种致病因素作用于人体，必须通过机体内部的阴阳失调，才能形成疾病。所以，阴阳失调是疾病发生、发展变化的内在根据。阴阳失调的病理变化，主要表现有阴阳盛衰、阴阳互损、阴阳格拒、阴阳转化、阴阳亡失等方面，其中阴阳偏盛偏衰则是各种疾病最基本的病理变化，这种变化通过疾病性质的寒热表现出来。

1. 阴阳盛衰　阴阳盛衰，是阴和阳的偏盛或偏衰，表现形式有阳盛、阴盛、阳虚、阴虚四种。

阴阳偏盛是指阴或阳的偏盛，主要是指“邪气盛则实”的病理变化。“阳盛则热，阴盛则寒”是阳偏盛和阴偏盛病机的特点。前者其病属热属实，后者其病属寒属实。

阳盛则热：阳盛是指机体在疾病发展过程中，所出现的阳气偏亢，脏腑经络机能亢进，邪热过盛的病理变化。阳盛则热是由于感受温热阳邪，或感受阴邪而从阳化热，或七情内伤，五志过极而化火，或因气滞、血瘀、痰浊、食积等郁而化热化火所致。

阴盛则寒：阴盛，是指机体在疾病过程中所出现的一种阴气偏盛，机能障碍或减退，阴寒过盛以及病理性代谢产物积聚的病理变化。阴盛则寒多由感受寒湿阴邪，或过食生冷，寒湿中阻，阳不制阴而致阴寒内盛之故。

阴阳偏衰是指人体阴精或阳气亏虚所引起的病理变化。阳气亏虚，阳不制阴，使阴相对偏亢，形成“阳虚则寒”的虚寒证。反之，阴精亏损，阴不制阳，使阳相对偏亢，从而形成“阴虚则热”的虚热证。

阳虚则寒：阳虚是指机体阳气虚损，失于温煦，机能减退或衰弱的病理变化。阳偏衰主要由于先天禀赋不足，或后天饮食失养，或劳倦内伤，或久病损伤阳气所致。其病机特点多表现为机体阳气不足，阳不制阴，阴相对亢盛的虚寒证。阳气不足，一般以脾肾阳虚为主，其中尤以肾阳不足为甚。因为肾阳为人身诸阳之本，故肾阳虚衰在阳偏衰的病机中占有极其重要的地位。

阴虚则热：阴虚是指机体精、血、津液等物质亏耗，以及阴不制阳，导致阳相对亢盛，机能虚性亢奋的病理变化。阴偏衰多由阳邪伤阴，或因五志过极，化火伤阴，或久病耗伤阴液所致。其病机特点多表现为阴液不足及滋养、宁静功能减退，以及阳气相对偏盛的虚热证。临床上以肺肾阴虚、肝肾阴虚多见。因为肾阴为诸阴之本，故肾阴不足在阴偏衰病机中占有重要的地位。由于阴液不足，不能制约阳气，从而形成阴虚内热、阴虚火旺和阴虚阳亢等，表现为五心烦热、骨蒸潮热、面赤颧红、消瘦、盗汗、咽干口燥、舌红少苔、脉细数无力等。

2. 阴阳互损　阴阳互损是指在阴或阳任何一方虚损的前提下，病变发展影响到相对的另一方，形成阴阳两虚的病理变化。在阴虚的基础上，继而导致阳虚，称为阴损及阳；在阳虚的基础上，继而导致阴虚，称为阳损及阴。

阴损及阳，系指由于阴液亏损，累及阳气，使阳气生化不足或无所依附而耗散，在阴虚基础上导致了阳虚，形成了以阴虚为主的阴阳两虚病理变化。

阳损及阴，系指由于阳气虚损，无阳则阴无以生，累及阴液的生化不足，从而在阳虚的基础上导致了阴虚，形成了以阳虚为主的阴阳两虚的病理变化。

实际上，由阴或阳的一方不足导致另一方虚损，从而出现阴阳两虚，只是病情轻重不同而已，这在脏腑气血病理变化中是常见的。因为肾阴为全身阴液之本，肾阳为全身阳气之根，故阳损及阴、阴损及阳，最终总是以肾阳、肾阴亏虚为主要病变。

3. 阴阳格拒　是阴盛至极或阳盛至极而壅遏于内，使阴气与阳气相互阻隔不通的病理变化。阴阳格拒是阴阳失调中比较特殊的一种病机，包括阴盛格阳和阳盛格阴。阴阳格拒表现为真寒假热或真热假寒的病理现象。

阴盛格阳，是指阴寒过盛，阳气被格拒于外，出现真寒假热的一种病理变化。如虚寒性疾病发展到严重阶段，其证除有阴寒过盛之四肢厥逆、下利清谷、脉微细欲绝等症外，又见身不恶寒、面颊泛红等假热之象。

阳盛格阴，是指阳盛已极，阻拒阴气于外，出现真热假寒的一种病理变化。阳盛格阴是由于热邪深伏于里，阳气被遏，闭郁于内，不能透达于外所致。其病机本质属热，临床症状有假寒之象，故称真热假寒。

4. 阴阳转化　在疾病发展过程中，阴阳失调可表现为阴阳的相互转化。阴阳转化包括由阳转阴和由阴转阳。

由阳转阴：其本质本为阳气偏盛，当阳气亢盛到一定程度，就会向阴的方向转化。如某些急性外感病，初期可见高热、口渴、胸痛、咳嗽、舌红、苔黄等热邪亢盛的表现，属于阳证。由于治疗不当或邪毒太盛等，突然出现体温下降、四肢厥逆、冷汗淋漓、脉微欲绝等阴寒危象。此时，疾病本质即由阳转阴，疾病性质由热转寒，病理上称为"重阳必阴"。"重阳必阴"与"阳证似阴"不同，前者的"阳"和"阴"皆为真，后者的"阳"为真，而其"阴"为假。

由阴转阳：其本质为阴气偏盛，当阴气亢盛到一定程度，就会向阳的方向转化。如感冒初期，可出现恶寒重发热轻、头身疼痛、骨节疼痛、鼻塞流涕、无汗、咳嗽、苔薄白、脉浮紧等风寒束表之象，属于阴证。如治疗失误，或因体质等因素，可发展为高热、汗出、心烦、口渴、舌红、苔黄、脉数等阳热亢盛之候。此时，疾病本质即由阴转化为阳，疾病性质则由寒转热，病理上称为"重阴必阳"。"重阴必阳"与"阴证似阳"有本质区别。

5. 阴阳亡失　阴阳亡失是指机体的阴液或阳气突然大量亡失，导致生命垂危的一种病理变化。包括亡阴和亡阳。

亡阳，是指机体的阳气发生突然脱失，导致全身机能突然严重衰竭的一种病理变化。一般地说，亡阳多由于邪盛，正不敌邪，阳气突然脱失所致。也可由于素体阳虚，正气不足，疲劳过度等，或过用汗法，汗出过多，阳随阴泄，阳气外脱所致。慢性消耗性疾病的亡阳，多由于阳气的严重耗散，虚阳外越所致。临床表现多见大汗淋漓、手足逆冷、精神疲惫、神情淡漠，甚则昏迷、脉微欲绝等阳气欲脱之象。所以，亡阳之后，继之出现阴竭之变，阳亡阴竭，生命告终。

亡阴是指由于机体阴液突然大量消耗或丢失，导致全身机能严重衰竭的一种病理变化。一般地说，亡阴多由热邪炽盛，或邪热久留，大量煎灼阴液所致。也可由其他因素大量耗损阴液而致亡阴。临床表现多见汗出不止，汗热而黏、四肢温和、渴喜冷饮、身体干瘪、皮肤皱裂、眼眶深陷、精神烦躁或昏迷谵妄、脉细数无力或洪大无力。同样，由于阴液与阳气的依存互根关系，阴液亡失，则阳气无所依附而涣散不收，浮越于外，故亡阴可迅速导致亡阳，阴竭则阳脱，阴阳不相维系而衰竭，生命随之告终。

亡阴和亡阳，由于机体阴和阳存在着互根互用的关系。阴亡，则阳无所依附而浮越；阳亡，则阴无以化生而耗竭。故亡阴可以迅速导致亡阳，亡阳也可出现亡阴，最终导致"阴阳离决、精气乃绝"，生命活动终止而死亡。

阴阳失调的病机是以阴阳的属性，阴阳之间的相互制约、相互消长、互根互用和相互转化关系的理论，来阐释、分析机体一切病理现象的机制。因此，在阴阳偏盛和偏衰之间，亡阴和亡阳之间，都存在着密切的联系。阴阳失调的各种病机，并不是固定不变的，而是随着病情的进退和邪正盛衰等情况的改变而变化的。

（三）气血津液失调

气血津液失常是指气、血、津液不足，运行代谢或功能异常，以及相互之间关系失调等一系列的病理变化。

1. 气的失常　包括气的生成不足或耗散太过，气的运行失常及气的生理功能减退等，具体表现为气虚、气陷、气滞、气逆、气闭、气脱等。

（1）气虚：气虚是指元气不足，全身或某些脏腑机能衰退的病理变化。气虚形成的主要原因，多是先天不足，或后天失养，或肺脾肾功能失调，也可因劳伤过度、久病耗伤、年老体弱所致。气虚多见于慢性疾患、老年患者、营养缺乏、疾病恢复期以及体质衰弱等。临床表现以少气懒言、疲倦乏力、脉细软无力等为特点。

（2）气陷：是以气的升举无力，应升反降为主要特征的一种病理变化。气陷多由气虚进一步发展而来。脾宜升则健，脾气虚易导致气陷，常称"中气下陷"。机体内脏位置的相对恒定，全赖于气的正常升降出入运动。所以，在气虚而升举无力的情况下，就会引起某些内脏的下垂，如胃下垂、肾下垂、子宫脱垂、脱肛等，并伴腰腹胀满重坠、便意频频、短气乏力、语声低微、脉弱无力等症。

（3）气脱：是指气虚之极而脱失消亡的一种病理变化。由于体内气血津液严重损耗，以致脏腑生理功能极度衰退，真气外泄而陷于脱绝危亡之境。气脱有虚脱、暴脱之分。精气逐渐消耗，引起脏腑功能极度衰竭者，为虚脱；精气骤然消耗殆尽，引起阴竭阳亡者，为暴脱。如心气虚脱则心神浮越，脉微细欲绝；肝气虚脱则目视昏蒙，四肢微搐；脾气虚脱则肌肉大脱，泻利不止；肺气虚脱则呼吸息高，鼾声如雷；肾气虚脱则诸液滑遗，呼气困难。阴气暴脱则肤皱眶陷，烦躁昏谵；阳气暴脱则冷汗如珠，四肢厥逆等。

（4）气滞：是指某些脏腑经络或局部气机郁滞的病理变化。气滞主要由于情志内郁，或痰、湿、食、积、瘀血等阻滞，以及外伤侵袭、用力努伤、跌仆闪挫等因素，使气机阻滞而不畅，从而导致某些脏腑经络的功能失调或障碍所致，以闷胀、疼痛为其临床特点。由于人体气机升降多与肝主疏泄、肺主宣降、脾主升清、胃主降浊，以及肠主泌别传导功能有关，故气滞多与这些脏腑功能失调有关。

（5）气逆：主要指气机上逆，是气机升降失常，脏腑之气逆乱的一种病理变化。气逆多由情志所伤，或因饮食寒温不适，或因痰浊壅阻等所致。气逆最常见于肺、胃和肝等脏腑。肺以清肃下降为顺，若肺气上逆，则肺失肃降，发为咳逆上气；胃气以降为顺，若胃气上逆，则胃失和降，发为恶心、呕吐、嗳气、呃逆；肝主升发，若肝气上逆，则升发太过，发为头痛头胀，面红目赤而易怒。由于肝为刚脏，主动主升，且又为藏血之脏，因此，在肝气上逆时，甚则可导致血随气逆，或为咯血、吐血，或壅遏清窍而致昏厥。

（6）气闭：是脏腑经络气机闭塞不通的一种病理变化。气闭多是风寒、湿热、痰浊等邪毒深陷于脏腑或郁闭于经络，以致某一窍隧失其通顺所致。如心气内闭则谵语癫狂，神昏痉厥；胸肺气闭，则胸痹结胸，气喘声哑；膀胱气闭则小便不通；大肠气闭则大便秘结；经络气闭则关节疼痛等。其中以心闭神昏最为严重，一般所说的闭证，主要是指心气内闭而言。

2. 血的失常　主要表现为血液的生成不足或耗损太过，血液的运行失常，以及血液濡养功能减退等方面。血的失调包括血虚、血瘀、血热和出血等。

（1）血虚：是指血液不足，濡养功能减退的一种病理变化。其形成的原因：一是失血过多，如吐血、衄血、月经过多，外伤出血等使体内血液大量丧失，而新血又不能及时生成和补充；二是血液生化不足，脾胃为气血生化之源，脾胃虚弱，化源不足，导致生成血液的物质减少，或化生血液的功能减弱；三是久病不愈，慢性消耗等因素而致营血暗耗；四是瘀血阻滞，瘀血不去则新血不生等，最终导致全身血虚。

（2）血瘀：血瘀是指瘀血内阻，血行不畅的一种病理变化。气滞而致血行受阻，或气虚而血运迟缓，或痰浊阻于脉络，或寒邪入血，血寒而凝，或邪热入血，煎熬血液等，均可形成血瘀。所以，瘀血是血液瘀滞的病理产物，而瘀血又可阻于脉络，又成为血瘀的发病原因。

(3) 血热：血热是指血分有热，血行加速甚则瘀阻的一种病理变化。血热多由外感热邪侵袭机体，或外感寒邪入里化热，伤及血分，以及情志郁结，郁久化火，火热内生，伤及血分所致。

(4) 出血：指血液溢于脉外的一种病理变化。多由火气上逆，或热邪迫血妄行，或气虚不能摄血，或瘀血停滞，或因外伤损伤脉络等，使血液不能正常循行而溢于脉外所致。由于出血部位、出血原因、出血量和血的颜色之不同，可表现出不同的病理现象。

3. 津液失常　是指津液的生成不足、输布失常、排泄障碍，以致在体内形成水液潴留、停阻、泛滥等病理变化。津液代谢失常，与肺、脾、肾密切相关。在肺、脾、肾等脏腑中，任何一脏或任何一种生理功能异常，都能导致津液的代谢失常，形成体内津液不足，或津液在体内潴留，从而内生水湿或痰饮。

(1) 津液亏虚：是指体内津液不足，进而导致脏腑、孔窍、皮毛，失其濡润滋养作用，因之产生一系列干燥失润的病理变化。津液不足多由燥热之邪或五志之火，或高热、多汗、吐泻、多尿、失血，或过用辛燥之剂等引起津液耗伤所致。

(2) 津液代谢失常：指津液的输布和排泄的功能障碍，导致津液在体内形成内生水湿、痰饮等病理产物。津液的输布障碍，主要涉及肺的宣发和肃降、脾的运化和散精、肝的疏泄条达和三焦的水道通利等，其中最重要的是脾的运化功能障碍。津液的排泄障碍，主要指津液转化为汗液和尿液的功能减退，而致水液潴留，溢于肌肤而为水肿的一种病理变化。津液化为汗液，主要是肺的宣发功能；津液化为尿液，主要是肾的蒸腾气化功能。肺、肾功能减弱，虽然均可引起水液潴留，发为水肿，但肾的蒸腾气化则起着主宰排泄的作用。

4. 气血关系失调　气和血的关系极为密切，生理上相互依存，相互为用，故病理上也相互影响而致气血同病。如气虚则血无以生化，血必因之而虚少；气虚则推动、温煦血液的功能减弱，血必因之而凝滞；气虚则统摄功能减弱，则血必因之外溢而出血。气滞则血必因之而瘀阻而形成血瘀；气机逆乱血必随气上逆或下陷，甚则上为吐衄，下为便血、崩漏。另一方面，在血液虚亏和血行失常时，也必然影响及气。如血虚则气亦随之而衰弱；血瘀则气亦随之而郁滞；血脱则气无所依而脱逸。气血关系失调，主要有气滞血瘀、气不摄血、气随血脱、气血两虚和气血不荣经脉等方面。

(1) 气滞血瘀：气滞血瘀是指气机郁滞，血行不畅的一种病理变化，气滞和血瘀常同时存在。由于气的运行不畅，导致血运障碍，形成气滞血瘀；也可因闪挫外伤等因素，而致气滞血瘀。在一般情况下，肝主疏泄而藏血，肝的疏泄在气机调畅中起着关键性的作用。因此，气滞血瘀多与肝的生理功能异常密切相关；其次，由于心主血脉而行血，故在心的生理功能失调时，则多先发生血瘀而后导致气滞。气滞血瘀，在临床上多见胀满疼痛，瘀斑及积聚癥瘕等症。

(2) 气虚血瘀：指气虚而运血无力，血行瘀滞，气虚与血瘀并存的一种病理变化。气能行血，气虚则推动无力而致血瘀。轻者，气虚则推动无力，血液运行迟缓；重者，因气虚无力行血，血失濡养，则可见瘫软不用，甚至萎缩，肌肤干燥、瘙痒、欠温，甚则出现肌肤甲错等气血不荣经脉的表现。

(3) 气不摄血：是指因气的不足，固摄血液的功能减弱，血不循经，溢出脉外，而致咯血、吐血、衄血、发斑、便血、尿血、崩漏等各种出血。其中因中气不足，气虚下陷而导致血从下溢，则可见崩漏、便血、尿血等病症。

(4) 气随血脱:是指在大量出血的同时,气也随着血液的流失而亡脱,从而形成气血两虚或气血并脱的病理变化。常由外伤失血或妇女崩漏、产后大出血等所致。血为气之载体,血脱则气失去依附,故气亦随之而亡失。

(5) 气血两虚:即气虚和血虚同时存在的病理变化,多因久病消耗、气血两伤所致,或先有失血,气随血耗;或先因气虚,血的生化无源而日渐衰少,从而形成肌肤干燥、肢体麻木等气血不足之证。

5. 津液与气血的关系失调　津液与气血之间关系失调,临床常见为水停气阻、气随液脱、津枯血燥及津亏血瘀等。

(1) 水停气阻:是指水液停贮体内,导致气机阻滞的病理变化。津液的生成、输布和排泄,依赖于脏腑气机的升降出入运动,气行则水行。津液的气化失常,则水液停聚而形成水湿痰饮,水湿痰饮阻碍气机运行,水停则气阻。如水饮阻肺,则肺气壅滞,失于肃降,可见胸满咳嗽、喘促不能平卧;水饮凌心,阻遏心气,致使心阳被抑,则见心悸心痛;水饮停滞中焦,阻遏脾胃升降气机,则可致清气不升,浊气不降,而见头昏困倦、脘腹胀满、纳化呆滞、恶心呕吐等症;水饮停于四肢,则可阻滞经脉气血的流通,可见水肿、肢体沉困或胀痛等症。

(2) 气随液脱:是由于津液大量丢失,气失其依附而随津液外泄,从而导致阳气暴脱亡失的气阴两脱的病理变化。气随液脱多由大汗伤津,或严重吐泻,耗伤津液所致。

(3) 津枯血燥:是指津液亏乏,甚则枯竭,从而导致血燥虚热内生,或血燥生风的病理变化。津液是血液的重要组成部分,津血又同源于后天的水谷精微。若高热伤津,或烧伤,而使津液大亏,或阴虚痨热,津液暗耗,均会导致津枯血燥,而见心烦、鼻咽干燥、口渴喜饮、肌肉消瘦、小便短少、舌红少津、脉细数等症。

(4) 津亏血瘀:津亏血瘀指津液亏损,血液运行不畅的病理变化。津液充足是保持血脉充盈、血液运行通畅的重要条件。若因高热、烧伤,或吐泻、大汗出等因素,从而使津液大量消耗,则津液亏少而血亦亏虚,使血液循行滞涩不畅,即可发生血瘀之病变,临床表现即可在津液亏损的基础上,出现舌质紫绛,或见瘀斑等症。

(郭彬兵)

第六节　中医诊法

一、望诊

望诊就是对人体全身和局部的可见征象以及排出物等进行有目的地观察,以了解健康或疾病状态的诊断方法。望诊主要包括观察人的神、色、形、态、舌象、络脉、皮肤、五官九窍等情况以及排泄物、分泌物的形、色、质、量等。一般将望诊分为整体望诊、局部望诊、望舌、望排出物、望小儿指纹等。因舌象、面色反映内脏病变较为客观,实用价值较高,因而形成了独具中医特色的面色诊法、舌诊诊法。

(一) 整体望诊

整体望诊是通过观察全身的神、色、形、态变化来了解疾病情况。

1. 望神　观察人体生命活动的外在表现,即观察人的精神状态和机能状态。神是生命活动的总称,有广义和狭义之分。广义的神,是指整个人体生命活动的外在表现,可以说神就是生命;狭义的神,乃指人的精神活动。神以精气为物质基础,是五脏所生之外荣。望神可以了解五脏精气的盛衰和病情轻重与预后。望神应重点观察患者的精神、意识、面目表情、形体动作、反应能力等,尤应重视眼神的变化。望神包括得神、失神、假神、神气不足、神志异常等。

(1)得神:得神又称有神,是精充气足神气旺盛的表现。虽病而正气未伤,是病情较轻的表现,预后良好。其表现为:神志清楚,语言清晰,面色荣润含蓄,表情丰富自然;目光明亮,精彩内含;反应灵敏,动作灵活,体态自如;呼吸平稳,肌肉不削。

(2)失神:失神又称无神,是精气亏损神衰的表现。表明病情较重,预后不良。其表现为:精神萎靡,言语不清,或神昏谵语,循衣摸床,撮空理线,或猝倒而目闭口开;面色晦暗,表情淡漠或呆板;目暗睛迷,眼神呆滞;反应迟钝,动作笨拙,强迫体位;呼吸气微或喘促,周身肌肉已脱。

(3)假神:假神是垂危患者出现的精神暂时好转的假象,是病情垂危的预兆。其表现为:久病或重病之人,本已失神,但突然精神转佳,目光转亮,言语不休,想见亲人;或语声低微断续,忽而语音响亮;或面色晦暗,突然颧赤如妆;或久不进食,忽然索食欲饮等。假神与病情好转的区别:假神的出现比较突然,其"好转"表现与整个病情不相符,只是局部的和暂时的。由无神转为有神,是整个病情的好转,有一个逐渐变化的过程。假神是由于精气衰竭已极,阴不敛阳,阳气无所依附而外越,而出现的一时"好转"假象,这是阴阳即将离决的危候,俗称"残灯复明"、"回光返照"。

(4)神气不足:神气不足是轻度失神的表现,与失神具有程度上的区别,常见于虚证患者。其临床表现是精神不振,健忘困倦,声低懒言,怠惰乏力,动作迟缓等,多属心脾两亏,或肾阳不足。

(5)神志异常:神志异常也是失神的一种表现,但与精气衰竭的失神则有本质上的不同。一般包括烦躁不安,以及癫、狂、痫等,这是由特殊的病因病机决定的。烦躁不安,即指心中烦热不安,手足躁扰不宁的症状。多与心经有火有关,可见于邪热内郁、痰火扰心、阴虚火旺等证。癫病表现为淡漠寡言,闷闷不乐,精神痴呆,喃喃自语,或哭笑无常,多由痰气郁结,蒙蔽神明所致,亦有心脾两虚,神不守舍所致。狂病多表现为狂躁怒骂,打人毁物,妄行不休,少卧不饥,甚则登高而歌,弃衣而走,骂詈不避亲疏等。多因肝郁化火,痰火上扰神明所致。痫病表现为突然昏倒,口吐涎沫,四肢抽搐,醒后如常。多由肝风夹痰,上蒙清窍,或痰火扰心,引动肝风。

2. 望色　观察患者面部及全身颜色与光泽的一种望诊方法。一般颜色分为青、赤、黄、白、黑五种,故称为五色诊。望色时要注意识别常色与病色。

(1)常色:人在正常生理状态时的面部色泽。常色又有主色、客色之分。主色是指人终生不变的基本肤色、面色。由于种族、居住区域、禀赋、体质等的不同,人的肤色不完全一致。我国属于黄色人种,一般肤色呈微黄,所以微黄为正色。但也有略白、较黑、稍红等差异。人与自然环境相应,由于生活环境的变化,人的面色、肤色发生相应的变化称为客色。如随四时、昼夜、阴晴及年龄、饮食、起居、寒暖、情绪等的变化,均可引起面色的变化,属于客色。总之,常色无论是主色或客色,其共同特征应是明亮润泽、含蓄自然。

(2)病色:指人体在疾病状态时的面部及身体的颜色与光泽。病色亦有青、黄、赤、白、黑五种。

青色:主寒证、痛证、瘀血证、惊风证、肝病。青色为经脉阻滞,气血不通之象。寒性收引主凝滞,寒邪阻滞经脉,则气滞血瘀,故面色发青。经脉气血不通,不通则痛,故痛也可见青色。肝病气机失于疏泄,气滞血瘀,也常见青色。肝病血不养筋,则肝风内动,故惊风者,其色亦青。如面色青黑或苍白淡青,多属阴寒内盛;面色青灰,口唇青紫,多属心血瘀阻,血行不畅;小儿高热,面色青紫,以鼻柱、两眉间及口唇四周尤甚,是惊风先兆。

黄色:主湿证、虚证。黄色是脾虚湿蕴表现。若脾失健运,水湿不化;或脾虚失运,水谷精微不得化生气血,致使肌肤失于充养,则见黄色。如面色淡黄憔悴称为萎黄,多属脾胃气虚,营血不荣于面所致;面色发黄而且虚浮,称为黄胖,多属脾虚失运,湿邪内停所致;黄而鲜明如橘皮者,属阳黄,为湿热熏蒸所致;黄而晦暗如烟熏者,属阴黄,为寒湿郁阻所致。

赤色:主热证。热盛而血脉充盈,血色上荣,故面色赤红。热证有虚实之别。实热证,满面赤红;虚热证,仅两颧嫩红。若病情危重,面红如妆者,多为戴阳证,是精气衰竭,阴不敛阳,虚阳上越所致。

白色:主虚寒证、血虚证。白色为气血虚弱不能荣养机体的表现。阳气不足,气血运行无力,或气随血脱,致使气血不充,血脉空虚,均可呈现白色。如面色㿠白而虚浮,多为阳气不足;面色淡白而消瘦,多属营血亏损;面色苍白,多属阳气虚脱,或失血过多。

黑色:主肾虚证、水饮证、寒证、痛证及瘀血证。黑为阴寒水盛之色。由于肾阳虚衰,气化不行,水饮聚集,阴寒内盛,血失温养,经脉拘急,气血不畅,故面色黧黑。面黑而焦干,多为肾精久耗,虚火灼阴;目眶周围色黑,多见于肾虚水泛的水饮证;面色青黑,且剧痛者,多为寒凝瘀阻。

3. 望形体　望人体的外表体貌,包括身体的强弱胖瘦、体型特征、躯干四肢、皮肉筋骨等。人的形体组织内合五脏,故望形体可以测知内脏精气的盛衰。凡形体强壮者,多表现为骨骼粗大,胸廓宽厚,肌肉强健,皮肤润泽,反映脏腑精气充实,虽病但正气尚充,预后多佳。凡形体衰弱者,多表现为骨骼细小,胸廓狭窄,肌肉消瘦,皮肤干涩,反映脏腑精气不足,体弱易病,若病则预后较差。肥而食少为形盛气虚,多肤白无华,少气乏力,精神不振,多因阳虚水湿不化而聚湿生痰,故有"肥人多湿"之说。如瘦而食少为脾胃虚弱。形体消瘦,皮肤干燥不荣,并常伴有两颧发红,潮热盗汗,五心烦热等,多属阴血不足,内有虚火之证,故有"瘦人多火"之说。严重者,消瘦可至"大肉脱失",卧床不起,则是脏腑精气衰竭的危象。

4. 望姿态　正常的姿态是舒适自然,运动自如,反应灵敏,皆得其中。在疾病中,由于阴阳气血的盛衰,姿态也随之出现异常变化。望姿态,主要是观察患者的动静姿态、异常动态及与疾病有关的体位变化。如患者睑、面、唇、指(趾)不时颤动,在外感病中,多是发痉的预兆;在内伤杂病中,多是血虚阴亏,经脉失养所致。

四肢抽搐或拘挛,项背强直,角弓反张,属于痉病,常见于肝风内动之热极生风、小儿高热惊厥、温病热入营血或气血不足,筋脉失养。痫证、破伤风、狂犬病等,亦可致动风发痉。战栗常见于疟疾发作,或外感邪正相争、欲作战汗之兆。手足软弱无力,行动不灵而无痛,是为痿证。关节肿大或痛,以致肢体行动困难,是为痹证。四肢不用,麻木不仁,或拘挛,或痿软,皆为瘫痪。若猝然昏倒,而呼吸自续,多为厥证。

痛证也有特殊姿态。以手护腹,行则前倾,弯腰屈背,多为腹痛;以手护腰,腰背板直,转动艰难,不得俯仰,多为腰痛;行走之际,突然停步,以手护心,不敢行动,多为真心痛。蹙额捧头,多为头痛。

如患者畏缩多衣,恶寒喜暖,非表寒即里寒;患者揭衣撤被,则知其恶热喜凉,非表热即里热。伏首畏光,多为目疾;仰首喜光,多为热病,阳证多欲寒,欲得见人;阴证则欲得温,欲闭户独处，恶闻人声。

从坐姿来看，坐而喜伏，多为肺虚少气；坐而喜仰，多属肺实气逆；但坐不得卧，卧则气逆，多为咳喘肺胀，或为水饮停于胸腹。但卧不欲坐，坐则神疲或昏眩，多为气血双亏或脱血夺气。坐而不欲起者，多为阳气虚。坐卧不安是烦躁之征，或腹满胀痛之故。

从卧式来看，卧时常向外，身轻能自转侧，为阳证、热证、实证；如卧时喜向里，身重不能转侧，多为阴证、寒证，虚证；若病重至不能自己翻身转侧时，多是气血衰败已极，预后不良。蜷卧成团者，多为阳虚畏寒，或有剧痛；仰面伸足而卧，则为阳证热盛而恶热。

(二)局部望诊

局部望诊，是在整体望诊的基础上，根据病情或诊断需要，对患者局部进行重点、细致地观察，望局部有助于了解整体的病变情况。

1. 望头面部

(1)望头部：主要观察头之外形、动态及头发的色质变化及脱落情况。以了解脑、肾的病变及气血的盛衰。望头形：小儿头形过大或过小，伴智力低下者，多为先天不足，肾精亏虚。头形过大，可为脑积水。望小儿头部，尤须诊察颅囟。若小儿囟门凹陷，称为囟陷，是津液损伤，脑髓不足之虚证；囟门高突，多为热邪亢盛，见于脑髓有病者；若小儿囟门迟迟不能闭合，称为解颅，多为肾气不足，发育不良。无论大人或小儿，头摇不能自主者，皆为肝风内动之兆。

望发：正常人头发多浓密色黑而润泽，是肾气充盛的表现。头发稀疏不长，多为肾气亏虚。发黄干枯，久病落发，多为精血不足。若突然出现片状脱发，为血虚受风所致。青少年脱发，多因肾虚或血热。青年白发，伴有健忘，腰膝酸软者，多属肾虚；若无其他病象者，不属病态。小儿发结如穗，常见于疳积病。

(2)望面部：面部望诊专述面部的外形变化。如面部肿胀，多见于水肿病。腮肿，腮部一侧或两侧突然肿胀，疼痛拒按，咽喉肿痛，或伴耳聋，多属温毒，见于痄腮。面部口眼㖞斜，多属中风证。面呈惊怖貌，多见于小儿惊风，或狂犬病患者。面呈苦笑貌，见于破伤风患者。

2. 望五官 望五官是对目、鼻、耳、唇、口、齿龈、咽喉等头部器官的望诊。诊察五官的异常变化，可以了解脏腑病变。

(1)望目：望目主要望目的神、色、形、态。目神：人之两目有无神气，是望神的重点。凡视物清楚，精彩内含，神光充沛者，是眼有神；若白睛混浊，黑睛晦滞，失却精彩，浮光暴露，是眼无神。目色：如目眦赤，为心火；白睛赤为肺火；白睛现红络，为阴虚火旺；眼睑红肿湿烂为脾火；全目赤肿多眵，迎风流泪，为肝经风热。白睛变黄，是黄疸之征。目眶周围见黑色，为肾虚水泛之水饮病，或寒湿下注的带下病。目形：眼睑微肿，状如卧蚕，是水肿初起；老年人下睑水肿，多为肾气虚衰。目窝凹陷，是阴液耗损之征，或因精气衰竭所致。眼球空起而喘，为肺胀；眼突而肿则为瘿肿。目态：目睛上视，不能转动，称戴眼反折，多见于惊风、痉厥或精脱神衰之重证。横目斜视是肝风内动的表现。眼睑下垂，称"睑废"。双睑下垂，多为先天性睑废，属先天不足，脾肾双亏。单睑下垂或双睑下垂，多为后天性睑废，多因脾气虚或外伤后气血不和，脉络失于宣通所致。瞳仁扩大，多属肾精耗竭，为濒死危象。

(2)望鼻：望鼻主要望鼻的颜色、外形及其分泌物等变化。鼻之色泽：鼻色明润，是胃气未伤或病后胃气来复的表现。鼻头色赤，是肺热之征；色白是气虚血少之征；色黄是里有湿热；色青多为腹痛；微黑多为水气内停。鼻头枯槁，是脾胃虚衰，胃气不荣。鼻孔干燥，为阴虚内热，或燥邪犯肺；若鼻燥衄血，多因阳亢于上所致。鼻之形态：鼻头或鼻周色红，且有丘疹者，多为酒糟鼻。多因胃火熏肺，血壅肺络所致。鼻孔内生赘肉，壅塞鼻孔，气息难通，称为鼻痔，多由肺经风热侵袭而成。鼻翼煽动，呼吸喘促者，称为“鼻煽”。如久病鼻煽，是肺肾精气虚衰之危证；新病鼻煽，多为肺热。鼻之分泌物：鼻流清涕，为外感风寒；鼻流浊涕，为外感风热；鼻流浊涕而腥臭，是鼻渊，多因外感风热或肺经蕴热所致。

（3）望耳：主要望耳的色泽、形态及耳内情况。耳廓外表变化可反映体内脏腑的病理变化，全身各部的生理病理变化在耳廓上的分布，大致像一个在子宫内倒置的胎儿，头颅在下，臂足在上。身体的某些部位发生病变，在耳廓的相应部位可出现一定的改变，如充血、变色、丘疹、水泡、脱屑、糜烂、压痛等，可供诊断时参考。耳之色泽：正常耳部色泽微黄而红润。全耳色白多属寒证；色青而黑多主痛证；耳轮焦黑干枯，是肾精亏极，精不上荣所致；耳背有红络，耳根发凉，多是麻疹先兆。耳之形态：正常人耳部肉厚而润泽，是先天肾气充足之象。若耳廓厚大，是形盛；耳廓薄小，乃形亏。耳肿大是邪气实；耳瘦削为正气虚。耳薄而红或黑，属肾精亏损。耳轮焦干多见于下消证。耳轮甲错多见于久病血瘀。耳轮萎缩是肾气竭绝之危候。耳内病变：耳内流脓，是为脓耳。由肝胆湿热，蕴结日久所致。耳内生长赘肉，形如鼠乳者，称为“耳痔”；或如枣核，胬出耳外，触之疼痛者，是为“耳挺”。皆因肝经郁火，或肾经相火，或胃火郁结而成。

（4）望口与唇：望唇要注意观察唇的色泽和动态变化。察唇：唇以红而鲜润为正常。若唇色深红，属实、属热；唇色淡红多虚、多寒；唇色深红而干焦者，为热极伤津；唇色嫩红为阴虚火旺；唇色淡白，多属气血两虚；唇色青紫者常为阳气虚衰，血行郁滞的表现。嘴唇干枯皱裂，是津液已伤，唇失滋润。口唇糜烂，多由脾胃积热，热邪灼伤。唇内溃烂，其色淡红，为虚火上炎。唇边生疮，红肿疼痛，为心脾积热。望口：口噤不语，四肢抽搐，多为痉病或惊风；如突然昏倒，口噤不开，痰声辘辘者，为中风入脏之重证。口僻眼歪，半身不遂者，为中风后遗症。口撮常见于小儿脐风或成人破伤风。如口张而气但出不返者，是肺气将绝之候。

（5）望齿与龈：应注意其色泽、形态和润燥的变化。望齿：牙齿不泽，是津液未伤；牙齿干燥，是胃津受伤；齿燥如石，是胃肠热极，津液大伤；齿燥如枯骨，肾精枯竭，不荣于齿的表现；牙齿松动稀疏，齿根外露，多属肾虚或虚火上炎。牙齿空洞腐臭，多为龋齿，欲称“虫牙”。察龈：齿龈红而润泽为正常。如龈色淡白，是血虚不荣；红肿或兼出血多属胃火上炎。齿龈微红，微肿而不痛，或兼齿缝出血者，多属肾阴不足，虚火上炎；齿龈色淡白而不肿痛，齿缝出血者，为脾不摄血。牙龈腐烂，流腐臭血水者，是牙疳病。

（6）望咽喉：如咽喉红肿而痛，多属肺胃积热；红肿而溃烂，有黄白腐点，是热毒深极；若鲜红娇嫩，肿痛不甚者，是阴虚火旺。如咽部两侧红肿，突起如乳头，称乳蛾，是肺胃热盛，外感风邪凝结而成。如咽有灰白色假膜，搽之不去，随即复生者，是白喉，且有传染性，故又称“疫喉”。

（三）望躯体

望诊包括颈项、胸、腹、腰、背及前后二阴的诊察。

1. 望颈项部　其前部称为颈，后部称为项。颈项部的望诊，应注意外形和动态变化。

（1）外形变化：颈前结喉处肿物，皮色不变，不疼痛，且不溃破，可随吞咽移动，为瘿病。颈侧肿块如垒，累累如串珠，皮色不变，初觉疼痛，谓之瘰疬。

（2）动态变化：如颈项软弱无力，谓之项软。后项强直，前俯及左右转动困难者，称为项强。如睡醒之后，项强不便，称为落枕。颈项强直、角弓反张，多为肝风内动。

2. 望胸部　正常人胸廓对称，呼吸时活动自如。如小儿胸廓向外突起，变成畸形，称为鸡胸，多因先天不足，后天失调，骨骼失养。若胸似桶状，咳嗽喘促者，是风邪痰热，壅滞肺气

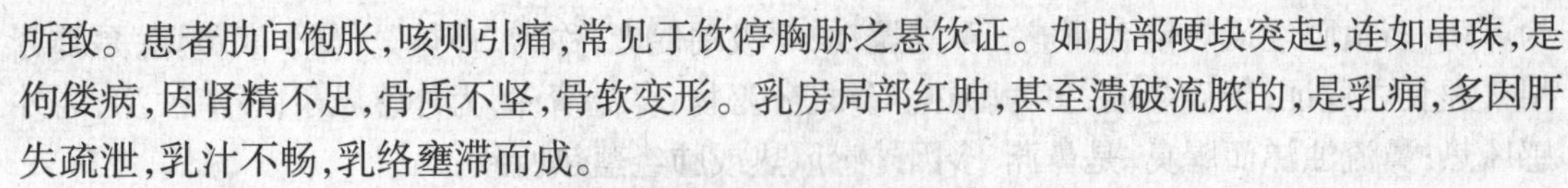

所致。患者肋间饱胀，咳则引痛，常见于饮停胸胁之悬饮证。如肋部硬块突起，连如串珠，是佝偻病，因肾精不足，骨质不坚，骨软变形。乳房局部红肿，甚至溃破流脓的，是乳痈，多因肝失疏泄，乳汁不畅，乳络壅滞而成。

3. 望腹部　主要诊察腹部形态变化。如腹皮绷急，胀大如鼓者，称为鼓胀。腹部高起，按之不坚者为气鼓。若腹部膨胀，卧位则平坦，站位坠胀，属水鼓。患者腹凹如舟者，称腹凹，多见于久病之人，元气大亏，或新病阴津耗损。婴幼儿脐有包块突起，皮色光亮者，称脐疝。

4. 望背部　如脊骨后突，背部凸起的称为充背，常因小儿时期，失天不足，后天失养所致。若患者头项强直，角弓反张，常见于破伤风或痉病。

5. 望腰部　如腰部疼痛，转侧不利者，称为腰部拘急，可因寒湿外侵，经气不畅，或外伤闪挫，血脉凝滞所致。腰部皮肤潮红，上有水疱，如带状簇生，为缠腰火丹。

6. 望二阴　阴囊肿大不痒不痛，皮泽透明的，是水疝。阴囊肿大，疼痛不硬的是颓疝。阴囊内有肿物，卧则入腹，起则下坠，名为狐疝。阴茎萎软，缩入小腹的是阴缩，内因阳气亏虚，外感寒凝经脉而成。如阴茎硬结，破溃流脓者，常见于梅毒内陷，毒向外攻之下疳证。妇女阴中突物如梨状，称阴挺。多因产后劳累，中气不足，升提乏力，致胞宫下坠于阴户之外。

直肠脱出肛外，名为脱肛。肛门内外有赘物突出，时有瘙痒疼痛，甚至便时出血者，是为痔疮，其生于肛外者，称外痔；生于肛内者，为内痔；内外皆有，名混合痔。若痔疮溃烂，日久不愈，在肛周发生瘘管者，为肛瘘。肛门有裂口，大便时疼痛、流血，称肛裂。

（四）望四肢

主要诊察手足、掌（蹠）、指（趾）等部位的形态色泽变化。手足拘急，屈伸不利者，多因寒凝经脉。其中屈而不伸者，是筋脉挛急；伸而不屈的，是关节强直。手足抽搐者，常见于邪热亢盛，肝风内动之痉病；扬手掷足，是内热亢盛，热扰心神。手足震颤者，是气血俱虚，肝筋失养，虚风内动的表现。四肢肌肉萎缩，多因脾气亏虚，营血不足，四肢失荣之故。半身不遂者，是瘫痪病。足痿不行，称下痿证。如足跗肿胀，指压留痕，或兼全身水肿，多见于水肿。膝部肿大而股胫瘦削者，是鹤膝风。掌心皮肤燥裂，疼痛，迭起脱屑，称鹅掌风。指（趾）关节肿大变形，屈伸不便，多系风湿久凝，肝肾亏虚所致。足趾皮肤紫黑，溃流脓水，肉色不鲜，疼痛剧烈者，为脱疽。

（五）望皮肤

望皮肤要注意皮肤的色泽及形态改变。

1. 色泽　皮肤色泽望诊，临床常见为皮肤发赤、发黄。如皮肤忽然变赤，如染脂涂丹者，名曰"丹毒"。可发于全身任何部位，初起鲜红如云片，如发于头面者称"抱头火丹"，发于躯干者称"缠腰火丹"，发于胫踝者称"流火"。丹毒总属心火偏旺，或风热湿毒所致。皮肤、面目、爪甲皆黄，是黄疸病。本病分阳黄、阴黄两类。阳黄，鲜明如橘子色，多因脾胃或肝胆湿热所致。阴黄，晦暗如烟熏，多因脾胃为寒湿所困。

2. 形态　皮肤虚浮肿胀，按有压痕，多属水湿泛滥。皮肤干瘪枯燥，多为津液耗伤或精血亏损。皮肤干燥粗糙，状如鳞甲称肌肤甲错，多因瘀血阻滞，肌失所养而致。皮肤起疱，形似豆粒，为水痘等病。皮肤色红，点大成片，不高于皮肤者，为红斑，有阳斑与阴斑之别。疹形如粟粒，色红而高起，可分为麻疹、风疹、瘾疹等。起于浅表，形小而圆，红肿热痛不甚，易脓易溃者，为疖。

（六）望舌

望舌主要是观察舌质和舌苔的色泽、形态的病理变化。即所谓的望舌质和望舌苔。

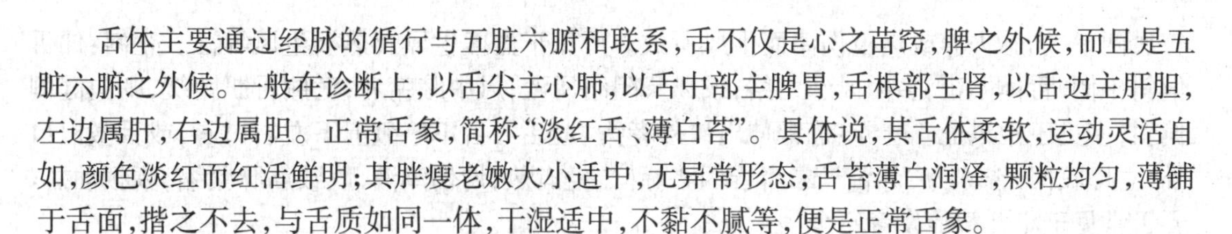

舌体主要通过经脉的循行与五脏六腑相联系，舌不仅是心之苗窍，脾之外候，而且是五脏六腑之外候。一般在诊断上，以舌尖主心肺，以舌中部主脾胃，舌根部主肾，以舌边主肝胆，左边属肝，右边属胆。正常舌象，简称“淡红舌、薄白苔”。具体说，其舌体柔软，运动灵活自如，颜色淡红而红活鲜明；其胖瘦老嫩大小适中，无异常形态；舌苔薄白润泽，颗粒均匀，薄铺于舌面，揩之不去，与舌质如同一体，干湿适中，不黏不腻等，便是正常舌象。

1. 望舌质

（1）舌神：主要表现在舌质的荣润和灵动方面。察舌神之法，关键在于辨荣枯。荣者，荣润而有光泽，表现为舌运动灵活，舌色红润，鲜明光泽、富有生气，是谓有神，虽病亦属善候。枯者，枯晦而无光彩，表现为舌运动不灵，舌质干枯，晦暗无光，是谓无神，属凶险恶候。舌神之有无，不仅反映脏腑、气血、津液之盛衰，而且关系疾病预后的吉凶。

（2）舌色：舌质的颜色，在临床上可分为淡白、淡红、红、绛、紫、青等。一般淡红色为正常舌色，其余都是主病之色。淡红舌：舌色白里透红，不深不浅，色红适中，此乃气血上荣之表现，表明心气充足，阳气布化，为正常舌色。淡白舌：舌色浅淡，甚至全无血色，称为淡白舌。多由阳气虚弱，阴血亏损，血液运行乏力，以致血不荣舌，故色浅淡而白，主虚寒或气血双亏。红舌为舌色鲜红，多因热盛而致气血沸涌，脉络充盈，舌色鲜红，多主热证。可见于实热证，或虚热证。绛舌为舌体呈深红色，在外感病为热入营血；在内伤杂病为阴虚火旺。紫舌是由血液运行不畅，瘀滞所致。热盛伤津，气血壅滞，多为绛紫而干枯少津；寒凝血瘀或阳虚生寒，则舌淡紫或青紫湿润。青舌古称水牛舌，多由阴寒邪盛，阳气不宣，血液凝滞所致。主寒凝阳郁，或阳虚寒凝，或内有瘀血。

（3）舌形：舌体的形状，包括老嫩、胖瘦、胀瘪、裂纹、芒刺、齿痕等异常变化。苍老舌：舌质纹理粗糙，形色坚敛，不论舌色苔色如何，舌质苍老者都属实证。娇嫩舌：舌质纹理细腻，其色娇嫩，形多浮胖，多主虚证。胀大舌：分胖大舌和肿胀舌。舌体较正常舌大，甚至伸舌满口，或有齿痕，称胖大舌，多因水饮痰湿阻滞所致。舌体肿大，胀塞满口，不能缩回，称肿胀舌，多因热毒、酒毒所致，多主热证或中毒病证。瘦薄舌：舌体瘦小枯薄者，称为瘦薄舌，多由气血阴液不足，不能充盈舌体所致。主气血两虚或阴虚火旺。芒刺舌：舌面软刺增大，高起如刺，触之刺手，称为芒刺舌。多因邪热亢盛所致。如舌尖有芒刺，多为心火亢盛；舌边有芒刺，多属肝胆火盛；舌中有芒刺，主胃肠热盛。裂纹舌：舌面上有裂沟，而裂沟中无舌苔覆盖者。多因精血亏损，津液耗伤所致，多主精血亏损。此外，大约有 0.5% 的健康人在舌面上有纵横向的深沟，称先天性舌裂，其裂纹中多有舌苔覆盖，身体无其他不适。齿痕舌：舌体边缘有齿压的痕迹，多由脾虚水湿不化，以致湿阻于舌而形成齿痕，故齿痕常与胖嫩舌同见，主脾虚或湿盛。

（4）舌态：正常舌态是舌体活动灵敏，伸缩自如。病理舌态有僵硬、痿软、舌纵、短缩、麻痹、颤动、歪斜、吐弄等。僵硬：舌体板硬强直，运动不灵，语言謇塞不清，多因热扰心神，舌无所主；或高热伤阴，筋脉失养；或痰阻舌络所致。痿软：舌体软弱，无力屈伸，痿废不灵，多因气血虚极，筋脉失养所致。可见于气血俱虚，热灼津伤，阴亏已极等证。舌纵：舌伸出口外，内收困难，或不能回缩。可见于实热内盛，痰火扰心及气虚证。短缩：舌体紧缩而不能伸长，可因寒凝筋脉，舌收挛缩；内阻痰湿，引动肝风，风邪夹痰，梗阻舌根；热盛伤津，筋脉拘挛；气血俱虚，舌体失于濡养温煦所致。无论因虚因实，皆属危重征候。麻痹：舌有麻木感而运动不灵的，叫舌麻痹，多因营血不营于舌而致；若无故舌麻，时作时止，是心血虚；若舌麻而时发颤动，或有中风症状，是肝风内动之候。颤动：舌体震颤抖动，不能自主，称为颤动舌。多因气血两虚，筋脉失养或热极伤津而生风所致。可见于血虚生风及热极生风等证。歪斜：伸舌偏斜一侧，舌体不正，多因风邪中络，或风痰阻络所致；风中脏腑者，病侧舌肌弛缓，则向健侧偏斜，多见于中风证。吐弄：舌常伸出口外者为"吐舌"；舌不停舐上下左右口唇，或舌微出口外，立即收回，皆称为"弄舌"。二者皆因心、脾二经有热，灼伤津液，以致筋脉紧缩，频频动摇。弄舌常见于小儿智能发育不全。

2. 望舌苔　正常的舌苔是由胃气上蒸所生，故胃气的盛衰，可从舌苔的变化上反映出来。望舌苔，应注意苔质和苔色两方面的变化。

（1）苔质：舌苔的形质，包括舌苔的厚薄、润燥、糙黏、腐腻、剥落、有根无根等变化。厚薄：凡透过舌苔隐约可见舌质的，为薄苔。由胃气所生，属正常舌苔；有病见之，多为疾病初起或病邪在表，病情较轻。不能透过舌苔见到舌质的，即是厚苔。多为病邪入里，或胃肠积滞，病情较重。舌苔由薄而增厚，多为正不胜邪，病邪由表传里，病情由轻转重，为病势发展的表现，否则，为病情由重转轻，病势退却的表现。润燥：舌面润泽，干湿适中，是润苔。表示津液未伤；若水液过多，扪之湿而滑利，甚至伸舌涎流欲滴，为滑苔。多见于阳虚而痰饮水湿内停之证。若望之干枯，扪之无津，为燥苔，多见于热盛伤津、阴液不足，或阳虚水不化津，燥气伤肺等证。舌苔由润变燥，多为燥邪伤津，或热甚耗津，表示病情加重；舌若由燥变润，多为燥热渐退，津液渐复，说明病情好转。腐腻：苔厚而颗粒粗大疏松，形如豆渣堆积舌面，揩之可去，称为"腐苔"。因体内阳热有余，蒸腾胃中腐浊之气上泛而成，常见于痰浊、食积，且有胃肠郁热之证。苔质颗粒细腻致密，揩之不去，刮之不脱，称为"腻苔"，多因脾失健运，湿浊内盛，阳气被困而造成，多见于痰饮、湿浊内停等证。剥落：患者舌苔忽然全部或部分剥脱者，称剥落苔。若全部剥脱，不生新苔，光洁如镜，称镜面舌、光滑舌。由于胃阴枯竭、胃气大伤所致。无论何色，皆属胃气将绝之危候。若舌苔剥脱不全，剥处光滑，余处残存舌苔，称花剥苔，是胃之气阴两伤所致。舌苔从有到无，是胃的气阴不足，正气渐衰的表现；但舌苔剥落之后，复生薄白之苔，乃邪去正胜，胃气渐复之佳兆。注意：无论舌苔的增长或消退，都以逐渐转变为佳，倘使舌苔骤长骤退，多为病情暴变征象。有根苔与无根苔：无论苔之厚薄，若紧贴舌面，似从舌里生出者为有根苔，表示病邪虽盛，但胃气未衰；若苔不着实，似浮涂舌上，刮之即去者，称为无根苔，表示胃气已衰。总之，观察舌苔的厚薄可知病的深浅；舌苔的润燥，可知津液的盈亏；舌苔的腐腻，可知湿浊等情况；舌苔的剥落和有根、无根，可知气阴的盛衰及病情的发展趋势等。

（2）苔色：舌苔之颜色分为白、黄、灰、黑四类及兼色变化，观察苔色可以了解疾病的性质。

1）白苔：常见于表证、寒证。由于外感邪气尚未传里，舌苔往往无明显变化，仍为正常之薄白苔。若舌淡苔白而湿润，常是里寒证或寒湿证。但在特殊情况下，白苔也主热证。如舌上满布白苔，如白粉堆积，扪之不燥，为"积粉苔"是由外感秽浊不正之气，毒热内盛所致，常见于瘟疫或内痈。如苔白燥裂如砂石，扪之粗糙，称"糙裂苔"，皆因湿病化热迅速，内热暴起，津液暴伤，苔尚未转黄而里热已炽，常见于温病或误服温补之药。

2）黄苔：一般主里证、热证。由于热邪熏灼，所以苔现黄色。淡黄热轻，深黄热重，焦黄热结。外感病，苔由白转黄，为表邪入里化热的征象。若苔薄淡黄，为外感风热表证或风寒化热。或舌淡胖嫩，苔黄滑润者，多是阳虚水湿不化。

3）灰黑苔：苔色浅黑，称为灰苔；苔色深灰，称为黑苔。二者只是颜色深浅的差别，故并称灰黑苔。一般主阴寒内盛证，或里热炽盛证。灰黑苔多见于热性病中，亦可见于寒湿病中，但无论寒热均属重症,黑色越深,病情越重。如《敖氏伤寒金镜录》曰:“舌见黑色,水克火明矣,患此者百无一治。”如苔黑而燥裂,甚生芒刺,为热极津枯;苔黑而燥,见于舌中者,是肠燥屎结,或胃将败坏之兆;见于舌根者,是下焦热甚;见于舌尖者,是心火自焚。苔黑而滑润,舌质淡白,为阴寒内盛,水湿不化;苔黑而黏腻,为痰湿内阻。

3. 舌质与舌苔的综合诊察 疾病的发展是一个复杂的整体性变化过程,在掌握舌质、舌苔的基本变化及其主病时,还应同时分析舌质和舌苔的相互关系。一般察舌质重在辨正气的虚实,察舌苔重在辨邪气的浅深与性质,二者必须综合诊察。一般舌质与舌苔变化是一致的,如里实热证,多见舌红苔黄而干;里虚寒证多舌淡苔白而润。如苔白虽主寒主湿,但若红绛舌兼白干苔,则属燥热伤津,多由燥气化火迅速,苔色尚未转黄,便已入营;如白厚积粉苔,亦主邪热炽盛,并不主寒;灰黑苔可属热证,亦可属寒证,须结合舌质润燥来辨。有时二者主病是矛盾的,如红绛舌白滑腻苔,在外感属营分有热,气分有湿;在内伤为阴虚火旺,又有痰浊食积。望舌要获得准确的结果,必须注意伸舌姿势,望舌顺序、光线,饮食的影响,服药等情况。

(七) 望排出物

望排出物是观察患者的分泌物和排泄物,如痰涎、呕吐物、二便、涕唾、汗、泪、带下的色、质、形、量等变化,以了解脏腑的病变及邪气性质。一般排出物色泽清白,质地稀,多为寒证、虚证;色泽黄赤,质地黏稠,形态秽浊不洁,多属热证、实证;如色泽发黑,夹有块物者,多为瘀证。

1. 望痰涎 痰涎是机体水液代谢障碍的病理产物,主要由脾、肺、肾脏功能失常所致,故说:“脾为生痰之源,肺为贮痰之器”,但是与他脏也有关系。临床上分为有形之痰与无形之痰两类。痰黄黏稠,坚而成块者,属热痰。因热邪煎熬津液所致。痰白而清稀,或有灰黑点者,属寒痰。因寒伤阳气,气不化津,聚湿为痰。痰白滑而量多,易咯出者,属湿痰。因脾虚不运,水湿不化,聚而成痰;痰少而黏,难于咳出者,属燥痰。因燥邪伤肺。痰中带血,或咳吐鲜血者,为热伤肺络。口常流稀涎者,多为脾胃阳虚证。口常流黏涎者,多属脾蕴湿热。

2. 望呕吐物 在生理上,胃气以降为顺,如胃气上逆,使胃内容物随之呕出,则成呕吐。若呕吐物清稀无臭,多是寒呕。多由脾胃虚寒或寒邪犯胃所致。呕吐物酸臭秽浊,多为热呕。因邪热犯胃,胃有实热所致。呕吐痰涎清水,量多,多是痰饮内阻。呕吐未消化食物,腐酸味臭,多属食积。若呕吐频发,呕吐不化食物而少有酸腐,为肝气犯胃所致。若呕吐黄绿苦水,多因肝胆郁热或肝胆湿热所致。呕吐鲜血或紫黯有块,夹杂食物残渣,多因胃有积热或肝火犯胃,或素有瘀血所致。

3. 望大便 望大便,主要是察大便的色、质、量等。若大便清稀,完谷不化,或如鸭溏者,多属寒泻。如大便色黄稀清如糜有臭秽者,属热泻。大便色白,多属脾虚或黄疸。大便燥结者,多属实热证。大便干结如羊屎,排出困难,或多日不便而不甚痛苦者,为阴血亏虚。大便如黏冻而夹有脓血且兼腹痛,里急后重者,是痢疾。便黑如柏油,是胃络出血。小儿便绿,多为消化不良的征象。大便下血,如先血后便,血色鲜红的,多见于痔疮出血;若先便后血,血色褐黯的,多见于胃肠病。

4. 望小便 主要观察小便的颜色、质、量的变化。如小便清长量多,伴有形寒肢冷,多属寒证。小便短赤量少,尿时灼热疼痛,多属热证。尿浑如膏脂或有滑腻之物,多是膏淋;尿有砂石,小便困难而痛,为石淋。尿中带血,为尿血,多属下焦热盛,热伤血络;尿血,伴有排尿困难而灼热刺痛者,是血淋。尿混浊如米泔水,形体日瘦,多为脾肾虚损。

（八）望小儿指纹

指纹，是浮露于小儿两手示指掌侧前缘的脉络。观察小儿指纹形色变化以诊察疾病的方法，称为“指纹诊法”，仅适用于三岁以下的幼儿。指纹是手太阴肺经的一个分支，故与诊寸口脉意义相似。指纹分“风”、“气”、“命”三关，即示指近掌部的第一节为“风关”，第二节为“气关”，第三节为“命关”。如图 2-2 所示：

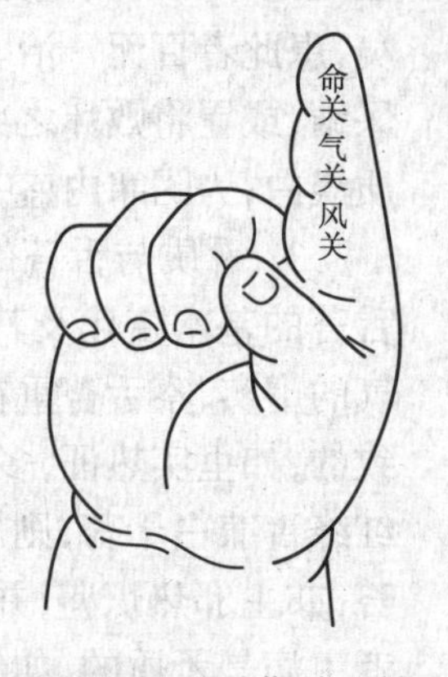

图 2-2 婴儿指纹三关

1. 望指纹的方法 稳定患儿情绪，医者握住患儿示指末端，以右手大拇指在其示指掌侧，从命关向气关、风关直推数次，用力要适当，使指纹明显暴露，以便于观察。

2. 望指纹的临床意义 正常指纹，络脉色泽浅红兼紫，隐藏于风关之内，大多不浮露，甚至不明显，多是斜形、单枝，粗细适中。

（1）纹位变化—三关测轻重：根据指纹在手指三关中出现的部位，以测邪气的浅深，病情的轻重。指纹显于风关附近者，表示邪浅，病轻；指纹过风关至气关者，为邪已深入，病情较重；指纹过气关达命关者，是邪陷病深之兆；若指纹透过风、气、命三关，一直延伸到指甲端者，是所谓“透关射甲”，揭示病情危重。

（2）纹色变化—红紫辨寒热：纹色主要有红、紫、青、黑、白色的变化。纹色偏红多属外感风寒。纹色紫红，多主热证。纹色青，主风证或痛证；纹色青紫或紫黑色，是血络闭郁；纹色淡白，多属脾虚。

（3）纹形变化—浮沉分表里，淡滞定虚实：纹形指纹的浅、深、细、粗等变化。如指纹浮而明显的，主病在表；沉隐不显的，主病在里。纹细而色浅淡的，多属虚证；纹粗而色浓滞的，多属实证。

总之，望小儿指纹的要点就是：浮沉分表里，红紫辨寒热，淡滞定虚实，三关测轻重，纹形色相参，留神仔细看。

二、闻诊

闻诊包括听声音和嗅气味，了解患者的各种异常声音和气味，以诊察病情。闻诊是获得各种客观体征的一个重要途径。

（一）听声音

听声音，主要是听患者言语气息的高低、强弱、清浊、缓急等变化，以及咳嗽、呕吐、呃逆、嗳气等的异常，以分辨病情的寒热虚实。由于人们性别、年龄、形质禀赋等的不同，正常人的声音亦不相同，如男性多声低而浊，女性多声高而清，儿童则声音尖利清脆，老人则声音浑厚低沉。声音与情志的变化也有关系。如怒时发声忿厉而急；悲哀则发声悲惨而断续等，这些感情触动而发的声音，也属于正常范围，与疾病无关。

1. 语音异常 若语声高亢洪亮，多言而躁动，多属实证、热证。若感受风、寒、湿诸邪，声音常兼重浊。若语声低微无力，少言而沉静，多属虚证、寒证或邪去正伤之证。

（1）音哑与失音：语声低而清楚称音哑，发音不出称失音。临床发病往往先见音哑，继见失音，二者病因病机基本相同，当先辨虚实。新病多属实证，因外感风寒或风热袭肺，或因痰浊壅肺，肺失清肃所致。久病多属虚证，因精气内伤，肺肾阴虚，虚火灼金所致。

（2）鼻鼾：是指气道不利时发出的异常呼吸声。若鼾声不绝，昏睡不醒，多见于高热神昏或中风入脏之危证。

（3）呻吟、惊呼：呻吟是因痛苦而发出的声音。呻吟不止是身痛不适。由于意外刺激而突然发出的喊叫声，称惊呼。骤发剧痛或惊恐常令人发出惊呼。小儿阵发惊呼，声尖惊恐，多是肝风内动，扰乱心神之惊风证。

2. 语言异常 "言为心声"，语言异常多属心的病变。一般沉默寡言者多属虚证、寒证；烦躁多言者，多属实证、热证。语声低微，时断时续者，多属虚证；语声高亢有力者多属实证。

（1）狂言、癫语：狂言、癫语都是患者神志错乱、意识思维障碍所出现的语无伦次的表现。狂言表现为骂詈歌笑无常，胡言乱语，喧扰妄动，烦躁不安等，主要见于狂证。患者情绪处于极度兴奋状态，属阳证、热证。多因痰火扰心、肝胆郁火所致。癫语表现为语无伦次，自言自语或默默不语，哭笑无常，精神恍惚，不欲见人。主要见于癫证。患者精神抑郁不振，属阴证。多因痰浊郁闭或心脾两虚所致。

（2）独语与错语：独语表现为独自说话，喃喃不休，首尾不续，见人便止。多因心之气血不足，心神失养，或因痰浊内盛，上蒙心窍，神明被扰所致。错语表现为语言颠倒错乱，或言后自知说错，不能自主。多因肝郁气滞，痰浊内阻，心脾两虚所致。

（3）谵语与郑声：谵语表现为神志不清，胡言乱语，声高有力，往往伴有身热烦躁等，多属实证、热证。尤以急性外感热病多见。多因邪气太盛，扰动心神所致。郑声表现为神志昏沉，语言重复，低微无力，时断时续。多因心气大伤、神无所依而致，属虚证。

3. 呼吸异常与咳嗽 呼吸异常与咳嗽是肺病常见的症状。

（1）呼吸异常：主要表现为喘、哮、上气、短气、气微、气粗等现象。喘，又称"气喘"，是指呼吸急促困难，甚至张口抬肩，鼻翼煽动，端坐呼吸，不能平卧的现象。可见于多种急慢性肺脏疾病。实喘是发病急骤，呼吸困难，声高息涌气粗，唯以呼出为快，甚则仰首目突，多因外邪袭肺或痰浊阻肺所致。虚喘是发病缓慢，呼吸短促，似不相接续，但得引一长息为快，活动后喘促更甚，气怯声低，多因肺之气阴两虚，或肾不纳气所致。哮是以呼吸急促，喉中痰鸣如哨为特征。多反复发作，不易痊愈。往往在季节转换、气候变动突然时复发。寒哮多在冬春季节，遇冷而作。因阳虚痰饮内停，或寒饮阻肺所致。热哮，则常在夏秋季节，气候燥热时发作。因阴虚火旺或热痰阻肺所致。上气是以呼吸气急，呼多吸少为特点，兼有气息短促，面目水肿，为肺气不利，气逆于喉间所致。实证多见于痰饮阻肺或外邪袭肺；虚证以阴虚火旺多见。短气是以呼吸短促，不相接续为特点，其症似虚喘而不抬肩，似呻吟而无痛楚。多因肺气不足所致。若胸中停饮也可见短气，为水饮阻滞胸中气机，肺气不利而致。少气是以呼吸微弱，语声低微为特点，伴有倦怠懒言，面色不华，谈话时自觉气不足以言，常深吸一口气后再继续说话，为全身阳气不足之象。气粗、气微是指患者呼吸时鼻中气息粗糙或微弱。气息粗糙多属实证，为外感六淫之邪或痰浊内盛，气机不利所致；气息微弱多属虚证，为肺肾气虚所致。

（2）咳嗽："咳"是指有声无痰；"嗽"是指有痰无声，咳嗽为有声有痰。一般外感咳嗽，起病较急，病程较短，必兼表证，多属实证；内伤咳嗽，起病缓慢，病程较长或反复发作，以虚证居多。如咳声紧闷，多属寒湿，咳声清脆多属燥热等。如咳嗽昼甚夜轻者，常为热为燥；夜甚昼轻者，多为肺肾阴亏。若无力作咳，咳声低微者，多属肺气虚。咳嗽的诊断，还须结合痰的色、量等表现以鉴别寒热虚实。一般初病多属实，久病多属虚，痰多为实，痰少为虚，咳剧有力为实，咳缓声怯为虚。顿咳又称"百日咳"，特点是咳嗽阵作，咳声连续，是痉挛性发作，咳剧气逆则涕泪俱出，甚至呕吐，阵咳后伴有怪声，如"鹭鸶鸣"。顿咳以五岁以下的小儿多见，多发于冬春季节，病程较长，不易速愈。多因风邪与伏痰搏结，郁而化热，阻遏气道所致。实证顿咳多因风寒犯肺或痰热阻肺所致。虚证顿咳多见肺脾气虚。白喉病则咳声如犬吠，干咳阵作，为疫毒内传，里热炽盛而成。

4. 呕吐、嗳气与呃逆　呕吐、嗳气与呃逆均属胃气上逆所致，因病邪影响的部位不同，而见不同的临床表现。

（1）呕吐：可分呕吐、干呕。有声有物称为呕；有物无声称为吐，如吐酸水、吐苦水等；干呕是指欲吐而无物有声，或仅呕出少量涎沫。从呕吐的声响形态，辨别病证的寒、热、虚、实。如吐势徐缓，声音微弱者，多属虚寒呕吐；而吐势较急，声音响亮者，多为实热呕吐。虚证呕吐多因脾胃阳虚和胃阴不足所致。实证呕吐多是邪气犯胃、浊气上逆所致。多见于食滞胃脘、外邪犯胃、痰饮内阻、肝气犯胃等证。

（2）嗳气：是气从胃中上逆出咽喉时发出的声音。嗳气分虚实。虚证嗳气，其声多低弱无力，多因脾胃虚弱所致。实证嗳气，其声多高亢有力，嗳后腹满得减，多为食滞胃脘，肝气犯胃、寒邪客胃而致。

（3）呃逆：是胃气上逆，从咽部冲出，发出的一种不由自主的冲击声，为胃气上逆，膈肌痉挛所致。呃逆临床分虚、实、寒、热。一般呃声高亢，音响有力的多属实、属热；呃声低沉，气弱无力的多属虚、属寒。实证发病较急，多因寒邪直中脾胃或肝火犯胃所致。虚证多因脾肾阳衰或胃阴不足所致。

5. 叹息　是指患者自觉胸中憋闷而长嘘气，嘘后胸中略舒的一种表现。是因气机不畅所致。以肝郁和气虚多见。

（二）嗅气味

嗅气味，主要是嗅患者病体、排出物、病室等的异常气味。以了解病情，判断疾病的寒热虚实。

1. 病体气味

（1）口臭：是指患者张口时发出臭秽之气。多见于口腔的病变或胃肠有热之人。口腔疾病致口臭的，可见于牙疳、龋齿或口腔不洁等。胃肠有热致口臭的，多见胃火上炎，宿食内停或脾胃湿热之证。

（2）汗气：如气分实热壅盛，或久病阴虚火旺之人，汗出量多而有酸腐之气。痹证若风湿之邪，久羁肌表化热，也可汗出色黄而带有特殊的臭气。阴水患者若出汗伴有“尿臊气”，则是病情转危的险候。

（3）鼻臭：是指鼻腔呼气时有臭秽气味。如鼻流黄浊黏稠腥臭之涕、缠绵难愈、反复发作，是鼻渊。如梅毒、疠风或癌肿可致鼻部溃烂，而产生臭秽之气。如鼻呼出之气带有“烂苹果味”，是消渴病之重症。若呼气带有“尿臊气”，则多见于阴水患者，病情垂危的险症。

（4）身臭：身体有疮疡溃烂流脓水，或有狐臭、漏液等均可致身臭。

2. 排出物气味　排出物如痰涎、大小便、妇人经带等的异常气味。一般而言，湿热或热邪致病，排出物多混浊而有臭秽，难闻的气味；寒邪或寒湿邪气致病，其排出物多清稀而无特殊气味。小便臊臭，其色黄混浊，属实热证。若小便清长，微有腥臊或无特殊气味，属虚证、寒证。大便恶臭，黄色稀便或赤白脓血，为大肠湿热内盛。小儿大便酸臭，伴有不消化食物，为食积内停。大便溏泻，其气腥者为脾胃虚寒。矢气败卵味，多因暴饮暴食，食滞中焦或肠中有宿屎内停所致。矢气连连，声响不臭，多属肝郁气滞，腑气不畅。月经或产后恶露臭秽，因热邪侵袭胞宫。带下气臭秽，色黄，为湿热下注。带下气腥，色白，为寒湿下注。

3. 病室气味　病室的气味由病体本身及其排出物等发出。瘟疫病开始即有臭气熏人，

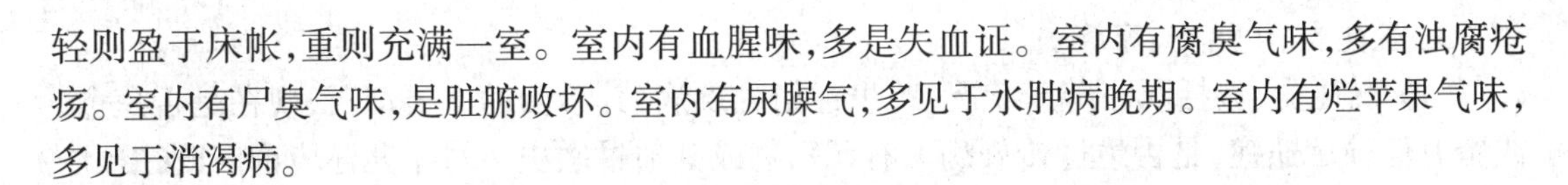

轻则盈于床帐，重则充满一室。室内有血腥味，多是失血证。室内有腐臭气味，多有浊腐疮疡。室内有尸臭气味，是脏腑败坏。室内有尿臊气，多见于水肿病晚期。室内有烂苹果气味，多见于消渴病。

三、问诊

问诊，是通过询问患者或陪诊者，了解疾病的发生、发展、治疗经过、现在症状和其他与疾病有关的情况，以诊察疾病的方法。问诊的内容主要包括一般项目、主诉和病史、现在症状等。问诊是诊察疾病的重要方法，应当遵循以下原则：

1. 围绕主诉进行询问　主诉反映的是疾病的主要矛盾，围绕主要矛盾进行分析归纳，初步得出可能的疾病诊断，从而确定临床诊断或印象诊断。

2. 问辨结合　就是一边问诊，一边对问诊内容加以分析辨证，可以使问诊的目的更加明确，做到详而不繁，简而不漏，搜集的资料全面准确。

3. 临床问诊注意事项

(1) 医生要注意力集中，态度要和蔼可亲，语言要通俗易懂，合理使用医学术语，以取得患者的信任和合作。

(2) 必要时启发患者回答，但要避免暗示，以求病情真实。要注意患者的心理活动，帮助患者解除精神负担，树立战胜疾病的信心。

(3) 对于危重患者，要以抢救为先，急则治标，对症治疗，以免贻误时机，造成医疗事故。

(一) 问一般项目

问一般项目，包括姓名、性别、年龄、民族、职业、婚否、籍贯、现单位、现住址等。询问和记录一般项目，可以加强医患联系，追访患者，对患者诊治负责。同时也可作为诊断疾病的参考。

(二) 问主诉和病史

1. 主诉　是患者就诊时陈述其感受最明显或最痛苦的主要症状及其持续的时间。主诉通常是患者就诊的主要原因，也是疾病的主要矛盾。翔实的主诉可以帮助医生判断疾病的类别，病情的轻重缓急，具有重要的诊断价值。

主诉包括不同时间出现的几个症状时，则应按其症状发生的先后顺序排列。一般主诉所包含的症状为一个或两三个。记录主诉文字要准确，简洁明了，不能含糊其辞。

2. 现病史　包括从发病到就诊时病情演变与诊治的全部过程，以及就诊时的全部自觉症状。

发病情况：要询问发病的环境与时间，自觉发病的原因或诱因，是否有传染病接触史，发病的轻重缓急，疾病初起的症状及其部位、性质、持续时间及程度等。

病情演变过程：要按时间顺序询问从发病到就诊时病情发展变化的主要情况，症状的性质、部位、程度有无明显变化，其变化有无规律性，影响变化的原因或诱因。

诊治过程：要询问起病之初到就诊前所作过的诊断与治疗情况。疾病初起曾到何处就医，做过何种检查及检查结果，诊为何病并作何治疗，以及服用药物、剂量、用法、时间和效果如何，是否出现其他不良反应等，均应重点扼要地加以记录。

现在症状：要询问这次就诊的全部自觉症状，这是问诊的主要内容，将另列于后详述。

了解现病史，可以分析病情，摸索疾病发生的规律，为确定诊断提供依据。

3. 既往史、生活史、家族史

(1) 既往史:包括既往健康状况,曾患过何种疾病,其诊治的主要情况,现在是否痊愈,或留有何种后遗症,是否患过传染病。有无药物或其他过敏史。对小儿还应询问既往预防接种情况。既往史常与现患疾病有一定的联系,可作为诊断现有疾病的参考。

(2) 生活史:包括患者的生活习惯、经历、饮食嗜好、劳逸起居、工作情况等。生活经历,应询问出生地、居住地及时间较长的生活地区,尤其是注意有地方病或传染病流行的地区。还应询问精神状况如何,是否受到过较大精神刺激。并问其生活习惯,饮食嗜好,有无烟酒等嗜好。妇女应询问月经及生育史。工作劳逸,应询问劳动性质、强度、作息时间等。

生活史中的生活经历、习惯、工作情况等社会因素对患者的疾病都可能有一定的影响,可为辨证论治提供一定的依据。饮食的嗜好,常可导致脏腑的偏胜偏衰。精神状态的变化,常是引起某些情志疾病的原因。过劳易伤肾,久逸易伤脾,起居失常,多扰动于心而出现各自的疾病反应。

(3) 家族病史:是指患者直系亲属或者血缘关系较近的旁系亲属的患病情况,有否有传染性疾病或遗传性疾病。许多传染病的发生与生活密切接触有关,如肺痨病等。有些遗传性疾病则与血缘关系密切,如杨梅病等。或近血缘结婚,而出现的体质衰弱、痴呆症等。

(三) 问现在症状

问现在症状,是指询问患者就诊时的全部症状。症状是疾病的反映,是临床辨证的主要根据。通过问诊掌握患者的现在症状,可以了解疾病目前的主要矛盾,并围绕主要矛盾进行辨证,从而揭示疾病的本质,对疾病作出确切的判断。因此,问现在症状是问诊中重要的一环。为求问得全面准确,无遗漏,一般是以张景岳"十问歌"为顺序。《十问歌》:"一问寒热二问汗,三问头身四问便,五问饮食六问胸,七聋八渴俱当辨,九问旧病十问因,再兼服药参机变;妇女尤必问经期,迟速闭崩皆可见;再添片语告儿科,天花麻疹全占验。"

1. 问寒热　询问患者有无冷与热的感觉。患者体温高于正常,或者体温正常,但全身或局部有热的感觉,都称为发热。寒热的产生,主要取决于病邪的性质和机体的阴阳盛衰。因此,通过问患者寒热感觉可以辨别病变的寒热性质和阴阳盛衰等情况。

寒与热是临床常见症状,问诊时应注意询问患者寒与热的感觉是单独存在还是同时并见,询问寒热症状的轻重程度、出现的时间、持续的时间、临床表现特点及其兼症等。

(1) 但寒不热:多见于外感病初起尚未发热之时,或寒邪直中脏腑经络,以及内伤虚证等。临床可分为恶风、恶寒、寒战、畏寒等。

恶风是患者遇风则有怕风颤抖的感觉,避风则缓,多为外感风邪或素体肺卫气虚、肌表不固者。恶寒是患者时时觉冷,虽加衣覆被仍不能缓解,多为外感病初起,病性多属于实。寒战是患者恶寒的同时伴有战栗者,是恶寒之甚。其病机、病性与恶寒同。应注意外感病恶风、恶寒、寒战症状独立存在的时间很短,很快就会出现发热症状,成为恶寒发热或寒热往来。亦有少数患者存在时间较长,但亦会出现发热。

畏寒是患者自觉怕冷,但加衣被近火取暖可以缓解,多为里寒证。机体内伤久病,阳气内虚。或寒邪过盛,直中于里,损伤阳气,温煦肌表无力而致。此时,若加衣近火,防止阳气的耗散,或以热助阳,使阳气恢复,肌表得温,畏寒即可缓解。

(2) 但热不寒:患者但觉发热而无怕冷的感觉,称为但热不寒。可见于里热证,临床上分为壮热、潮热、微热。

壮热即患者高热(体温超过39℃),持续不退,属里实热证。为风寒之邪入里化热或温热之邪内传于里，邪盛正实，交争剧烈，里热炽盛，蒸达于外所致。潮热即患者定时发热或定时热甚，如潮汐一样规律。外感与内伤疾病皆可见潮热。如阳明潮热，多见于阳明腑实证，特点是热势较高，热退不净，多在日晡时热势加剧，又称日晡潮热，是由邪热蕴结胃肠，燥屎内结而致，病在阳明胃与大肠。湿温潮热，多见于湿温病。其特点是患者自觉热甚，但初按肌肤多不甚热，扪之稍久才觉灼手，称为"身热不扬"，多在午后热势加剧，是湿热病特有的一种热型。阴虚潮热，多见于阴虚证。其特点是午后或夜间发热加重，热势较低，仅自我感觉，体温不高，多见胸中烦热，手足心发热，又称"五心烦热"。严重者，有热自骨髓向外透发的感觉，称为"骨蒸潮热"。多由阴液亏少，虚阳偏亢而致。

微热即患者发热时间较长，热势轻微，一般体温不超过38℃，又称长期低热。可见于温病后期、内伤气虚、阴虚、小儿夏季热等。温病后期，余邪未清，热邪留恋，患者出现微热持续不退。由气虚而引起的长期微热，又称气虚发热。其特点是长期发热不止，热势较低，劳累后发热加重。多因脾气虚，中气不足，阳气无力升发敷布，郁于肌表而发热。劳则气耗，中气益虚，阳气敷布之力更弱，故郁热加重。小儿夏季热是小儿在气候炎热季节发热不已，至秋凉时不治自愈，亦属微热。是小儿气阴不足，不能适应夏令炎热气候所致。

（3）恶寒与发热：恶寒与发热感觉并存称恶寒发热。外感表证初起，外邪束表，郁遏卫阳，肌表失煦故恶寒；卫阳失宣，郁而发热。如果感受寒邪，可导致束表遏阳之势加重，恶寒症状显著；感受热邪，助阳而致阳盛，发热症状显著。

如恶寒重，发热轻，多属外感风寒的表寒证。发热重，恶寒轻，多属外感风热的表热证。恶寒、发热，并有恶风、自汗、脉浮缓，多属外感表虚证。恶寒发热，兼头痛、身痛、无汗、脉浮紧是外感表实证。一般邪轻正盛，恶寒发热皆轻；邪盛正实，恶寒发热皆重；邪盛正虚，恶寒重，发热轻。

（4）寒热往来：指患者恶寒与发热交替发作，一日一发或一日数发，可见于少阳病、温病及疟疾。外邪侵袭人体，邪气由表入里时，停留于半表半里之间，正气不能抗邪外出，此时正邪处于相持阶段，正胜邪弱则热，邪胜正衰则寒，一胜一负，一进一退，故见寒热往来。

2. 问汗　正常情况下，出汗属于生理现象。发生疾病时出汗，一方面可以排出致病的邪气，是机体抗邪的正常反应。另一方面过度的出汗可耗伤津液，导致阴阳失衡。问汗时要注意患者出汗的时间、部位、汗量、出汗特点、主要兼症以及出汗后症状的变化。

（1）无汗：外感疾病，邪郁肌表，气不得宣，汗不能达，故无汗，属于卫气调节功能失常。当邪气入里，耗伤营阴，亦无汗，属于津枯而汗液生成障碍。内伤久病无汗，可为肺气失于宣达，为汗的调节功能障碍；亦可为血少津亏，汗失生化之源。

（2）有汗：多为营卫不密，内热壅盛，阴阳失调，而致出汗异常。如患者有汗，病程短，伴发热恶风等症状，属太阳中风表虚证，是外感风邪所致。若患者大汗不已，蒸蒸发热，面赤，口渴饮冷，属实热证。里热炽盛，蒸津外泄，故汗出量多。此时邪气尚实，正气未虚，正邪相搏，汗出不止，汗出愈多，正气愈伤。若冷汗淋漓，或汗出如油，伴呼吸喘促，面色苍白，四肢厥冷，脉微欲绝，称为"脱汗"、"绝汗"。是久病重病正气大伤，阳气外脱，津液大泄，为正气已衰，阳亡阴竭的危候。

白天经常汗出不止，活动后尤甚，称为自汗，伴神疲乏力，气短懒言或畏寒肢冷等症状，多因阳虚或气虚不能固护肌表，腠理疏松，玄府不密，津液外泄所致。因活动后阳气外散，使气更虚，故出汗加重，自汗多见于气虚或阳虚证。患者经常睡则汗出，醒则汗止，称为盗汗。多伴潮热、颧红、五心烦热、舌红、脉细数等，属阴虚。阴虚则虚热内生，虚热蒸津外泄，故盗汗。

患者先恶寒战栗，表情痛苦，辗转挣扎，继而汗出者，称为战汗。多见外感热病，邪正相争剧烈，是疾病发展的转折点。战汗的转归，一为汗出病退，脉静身凉，烦渴顿除，此为正气胜于邪气，病渐转愈，属佳象；一为战汗之后热势不退，症见烦躁，脉来急疾。此为正气虚弱，不能胜邪，而热复内陷，疾病恶化，属危象。

(3) 局部汗：头汗指患者仅头部或头颈部出汗较多，多因上焦邪热或中焦湿热上蒸，逼津外泄；或病危虚阳浮越于上所致。半身汗指半侧身体有汗，或半侧身体经常无汗，或上或下，或左或右。可见于中风先兆、中风证、痿证、截瘫等病。多因患侧经络闭阻，气血运行不畅所致。手足汗指手心、足心出汗较多。多因热邪郁于内或阴虚阳亢，逼津外出而达于四肢所致。

3. 问周身　就是询问患者周身有无疼痛与其他不适。临床可按从头至足的顺序，逐一进行询问。

(1) 问疼痛：应问清疼痛产生的原因、性质、部位、时间、喜恶等。

疼痛的原因：引起疼痛的原因有外感、内伤，其病机有虚、实。其中因不通则痛者，属实证，不荣则痛者属虚证。

疼痛的性质：

1) 胀痛：痛且有胀感，以胸胁、胃脘、腹部多见。多因气机郁滞所致。

2) 刺痛：疼痛如针刺，疼痛的范围小，部位固定，多因瘀血所致。以胸胁、胃脘、小腹、少腹部多见。

3) 绞痛：痛势剧烈如绞割，难以忍受。多为有形实邪突然阻塞经络，闭阻气机，或寒邪内侵，气机郁闭，导致血流不畅而成。可见于心血瘀阻的心痛，蛔虫上窜或寒邪内侵胃肠引起的脘腹痛等。

4) 窜痛：疼痛部位游走不定或走窜攻痛，痛处不定，或感觉不到确切的疼痛部位。多为风邪留着于经络关节，阻滞气机所致。可见于风湿痹证或气滞证。

5) 掣痛：痛处有抽掣感或同时牵引他处而痛，疼痛多呈条状或放射状，或有起止点，有牵扯感多由筋脉失养或经络阻滞不通所致。可见于胸痹、肝阴虚、肝经实热等证。

6) 灼痛：痛处有烧灼感，如病在浅表，有时痛处触之觉热，多喜冷凉。多由火热之邪窜入经络，或阴虚阳亢，虚热灼于经络所致。可见于肝火犯络两胁灼痛，胃阴不足脘部灼痛及外科疮疡等证。

7) 冷痛：痛处有冷感，如病在浅表，有时触之发凉，多喜温热。多因寒凝筋脉或阳气不足而致。

8) 重痛：疼痛伴有沉重感，多见于头部、四肢及腰部。多因湿邪困阻气机而致。多见于湿证。

9) 空痛：痛而有空虚之感，喜温喜按。多为精血不足而致。可见于阳虚、阴虚、血虚或阴阳两虚等证。

10) 隐痛：痛而隐隐，绵绵不休，痛势较轻，可以耐受，持续时间较长。多因气血不足，或阳气虚弱，导致经脉气血运行滞涩所致。

疼痛部位：

1) 头痛：整个头部或头的前后、两侧部位的疼痛，皆称头痛。外感多由邪犯脑府，经络郁滞不畅所致，属实。内伤多由脏腑虚弱，清阳不升，脑府失养，或肾精不足，髓海不充所致，属虚。如痰饮、瘀血阻滞经络所致的疼痛，则或虚或实，或虚实夹杂。凡头痛较剧，痛无休止，并伴外感表现者，为外感头痛。如头重如裹，肢重者属风湿头痛。凡头痛较轻，病程较长，时痛时止者，多为内伤头痛。如头痛隐隐，过劳则甚，属气虚头痛。如头痛隐隐，眩晕面白，属血虚头痛。头脑空痛，腰膝酸软，属肾虚头痛。如头痛晕沉，自汗、便溏属脾虚头痛。凡头痛如刺，痛有定处，属血瘀头痛。凡头痛如裹，泛呕眩晕，属痰浊头痛。凡头胀痛，口苦咽干，属肝火上炎头痛。头部疼痛与经络分布有关，如头项痛属太阳经病，前额痛属阳明经病，头侧部痛属少阳经病，头顶痛属厥阴经病，头痛连齿属少阴经病。

2）胸痛：以心肺病变居多，总由胸部气机不畅所致。胸痛、潮热盗汗，咳痰带血者，属肺阴虚证。胸痛憋闷，痛引肩臂者，为胸痹。可见于胸阳不足，痰浊内阻或气虚血瘀等证。胸背彻痛剧烈、面色青灰、手足青至节者，为真心痛。是因心脉猝然闭塞不通所致。胸痛、壮热面赤，喘促鼻煽者，为热邪壅肺，肺失宣降所致。胸闷咳喘，痰白量多者，属痰湿犯肺。胸胀痛，走窜、太息易怒者，属肝气郁滞。胸部刺痛、固定不移者，属血瘀。

3）胁痛：多属肝胆及其经脉的病变。胁胀痛、太息易怒者，多为肝气郁结所致。胁肋灼痛，多为肝火郁滞。胁肋胀痛，身目发黄，多为肝胆湿热蕴结，可见于黄疸病。胁部刺痛、固定不移，为瘀血阻滞，经络不畅所致。胁痛，患侧肋间饱满，咳唾引痛，可见于悬饮病。

4）胃脘痛：如胃脘冷痛，疼势较剧，得热痛减，属寒邪犯胃。胃脘灼痛，多食善饥，口臭便秘者，属胃火炽盛。胃脘胀痛，嗳气不舒，属胃腑气滞，多是肝气犯胃所致；胃脘刺痛，固定不移，属瘀血胃痛；胃脘胀痛，嗳腐吞酸，厌食为食滞胃脘。胃脘隐痛，呕吐清水，属胃阳虚；胃脘灼痛嘈杂，饥不欲食，属胃阴虚。

5）腹痛：如腹部隐痛、便溏、喜温喜按，属脾胃虚寒。小腹胀痛，小便不利多为癃闭，病在膀胱。小腹刺痛，小便不利，为膀胱蓄血。少腹冷痛，牵引阴部，为寒凝肝脉。绕脐痛，起包块，按之可移者，为虫积腹痛。凡腹痛暴急剧烈、胀痛、拒按，得食痛甚者，多属实证。凡腹痛徐缓、隐痛、喜按、得食痛减者，多属虚证。凡腹痛得热痛减者，多属寒证。凡腹痛，痛而喜冷者，多属热证。

6）腰痛：如腰部冷痛，以脊骨痛为主，活动受限，多为寒湿痹证。腰部冷痛，小便清长，属肾虚。腰部刺痛，固定不移，属闪挫跌扑瘀血。如腰脊骨痛，多病在骨；如腰痛以两侧为主，多病在肾；如腰脊痛连及下肢者，多病在下肢经脉。腰痛连腹，绕如带状，多病在带脉。

7）背痛：如背痛连及头项，伴外感表证，是风寒之邪客于太阳经；背部冷痛伴畏寒肢冷，属阳虚；脊骨空痛，不可俯仰，多为精气亏虚，督脉受损。

8）四肢痛：如四肢关节痛、窜痛，多为风痹；四肢关节痛，周身困重多为湿痹；四肢关节疼痛剧烈，得热痛减为寒痹。四肢关节灼痛，喜冷，或有红肿，多为热痹；如足跟或胫膝隐隐而痛，多为肾气不足。

9）周身痛：如新病周身酸重疼痛，伴外感表证，属外邪束表；若久病卧床，周身疼痛，属气血亏虚，经脉不畅。

（2）问其他不适：常见的周身其他不适有：头晕、目眩、目涩、视力减退、耳鸣、耳聋、重听、胸闷、心悸、腹胀、麻木等。临床问诊时，要询问其他不适的产生有无诱因、持续时间、表现特点、主要兼症等。

头晕：是指患者自觉视物昏花旋转，轻者闭目可缓解，重者感觉天旋地转，不能站立，闭目亦不能缓解。因外邪侵入或脏腑功能失调引起经络阻滞，清阳之气不升或风火上扰，造成邪干脑府或脑府失养而致。头晕常见有风火上扰、阴虚阳亢、心脾血虚、中气不足、肾精不足和痰浊中阻等类型。

目痛、目眩、目涩、雀目:①目痛:目痛而赤,属肝火上炎;目赤肿痛,羞明多眵,多属风热;目痛较剧,头痛,恶心呕吐,瞳孔散大,多是青光眼;目隐隐作痛,时作时止,多为阴虚火旺;②目眩:指视物昏花迷乱,或眼前有黑花闪烁,流萤幻视的感觉。多因肝肾阴虚,肝阳上亢,肝血不足,或气血不足,目失所养而致;③目涩:指眼目干燥涩滞,或似异物入目等不适感,伴目赤,流泪,多属肝火上炎所致;若伴久视加重,闭目静养减轻,多属血虚阴亏;④雀目:黄昏视物不清,白昼视觉恢复正常者,又称夜盲,多因肝血不足或肾阴损耗,目失所养而成。

耳鸣、耳聋、重听:①耳鸣:患者自觉耳内鸣响,如闻蝉鸣或潮水声,若暴起耳鸣声大,用手按而鸣声不减,属实证,多因肝胆火盛所致;渐觉耳鸣,声音细小,以手按之,鸣声减轻,属虚证,多由肾虚精亏,髓海不充,耳失所养而成;②耳聋:新病突发耳聋多属实证,因邪气蒙蔽清窍,清窍失养所致;渐聋多属虚证,多因脏腑虚损而成;一般而言,虚证多而实证少,实证易治,虚证难治;③重听:听音不清,往往引起错觉,即听力减退的表现,多因肾虚或风邪外入所致。

胸闷:胸部有堵塞不畅,满闷不舒的感觉,多因胸部气机不畅所致。由于造成胸部气机不畅的原因很多,胸闷可出现于多种病证之中。

心悸怔忡:患者自觉心跳异常,心慌不安,不能自主,称为心悸。若因惊而悸称为惊悸。心悸多为自发,惊悸多因惊而悸。怔忡是心悸与惊悸的进一步发展,心中悸动较剧、持续时间较长,病情较重。如心阳亏虚,鼓动乏力;气血不足,心失所养;阴虚火旺,心神被扰;水饮内停,上犯凌心;痰浊阻滞,心气不调;气滞血瘀,扰动心神等皆可使心神不宁而出现心悸、惊悸或怔忡。

腹胀:腹胀有虚、实、寒、热之分,总以气机不畅为主,虚则气不运,实则气郁滞。实证可见寒湿犯胃、阳明腑实、食积胃肠、肝气郁滞、痰饮内停等。虚证多见脾虚。如上腹部胀,多属脾胃病变;小腹部胀,多属膀胱病变;胁下部胀,多属肝胆病变。

麻木:多见于头面、四肢部,可因气血不足或风痰湿邪阻络、气滞血瘀等引起,导致经脉失去气血营养所致。

4. 问饮食与口味　应注意有无口渴、饮水多少、喜冷喜热、食欲情况、食量多少,食物的善恶、口中有无异常的味觉和气味等情况。

(1)问口渴与饮水:可以了解患者津液的盛衰和输布情况以及病证的寒热虚实。口不渴:为津液未伤,见于寒证或无明显热邪之证。口渴:口渴总由津液不足或输布障碍所致。口渴多饮:是津液大伤的表现。多见于实热证、消渴病及汗吐下后。渴不多饮:是津液轻度损伤或津液输布障碍的表现。可见于阴虚、湿热、痰饮、瘀血等证。

(2)问食欲与食量:可以判断患者脾胃功能的强弱,疾病的轻重及预后。食欲减退:患者不欲食,食量减少,多见于脾胃气虚、湿邪困脾等证。厌食:多因伤食而致。若妇女妊娠初期,厌食呕吐者,为妊娠恶阻。饥不欲食:是患者感觉饥饿而又不想进食,或进食很少,属食欲减退范畴,可见于胃阴不足证。多食易饥:是患者食欲亢进,食量较多,食后不久即饥,又称"消谷善饥",多伴身体消瘦等。可见于胃火亢盛、胃强脾弱等证,亦可见于消渴病。偏嗜:是指嗜食某种食物或某种异物。其中偏嗜异物者,又称异嗜,若小儿异嗜,喜吃泥土、生米等异物,多属虫积。若妇女已婚停经而嗜食酸味,多为妊娠。

如患者喜进热食,多属寒证;喜进冷食多属热证。进食后稍安,多属虚证;进食后加重,多属实证或虚中夹实证。疾病过程中,食欲渐复,表示胃气渐复,预后良好;反之,食欲渐退,食量渐减，表示胃气渐衰，预后多不良。若病重不能食，突然暴食，食量较多，是脾胃之气将绝的危象，实际上是中气衰败，死亡前兆，属“回光返照”。

（3）口味：口淡乏味，多因脾胃气虚而致。口甜，多见于脾胃湿热证。口黏腻，多属湿困脾胃。口中泛酸，可见于肝胆蕴热证。若口中酸腐，多见于伤食证。口苦，属热证，可见于火邪为病和肝胆郁热之证。口咸，多属肾病及寒证。

5. 问二便　询问患者大小便的性状、颜色、气味、便量多少、排便的时间、排便间隔时间、排便时的感觉及排便时伴随症状等，判断机体消化功能的强弱，津液代谢的状况，辨别疾病的寒热虚实性质。在此，主要介绍二便的次数、量的多少、排便时的异常感觉及排便时间等。

（1）问大便：①便秘，排便间隔时间延长，便次减少，总由大肠传导功能失常所致。可见于胃肠积热，气机郁滞、气血津亏、阴寒凝结等证；②溏泻：又称便溏或泄泻，即大便稀，甚则呈水样，排便间隔时间缩短，便次增多，总由脾胃功能失调、水停肠道、大肠传导亢进所致。可见于脾虚、肾阳虚、肝郁乘脾、伤食、湿热蕴结大肠，感受外邪等证。③肛门灼热：由大肠湿热蕴结而致。可见于湿热泄泻、暑湿泄泻等证；④排便不爽：即排便不通畅爽快，而有滞涩难尽之感。多由肠道气机不畅所致。可见于肝郁犯脾、伤食泄泻、湿热蕴结等证；⑤里急后重：即腹痛窘迫，肛门重坠，紧急而不可耐，而又便出不爽，或欲便不能的症状。多因湿热内阻，肠道气滞所致；⑥滑泻失禁：即久泻不愈，大便不能自控，呈滑出之状。多因久病体虚，脾肾阳虚，肛门失约而致。可见于脾阳虚衰、肾阳虚衰等证；⑦肛门重坠：即肛门有重坠向下之感，甚则肛肠脱出。多因脾气虚衰，中气下陷而致。

（2）问小便：①尿量增多：多因寒凝气机，水气不化，或肾阳虚衰，阳不化气，水液外泄而量多。可见于虚寒证，肾阳虚证及消渴病；②尿量减少：可因津液亏乏，尿液化源不足或尿道阻滞或阳气虚衰，气化无权，水湿不能下入膀胱而泛溢于肌肤而致。可见于实热证、汗吐下证、水肿病及癃闭、淋证等。③小便频数，由膀胱气化功能失职而致。多见于下焦湿热、下焦虚寒、肾气不固等；④癃闭：小便不畅，点滴而出为癃；小便不通，点滴不出为闭，一般统称为癃闭；实者多为湿热蕴结、肝气郁结或瘀血、结石阻塞尿道而致；虚者多为年老气虚，肾阳虚衰，膀胱气化不利而致；⑤小便涩痛：即排尿不畅，伴有急迫灼热疼痛，多为湿热下注膀胱，灼伤经脉，气机不畅而致，可见于淋证；⑥余沥不尽：即小便后点滴不禁，多为肾气不固所致；⑦小便失禁：是指小便不能自控而遗出，多为肾气不足，下元不固；下焦虚寒，膀胱失煦，不能制约水液而致；若患者神志昏迷，而小便自遗，则病情危重；⑧遗尿：是指睡眠中小便自行排出，多见于儿童，多为膀胱失约所致，可见于肾阴、肾阳不足，脾虚气陷等证。

6. 问睡眠　睡眠与人体卫气循行和阴阳盛衰有关。问睡眠，应了解患者有无失眠或嗜睡，睡眠时间的长短、入睡难易、有梦无梦等。

（1）失眠：是指经常不易入睡，或睡而易醒，不易再睡，或睡而不酣，易于惊醒，甚至彻夜不眠。其病机是阳不入阴，神不守舍；气血不足，神失所养；阴虚阳亢，虚热内生；肾水不足，心火亢盛等，皆可扰动心神，导致失眠；痰火、食积、瘀血等郁滞日久，化生邪火，上扰心神，亦可出现失眠，属实证。可见于心脾两虚、心肾不交、肝阳上亢、痰火扰心、食滞胃腑等证。

（2）嗜睡：是指神疲困倦，睡意很浓，经常不自主地入睡，多为神气不足而致。湿邪困阻，清阳不升；脾气虚弱，中气不足，不能上荣，皆可使精明之府失养，出现嗜睡。若心肾阳衰，阴寒内盛，神气不振，可出现似睡非睡的但欲寐。若邪扰清窍，热蔽心神，可出现神识蒙眬，昏睡不醒；可见于温热病，热入营血，邪陷心包之证，也可见于中风病；大病之后，精神疲惫而嗜睡,是正气未复的表现。

7. 问经带　妇女有月经、带下、妊娠、产育等生理特点,发生疾病时,应注意询问其经、带等情况,作为疾病的诊断与辨证依据。

(1) 问月经:应注意询问月经的周期,行经的天数,月经的量、色、质,有无闭经或行经腹痛等表现。

经期:是指每次月经相隔的时间,正常约为28~32天。①月经先期:月经周期提前7天以上,称为月经先期。多因血热妄行,或气虚不摄而致;②月经后期:月经周期错后7天以上,称月经后期。多因血寒、血虚、血瘀而致;③月经先后不定期:月经超前与错后不定,相差时间多在7天以上者,称为月经先后不定期;多因肝气郁结,气机逆乱,或脾肾虚衰,气血不足,冲任失调,或瘀血内阻,气血不畅,经期错乱。

经量:月经的出血量,正常平均约为50~100ml。①月经过多:每次月经量超过100ml,称为月经过多。多因血热妄行,瘀血内阻,气虚不摄而致;②月经量少:每次月经量少于30ml,多因寒凝,经血不至,或血虚,经血化源不足,或血瘀,经行不畅而致;③崩漏:指妇女不规则的阴道出血;临床以血热、气虚多见;血热妄行,损伤冲任,经血不止,其势多急骤;脾虚,中气下陷,或气虚冲任不固,血失摄纳,经血不止,其势多缓和;瘀血也可致崩漏。

经闭:成熟女性月经未潮,或来而中止,停经三月以上,又未妊娠者;其病机为经络不通,经血闭塞,或血虚血枯,经血失其化源,闭而不行,可见于肝气郁结,瘀血停滞,湿盛痰阻,肾阴虚损,脾虚失运等证,闭经应注意与妊娠期、哺乳期、绝经期等生理性闭经相区别。

经行腹痛:是在月经期,或行经前后,出现小腹部疼痛的症状,亦称痛经。多因胞脉不利,气血运行不畅,或胞脉失养所致。可见于寒凝、气滞血瘀、气血亏虚等证。若行经腹痛,痛在经前者属实;痛在经后者属虚。按之痛甚为实,按之痛减为虚。得热痛减为寒,得热痛不减或益甚为热。绞痛为寒,刺痛、钝痛、闷痛为血瘀。隐隐作痛为血虚。持续作痛为血滞。时痛时止为气滞,胀痛为气滞血瘀。气滞为主则胀甚于痛,瘀血为主则痛甚于胀。

(2) 问带下:应注意带下量的多少,色、质和气味等。凡带下色白而清稀、无臭,多属虚证、寒证。带下色黄或赤,稠黏臭秽,多属实证、热证。若带下色白量多,淋漓不绝,清稀如涕,多属寒湿下注。带下色黄,黏稠臭秽,多属湿热下注。若白带中混有血液,为赤白带,多属肝经郁热。

8. 问小儿　小儿问诊时,应注意稳定小儿的情绪,必要时可询问其家长。问小儿,除了一般的问诊内容外,还要注意询问出生前后情况,喂养情况,生长发育情况及预防接种情况等。

四、切诊

切诊包括脉诊和按诊两部分,以此了解疾病的内在变化或体表反应,从而获得辨证资料的诊断方法。

(一) 脉诊

通过诊脉,体察患者不同的脉象,以了解病情,诊断疾病,是中医学一种独特的诊断疾病方法。

1. 脉象原理　脉象即脉动应指的形象。心主血脉,心脏有规律的搏动,推动血液在脉管内运行,脉管随之产生有节律的搏动和血液在管内运行,均由宗气推动。血液循行,流布全身,环周不息,除心脏的主导作用外,还必须各脏器的协调配合,肺朝百脉,即通过肺气的敷布，血液才能布散全身；脾胃为气血生化之源，脾主统血；肝藏血，主疏泄，调节循环血量；肾藏精，精化气，是人体阳气的根本，各脏腑组织功能活动的原动力，且精可以化生血，是生成血液的物质基础之一。因此脉象的形成，与脏腑气血密切相关。

2. 脉诊的临床意义　脉象的形成，和脏腑气血关系十分密切。气血脏腑发生病变，血脉运行受到影响，脉象就有变化，故通过诊察脉象的变化，可以判断疾病的病位、性质、邪正盛衰与疾病的预后。

(1) 判断疾病的病位、性质和邪正盛衰：疾病的部位分为表里，而脉象的浮沉，常反映病位的浅深。脉浮，病位多在表；脉沉，病位多在里。疾病的性质可分寒证与热证，脉象的迟数，可反映疾病的性质，如迟脉多主寒证，数脉多主热证。邪正斗争的消长，产生虚实的病理变化，而脉象的有力无力，能反映疾病的虚实证候，脉虚弱无力，是正气不足的虚证。脉实有力，是邪气亢盛的实证。

(2) 推断疾病的预后：脉诊可以推断疾病的进退预后。如久病脉见缓和，是胃气渐复，病退向愈之兆；久病气虚，虚劳、失血，久泄久痢而见洪脉，则多属邪盛正衰危候。外感热病，热势渐退，脉象缓和，是将愈之候；若脉象急疾，为病进危候。

3. 诊脉的部位　诊脉的部位在寸口，其位置在腕后桡动脉搏动处。寸口为手太阴肺经之动脉，为气血会聚之处，五脏六腑十二经脉气血的运行皆起于肺而止于肺，故脏腑气血之病变可反映于寸口。手太阴肺经起于中焦，与脾经同属太阴，与脾胃之气相通，而脾胃为后天之本，气血生化之源，故脏腑气血之盛衰都可反映于寸口，所以独取寸口可以诊察全身的病变。

寸口分寸、关、尺三部，以高骨（桡骨茎突）为标志，其稍内方的部位为关，关前（腕端）为寸，关后（肘端）为尺。寸、关、尺三部可分浮、中、沉三候。

目前寸关尺分候脏腑：左寸候心与膻中，左关候肝胆与膈，左尺候肾与小腹（膀胱、小肠）；右寸候肺与胸中，右关候脾与胃，右尺候肾（命门）与小腹（大肠）。

4. 诊脉的方法

(1) 时间：诊脉应在清晨，患者不受饮食、活动等因素的影响，体内外环境比较安静，比较容易鉴别病脉。医生也要平心静气，思想专注于诊脉。

(2) 体位：患者取坐位或正卧位，手臂平放和心脏近于同一水平，直腕仰掌，并在腕关节背垫脉枕。

(3) 指法：一般医者用中指按在患者掌后高骨内侧关脉位置，用示指按在关前的寸脉位置，无名指按在关后尺脉位置，三指平布同时用力按脉，称为总按；也可用一指单按其中一部脉象，如要重点体会寸脉时，微微提起中指和无名指，单按分候寸口三部，以察病在何经何脏，总按以审五脏六腑的病变。诊小儿脉可用"一指（拇指）定关法"，而不细分三部，因小儿寸口部位短，不容三指定寸关尺。

(4) 举按寻：这是诊脉时运用指力探索脉象的一种手法。持脉之要有三，就是举、按、寻。用指力度较小称为举，又称浮取或轻取；用重指力按在筋骨间称按，又称沉取或重取；指力不轻不重，以委曲求之称寻。因此诊脉必须注意举、按、寻之间的脉诊变化。当三部脉分布有异常时，还必须挪移指位，内外推寻。

(5) 平息：一呼一吸称一息。诊脉时，医者的呼吸要自然均匀，用一呼一吸去计算患者脉搏的至数，如正常脉象及病理性脉象之迟、数、缓、疾等脉，均以息计，今天有秒表对诊脉有一定的帮助。平息是要求医者诊脉时，思想集中，全神贯注。

(6) 五十动:每次按脉时间,每侧脉搏跳动不应少于50次。一是了解50动中有无促、结、代脉,防止漏诊;二是强调诊脉不能草率从事,必须辨清脉象。如果脉象辨别不清,可延长诊脉时间,每次诊脉时间,以2~3分钟为宜。

5. 正常脉象 正常脉象的形态是三部有脉,一息四至(闰以太息五至,相当72~80次/分),不浮不沉,不大不小,从容和缓,柔和有力,节律一致,尺脉沉取有力,并随心理活动和气候环境而有相应的变化。正常脉象的特点是有胃、有神、有根。

(1) 有胃:有胃是脉象不浮不沉,不快不慢,从容和缓,节律一致。即使是病脉,无论浮、沉、迟、数,但有徐和之象,便是有胃气。脉有胃气,则为平脉,脉少胃气,则为病变,脉无胃气,则属真脏脉,或为难治或不治之征象,故脉有无胃气对判断疾病凶吉预后有重要意义。

(2) 有神:有神是脉来柔和,力度适中。如见弦实之脉,弦实之中仍带有柔和之象;微弱之脉,微弱之中不至于完全无力。脉象是否有神,对判断疾病的预后有一定的意义。

(3) 有根:三部脉沉取有力,或尺脉沉取有力,或病中肾气犹存,尺脉沉取可见,便是有生机。若脉浮大散乱,按之则无,则为无根之脉,为元气离散,标明病情危笃。

6. 病理性脉象 疾病反映于脉象的变化,称为病脉。目前常见的病理脉象有28种,现分述于下:

考点提示

脉象的分类与主病

(1) 浮脉类:有浮、洪、濡、散、芤、革六脉,因其脉位浅,浮取即得。

1) 浮脉

【脉象】轻取即得,重按稍减而不空,举之泛泛而有余,如水上漂木。

【主病】表证、虚证。

【脉理】浮脉主表,反映病邪在经络肌表部位,邪袭肌腠,卫阳奋起抵抗,脉气鼓动于外,脉应指而浮,故浮而有力。内伤久病体虚,阳气不能潜藏而浮越于外,亦见浮脉者,必浮大而无力。

2) 洪脉

【脉象】洪脉极大,状若波涛汹涌,来盛去衰。

【主病】里热证。

【脉理】洪脉为阳气有余,气壅火亢,内热充斥,致使脉道扩张,气盛血涌。若久病气虚或虚劳,失血,久泄等病证而出现洪脉,是正虚邪盛的危证,或为阴液枯竭,孤阳独亢或虚阳亡脱。此时,浮取洪盛,沉取无力无神。

3) 濡脉

【脉象】浮而细软,如帛在水中。

【主病】虚证,湿证。

【脉理】濡脉主诸虚,若为精血两伤,阴虚不能维阳,故脉浮软,精血不充,则脉细;若为气虚阳衰,虚阳不敛,脉也浮软,浮而细软,则为濡脉。若湿邪阻于脉道,亦见濡脉。

4) 散脉

【脉象】浮散无根,至数不齐,如杨花散漫之象。

【主病】元气离散。

【脉理】散脉主元气离散,脏腑之气将绝的危重证候。因心力衰竭,阴阳不敛,阳气离散,故脉来浮散而不紧,稍用力则按不着,漫无根蒂;阴衰阳消,心气不能维系血液运行,故脉来时快时慢,至数不齐。

5）芤脉

【脉象】浮大中空，如按葱管。

【主病】失血，伤阴。

【脉理】芤脉多见于失血伤阴之证，故芤脉与阴血亡失有关，因突然失血过多，血量骤然减少，营血不足，无以充脉，或津液大伤，血不得充，血失阴伤则阳气无所附而浮越于外，因而形成浮大中空之芤脉。

6）革脉

【脉象】浮而搏指，中空外坚，如按鼓皮。

【主病】亡血、失精、半产、漏下。

【脉理】革脉为弦、芤相合之脉，由于精血内虚，气无所附而浮越于外，如阴寒之气收束，因而成外强中空之象。

（2）沉脉类：有沉、伏、弱、牢四脉。脉位较深，重按乃得。

1）沉脉

【脉象】轻取不应，重按乃得，如石沉水底。

【主病】里证。亦可见于正常人。

【脉理】病邪在里，正邪相搏于内，气血内困，故脉沉而有力，为里实证；若脏腑虚弱，阳气衰微，气血不足，无力运营气于表，则脉沉而无力，为里虚证。

2）伏脉

【脉象】重手推筋按骨始得，甚则伏而不见。

【主病】邪闭，厥证，痛极。

【脉理】因邪气内伏，脉气不能宣通，脉道潜伏不显而出现伏脉，多见实邪暴病；若阳气衰微欲绝，不能鼓动血脉亦见伏脉，多见于久病正衰。

3）弱脉

【脉象】极软而沉细。

【主病】气血阴阳俱虚证。

【脉理】阴血不足，不能充盈脉道，阳衰气少，无力推动血行，故脉来沉而细软，而形成弱脉。

4）牢脉

【脉象】沉按实大弦长，坚牢不移。

【主病】阴寒凝结，内实坚积。

【脉理】牢脉多由病气牢固，阴寒内积，阳气沉潜于下，故脉来沉而实大弦长，坚牢不移。牢脉主实证，有气血之分，如癥瘕有形肿块，是实在血分；无形痞结，是实在气分。若牢脉见于失血、阴虚等病证，是阴血暴亡之危候。

（3）迟脉类：有迟、缓、涩、结四脉。脉动较慢，一息不足4~5至。

1）迟脉

【脉象】脉来迟慢，一息不足4至（每分钟脉搏60次以下）。

【主病】寒证。迟而有力为寒痛冷积，迟而无力为虚寒。运动员脉迟而有力，则不属病脉。

【脉理】迟脉主寒证，由于阳气不足，鼓动血行无力，故脉来一息不足4至。若阴寒冷积阻滞，阳失健运，血行不畅，脉迟而有力。因阳虚而寒者，脉多迟而无力。邪热结聚，阻滞气血运行，也见迟脉，但必迟而有力，按之必实。迟脉不可概认为寒证，当脉症合参。

2）缓脉

【脉象】一息4至，来去怠缓。

【主病】湿证，脾胃虚弱。

【脉理】湿邪黏滞，气机为湿邪所困；脾胃虚弱，气血乏源，气血不足以充盈鼓动，故缓脉见怠缓；平缓之脉，是为气血充足，百脉通畅。若病中脉转缓和，是正气恢复之征。

3）涩脉

【脉象】迟细而短，往来艰涩，极不流利，如轻刀刮竹。

【主病】精血亏少，气滞血瘀，夹痰，夹食。

【脉理】精伤血少津亏，不能濡养经脉，血行不畅，脉气往来艰涩，故脉涩而无力；气滞血瘀、痰食胶固，气机不畅，血行受阻，则脉涩而有力。

4）结脉

【脉象】脉来缓，时而一止，止后复来，止无定数。

【主病】阴盛气结，寒痰血瘀，癥瘕积聚。

【脉理】阴盛气机郁结，阳气受阻，血行瘀滞，故脉来缓怠，脉气不相顺接，时一止，止后复来，止无定数，常见于寒痰血瘀所致的心脉瘀阻证。结脉见于虚证，多为久病虚劳，气血衰弱，脉气不继，故脉来而时一止，气血续则脉复来，止无定数。

（4）数脉类：有数、疾、促、动四脉。脉动较快，一息超过5至。

1）数脉

【脉象】一息脉来5至以上。

【主病】热证。有力为实热，无力为虚热。

【脉理】邪热内盛，气血运行增快，故见数脉。因邪热盛，正气不虚，正邪交争剧烈，故脉数而有力，主实热证。若久病耗伤阴精，阴虚内热，则脉虽数而无力。若脉显浮数，重按无根，是虚阳外越之危候。

2）疾脉

【脉象】脉来急疾，一息7~8至。

【主病】阳极阴竭，元阳将脱。

【脉理】实热证阳亢无制，真阴垂危，故脉来急疾而按之益坚。若阴液枯竭，阳气外越欲脱，则脉疾而无力。

3）促脉

【脉象】脉来数，时而一止，止无定数。

【主病】阳热亢盛，气血痰食郁滞。

【脉理】阳热盛极，或气血痰饮，宿食郁滞化热，正邪相搏，血行急速，故脉来急数。邪气阻滞，阴不和阳，脉气不续，故时一止，止后复来，指下有力，止无定数。促脉亦可见于虚证，若元阴亏损，则数中一止，止无定数，必促而无力，为虚脱之象。

4）动脉

【脉象】脉形如豆，厥厥动摇，滑数有力。

【主病】痛证、惊证。妇女妊娠反应期可出现动脉，有助于临床诊断早孕。

【脉理】动脉是阴阳相搏，升降失和，使其气血冲动，故脉道随气血冲动而呈动脉。痛则阴阳不和，气血不通，惊则气血紊乱，心突跳，故脉亦应之而突跳，故痛与惊可见动脉。

（5）虚脉类：有虚、细、微、代、短五脉，脉动应指无力。

1）虚脉

【脉象】三部脉会之无力，按之空虚。

【主病】虚证。

【脉理】气虚不足以运其血，故脉来无力；血虚不足充盈脉道，故按之空虚。由于气虚不敛而外张，血虚气无所附而外浮，脉道松弛，故脉形大而势软。

2）细脉

【脉象】脉细如线，但应指明显。

【主病】气血两虚，诸虚劳损，湿证。

【脉理】细为气血两虚所致，营血亏虚不能充盈脉道，气不足则无力鼓动血液运行，故脉体细小而无力。湿邪阻压脉道，伤人阳气，也见细脉。

3）微脉

【脉象】极细极软，按之欲绝，似有若无。

【主病】阴阳气血诸虚，阳气衰微。

【脉理】阳气衰微，无力鼓动，血微则无以充脉道，故见微脉。浮以候阳，轻取之似无为阳气衰。沉以候阴，重取之似无是阴气竭。久病正气损失，气血被耗，正气殆尽，故久病脉微，为气将绝之兆；新病脉微，是阳气暴脱，亦可见于阳虚邪微者。

4）代脉

【脉象】脉来时见一止，止有定数，良久方来。

【主病】脏气衰微，风证，痛证。

【脉理】脏气衰微，气血亏损，以致脉气不能衔接而歇止，不能自还，良久复动。风证、痛证见代脉，因邪气所犯，阻于经脉，致脉气阻滞，不相衔接为实证。代脉见于妊娠初期的孕妇，因精气聚于胞宫，以养胎元，脉气一时不相接续，故见代脉。

5）短脉

【脉象】首尾俱短，不能满部。

【主病】气病。有力为气滞，无力为气虚。

【脉理】气虚不足以帅血，则脉动不及尺寸本部，脉来短而无力。亦有因气郁血瘀或痰滞食积，阻碍脉道，以致脉气不伸而见短脉，但必短而有力，故短脉不可概作不足之脉，应注意其有力无力。

（6）实脉类：有实、滑、弦、紧、长等五脉，脉动应指有力。

1）实脉

【脉象】三部脉举按均有力。

【主病】实证。

【脉理】邪盛而正不虚，邪正相搏，气血壅盛，脉道紧满，故脉来应指坚实有力。平人见实脉是正气充足，脏腑功能良好的表现。平人实脉应是静而和缓，与主病之实脉躁而坚硬不同。

2）滑脉

【脉象】往来流利，如珠走盘，应指圆滑。

【主病】痰饮、食积、实热。

【脉理】邪气壅盛于内，正气不衰，气实血涌，故脉往来流利，应指圆滑。若滑脉见于平人，必滑而和缓，总由气血充盛，气充则脉流畅，血盛则脉道充盈，故脉来滑而和缓。妇女妊娠见滑脉，是气血充盛调和的表现。

3）弦脉

【脉象】端直以长，如按琴弦。

【主病】肝胆病，痰饮，痛证，疟疾。

【脉理】弦是脉气紧张的表现。肝主疏泄，调和气机，以柔和为贵，若邪气滞肝，疏泄失常，气郁不利则见弦脉。诸痛、痰饮，气机阻滞，阴阳不和，脉气因而紧张，故脉弦。疟邪为病，伏于半表半里，少阳枢机不利而见弦脉。虚劳内伤，中气不足，肝病乘脾，亦见弦脉。若弦而细劲，如循刀刃，便是胃气全无，病多难治。

4）紧脉

【脉象】脉来绷急，状若牵绳转索。

【主病】寒证、痛证。

【脉理】寒邪侵袭人体，与正气相搏，以致脉道紧张而拘急，故见紧脉。诸痛而见紧脉，也是寒邪积滞与正气激搏之故。

5）长脉

【脉象】首尾端长，超过本位。

【主病】肝阳有余，火热邪毒等有余之症。

【脉理】健康人正气充足，百脉畅通，气机调畅，脉来长而和缓；若肝阳有余，阳盛内热，邪气方盛，充斥脉道，邪正相搏，脉来长而硬直，或有兼脉，为病脉。

7. 诊小儿脉　诊小儿脉，小儿寸口部位狭小，难分寸关尺三部。临诊时，小儿容易惊哭，惊则气乱，脉气亦乱，故难于掌握，故多以一指候三部。对4岁以上小儿，则以高骨中线为关，7~8岁可以挪动拇指诊三部，9~10岁以上，可依寸、关、尺三部诊脉。小儿脉象主病，以浮、沉、迟、数定表、里、寒、热，以有力无力定虚实。小儿肾气未充，脉气止于中候，不论脉体素浮素沉，重按多不见，若重按乃见，便与成人的牢实脉同论。

8. 脉症顺逆与从舍

（1）脉症顺逆：指从脉与症是否相符来判断疾病的顺逆。在一般情况下，脉与症是一致的，即脉症相应，但有时脉与症不一致，即脉症不相应，甚至出现相反的情况。从判断疾病的顺逆来说，脉症相应者主病顺，不相应者逆，逆则主病凶。一般来说，凡有余病证，脉见洪、数、滑、实，则谓脉证相应，为顺证，表示邪实正盛，正气足以抗邪；若反见细、微、弱的脉象，则为脉证相反，是逆证，说明邪盛正虚，易致邪陷。如暴病脉来浮、洪、数、实者为顺，反映正气充盛能抗邪；久病脉来沉、微、细、弱为顺，说明有邪衰正复之机。若新病脉见沉、细、微、弱，说明正气已衰；久病脉见浮、洪、数、实，则表示正衰而邪不退，均属逆证。

（2）脉症从舍：既然有脉症不相应，其中必有一真一假，或症真脉假，或症假脉真，所以临证时必须辨明脉症的真假以决定从舍，或舍脉从症，或舍症从脉。

舍脉从症：在症真脉假的情况下，必须舍脉从症。如见腹胀满，疼痛拒按，大便燥结，舌红苔黄厚焦燥，脉迟细者，则症所反映的是实热内结肠胃，是真；脉所反映的是因热结于里，阻滞血液运行，故出现迟细脉，是假象，此时当舍脉从症。

舍症从脉：在症假脉真的情况下，必须舍症从脉。如伤寒，热闭于内，症见四肢厥冷，而脉滑数，脉所反映的是真热；症所反映的是由于热邪内伏，格阴于外，出现四肢厥冷是假寒；此时当舍症从脉。

（二）按诊

按诊，用手直接触摸、按压患者体表某些部位，以了解局部的异常变化，从而推断疾病的部位、性质和病情等的一种诊病方法。

1. 按诊的方法和意义

(1) 体位:按诊时患者取坐位或仰卧位。一般按胸腹时,患者须采取仰卧位,全身放松,两腿伸直,两手放在身旁。医生站在患者右侧,右手或双手对患者进行切按。在切按腹内肿块或腹肌紧张度时,可令患者屈起双膝,使腹肌松弛,便于切按。

(2) 手法:按诊的手法可分触、摸、推、按四类。触是以手指或手掌轻轻接触患者局部,如额部及四肢皮肤等,以了解凉热、润燥等;摸是以手抚摸局部,如肿胀部位等,以探明局部的感觉情况及肿物的形态、大小等;推是以手稍用力在患者局部作前后或左右移动,以探测肿物的移动度及其与周围组织的关系等情况;按是以手按压局部,如胸腹或肿物部位,以了解深部有无压痛,肿块的形态、质地,肿胀的程度、性质等;在临床上,各种手法是综合运用的,常常是先触摸,后推按,由轻到重,由浅入深,逐层了解病变的情况。

按诊时,医者要关心体贴患者,手法要轻巧,避免突然暴力。一般先触摸,后按压,指力由轻到重,由浅入深。嘱咐患者主动配合,随时反映自己的感觉,边检查边观察患者的表情变化,了解其痛苦所在。按诊可在望、闻、问诊的基础上,进一步探明疾病的部位和性质等情况。通过触按胸、腹等部位,以了解其疼痛、肿胀、痰饮、癥块等病变,进一步充实诊断与辨证资料。

2. 按诊的内容　临床上常用按肌肤、按手足、按胸腹、按腧穴等诊法。

(1) 按肌肤:探明全身肌表的寒热、润燥以及肿胀等情况。凡阳气盛的身多热,阳气衰的身多寒。按肌肤不仅能从冷暖以知寒热,更可从热的甚微而分表里虚实。凡身热初按甚热,久按热反转轻的,是热在表;若久按其热反甚,热自内向外蒸发者,为热在里。

肌肤濡软而喜按者,为虚证;患处硬痛拒按者,为实证。轻按即痛者,病在表浅;重按方痛者,病在深部。皮肤干燥者,尚未出汗或津液不足;干瘪者,津液不足;湿润者,身已汗出或津液未伤。皮肤甲错者,伤阴或内有干血。

按压肿胀,可以辨别水肿和气肿。按之凹陷,放手不能即起者,为水肿;按之凹陷,举手即起者,为气肿。若肿而木硬不热者,属寒证;肿处灼手、压痛者,为热证。根盘平塌漫肿的属虚,根盘收束而高起的属实。患处坚硬,多属无脓;边硬顶软,内必成脓。肌肉深部的脓肿,确定其是否成脓,用手触之,如局部有波动感,即为有脓;根据波动范围的大小,可测知脓液的多少。

(2) 按手足:主要探明寒热,以判断病证性质属虚属实,在内在外,以及预后。凡疾病初起,手足俱冷的,是阳虚寒盛,属寒证。手足惧热的,多为阳盛热炽,属热证。手足的背部较热的,为外感发热;手足心较热的,为内伤发热。额上热甚于手心热的,为表热;手心热甚于额上热的,为里热。

在儿科方面,小儿指尖冷主惊厥,中指独热主外感风寒,中指末独冷为麻痘将发之象。诊手足的寒温可测知阳气的存亡,如阳虚之证,四肢犹温,是阳气尚存,尚可治疗;若四肢厥冷,其病多凶,预后不良。

(3) 按胸腹:对胸前区、胁肋部和腹部进行触摸、按压,必要时进行叩击,以了解其局部的病变情况。胸腹按诊可分按虚里、按胸胁和按腹部三部分。

按虚里:虚里位于左乳下心尖搏动处,为诸脉所宗。触按虚里搏动处,可以了解宗气的强弱,病之虚实,预后之吉凶。虚里按之应手,动而不紧,缓而不急,为健康之征。虚里搏动微弱无力,为不及,是宗气内虚。若动而应衣,为太过,是宗气外泄之象。若按之弹手,洪大而搏,属于危重的证候。若见于孕妇胎前产后或痨瘵病者,应当提高警惕。至于惊恐、大怒或剧烈运动后,虚里脉动虽高,但属生理现象。

按胸胁:前胸高起,按之气喘者,为肺脏证。胸胁按之胀痛者,可能是痰热气结或水饮内停。若扪及肿大之肝脏,或软或硬,多属气滞血瘀;若表面凹凸不平,则要警惕肝癌。右胁肋胀痛,摸之热感,手不可按者,为肝痈。疟疾日久,胁下出现肿块,称为疟母。

按腹部:主要了解凉热、软硬度、胀满、肿块、压痛等情况,以协助疾病的诊断与辨证。腹壁冷,喜暖手按抚者,属虚寒证;腹壁灼热、喜冷物按抚者,属实热证。凡腹痛,喜按者属虚,拒按者属实;按之局部灼热,痛不可忍者,为内痈。腹部胀满,按之有充实感,有压痛,叩之声音重浊的,为实满;腹部膨满,但按之不实,无压痛,叩之作空声的,为气胀,多属虚满。

腹部高度胀大,如鼓之状者,称为鼓胀。可分水鼓与气鼓。如腹部触之有波动感,按之如囊裹水,腹壁有凹痕者,为水鼓;以手叩之如鼓,无波动感,按之无凹痕者,为气鼓。痞满是自觉心下或胃脘部痞塞不适和胀满的一种症状。按之柔软,无压痛者,属虚证;按之较硬,有抵抗感且有压痛者,为实证。脘部按之有形而胀痛,推之漉漉有声者,为胃中有水饮。积聚是指腹内的结块,或胀或痛的一种病症。痛有定处,按之有形而不移的为积,病属血分;痛无定处,按之无形聚散不定的为聚,病属气分。

左小腹作痛,按之累累有硬块者,肠中有宿粪。右小腹作痛,按之疼痛,有包块应手者,为肠痈。腹中虫块,按诊有三大特征:一是形如筋结,久按会转移;二是细心诊察,觉指下如蚯蚓蠕动;三是腹壁凹凸不平,按之起伏聚散,往来不定。

(4)按腧穴:按压身体上某些特定穴位,来推断内脏的某些疾病。

腧穴的变化主要是出现结节或条索状物,或者出现压痛及敏感反应。如肺病患者可在肺俞穴摸到结节,或在中府穴出现压痛。肝病患者可出现肝俞穴或期门穴压痛。胃病在胃俞穴和足三里穴有压痛。肠痈在阑尾穴有压痛。胆道蛔虫腹痛,指压双侧胆俞穴则疼痛缓解,其他腹痛无效,可资鉴别。

结语

望、闻、问、切是中医诊察疾病的四种基本方法,又称诊法。四诊是辨证论治的基础,在临床上医生通过视、听、嗅、触等以及有目的地询问患者,了解疾病的各种相关信息,探求致病原因、发病部位、病势转归和病证特点,从而指导临床治疗。四种诊法各有其独特作用,必须综合运用,才能全面系统地掌握病情,对病证作出正确的判断,这就是四诊合参原则。

(赵学军)

第七节 辨 证

辨证,就是辨别证候,它是中医认识和诊断疾病的方法。辨证是从整体观念出发,运用中医学理论,将临床四诊收集的病情资料,通过分析、综合,辨清疾病的原因、部位、性质、邪正关系等,从而作出正确的诊断,判断为某种性质的证候,为疾病治疗提供可靠依据的过程。

在长期的医疗实践中,中医学形成了完整的辨证理论体系,辨证方法有八纲辨证、脏腑辨证、气血津液辨证、六经辨证和卫气营血辨证等。本章主要介绍八纲辨证、脏腑辨证和卫气营血辨证。其中八纲辨证是各种辨证的总纲;脏腑辨证是各种辨证的基础,主要用于内伤杂病;卫气营血辨证主要用于温病。各种辨证方法既有区别又有联系,临床上要根据病情,合理选择,综合运用。

一、八纲辨证

八纲,即阴、阳、表、里、寒、热、虚、实八个辨证纲领。疾病的表现尽管错综复杂,但基本上都可用八纲加以归纳。按病位的深浅,可分为表证和里证;按疾病的性质,可分为寒证和热证;按邪正的盛衰,可分为虚证和实证;按病证的类别,可分为阴证和阳证。其中阴阳两纲是辨证归类的最基本纲领,可以概括其他六纲,表证、实证、热证属阳证,里证、寒证、虚证属阴证。八纲辨证能将复杂的病证归纳为表与里、寒与热、虚与实、阴与阳四对纲领性证候,从而找出病证的共性和本质,起到执简驭繁、提纲挈领的作用。所以说八纲辨证是中医各类辨证的总纲。

(一)表里辨证

表里辨证是辨别病位浅深、病情轻重和病势趋向的两个纲领。表证病位尚浅,病情较轻。里证病位深入,病情较重。表证入里为病进,里证出表为病退。

1. 表证　指外邪从皮毛、口鼻侵入,侵犯人体表浅部位所引起的证候。多为外感病的初期阶段,具有起病急、病位浅、病情轻、病程短的特点。

【临床表现】恶寒(或恶风)发热,舌苔薄,脉浮。可兼见头身疼痛、鼻塞流涕、咽喉痒痛、咳嗽等症。

【病机概要】外邪袭表,肺卫失和。卫气被郁,邪正相争,肺气失宣。

【证候类型】表寒证、表热证、表虚证、表实证。

2. 里证　泛指病变部位在里(脏腑、气血、骨髓)所出现的一类证候。多见于外感病的中、后期或内伤病。其病因大致有三种情况:一是表邪不解入里;二是外邪直接侵犯脏腑;三是情志内伤、饮食劳逸等因素损伤脏腑,使脏腑功能失调,气血逆乱。里证起病可缓可急,病位较深,病情较重,病程较长。

【临床表现】由于里证的病因、病位不同,临床表现也不一样。但概括起来除了表证、半表半里证外的证候都属于里证。详见脏腑辨证及气血津液辨证等。

【证候类型】里寒证、里热证、里虚证、里实证

表证与里证的关系:临床可以出现表里转化、表里同病的现象。表证与里证的鉴别见表2-5。

表2-5　表证与里证的鉴别表

证型	寒热	常见症状	舌脉
表证	恶寒发热并见	头身疼痛,鼻塞喷嚏,内脏证候不明显	舌象无变化,脉浮
里证	但热不寒或但寒不热	内脏证候为主	舌象变化多,脉沉

(二)寒热辨证

寒热辨证是辨别疾病性质的两个纲领,是机体阴阳偏盛偏衰的具体表现。阴盛或阳虚表现为寒证;阳盛或阴虚表现为热证。所谓"阳盛则热,阴盛则寒","阳虚则寒,阴虚则热"即为此意。

1. 寒证 感受寒邪，或机体阳虚阴盛，表现为机体功能减退的证候。多因外感阴寒之邪，或过服生冷，导致阴寒偏盛（实寒）；或内伤久病，阳气耗伤，温煦不足（虚寒）所致。

【临床表现】恶寒或畏寒喜暖，面色苍白，肢冷踡卧，冷痛，口淡不渴，或喜热饮，痰、涎、涕及带下清稀，小便清长，大便稀溏，舌淡苔白而润滑，脉迟或紧等。

【病机概要】外寒伤阳，或久病阳虚，温煦、推动无力；或阳不化津，寒湿内生。

【证候类型】里寒证、表寒证、虚寒证、实寒证。

2. 热证 感受热邪，或机体阴虚阳盛，表现为功能亢进的证候。一是外感火热之邪、过食辛燥之品，或寒湿、食积、五志化热，而导致阳气偏盛（实热）；二是内伤久病、亡津失血、房事劳伤，劫夺阴精，阴虚阳亢（虚热）所致。

【临床表现】发热，恶热喜冷，渴喜冷饮，面红目赤，烦躁不宁，痰、涕及带下黄稠，出血，小便短黄，大便干结，舌红苔黄而干燥，脉数或洪等。

【病机概要】感受热邪，阳盛伤津，火性上炎，扰神动血；或久病伤阴，阴虚阳亢。

【证候类型】里热证、表热证、虚热证、实热证。

寒证与热证的关系：临床可以出现寒热错杂、寒热转化的复杂病证；在疾病的危重阶段还可以出现寒热真假（真寒假热、真热假寒）的现象。寒证与热证的鉴别见表 2-6。

表 2-6 寒证与热证的鉴别表

证型	寒热喜恶	面色	渴饮	四肢	二便	舌象	脉象
寒证	恶寒喜暖	面白	不渴	冷	尿清便溏	舌淡 苔白润	迟或紧
热证	恶热喜冷	面红	渴喜冷饮	热	尿黄便结	舌红 苔黄燥	数或洪

（三）虚实辨证

虚实辨证，是辨别邪正盛衰的两个纲领。虚指正气不足，实指邪气过盛。即“邪气盛则实，精气夺则虚”。

1. 虚证 人体正气虚弱所产生的不足、衰退等一系列病证的统称。虚证的形成，有先天不足和后天失调两个方面，但以后天失调为主。饮食失调、七情劳倦、房事过度、年老体弱、久病内伤或失治误治耗伤正气等都可形成虚证。虚证一般病程较长、病势缓慢。常见有气虚证、血虚证、阴虚证、阳虚证等证候。虚证的类型、临床表现及病机概要见表 2-7。

表 2-7 虚证的类型、临床表现及病机概要

类型	临床表现	病机概要
血虚证	面色苍白或萎黄、唇色淡白、头晕眼花、心悸 失眠、手足麻木、妇女月经量少衍期或闭经、舌质淡、脉细	血液不足、不能濡养 脏腑经脉组织器官
气虚证	面白无华、神疲乏力、少气懒言、语声低微、自汗、动则诸证加剧， 舌淡、脉虚弱	气虚致机能活动减退 不能正常推动和固摄
阴虚证	午后潮热、颧红、盗汗、五心烦热、口燥咽干 小便短黄、舌红少苔、脉细数	阴液亏损，虚热内生
阳虚证	形寒肢冷、面色淡白、神疲乏力、自汗、口淡 不渴、尿清长、大便稀溏、舌淡胖苔白、脉弱	阳气不足，失于温煦 推动和固摄

2. 实证　指邪气亢盛、正气未衰,邪正相争激烈所表现出有余、亢奋的证候。一是外邪侵入人体;二是内脏功能失调导致有形病理产物(痰饮、水湿、瘀血、食积、虫积、结石等)停聚体内。实证多见于新病或暴病,病程短,发展快,体质壮实。

【临床表现】由于外邪性质、病理产物及发病部位的不同,实证的表现也不一样,临床表现以有余、亢盛、停聚为特点。常见的实证表现有:发热、烦躁,甚至神昏谵语,胸闷不适,呼吸气粗,痰声漉漉,脘腹胀痛拒按,大便秘结,或下利,里急后重,小便不利,或淋漓涩痛。舌质苍老,舌苔厚腻,脉实有力。

【病机概要】邪气亢盛、正气未衰,邪正相争激烈,相关脏腑功能失调,气机紊乱。

虚证与实证的关系:临床上还可以出现虚实夹杂或虚实转化的复杂病证;在疾病的严重阶段还可以出现虚实真假(真实假虚、真虚假实)的现象(表 2-8)。

表 2-8　虚证与实证的鉴别表

证型	起病	病程	精神	声息	疼痛	大便	小便	舌象	脉象
虚证	起病缓 久病	长	萎靡	声低 息微	喜按	稀溏或 滑泄	清长或 失禁	舌淡胖嫩或 舌红少苔	虚弱或 细数
实证	起病急 新病	短	尚可	声高 气粗	拒按	秘结或 下利	不利或 淋漓涩痛	舌质苍老 舌苔厚腻	实大有力

(四)阴阳辨证

阴阳辨证是概括病证类别的一对纲领。各种疾病所表现的证候虽然复杂多变,但概括起来,不外乎阴证、阳证两大类,阴阳两纲是八纲的总纲,可以概括其他六纲,即表、实、热证属阳证;里、虚、寒证属阴证。辨别阴证阳证的关键重在辨别寒热。

凡是符合"阴"的一般属性的病证属于阴证,机体反应多呈衰退的表现。主要包括阴盛的实寒证和阳虚的虚寒证;凡是符合"阳"的一般属性的病证属于阳证,机体反应多呈亢盛的表现。主要包括阳盛的实热证和阴虚的虚热证。在疾病发展过程的危重阶段,还可以出现阴阳亡失的危候。如阴液欲竭则出现亡阴证;阳气衰微迅速亡失则出现亡阳证。应迅速辨明,及时抢救。

总之,八纲虽有各自不同的证候特点,但它们之间又是互相联系的,在一定条件下还可以互相转化。因此,运用八纲辨证,既要掌握每一纲的特点,又要认真分辨其相互关系,细察其相兼、错杂、转化和真假等复杂情况,抓住关键所在,做出全面而正确的诊断。

二、脏腑辨证

脏腑辨证,就是运用脏腑学说的理论,对四诊所收集到的临床资料进行辨别、分析,确定疾病所在的脏腑、病因、病性以及邪正盛衰等的一种辨证方法。简言之,即以脏腑为纲,对疾病进行辨证。它既是中医临床各科辨证的基础,又是中医辨证方法中的一个重要组成部分。

脏腑的生理功能及其病理变化是脏腑辨证的理论依据。而脏腑辨证实际上是将八纲辨证等辨证方法的进一步深化和细化。因此,熟悉各脏腑的生理功能及其病理变化规律,再结合八纲辨证等,这是掌握脏腑辨证的基本方法。

(一)心与小肠病辨证

心的生理功能是主血脉、主神志。在体合脉,开窍于舌。所以心的病变主要表现在血脉功能及神志活动异常。心主血脉功能异常则见心悸、怔忡、心痛、脉涩或结代等;心主神志功能异常则见心烦、失眠多梦、健忘、神昏、癫狂等。此外,某些舌体的病变,如舌痛、舌疮亦属于心。心的病变有虚有实。虚证多见心的气血阴阳不足;实证多由瘀、痰、火内阻于心所致。

小肠的生理功能是泌别清浊。其病变主要表现为大小便异常,如腹泻、尿赤涩、尿频、尿痛等症。小肠病有小肠实热证和小肠虚寒证。小肠虚寒隶属于脾阳虚范畴,这里仅介绍小肠实热证。

1. 心气虚证

【临床表现】心悸怔忡,胸闷气短,神疲乏力,少气懒言、语声低微、面白无华,自汗,活动后加重,舌淡苔白,脉虚。

【辨证要点】心悸合并气虚证。

【治法与方剂】补益心气;可选养心汤之类。

2. 心阳虚、心阳暴脱证

【临床表现】心悸怔忡,胸闷或痛,气短,自汗,活动后加重,畏寒肢冷,面色㿠白,舌淡胖或紫黯,苔白滑,脉细弱或结代,为心阳虚;在心阳虚的基础上若突然出现大汗淋漓,四肢厥冷,呼吸微弱,面色苍白,或心痛剧烈,口唇青紫,神志模糊或昏迷,脉微欲绝,为心阳暴脱之危候。

【辨证要点】心阳虚的辨证要点为胸闷或胸痛合并心气虚证、阳虚内寒证;心阳暴脱的辨证要点是在心阳虚的基础上突然出现心胸憋痛及亡阳证。

【治法与方剂】心阳虚用益气温阳法,可选桂枝甘草汤之类;心阳暴脱用回阳救逆法,可选四逆汤、参附汤之类。

3. 心血虚证

【临床表现】心悸怔忡,失眠多梦,眩晕健忘,面色淡白无华或萎黄,唇舌色淡,脉细。

【辨证要点】心悸、失眠合并血虚证。

【治法与方剂】补血安神;可选归脾汤之类。

4. 心阴虚证

【临床表现】心悸怔忡,失眠多梦,五心烦热,口燥咽干,潮热盗汗,两颧潮红,舌红少苔,脉细数。

【辨证要点】心悸、心烦、失眠合并阴虚内热证。

【治法与方剂】滋阴降火,养心安神;可选天王补心丹之类。

5. 心火亢盛证

【临床表现】失眠多梦,心胸烦热,面赤口渴,尿黄便干;或口舌生疮;或狂躁谵语;或兼见小便赤涩灼痛,甚则尿血,舌尖红,苔黄,脉数。

【辨证要点】神志、舌、小便异常表现合并里实热证。

【治法与方剂】清心泻火;可选泻心汤之类。

6. 心脉瘀阻证

【临床表现】心胸憋闷疼痛或刺痛,可痛引肩背内臂,时发时止,心悸怔忡。重者面唇青紫,肢冷汗出,舌质紫黯或有瘀点、瘀斑,脉细涩或结代。临床上还要注意区分血瘀、寒凝、痰阻、气滞等成因。

【辨证要点】胸痛、心悸。

【治法与方剂】活血化瘀,通络止痛;可选血府逐瘀汤之类。

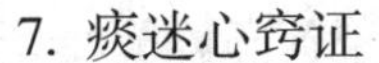

7. 痰迷心窍证

【临床表现】意识模糊,或突然昏仆,不省人事。或抑郁不乐,表情淡漠;或神志痴呆,喃喃自语,举止失常。面色晦滞,喉中痰鸣,胸膈痞闷,舌苔白腻,脉弦滑。本证郁久化火可转化成痰火扰心证。

【辨证要点】神志异常合并痰浊内阻证。

【治法与方剂】涤痰开窍;可选导痰汤之类。

8. 小肠实热证

【临床表现】尿黄涩痛或尿血,口渴,便干,舌红苔黄,脉数。若小肠实热上犯于心则可并见心胸烦热,失眠多梦,口舌生疮等症。

【辨证要点】尿黄涩痛或尿血合并里实热证。

【治法与方剂】清热利尿;可选导赤散之类。

(二)肺与大肠病辨证

肺的生理功能是主气、司呼吸,主宣发肃降,通调水道。在体合皮,开窍于鼻。故肺的病变主要表现为呼吸功能异常、水液代谢障碍及卫外机能失职。常见的症状是肺失宣降则咳嗽、咳痰、气喘、胸痛、声音嘶哑、鼻塞流涕等;肺不通调水道则水肿尿少;卫外不固则自汗、易于感冒等。肺的病变有虚有实。虚证多见气虚和阴虚;实证多由风、寒、热、燥等邪侵袭或痰湿阻肺所致。

大肠的生理功能是传化糟粕。其病变主要表现为传导失常。常见症状是便秘、泄泻、痢疾、便血等。常见证型有大肠湿热证、大肠液亏证及大肠热结证。

1. 肺气虚证

【临床表现】咳喘无力,痰液清稀,少气懒言,语声低微,神疲体倦,动则益甚,面色淡白或㿠白。或自汗,畏风,易于感冒。舌淡苔白,脉虚。

【辨证要点】咳喘无力、痰清稀合并气虚证。

【治法与方剂】补益肺气;可选补肺汤之类。

2. 肺阴虚证

【临床表现】咳嗽无痰,或痰少而黏,甚则痰中带血,声音嘶哑,口咽干燥,形体消瘦,五心烦热,潮热盗汗,颧红,舌红少津,脉细数。

【辨证要点】干咳或痰少而黏合并阴虚内热证。

【治法与方剂】滋养肺阴;可选百合固金汤之类。

3. 风寒束肺证

【临床表现】咳嗽,痰稀色白,兼见恶寒微热,无汗,头身疼痛,鼻塞流清涕,喉痒,舌苔薄白,脉浮紧。

【辨证要点】咳嗽痰清稀合并表寒证。

【治法与方剂】宣肺散寒,化痰止咳;可选杏苏散之类。

4. 风热犯肺证

【临床表现】咳嗽痰稠色黄,兼见身热,微恶风寒,头痛,鼻塞流黄浊涕,口干咽痛,舌尖红,苔薄黄,脉浮数。

【辨证要点】咳嗽、痰稠色黄合并表热证。

【治法与方剂】辛凉宣肺,化痰止咳;可选桑菊饮之类。

5. 燥邪犯肺证

【临床表现】干咳，或痰少黏稠难咯，甚则痰中带血，胸痛，鼻燥咽干。或发热恶寒，头身疼痛，无汗或少汗，舌苔薄而干，脉浮。

【辨证要点】秋季干咳或痰少而黏合并干燥少津症状及表证。温燥多见于夏末初秋，热象比较明显；凉燥多见于秋末冬初，寒象比较明显。

【治法与方剂】温燥宜疏风清肺、润燥止咳，用桑杏汤之类；凉燥宜轻宣凉燥、宣肺化痰，用杏苏散之类。

6. 痰热壅肺证

【临床表现】咳嗽，气喘息粗，甚则鼻翼煽动，痰黄稠量多，咯血，发热口渴，烦躁不安，大便干结，小便短黄，舌红苔黄腻，脉滑数。或咳吐脓血、腥臭痰，胸痛。

【辨证要点】咳喘、痰黄稠量多合并里实热证。

【治法与方剂】清肺化痰，止咳平喘；可选清气化痰丸、麻杏石甘汤、苇茎散之类。

7. 痰湿阻肺证

【临床表现】咳嗽，痰多色白质黏，容易咯出，胸闷，甚则气喘痰鸣，舌淡苔白腻，脉滑。

【辨证要点】咳喘，痰多色白，容易咯出合并痰湿阻滞证。

【治法与方剂】健脾燥湿、化痰止咳；可选二陈汤、杏苏散之类。

8. 大肠湿热证

【临床表现】腹痛，里急后重，下利黏液脓血；或暴注下泻，色黄而臭，肛门灼热。身热口渴，小便短黄。舌红苔黄腻，脉濡数或滑数。

【辨证要点】痢疾或泄泻合并湿热内蕴证。

【治法与方剂】清热燥湿；湿热痢疾可选白头翁汤之类，湿热泄泻可选葛根芩连汤之类。

9. 大肠液亏证

【临床表现】大便干燥，难以排出，数日一行，口燥咽干。或口臭，头晕。舌红少津，苔黄燥，脉细涩。

【辨证要点】大便干燥难排合并津液亏损证。

【治法与方剂】养阴生津，润肠通便；可选麻子仁丸之类。

（三）脾与胃病辨证

脾的生理功能是主运化，主升清，主统血。在体合肉，开窍于口。脾为气血生化之源。常见的症状是脾不运化水谷则见纳呆、腹胀、腹痛、肠鸣泄泻；不运化水湿则见痰湿、水肿、带下；脾不升清则见久泻久痢或内脏下垂；脾不统血则出血；脾气虚则气血生成不足，而见面黄肌瘦，倦怠乏力，少气懒言，头晕眼花、心悸不安、唇爪色淡等。

胃的生理功能是主受纳、腐熟水谷，主降。胃的病变常表现在受纳腐熟功能失常，胃失和降，甚至胃气上逆等方面。常见症状为纳少，脘腹胀痛，恶心呕吐，呃逆，嗳气等。

脾胃的病证有虚有实，脾病多虚证，胃病多实证。虚证脾气虚、脾阳虚、胃阴虚；实证如寒湿或湿热困脾，寒、热、食滞于胃。

1. 脾气虚证

【临床表现】纳少，腹胀或腹痛喜按，大便溏薄，形体消瘦，神疲倦怠，少气懒言，面色萎黄或㿠白，肢体水肿，舌淡苔白，脉缓弱。或头晕目眩，久泻久痢，脘腹坠胀，内脏下垂等；或便血、尿血，衄血，崩漏，月经量多等出血症。

【辨证要点】纳少、腹胀、便溏合并气虚证；或伴内脏下垂，或伴出血症。

【治法与方剂】脾虚不运证，用益气健脾法，可选四君子汤之类；脾虚气陷证，用益气升提法，可选补中益气汤之类；脾不统血证，用补气摄血法，可选归脾汤之类。

2. 脾阳虚证

【临床表现】纳少腹胀，腹痛喜温喜按，大便溏薄清稀，面色㿠白，畏寒肢冷，舌淡胖，苔白滑，脉沉迟无力。或全身水肿，小便不利，或白带量多质稀。

【辨证要点】纳少、腹胀、便溏或水肿合并阳虚证。

【治法与方剂】温补脾胃；可选理中丸之类

3. 寒湿困脾证

【临床表现】脘腹痞闷胀痛，食少便溏，泛恶欲吐，口淡不渴，头身困重，或身目发黄，晦暗如烟熏；或肢体水肿，小便短少；或妇女白带清稀量多。舌淡胖，苔白腻，脉濡缓。

【辨证要点】脾胃的纳运功能障碍症合并寒湿证。

【治法与方剂】温中化湿；可选藿香正气散、胃苓汤之类。

4. 湿热蕴脾证

【临床表现】脘腹痞闷，纳呆便溏，呕恶口苦，头身困重，渴不多饮。身热不扬，汗出不解，尿短黄，舌质红，苔黄腻，脉濡数。或面目身黄，鲜明如橘皮；或妇女带下色黄而秽臭；或皮肤发痒。

【辨证要点】脾胃的纳运功能障碍症合并湿热证

【治法与方剂】清热祛湿；可选茵陈蒿汤之类。

5. 胃寒证

【临床表现】胃脘冷痛拘急，痛势急剧，遇寒则甚，得热痛减，呕恶，吐后痛减，面白肢冷，口淡不渴，或泛吐清水，舌淡，苔白滑，脉沉紧或弦。

【辨证要点】胃脘冷痛合并里实寒证

【治法与方剂】温中散寒，行气止痛；可选良附丸之类。

6. 胃热证

【临床表现】胃脘灼痛，吞酸嘈杂，渴喜冷饮，口臭，大便秘结，小便短黄，舌红苔黄，脉滑数。或食入即吐，或消谷善饥，或牙龈肿痛溃烂，齿衄。

【辨证要点】胃脘灼痛合并里实热证

【治法与方剂】清胃泻火；可选清胃散之类。

7. 食滞胃脘证

【临床表现】胃脘胀痛，拒按，嗳腐吞酸或呕吐酸腐食物，吐后胀痛得减，厌食，矢气、便溏酸腐臭秽，舌苔厚腻，脉滑。

【辨证要点】有伤食病史，脘腹胀痛，嗳腐吞酸，厌食，苔厚腻。

【治法与方剂】消食导滞；可选保和丸之类。

8. 胃阴虚证

【临床表现】胃脘隐隐灼痛，饥不欲食，口燥咽干，大便干结，小便短黄，舌红少津，脉细数。或胃脘嘈杂，脘痞不舒；或干呕呃逆。

【辨证要点】胃脘隐隐灼痛、饥不欲食合并阴虚证

【治法与方剂】滋养胃阴；可选益胃汤、沙参麦冬汤之类。

(四) 肝与胆病辨证

肝的生理功能是主疏泄，主藏血。在体合筋，开窍于目。肝病常见症状是胸胁、乳房、少

腹、睾丸胀痛或窜痛，情志抑郁或易怒，头晕或胀痛，肢体震颤，手足抽搐，肌肉瞤动，以及目疾，月经不调等。肝的病证，有虚有实，虚证多为肝阴、肝血不足；实证多为气郁、火盛、寒邪、湿热等侵犯。

胆贮藏和排泄胆汁，以助消化。常见症状有口苦黄疸，惊悸失眠。常见病证为肝胆湿热证。

1. 肝血虚证

【临床表现】面白无华，眩晕耳鸣，爪甲不荣，失眠多梦，舌淡苔白，脉弦细。或视物模糊、夜盲；或见肢麻震颤，肌肉瞤动，筋脉拘急；或妇女月经量少，经期延后，色淡，甚则经闭。

【辨证要点】目、筋、爪失养或月经失调症合并血虚证。

【治法与方剂】补血柔肝；可选补肝汤之类。

2. 肝阴虚证

【临床表现】头晕耳鸣，两目干涩，视物模糊，胁肋灼痛隐隐，舌红少津，脉弦细数。或五心烦热，潮热盗汗，口咽干燥；或见手足蠕动。

【辨证要点】头目、筋和肝络失养症合并阴虚内热证

【治法与方剂】滋阴柔肝；可选一贯煎之类。

3. 肝气郁结证

【临床表现】胸胁或少腹胀痛或窜痛，胸闷喜太息，情志抑郁，舌苔薄白，脉弦。或梅核气；或瘿瘤；或癥瘕；妇女可见乳房胀痛，痛经，经期延后，月经量少，甚则闭经。

【辨证要点】情志抑郁、肝经所经过的部位胀窜疼痛；或月经异常。

【治法与方剂】疏肝解郁；可选柴胡疏肝散之类。

4. 肝火上炎证

【临床表现】头胀头痛，眩晕耳鸣，面红目赤，口苦咽干，急躁易怒，失眠多梦，胁肋灼痛，便秘尿黄，舌红苔黄，脉弦数。或突发耳聋；或吐血衄血；

【辨证要点】肝胆经所经过的部位头、目、耳、胁等之异常表现合并里实热证。

【治法与方剂】清泻肝火；可选龙胆泻肝汤之类。

5. 肝阳上亢证

【临床表现】眩晕耳鸣，头目胀痛，面红目赤，急躁易怒，心悸健忘，失眠多梦，腰膝酸软，头重脚轻，舌红少津，脉弦细数。

【辨证要点】头晕胀痛，头重足飘，腰膝酸软等上盛下虚的表现。

【治法与方剂】滋阴平肝潜阳；可选天麻钩藤饮之类。

肝阴不足证、肝火上炎证、肝阳上亢证的鉴别见表 2-9。

表 2-9 相似证型鉴别表

证型	性质	共同症状	不同症状
肝火上炎	实热证	头晕头痛头胀，耳鸣耳聋，面红目赤，口苦咽干，急躁易怒，失眠多梦，胁肋灼痛，舌红，脉弦	暴发耳鸣耳聋，或吐血衄血，便秘尿赤，苔黄，脉弦数有力
肝阴不足	虚热证		两目干涩，五心烦热，潮热盗汗，手足蠕动，脉细数
肝阳上亢	本虚标实		头重脚轻，腰膝酸软，脉弦细数

6. 肝风内动证

（1）肝阳化风证

【临床表现】眩晕欲仆，头摇而痛，项强肢颤，语言謇涩，手足麻木，步履不稳，舌体颤动，舌红苔白或腻，脉弦细有力。甚或突然昏倒，不省人事，半身不遂，口眼㖞斜，舌强不语，喉中痰鸣，则为中风。

【辨证要点】肝阳上亢证的病人，在诱因作用下，突然出现中风先兆或中风。

【治法与方剂】滋阴潜阳，平肝息风；可选镇肝熄风汤之类。

（2）热极生风证

【临床表现】高热，神昏或烦躁如狂，四肢抽搐，颈项强直，甚则角弓反张，两目上翻，牙关紧闭，舌红绛苔黄燥，脉弦数。

【辨证要点】高热（神昏）兼见动风表现。

【治法与方剂】清热息风，增液舒筋；可选羚羊钩藤汤之类。

（3）血虚生风证：参照肝血虚证。

（4）阴虚动风证：参照肝阴虚证。

7. 肝胆湿热

【临床表现】胁肋灼热胀痛，厌食腹胀，口苦泛恶，大便不调，小便短黄，舌红苔黄腻，脉弦数。或寒热往来；或身目发黄；或阴囊湿疹，瘙痒难忍；或睾丸肿胀热痛；或妇女带下黄臭、外阴瘙痒等。

【辨证要点】胁肋胀痛，纳呆尿黄，或身目发黄；或外阴瘙痒合并湿热证。

【治法与方剂】清利肝胆湿热；可选龙胆泻肝汤之类。

（五）肾与膀胱病辨证

肾的生理功能是主藏精，主水，纳气。在体合骨，开窍于耳及二阴。肾的病变多反映在生长发育、生殖机能障碍、水液代谢异常、呼吸功能减退及脑、骨、髓、发、二便异常方面。常见症状有眩晕，腰膝酸软，耳鸣耳聋，牙齿松动，发白早脱；阳痿早泄，遗精滑精；经少经闭，不孕；水肿；气喘；二便异常等。

肾病多见虚证，主要是阴、阳、精、气的不足。

膀胱主要的生理功能是贮尿和排尿。膀胱的病变主要是排尿异常。常见症状有尿频、尿急、尿痛、尿闭以及遗尿，小便失禁等。膀胱病多见湿热的实证，虚证则多从肾脏治疗。

1. 肾阳虚证

【临床表现】面色㿠白或黧黑，精神萎靡，头晕耳鸣，畏寒肢冷，腰膝酸软而冷痛，小便频数清长，夜尿频多。或男子阳痿，女子宫寒不孕，或尿少水肿，或五更泄泻。舌质淡胖苔白，脉沉细或迟无力，尺部尤甚。

【辨证要点】腰膝酸软、全身机能低下合并阳虚证。

【治法与方剂】温壮肾阳；可选金匮肾气丸之类。

2. 肾阴虚证

【临床表现】腰膝酸软，眩晕耳鸣，失眠多梦，男子遗精，阳强易举，妇女经少经闭，或见崩漏。形体消瘦，潮热盗汗，五心烦热，咽干颧红，尿少便干，舌红少苔，脉细数。

【辨证要点】肾亏症状合并阴虚内热证。

【治法与方剂】滋阴补肾；可选六味地黄丸之类。

3. 肾精不足证

【临床表现】小儿发育迟缓，身材矮小，智力低下，囟门迟闭，骨骼痿软，动作迟缓；成人早衰，发白早脱，齿摇，耳鸣耳聋，腰膝酸软，健忘，神疲足痿；男子精少不育，女子经闭不孕，性功能减退；舌淡苔白，脉细弱，尺部尤甚。

【辨证要点】小儿发育迟缓、成人早衰、生殖机能减退。无明显的寒、热之象。

【治法与方剂】补肾填精；可选左归丸之类。

4. 肾气虚证

【临床表现】面白神疲，语声低怯，乏力自汗，听力减退，腰膝酸软，小便频数而清，舌淡苔白，脉沉弱。或尿后余沥不尽，遗尿，夜尿频多，小便失禁，男子滑精早泄，女子带下清稀，胎动易滑；或久病咳喘，呼多吸少，气不得续，动则更甚。

【辨证要点】小便失摄或滑精或滑胎或气喘兼见肾气虚证。

【治法与方剂】补益肾气；可选肾气丸之类。若肾虚不固可选右归丸之类；若肾不纳气则选人参胡桃汤合参蛤散之类。

5. 膀胱湿热

【临床表现】尿频，尿急，排尿灼痛艰涩，尿短黄，少腹胀闷，舌红，苔黄腻，脉滑数。或伴有发热腰痛，尿血，尿混浊，或尿有砂石。

【辨证要点】尿频、尿急、尿痛兼见湿热证。

【治法与方剂】清热利湿通淋；可选八正散之类。

（六）脏腑兼病辨证

凡是两个或两个以上脏腑同时发病的，即为脏腑兼病。人体是一个有机的整体，各脏腑之间，在生理上相互资生，相互制约，在病理上也相互影响。当某一脏腑发生病变时，不仅表现本脏腑的证候，还可引起其他脏腑同时或相继发生病变，出现相应的复杂组合证候。脏腑兼病易发生在具有表里、生克、乘侮关系的脏器。相表里的脏腑之间兼病已在各脏腑病辨证中论述，这里主要介绍脏与脏之间的兼病，常见的有心肺气虚证、心脾两虚证、心肾不交证、脾肾阳虚证、肝肾阴虚证、肝脾不调证、肝胃不和证、脾肺气虚证、肺肾阴虚证等。

1. 心肺气虚证

【辨证要点】本证为心气虚与肺气虚的合并证，以咳喘、心悸伴气虚证为辨证要点。

【治法与方剂】补益心肺；可选保元汤之类。

2. 心脾两虚证

【辨证要点】本证为心血虚与脾气虚的合并证，以失眠心悸、食少腹胀、慢性出血，伴气血两虚证为辨证要点。

【治法与方剂】益气补血，健脾养心；可选归脾汤之类。

3. 心肾不交证

【辨证要点】本证为心火亢盛与肾阴虚的合并证，以失眠心悸、多梦遗精、腰膝酸软，伴肾阴虚证为辨证要点。

【治法与方剂】滋阴降火，交通心肾；可选六味地黄丸、黄连阿胶汤、交泰丸之类。

4. 脾肾阳虚证

【辨证要点】本证为脾阳虚与肾阳虚的合并证，以久泻不止或腰腹冷痛、水肿，伴阳虚证为辨证要点。

【治法与方剂】温补脾肾；泄泻为主者，可选附桂理中丸或四神丸；水肿为主者，可选真武汤。

5. 肝肾阴虚证

【辨证要点】本证为肝阴虚与肾阴虚的合并证，以腰膝酸软、眩晕耳鸣、胁痛、遗精，伴阴虚内热证为辨证要点。

【治法与方剂】滋补肝肾；可选杞菊地黄丸之类。

6. 肝脾不和证

【辨证要点】本证为肝失疏泄，脾失健运所致，以胸胁胀痛、腹痛肠鸣、纳呆便溏，脉弦为辨证要点。

【治法与方剂】疏肝解郁，养血健脾；可选逍遥散、痛泻要方之类。

7. 肝胃不和证

【辨证要点】本证为肝失疏泄，胃失和降所致，以胸胁、胃脘胀痛，呃逆，嗳气，脉弦为辨证要点。

【治法与方剂】疏肝理气，和胃降逆；可选柴胡疏肝散之类。

8. 脾肺气虚证

【辨证要点】本证为脾气虚与肺气虚的合并证，以纳呆便溏、气短咳喘，伴气虚证为辨证要点。

【治法与方剂】补肺健脾；可选六君子汤之类。

9. 肺肾阴虚证

【辨证要点】本证为肺阴虚与肾阴虚的合并证，以咳嗽痰少、腰膝酸软，伴阴虚内热证为辨证要点。

【治法与方剂】滋补肺肾；可选麦味地黄丸之类。

三、卫气营血辨证

卫气营血辨证，由清代名医叶天士创立，是用于外感温热病的一种辨证论治方法。温热病是感受温热病邪所引起的急性发热性疾病的总称。卫气营血辨证理论渊源于《内经》，它是在伤寒六经辨证的基础上发展起来的，又弥补了六经辨证的不足，从而丰富了外感病辨证学的内容。

卫气营血辨证，是将外感温热病发生、发展过程中所表现的证候，概括为卫分证、气分证、营分证、血分证这四类不同的证候，以阐明温热病病位由浅入深、病情由轻转重的四个递进阶段。卫分证主表，是温热病的初级阶段，病情轻，病位浅，在肺与皮毛；气分证主里，是温热病的极期阶段，病位在肺、胸膈、胆、胃、肠等脏腑；营分证是邪热内陷心营阶段，病位在心与心包络；血分证是病情深重的最后阶段，邪热已深入心、肝、肾，重在耗血、动血、生风。

温热病卫气营血证候的传变，一般有顺传和逆传两种形式。顺传则按卫气营血次序，由表入里、由轻到重的传变；逆传则不按卫气营血次序的无序传变。

1. 卫分证　卫分证候，是指温热病邪初袭肌表，导致肺卫功能失常所表现的证候，属于表热证。

【临床表现】发热、微恶风寒，苔薄，舌边尖红，脉浮数。常伴头痛，咳嗽，口干微渴，咽喉痛。

【治法与方剂】辛凉解表；方如银翘散。

2. 气分证　气分证是温热病邪侵入于里（脏腑），正盛邪实，正邪相争激烈，表现为阳热亢盛的里热证。

由于邪入气分所犯的脏腑不同，反映的证候也有多种类型，常见的有热邪壅肺、热扰胸膈、胃热炽盛、热结大肠等。

【临床表现】发热，不恶寒反恶热，面赤，心烦，汗出，口渴，尿黄，舌红苔黄，脉数或洪大。若兼见咳喘气粗，胸痛，咯黄稠痰，为热邪壅肺；若兼见心烦懊恼，坐卧不安，膈上如焚，为热扰胸膈；若兼见壮热，大渴引饮，大汗，脉洪大，为胃热炽盛；若兼见日晡潮热，腹满硬痛拒按，大便秘结，或热结旁流，甚或谵语，舌苔黄燥或黑而干焦，为热结大肠。

【治法与方剂】热邪壅肺，宜清肺平喘，方如麻杏石甘汤；热扰胸膈，宜清膈除烦、导热下行，方如凉膈散；胃热炽盛，宜清热生津，方如白虎汤；热结大肠，宜峻下热结，方如大承气汤。

3. 营分证　营分证候是温热病邪内陷的深重阶段。营行脉中，内通于心，所以营分证以营阴受损，心神被扰为病理特点。

【临床表现】身热夜甚，口渴不甚，心烦不寐，甚或神昏谵语，斑疹隐现，舌质红绛，脉象细数。

【治法与方剂】清营解毒、透热养阴；方如清营汤。

4. 血分证　血分证候，是温热病发展过程中的危重和最后阶段。由于心主血脉，肝主藏血，肾主藏精，肝肾精血同源，故温热病邪深入血分，多累及心、肝、肾三脏。血分证的病理特点为邪入血分，扰及心神，迫血妄行，耗伤阴血，筋脉失养。其临床表现除具有营分证候且加重以外，更以耗血、动血、伤阴、动风为特征。

【临床表现】身热夜甚，心烦躁扰，昏狂，谵妄，但漱水不欲饮，舌质深绛或紫，脉细数。若兼见斑疹显露，色紫或黑，吐衄，便血，尿血，为血热妄行；若兼见四肢抽搐，颈项强直，甚则角弓反张，两目上翻，牙关紧闭，为热盛动风；若见手足蠕动或时有抽搐，伴神倦耳鸣，心悸不安，口咽干燥，舌红少苔而干，脉虚细数，为阴虚动风。

【治法与方剂】血热妄行，宜清热解毒、凉血散瘀，方如犀角地黄汤；热盛动风，宜凉肝息风，增液舒筋，方如羚角钩藤汤；阴虚动风，宜滋阴息风，方如大定风珠。

第八节　中医养生和防治原则

人的生命只有一次，生、长、壮、老、已是人类生命过程的自然规律。因此，追求健康长寿，自古以来就是人类的共同愿望，也是医学永恒的主题。中医学的养生强体和防治疾病理论，对人类健康长寿就有很好的指导意义，让我们一起来探讨它的真谛吧！

一、中医养生

养生，又称“摄生”、“道生”等，即保养生命之意。就是根据生命发展的规律，采取能够保养身体，增强体质，减少疾病，延年益寿的手段所进行的保健活动。

（一）养生的基本原则

1. 顺应环境　包括顺应自然环境和顺应社会环境两个方面。

（1）顺应自然环境：人的生命活动，要遵循自然界的变化规律。人的生理活动与自然界的阴阳消长变化周期基本同步。这种“天人相应”、“天人合一”的观点是中医整体观的集中体现，是中医效法自然进行“顺时养生”的理论依据。人生长在天地之间，自然界四时和昼夜的阴阳变化必然会影响人体发生相应的生理反应，所以，生活起居要顺应四时和昼夜的阴

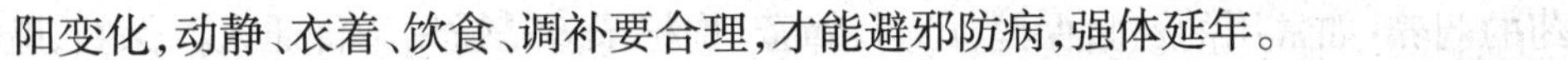

阳变化，动静、衣着、饮食、调补要合理，才能避邪防病，强体延年。

（2）顺应社会环境：人是社会的一员，必然受到社会环境各种因素的影响。如社会动乱、生活节奏加快、工作的压力、个人地位的变迁、人际关系的紧张等，如果调适不当，就会产生心理异常，继而影响人体脏腑气血的功能活动，损害健康，导致疾病的发生或使病情加重。所以人只有顺应社会环境的变化并做出相应的调适，保持心情舒畅，才有助于养生。

2. 形神共养　形指形体，神指精神活动。形是物质基础，神是形的外在表现，形与神是互相依存，对立统一的。形神共养，才能保持生命健康和长寿。其中，养神又为首务，神明则安。中医主张静以养神，动以养形，首贵静养。只有形神合一，动静结合，适当持久，就能形神共养，增强身心健康，延年益寿。

3. 调养脾胃　脾胃为后天之本、气血生化之源，所以脾胃强弱是决定人的健康与否和寿夭的重要因素。明代张景岳认为："土气为万物之源，胃气为养生之主。胃强则强，胃弱则弱，有胃气则生，无胃气则死，是以养生家当以脾胃为先。"脾胃功能健旺，水谷精微化源充足，则精气充足，脏腑功能强盛，体健神旺。因此，中医养生十分重视调养后天脾胃，调养脾胃的关键是饮食调节，以达到调养脾胃、强体益寿的目的。

4. 保精护肾　精是构成人体和维持人体生命活动的基本物质，精、气、神是人身的"三宝"。精化气、气生神、神御形，所以精是气、形、神的物质基础，为健康长寿的根本，也是养生保健的关键。肾藏精，为先天之本，保精重在保肾，保肾关键在节欲，避免纵欲太过。从而使肾精充盈，气足神旺。身心健康。

总之，调补先后天脾肾是培补正气的根本，也是养生延年的重要途径。我们可以通过药物、食物、运动、精神、针灸、导引、按摩等方法调补脾肾。

（二）养生的主要方法

1. 起居有常　起居有常主要是指日常生活、工作、学习、劳作的各个方面要有一定的规律，并合乎自然界和人体的生理常度。要顺应四时和昼夜的阴阳变化节律，使机体内外环境协调统一，才能有益于健康。"春夏养阳，秋冬养阴"和"日出而作，日入而息"，都是"顺时养生"的具体体现。

2. 饮食有节　饮食是维持人体生长、发育和生命活动的基本物质条件，合理的调剂饮食，养成良好的饮食习惯，可维护脾胃功能，保证人体营养的需要，以固后天之本，使气血旺盛，人就健康长寿。

饮食要有节，要按时节量，不可过饥过饱。要谨和五味，克服饮食偏嗜，要忌肥甘厚味，寒温适宜，清洁卫生。

3. 调摄精神　既要避免不良的精神刺激，又要提高自我的心理调摄能力。做到思想清净，精神乐观，性格开朗，意志坚强。积极向上的情绪，可使气血调畅，五脏安和，正气旺盛，提高抗病能力。

4. 加强锻炼　生命在于运动。适度的运动有助于舒畅经络，气血流通，强筋壮骨，增强体质，提高机体抗病能力。运动包括各种体育运动和劳作。要做到轻重适度、持之以恒。《内经》主张"不欲太劳，不欲太逸"。要注意劳逸结合，脑力劳动要与体力活动相结合，并通过必要的休息来消除疲劳。此外，性活动要适度，才能保精护肾。

5. 医疗养生

（1）针灸、按摩保健：如按摩涌泉穴滋补肾阴；针灸、按摩关元、气海、百会、足三里这些保健穴，或进行足浴，全身保健按摩，来强壮身体。

（2）中药的调养：如常用的药膳保健，山药、蜂蜜、枸杞子等是适用于普通人群保健，既能补阳又能补阴的抗衰老药用食物。还有根据药物的颜色与五脏相对应的“五色食疗”等。中药调养要因人、因时、因地制宜，如老人体质虚弱，应当少量多次进补；小儿脏腑娇嫩，药膳宜平淡，性味不宜过偏；“女子以血为本”，药膳应以补血、补阴为主等。补阴补阳均要体现“春夏养阳，秋冬养阴”的“顺时养生”原则。

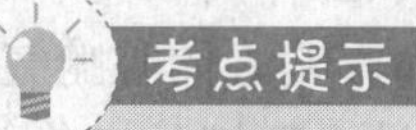

中医养生的基本原则和主要方法。

二、预防原则

预防，是指采取一定的措施，防止疾病的发生与发展。预防为主是我国卫生工作的四大方针之一，中医学对此极为重视，早在《黄帝内经》中就提出了“不治已病，治未病”的著名论点，强调“防患于未然”。治未病，包含了未病先防和既病防变两个方面的内容。

（一）未病先防

未病先防，就是在疾病发生之前，采取各种有效措施，以防止疾病的发生。疾病的发生，主要与正气不足（发病的内在根据）和邪气的入侵（发病的外在条件）密切相关。因此要做到未病先防，一是要通过养生以增强人体正气，提高抗病能力；二是要防止病邪的侵害。

1. 养生以增强正气　就是通过前面所讲的养生方法，如起居有常、饮食有节、调摄精神、加强锻炼、医疗养生等，来提高人体的抗病能力。

2. 防止病邪的侵害

（1）避其邪气：病邪的入侵是导致疾病发生的外在条件，故未病先防除了要养生保健，增强体质，提高抗病能力外，还要注意防止病邪的侵害。其中包括讲究卫生，保护环境，防止水源、空气和食物的污染；避免六淫、疠气侵袭机体；还要防范外伤、虫兽伤等。

（2）人工免疫与药物预防：我国很早就开始用药物来预防疾病，如《内经》有预防疾病的记载，如“小金丹……服十粒，无疫干也。”元代，人们就用紫草煎剂来预防麻疹。近年来运用中草药预防多种传染性疾病，如用贯众、板蓝根、大青叶来预防流感、腮腺炎；用茵陈、栀子来预防肝炎等，都是简便易行，行之有效的预防方法。16世纪发明的人痘接种法预防天花，开创了人工免疫的先河，为后世免疫学的发展做出极大的贡献。

（二）既病防变

未病先防是最理想、最积极的防范措施。一旦疾病发生，就要争取做到早期诊断、早期治疗，以防止疾病的发展与传变。

1. 早期诊治　疾病初期，病情较轻，病位较浅，正气未衰，较易治愈，因而传变较少。因此，早期做出正确的诊断，及时进行有效和彻底的治疗，就能把疾病消灭于萌芽状态。如温病的卫分证阶段就是温病早期诊治的关键。否则，病邪步步深入，正气受损，病情深重、复杂，就较难治愈，容易产生传变或危变。

2. 控制传变　传变，是指疾病在脏腑组织中的转移变化，又称传化。疾病的传变，都有一定的途径和规律性。外感热病有六经传变或卫气营血传变及三焦传变；如清代名医叶天士提出的“务在先安未受邪之地”，均为针对疾病的传变规律，实施预见性治疗，以控制其病理传变的具体体现。内伤杂病有五行生克制化规律传变或经络传变。如《金匮要略》提出的“夫治未病者，见肝之病，知肝传脾，当先实脾”。作为医护人员，临床宜根据不同疾病的传变规律，采取相应有效的治疗措施，阻止其传变，防止病情发展或恶化。

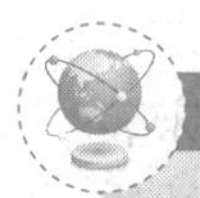

知识链接

讳疾忌医

《韩非子·喻老》"扁鹊见蔡桓公"篇记载:春秋战国时期有一位名医叫扁鹊,他拜见蔡国国君蔡桓公时说:"您有点小病在表皮,不医治的话恐怕要加深。"蔡桓公说:"我没有病。"扁鹊走后,蔡桓公说:"医生总是喜欢给没病的人治病来邀功!"过了十天,扁鹊又去见蔡桓公说:"您的病已经到了肌肉里,不医治的话会更加严重。"蔡桓公很不高兴。再过了十天,扁鹊再去拜见说:"您的病已经到了肠胃,不医治的话会更加深入下去。"蔡桓公又不理睬。不久蔡桓公病到骨髓而恶发,寻找不到扁鹊而死亡。从而留下了警世的"讳疾忌医"这一成语典故。在此,我们既为扁鹊高超的医术拍案叫好,同时又为蔡桓公执迷不悟、错失治疗良机而感到惋惜。

三、治疗原则

治疗原则,简称治则,是治疗疾病时必须遵循的基本原则。它是在整体观念和辨证论治精神指导下制定出来的治疗疾病的总原则。对临床治疗立法、处方、用药具有普遍的指导意义。治疗原则包括治病求本、扶正祛邪、调整阴阳和三因制宜等。

治疗原则与治疗方法不同,治则是治疗疾病的总则,是确立治疗方法的依据,而治法是在治则指导下的具体治疗方法,如汗、吐、下、和、温、清、消、补八法,它从属于一定的治疗原则。例如,各种病证从邪正关系来说,都离不开邪正斗争及其消长、盛衰的变化,因而扶正祛邪就是治疗疾病的基本原则。在这个治疗原则指导下,虚证的病人,要确立扶正的治疗原则,从而分别采取益气、养血、滋阴、补阳等治疗方法;实证的病人,要确立祛邪的治疗原则,从而分别采取发汗、涌吐、攻下、散寒、清热、消导等治疗方法。

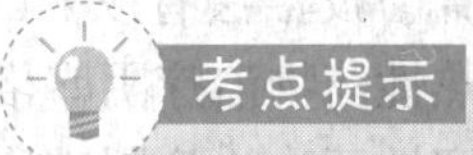

考点提示

中医治则包括哪几方面?

(一) 治病求本

治病求本,指在治疗疾病时必须找出疾病的本质(病因病机),并针对疾病的本质进行治疗。"求本",就是辨清病因病机,确立证候。

疾病在发生发展过程中,有各种错综复杂的原因,它通过若干症状和体征表现出来。但是这些显露于外的现象,并不是疾病的本质。必须从诸多复杂的表象中进行综合分析,透过疾病的表面现象,找出疾病发生的根本原因(证),然后针对其本质进行治疗。

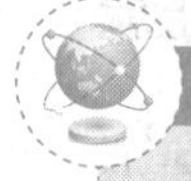

知识链接

头痛如何治病求本

头痛是一种常见病,它可由外感、气血亏虚、肾虚、痰湿、肝阳上亢、瘀血等多种原因引起,治疗就不能简单地采取头痛医头的对症止痛治疗,而应在辨证基础上,找出病因所在,分别采用解表、补益气血、补肾、燥湿化痰、平肝潜阳、活血化瘀等法进行治疗。这就是"治病求本"的意义所在。

治病求本是中医学治疗疾病的主导思想,是辨证论治的根本原则。临床运用"治病求本"

这一原则时,必须正确掌握“正治与反治”和“治标与治本”等两种方法。

1. 正治与反治 疾病的变化是错综复杂的,在多数情况下,疾病的证候与疾病临床表现的性质是一致的(采取正治),但在某些时候也会出现疾病的证候与疾病临床表现的性质不一致、甚至相反的现象,即出现假象,如真寒假热和真热假寒等(采取反治)。正治与反治是指所用的中药的寒热性质、补泻效用,与疾病临床表现的性质之间的逆从关系而提出的两种治疗方法,都是“治病求本”这一治疗原则的具体运用。

(1)正治:是指在疾病临床表现性质与疾病本质(证候性质)相一致的情况下,采取逆着疾病临床表现的性质(也逆着证候性质)而进行的一种治疗法则。故又称为逆治。逆治采用方药的性质与临床表现的性质及疾病证候的性质均相反,符合治病求本的基本原则。“正”含有“正规”和“常规”的意思,由于临床上大多数疾病的本质和临床表现的性质是相一致的,如寒证有寒象,热证有热象,虚证有虚象,实证有实象等,所以,正治法是临床上最常用的一种治疗方法。疾病证候的性质有寒、热、虚、实的区别,所以正治法就有以下四种具体的治疗方法:

1)热者寒之:热证出现热象,用寒凉方药进行治疗。

2)寒者热之:寒证出现寒象,用温热方药进行治疗。

3)虚者补之:虚证出现虚象,用补益方药进行治疗。

4)实者泻之:实证出现实象,用攻泻方药进行治疗。

(2)反治:是指在疾病临床表现性质(假象)与疾病本质(证候性质)相反的情况下,顺着其临床表现性质进行治疗的一种治疗方法。又称从治。即采用方药的性质与临床表现的性质相同,与疾病证候的性质相反,实质也是逆着疾病的本质进行治疗,仍然符合治病求本的基本原则。疾病临床表现的性质与疾病本质相反的情况较少见,偶见于病势深重时,所以反治法在临床上较少用。反治法有以下四种具体的治疗方法:

1)热因热用:用热性药物治疗阴盛格阳的真寒假热证。

2)寒因寒用:用寒性药物治疗阳盛格阴的真热假寒证。

3)塞因塞用:用补益药物治疗具有闭塞不通症状的真虚假实证,如脾虚腹胀痛,血枯经闭。

4)通因通用:用通利药物治疗具有通泄症状的真实假虚证,如食积腹泻、瘀血崩漏。

2. 治标与治本 标与本是一对相对的概念,它主要说明事物的本质与现象、因果关系及病变过程中矛盾的主次、先后关系等。“本”是本质,是矛盾的主要方面,标是现象,是矛盾的次要方面,二者为对举的概念,不同情况下标与本之所指不同。如以正气与邪气而言,正气为本,邪气为标;以病因与症状而言,病因为本,症状为标;以新病与旧病而言,旧病为本,新病为标等。在疾病的发展变化过程中,常有标本主次和轻重缓急的不同,从而在治疗上就有先后缓急之分,也就是急则治其标、缓则治其本及标本兼治三种灵活处理疾病的原则。

(1)急则治其标:当标症(或病)急重,已成为疾病矛盾的主要方面,若不及时解决,病人会有很大的痛苦甚至危及生命,这时就必须采取暂时性的急救措施先治标症。例如“肺痨”病人突然出现大咯血,尽管此时仍以阴虚为本,咯血为标,但若不及时止血,患者就有可能出现气随血脱休克甚至死亡,所以就应当迅速止血先治标,待血止后再滋阴润肺治其本。

(2)缓则治其本:指在病势缓和、病情不急情况下,要针对疾病的本质进行治疗,标症亦随之而消失。如肺阴虚的咳嗽,肺阴虚为本,咳嗽为标,治疗采用滋阴润肺的方法以治其本,肺阴虚得到纠正咳嗽就自然消除。

(3) 标本兼治：当疾病的标、本两方面并重或均不太急时，就应该标本同时兼顾治疗，既治标又治本。如气虚病人患感冒时，气虚为本，表邪为标，治疗若单纯补气治本，则易使邪气滞留，表证难解；若仅用发汗解表治标，则易伤津耗气，使正气更虚。所以要益气解表，标本兼顾，使正胜邪退而痊愈。

(二) 扶正祛邪

疾病的过程，从邪正关系来说，就是正气与邪气矛盾双方互相斗争的过程，正邪力量的消长、盛衰，决定着疾病的发生、发展与转归。邪胜正则病进，正胜邪则病退。所以扶正祛邪就成为指导治疗疾病的一个重要原则。通过扶助正气，祛除邪气，使疾病向好转、痊愈的方向发展。

1. 扶正　即扶助正气，增强体质，提高机体抗病和康复能力。属于补法，主要适用于虚证，即“虚者补之”。临床上在扶正的治疗原则指导下，可根据具体病情，分别采取益气、养血、滋阴、助阳等治法。扶正多用补益的药物及针灸、推拿、气功、体育锻炼等，而精神的调摄和饮食营养的补充，对扶正也具有重要作用。

2. 祛邪　即祛除邪气，削弱或祛除病邪的侵袭和损害，使邪去正安。属于泻法、攻法，主要适用于实证。即“实者泻之”。临床上在祛邪的治疗原则指导下可根据病证的不同，分别运用发汗、催吐、攻下、清热、散寒、祛湿、消导、行气、化瘀等治法。

3. 扶正祛邪兼用　适用于正气已虚而又有邪实的所谓虚实夹杂的病证。临床上可根据正虚、邪实的主次缓急情况，确定扶正祛邪的主次与先后，分别采用扶正兼祛邪、祛邪兼扶正、先祛邪后扶正和先扶正后祛邪等方法。总之应以“祛邪不伤正，扶正不留邪”为原则。

(三) 调整阴阳

疾病发生发展的过程，从根本上来说就是人体阴阳的相对平衡状态遭到破坏，出现了阴阳的偏盛或偏衰的结果。因此，调整阴阳，损其偏盛，补其偏衰，恢复阴阳的协调平衡，是中医治疗疾病的一条基本原则。调整阴阳的治则包括损其有余、补其不足和补损兼用三个方面。

1. 损其有余　适用于阴阳偏盛，即阴或阳偏盛的实证。应当采用“实则泻之”的方法来进行治疗。对于“阴盛则寒”的实寒证，即采取“寒者热之”的温散阴寒法治疗；对于“阳盛则热”的实热证，即采取“热者寒之“的清泻阳热法治疗。

2. 补其不足　适用于阴阳偏衰，即阴虚，或阳虚，或阴阳两虚的虚证。应当采用“虚则补之”的方法来进行治疗。阴虚则滋阴以制阳热；阳虚则补阳以消阴寒。同时，根据阴阳互根互用的理论，治疗阴虚时，在滋阴的方药中适当佐以补阳药，即所谓“阳中求阴”；治疗阳虚时，在补阳方药中适当佐以滋阴药，即所谓“阴中求阳”。到了疾病的后期，出现阴阳两虚者则阴阳双补。

3. 补损兼用　由于阴阳双方之间存在着对立制约、消长变化的关系，在阴阳偏盛的疾病过程中，一方的偏盛，亦可导致另一方的不足。《内经》曰：“阴盛则阳病，阳盛则阴病”，即阴寒内盛易于损伤阳气，阳热亢盛易于耗伤阴液，故在治疗阴或阳的偏盛时，应注意有没有相应的阳或阴偏衰情况的同时存在。如已引起相对一方明显偏衰，出现了阴液亏损或阳气不足时，在应用“损其有余”这一治法时，应兼顾“补其不足”，在温散阴寒的同时兼以扶阳，在清泻阳热的同时兼以滋阴。

(四) 三因制宜

由于疾病的发生、发展、变化及转归与季节气候、地域环境以及个体的体质、性别、年龄等密切相关。因此,在治疗疾病时,就必须区别对待,因时、因地、因人制宜。

1. 因时制宜　指根据不同季节的气候特点来考虑治疗用药的原则。如同为感冒风寒证,在春夏季节,气候由温转热,阳气升发,人体腠理比较疏松而多汗,不宜过用辛温发散药,以免发汗太过,气津耗伤;秋冬季节,气候由凉转寒,阴盛而阳气内敛,人体腠理比较致密,可用辛温发散重剂。

2. 因地制宜　指根据不同地区的地理环境特点来考虑治疗用药的原则。如西北高原地区,气候燥寒,人体腠理致密,易外感风寒,用药可予辛温解表重剂;而江南一带,气候温热,多雨潮湿,人体腠理疏松,易外感风热和湿邪,多用辛凉解表和化湿法治疗。

3. 因人制宜　指根据病人的年龄、性别、体质、生活习惯等不同特点来考虑治疗用药的原则。

(1) 年龄:年龄不同,其生理状况和病变特点亦不同。如老年人生机减退,气衰血少,患病多为虚证或虚中夹实,治疗宜补慎攻;小儿生机旺盛,脏腑娇嫩,气血未充,患病后易寒易热,易虚易实,病情变化较快,用药宜轻,慎补慎攻。

(2) 性别:男女性别不同,各有其生理病变特点。妇女有经、带、胎、产诸疾,男子有阳痿、早泄、遗精等病,治疗应有区别。妇女在妊娠期患病,当禁用或慎用峻下、破血、滑利、走窜、有毒等伤胎的药物;产后又应考虑气血亏虚及恶露等情况,应酌情使用补益气血,活血通经之品。

(3) 体质:人的体质有强弱与寒热之偏的不同。体质强者,患病多为实证,攻邪药量宜重;体质弱者,患病多为虚证,祛邪药量宜轻。阳盛阴虚偏热之体,慎用温热药;阴盛阳虚偏寒之体,慎用寒凉药。

综上所述,因时、因地制宜强调了自然环境对人体的影响,因人制宜是指治病时不能孤立地看待病证,要考虑到不同人的特点。因时、因地、因人制宜的治疗原则,充分体现了中医治病的整体观、恒动观,以及辨证论治精神在实际应用中的原则性及灵活性。只有全面、动态地看问题,具体情况具体分析,因时、因地、因人制宜,确定正确的治疗原则和方法,才能取得理想的治疗效果。

结语

养生,就是根据生命的发展规律,采取能够保养身体,减少疾病,增进健康,延年益寿的方法进行的保健活动。养生的基本原则有:顺应自然、形神共养、调养脾胃、保精护肾等。预防是指采取一定的措施,防止疾病的发生与发展。它包括未病先防及既病防变两个方面。治疗疾病必须遵循的基本原则包括治病求本、扶正祛邪、调整阴阳和三因制宜等。其中治病求本是中医学治疗疾病的主导思想,是辨证论治的根本原则。治法是在治则指导下的具体治疗方法。

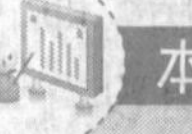

本章小结

本章通过阐述阴阳五行学说、藏象学说、经络学说、病因病机、中医诊法、中医辨证理论、中医治法与养生理论,使同学们具备最基本的中医学理论和知识基础,为临床课的学习奠定基础。中医学是一门经验性较强的学科,具有自身独特的理论体系和特色,是中国传统文化的重要组成部分。因此,对于具有一定当代思维习惯的中职学生来说,首先要转变思想观念，形成初步的传统思维能力，具备扎实的传统文化基础，尤其是古代语言文化知识，可以为中医学的学习铺平道路。其次，要及时接触临床，在实践中学习，在学习中实践，只有这样，才能为将来的临床工作打下坚实的基础。

（李 兵）

目标测试

一、A1型题

1. 阴阳的含义中，下列属阳的是（ ）
   A. 寒凉的 B. 静止的 C. 功能的 D. 有形的 E. 晦暗的
2. 阴阳的相互转化是（ ）
   A. 偶然的 B. 必然的 C. 有条件的 D. 绝对的 E. 量变的
3. 用阴阳说明人体病理变化，不包括（ ）
   A. 阳偏盛 B. 阳偏衰 C. 阴偏盛 D. 阴偏衰 E. 阴阳平衡
4. 按五行特性划分，属木的是（ ）
   A. 赤色 B. 寒 C. 肝 D. 甘味 E. 西方
5. 不属于五脏相互资生关系的是（ ）
   A. 心火温脾 B. 肝木济心 C. 脾土充胃 D. 肾水养肝 E. 肺金助肾
6. 根据五行相克规律确立的治法是（ ）
   A. 滋水涵木 B. 金水相生 C. 培土生金 D. 益火补土 E. 佐金平木
7. 肝病传到脾，属于五行的（ ）
   A. 母病及子 B. 子病及母 C. 相克 D. 相乘 E. 相侮
8. 四肢肌肉的壮实主要取决于（ ）
   A. 心主血脉功能 B. 肺主气的功能 C. 脾主运化功能
   D. 肝主筋的功能 E. 肾主骨的功能
9. 机体生理功能失调与情志抑郁关系最密切的是（ ）
   A. 肺气不足 B. 肝失疏泄 C. 脾失健运 D. 髓海空虚 E. 心神失养
10. 具有“主纳气”功能的脏是（ ）
    A. 肝 B. 心 C. 脾 D. 肺 E. 肾
11. 既属于六腑又属于奇恒之腑的是（ ）
    A. 胃 B. 胆 C. 小肠 D. 大肠 E. 膀胱
12. 与胃相表里的脏是（ ）
    A. 肝 B. 心 C. 脾 D. 肺 E. 肾
13. 防止津液、精液等液态物质无故流失的作用是
    A. 气的推动作用 B. 气的温煦作用 C. 气的固摄作用
    D. 气的防御作用 E. 气的气化作用
14. 治疗血瘀病时常配伍行气药，依据是
    A. 气能行血 B. 气能生血 C. 血能养气 D. 气能摄血 E. 血能载气
15. 湿热熏蒸的面色是

A. 黄而鲜明 B. 黄如烟熏 C. 苍黄 D. 淡黄消瘦 E. 淡黄水肿

16. 独语、错语的共同病因是

A. 风痰阻络 B. 热扰心神 C. 心气虚弱 D. 心阴不足 E. 痰火扰心

17. 咳声重浊者,多属

A. 风寒 B. 寒湿 C. 痰湿 D. 燥热 E. 肺热

18. 情志郁结所致胸痛的表现是

A. 胸背彻痛 B. 胸痛咳嗽 C. 憋闷疼痛
D. 胀痛走窜 E. 刺痛不移

19. 腹胀满,无压痛,叩之作空声,可见于

A. 水鼓 B. 气胀 C. 痰饮 D. 积聚 E. 内痈

20. 表证的特点不包括下述哪项( )

A. 感受外邪所致 B. 起病一般较急 C. 必发展成里证
D. 病较轻、病程短 E. 恶寒发热并见

21. 分辨表证与里证的关键是( )

A. 有无发热 B. 有无恶寒发热 C. 有无头痛
D. 是否口干 E. 以上均不是

22. 实证的病机最根本的是:

A. 痰浊壅盛 B. 气血瘀滞 C. 邪气亢盛,正气未衰
D. 脏腑功能紊乱 E. 水湿内停

23. 下列哪项不是热证的主要特征( )

A. 壮热 B. 不思饮食 C. 口渴喜冷饮
D. 脉滑数 E. 便干结

24. 心阴虚证的辨证要点不包括下列哪项( )

A. 心烦 B. 失眠 C. 心痛 D. 舌红少津 E. 脉细数

25. 肺阴虚证的主要临床表现为:( )

A. 咳嗽无痰,或痰少而黏 B. 咳嗽痰稠色黄
C. 咳嗽痰少,稀白 D. 咳嗽痰稠色白
E. 咳喘痰多稀白有泡沫

26. 下列哪项症状不属肝火上炎证( )

A. 头晕胀痛 B. 头重脚轻 C. 面红目赤 D. 急躁易怒 E. 大便秘结

27. 以下哪项不属于热入营分的表现( )

A. 身热夜甚 B. 舌绛 C. 舌质淡红 D. 脉数 E. 斑疹隐现

28. 动静结合,适当持久,就能增强身心健康,延年益寿。体现了哪一种养生的基本原则( )

A. 形神共养 B. 顺应自然环境 C. 调养脾胃
D. 保精护肾 E. 慎避外邪

29. 最早提出"治未病"思想的医籍是( )

A.《伤寒杂病论》 B.《黄帝内经》 C.《千金方》
D.《难经》 E.《本草纲目》

30. 下列不属于治则的是( )

A. 治病求本　B. 调整阴阳　C. 清热泻火　D. 扶正祛邪　E. 三因制宜

31. 中医治疗疾病的根本原则是（　　）

A. 治病求本　B. 扶正祛邪　C. 调治脏腑　D. 调理气血　E. 三因制宜

32. 大出血患者应当采取的措施是（　　）

A. 急则治标　B. 缓则治本　C. 标本兼治　D. 扶正　E. 祛邪

33. 用寒性的药物治疗热性的病证是属于（　　）

A. 寒因寒用　B. 热因热用　C. 虚则补之　D. 寒者热之　E. 热者寒之

34. 阳盛格阴的真热假寒证，应采用的治法是（　　）

A. 热因热用　B. 寒因寒用　C. 塞因塞用　D. 通因通用　E. 寒热并用

35. "用寒远寒，用凉远凉，用温远温，用热远热"的治法体现了（　　）

A. 因时制宜　B. 因地制宜　C. 因人治宜　D. 未病先防　E. 既病防变

36. 下例哪一项不属于正治法则（　　）

A. 热因热用　B. 寒者热之　C. 热者寒之　D. 虚则补之　E. 实则泻之

二、A2 型题

37. 患者刘某，女，28 岁。两目红肿疼痛，口苦咽干，急躁易怒，此属（　）

A. 肝的病变　B. 心的病变　C. 脾的病变　D. 肺的病变　E. 肾的病变

38. 张某，女，39 岁。心悸，头昏眼花，失眠，食少体倦，面色萎黄，此属（　）

A. 心血瘀阻　B. 肝血不足　C. 心血不足　D. 心脾两虚　E. 心肾不交

39. 患者李某，女，22 岁。舌体糜烂，主烦，此属（　）

A. 心火上炎　B. 肝火上炎　C. 胃火亢盛　D. 肺热　E. 肾阴虚

40. 刘某，男，37 岁。腰膝冷痛，形寒肢冷，精神疲惫，小便清长，此属（　）

A. 心血不足　B. 脾气不足　C. 脾阳不足　D. 肾阴不足　E. 肾阳不足

41. 患者赵某，女，58 岁。有肺结核病史，形体消瘦，咳嗽咳痰，且痰中带血，近十余日常午后低热，两颧潮红，盗汗，腰膝酸软，舌红少苔，脉细数。诊断为肺肾阴虚，属（　）

A. 相克　B. 相乘　C. 相侮　D. 母病及子　E. 子病及母

42. 患者宋某，男，44 岁。咳喘无力，咳痰清稀，舌淡苔白，此属（　）

A. 肺主气功能异常　B. 肺通调水道功能异常　C. 脾主运化功能异常

D. 肾主水功能异常　E. 肾主纳气功能异常

43. 男，68 岁，患脑梗死多年，近一年来病情加重，卧床不起，呼吸低弱而声低，气少不足以息，言语无力，舌淡红，苔薄白，脉濡弱，为（　　）

A. 少气　B. 夺气　C. 气粗　D. 短气　E. 气微

44. 女，52 岁，2 天前因车祸致脑挫裂伤，神志不清，语无伦次，声高有力，舌红苔白，脉弦为（　　）

A. 错语　B. 独语　C. 谵语　D. 呓语　E. 郑声

45. 女，48 岁，习惯性便秘多年，近日感左少腹作痛，按之累累有硬块，舌淡红，苔薄黄，脉沉缓多为（　　）

A. 肠痈　B. 痛经　C. 瘕聚　D. 虫积　E. 宿粪

46. 患者钟某，男，39 岁。证见面白无华、神疲乏力、少气懒言、语声低微、自汗、动则诸证加剧，舌淡，脉虚弱。辨证为（　　）

A. 气虚证　B. 血虚证　C. 阴虚证　D. 阳虚证　E. 实证

47. 患者王某,女,48岁。证见干咳,痰少而稠,口干咽燥,五心烦热,盗汗,舌红少津,脉细数,辨证为( )

A. 肺阴虚 B. 肺气虚 C. 燥邪犯肺 D. 肝火犯肺 E. 风热犯肺

48. 患者张某,男,29岁。身目俱黄,胁肋灼热胀痛,口苦泛恶,舌红苔黄腻,脉弦数。辨证为( )

A. 湿热蕴脾 B. 肝胆湿热 C. 脾气虚 D. 肝火上炎 E. 大肠湿热

49. 患者胡某,女,29岁。面色㿠白,精神萎靡,腰膝酸冷,宫寒不孕,小便频数清长,尺脉沉细无力,辨证为( )

A. 肾阳虚证 B. 肾阴虚证 C. 肾精不足证 D. 肾气虚 E. 心肾不交证

50. 发热,恶热喜冷,渴喜冷饮,面红目赤,烦躁不宁,痰涕黄稠带血,小便短黄,大便干结,舌红苔黄而干燥,脉洪数等。应采取的正治法则是( )

A. 热因热用 B. 寒者热之 C. 热者寒之 D. 虚则补之 E. 寒热并用

51. 患者苏某,男,55岁。咳喘无力,痰液清稀量多,少气懒言,语声低微,神疲体倦,动则益甚,面色㿠白。舌淡苔白腻,脉虚。应采用( )

A. 治标 B. 治本 C. 扶正 D. 祛邪 E. 扶正祛邪兼用

三、B1型题

A. 木 B. 火 C. 土 D. 金 E. 水

52. 五味中的咸味属五行中的( )

53. 五官中的目属五行中的( )

A. 肝 B. 心 C. 脾 D. 肺 E. 肾

54. 五脏中先天之本为( )

55. 五脏中后天之本为( )

A. 气滞 B. 血瘀 C. 气陷 D. 气逆 E. 血虚

56. 内脏下垂属于何证

57. 胃气上逆呕吐属于何证

A. 热因热用 B. 寒因寒用 C. 塞因塞用 D. 通因通用 E. 寒者热之

58. 用补益药物治疗具有闭塞不通症状的真虚假实证,如脾虚腹胀痛,血枯经闭等。属于反治法的( )

59. 用通利药物治疗具有通泄症状的真实假虚证,如食积腹泻、瘀血崩漏等。属于反治法的( )

A. 邪热亢盛 B. 阴寒阻碍阳气 C. 气血两虚
D. 虚阳浮越于外 E. 湿邪困阻阳气

60. 洪脉的主病为

61. 濡脉的主病为

A. 肝血虚证 B. 肝阴虚证 C. 肝郁脾虚证
D. 肝郁气滞证 E. 肝阳化风证

62. 面白无华,视物模糊,关节拘急不利,手足震颤,舌淡苔白,脉弦细。辨证为( )

63. 情志抑郁,胸胁胀痛,善太息,舌淡红,苔薄白,脉弦。辨证为( )

A. 心阴虚证 B. 心火亢盛证 C. 心脉瘀阻证
D. 痰迷心窍证 E. 小肠实热证

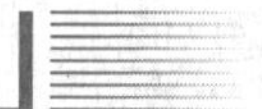

64. 患者失眠多梦，心胸烦热，面赤口渴，尿黄便干，舌尖红，苔黄，脉数。辨证为（　　）

65. 患者心胸憋闷疼痛，痛引肩背内臂，时发时止，心悸。舌质有紫点、紫斑，脉细涩。辨证为（　　）

第三章　中药学与方剂学基础

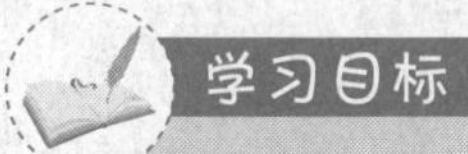

1. 掌握常用中药的性味、归经、功能和临床应用；常用方剂的组成、功用、主治等。
2. 熟悉常用中药的配伍、有毒无毒、禁忌，用法用量；常用方剂的用法用量、使用注意等。
3. 了解常用中药的炮制方法、使用注意；常用方剂的方解、制剂等。

第一节　中药学的基本知识

一、中药的性能与炮制

（一）中药的性能

中药的性能是历代医药学家在数千年的医疗实践中总结出来的用药规律，是中医药学理论体系的重要组成部分。中药的性能主要包括四气、五味、升降浮沉、归经及毒性等内容，是学习、运用、研究中药所必须掌握的基本理论知识。

1. 四气　四气是指药物具有的寒、热、温、凉四种药性，又称四性。其中，温次于热，温热属阳；凉次于寒，寒凉属阴。凡治疗温热性疾病的药物，多属凉性或寒性；凡能治疗寒凉性疾病的药物，多属热性或温性。此外，还有一些寒、热之性不甚明显，作用比较平和的药物称平性药。

2. 五味　五味是指药物具有的酸、苦、甘、辛、咸五种味道。药味不同则作用不同。

（1）酸："能收、能涩"，即具有收敛、固涩作用。如固表止汗、敛肺止咳、涩肠止泻、涩精缩尿、固崩止带的药物多具有酸味，故酸味药大多用于治疗体虚多汗、肺虚久咳、久泻滑脱、遗精遗尿、崩漏带下等病证。

（2）苦："能泄、能燥"，即具有通泄、燥湿等作用。如清热燥湿药大多具有苦味，故能泄下、泄热、燥湿常用于实热证及湿热等病证。

（3）甘："能补、能和、能缓"，即具有补益、调和、缓急的作用。补益药、调和药及止痛药多具有甘味，故甘味药多用于虚证、脏腑不和及拘挛疼痛等病证。

（4）辛："能散、能行"，即具有发散、行气、行血作用。如解表药、理气药、活血药，大多具有辛味，故辛味药多用于治疗表证、气滞及血瘀等病证。

（5）咸："能下、能软"，即具有泻下通便、软坚散结等作用。如泻下药、软坚药大多具有咸味，故咸味药常用于治疗大便秘结、瘰疬瘿瘤、癥瘕痞块等病证。

此外还有"淡"味药，本类药无明显味道。"淡"则"能渗、能利"，即能渗湿利小便，常用于水肿、小便不利等病证。"涩"与"酸"味药作用相似，大多具有收敛固涩作用，常用于虚汗、久泄、遗精、出血等病证。

由于每一种药物都具有性和味，因此，两者必须结合起来看。如两种药物都是寒性，但味不相同，一是苦寒，一是辛寒，作用就有差异。反之，两种药物都是甘味，但性不相同，一是甘寒，一是甘温，作用也不一样。因此，不能把性与味孤立起来看。性与味显示了药物的部分功能，也显示了有些药物的共性。只有认识和掌握每一种药物的全部性能，以及性味相同药物的各自特性，才能正确地掌握和使用药物。

3. 升降浮沉　升、降、浮、沉是指药物在治疗疾病时对人体作用所具有的不同趋向性。升，即上升提举；降，即下达降逆；浮，即向外发散；沉，即向内收敛。也就是说，升、降、浮、沉是指药物对机体有向上、向下、向外、向内四种不同作用趋向。药物的这种性能可用于调整人体气机紊乱，使之恢复正常的生理状态，或因势利导，祛邪外出，达到治愈疾病的目的。

凡具有升阳发表、祛散风邪、涌吐开窍等功效的药物，药性大多是升浮的；具有清热泻下、重镇安神、利尿渗湿、消食导滞、息风潜阳、止咳平喘、降逆收敛的药物，其药性大多是沉降的。但是，也有少数药物存在着双向性或升降浮沉的性能不明显，如麻黄既能发汗，又能平喘利水，在临床应用时，应根据药性灵活掌握。

升浮药，大多性主温、热，味属辛、甘、淡，多为气厚味薄之品，总的属性为阳。本类药物质地轻清空虚，其作用趋向特点多为向上、向外。沉降药，大多性主寒、凉，味属酸、苦、咸，多为气薄味厚之品，总的属性为阴。其质地多重浊坚实，药物趋向多为向下、向内。

药物的升降浮沉受多种因素的影响，主要与气味厚薄、四气、五味、用药部位、质地轻重、炮制、配伍等有关。

4. 归经　药物对某经（脏腑或经络）或某几经发生明显作用，而对其他经作用较少，甚至无作用，这种对机体某部位的选择性作用称归经。如酸枣仁能安神，治疗心悸、失眠，归心经；麻黄止咳平喘，归肺经；肝经病变每见胁痛、抽搐等，全蝎能解痉止痛，归肝经。有一些药物可以同时归入数经，说明该药对数经病变均有治疗作用。如山药能补肾固精、健脾止泻、养肺益阴，归肾、脾、肺经。因此，归经指明了药物治病的应用范围，药物的归经不同，治疗的范围也就不同。

引经药是指一些不但能自入某经，而且还能引导他药进入该经的药物。引经药起"向导"作用，引导"诸药直达病所"。

手太阴肺经的引经药有桔梗、升麻、葱白、辛夷；手阳明大肠经的引经药有白芷、石膏；手少阴心经的引经药有细辛、黄连；手太阳小肠经的引经药有木通、竹叶；足太阴脾经的引经药有升麻、苍术；足阳明胃经的引经药有白芷、石膏、葛根；足少阴肾经的引经药有肉桂、细辛；足太阳膀胱经的引经药有羌活、藁本；足厥阴肝经的引经药有柴胡、川芎、青皮、吴茱萸；足少阳胆的引经药有柴胡、青皮；手厥阴心包经的引经药有柴胡、牡丹皮；手少阳三焦经的引经药有连翘、柴胡。

5. 中药的毒性　正确认识中药毒性，是安全用药的重要保证。有毒中药大多效强功捷，临床用之得当，则立起沉疴；若用之失当，可引起中毒。

（1）毒性分级：根据中毒表现程度，可将有毒中药分为大毒、有毒、小毒三级。

1）大毒：中毒症状严重，常引起重要脏器严重损害，甚至造成死亡者，归为"大毒"。如生草乌、生川乌、马钱子、斑蝥、雷公藤、巴豆、升药等。

2）有毒：当用量过大或时间过久，出现严重中毒症状，并引起重要脏器损害，甚至造成死亡者，归为“有毒”。如附子、商陆、牵牛子、常山、洋金花、蜈蚣、白花蛇、雄黄、轻粉等。

3）小毒：中毒症状轻微，一般不损害组织器官，不造成死亡者，归为“小毒”。如吴茱萸、细辛、猪牙皂、鸦胆子、苦杏仁、密陀僧、干漆等。

（2）中毒原因：掌握中药中毒发生的原理，对预防中药中毒十分有必要。

1）剂量过大：超过常规剂量使用是引起中毒的重要原因。如一次性大量服用乌头、附子、雪上一枝蒿、马钱子等，即可引起中毒。即使毒性不大的一些常用药物，如果超剂量服用，亦可造成中毒，甚至死亡。如服用关木通 60~100g，可引起急性肾衰竭；服用苍耳子 100g，可引起急性肝坏死和全身广泛出血。

2）服用太久：超疗程服用，容易导致蓄积中毒。如长期服用朱砂可引起中枢神经系统和肾脏损害，出现痴呆及血尿、蛋白尿等；长期服用雷公藤可引起性腺损害，导致闭经、阳痿。

3）炮制不当：许多中药特别是有毒中药，如川乌、草乌、附子、半夏、天南星等，使用前必须经过严格炮制，以降低药物毒性或消除药物副作用，方能入药。若使用炮制方法不规范或未经炮制的生品，即会引起中毒。

4）配伍失误：临床处方违犯配伍禁忌，如将甘遂与甘草同用，即会引起中毒；或配伍不当，如将朱砂与碘化物或溴化物同用，产生有毒的碘化汞或溴化汞，引起中毒性腹泻。历代将配伍禁忌总结提炼为“十八反”、“十九畏”。

5）制剂不妥：药物的制剂不同，其药效、毒性也不同。酒能增加川乌、草乌、附子等毒性，如将其制成药酒服用，则极易中毒。在制剂过程中，煎煮时间甚为重要。煎煮时间适宜，可以消除或缓解毒性。如乌头、附子、商陆等，先煎久煮可使其有毒成分乌头碱、商陆毒素等破坏，毒性下降；若煎煮时间短，即会引起中毒。

6）外用失控：外用中药可经皮肤、黏膜吸收引起中毒，甚至死亡。此类药物常有斑蝥、蟾皮、蟾酥、砒霜、轻粉、巴豆、生南星、芫花等。主要为大面积广泛、长期使用所致。

7）误食误用：民间常因自采、自购、自用而误食；医界常因错收、错买、错发而误用。如木通误用关木通，商陆误为人参等。

（3）预防措施：应用有毒药物时，除在炮制、配伍、制剂等环节尽量减轻或消除其毒副作用外，还应掌握有毒中药的品种、使用的特殊要求和注意事项，根据患者体质强弱和病情轻重，严格控制使用剂量和服药时间，在治疗过程中严密观察可能出现的毒副反应，做到早诊断、早停药、早处理。

（二）中药的炮制

炮制是指药物在应用或制剂前必要的加工处理，包括对原药材进行的一般修制和部分药物的特殊处理。炮制对保证药效、用药安全及制剂等有十分重要的意义。

1. 炮制目的

（1）消除或降低毒副作用：有毒中药经炮制后，使有毒成分减少或发生改变，毒副作用消除或降低，能更安全地服务于临床。如川乌、草乌及附子等，经炮制后有毒成分乌头碱水解为乌头原碱，毒性大为降低。

（2）增强药效：有些药物经炮制后，可增加有效成分的溶出和含量，或产生新的有效成分，使药效增强。如生黄连中小檗碱在水中的溶出率为 58.2%，而酒制黄连为 90.8%，炮制品明显高于生品。许多种子如莱菔子、紫苏子等炒熟后，种皮爆裂，有效成分溶出增加。

（3）改变药物性能：炮制可影响药物的归经、四气五味及升降浮沉，使应用范围改变或扩大。如生地黄清热凉血、滋阴生津；炮制成熟地黄则能滋阴补血、填精补髓。生莱菔子升

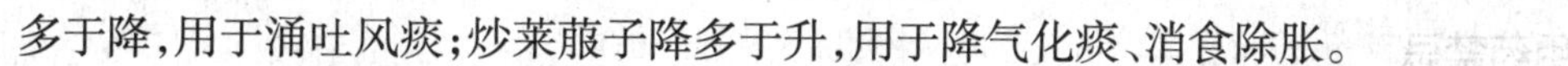

多于降,用于涌吐风痰;炒莱菔子降多于升,用于降气化痰、消食除胀。

(4)利于贮存药物:经纯净修制、除去杂质、制成饮片、干燥等炮制处理后,有利于药材贮藏和保存药效。如蒸制桑螵蛸,杀死虫卵后,更利于贮存。

(5)便于矫味矫臭:一些动物药、动物粪便及有特殊臭味的药,经炮制后可矫味矫臭,以利于临床使用。如醋炒五灵脂及麸炒白僵蚕,可避免患者服药引起的恶心呕吐,以利于服用。

2. 炮制方法

(1)修制法:主要包括纯净、粉碎和切制三道工序,为进一步加工、贮存、调剂、制剂作准备。

(2)水制法:用水或其他辅料处理药材的方法。其作用主要在于清洁药物、除去杂质、降低毒性、软化药物便于切制等。常用方法有漂洗、闷润、浸泡、喷洒、水飞等。

(3)火制法:用火对药物进行加热处理的一种方法。根据加热的方法、温度、时间的不同,可分为炒、炙、烫、煅、煨、炮、燎、烘等八种。

(4)水火共制法:常用方法有蒸、煮、洋、淬、炖等。

(5)其他制法:主要有制霜、发酵、发芽、药拌等。

在中药炮制过程中,常用的炮制辅料有液体辅料如酒、醋、蜂蜜、生姜汁、甘草汁、黑豆汁、胆汁、米泔水、麻油等,固体辅料有白矾、食盐、稻米、麦麸、豆腐、羊脂、土、蛤粉、滑石粉、朱砂等。

二、中药的临床运用

(一)中药的配伍

根据不同病情和临床辨证,有选择地将两种或两种以上的药物组合在一起应用叫配伍。在长期临床用药实践中,把单味药的应用和药物的配伍关系总结为"七情",以表示药物之间的相互作用。

1. 单行　用一味药治疗疾病的方法。如人参治疗气虚欲脱证;马齿苋治疗痢疾。

2. 相须　两种性能、功效相同或近似的药物合用,以增强疗效的一种配伍方法。如麻黄配桂枝,增强了发汗解表、祛风散寒作用;陈皮配法半夏加强了燥湿化痰、理气和中作用。

3. 相使　两种药合用,一种药物为主,另一种药物为辅,辅药可以提高主药功效的配伍方法,如吴茱萸配生姜,后者可增强主药吴茱萸的暖肝温胃、下气止呕作用。

4. 相畏　一种药物的毒副作用,被另一种药物所抑制,使得毒副作用减轻或消失的配伍方法。如半夏畏生姜,即生姜可抑制半夏的毒副作用。

5. 相杀　一种药物能够消除另一种药物毒副作用的配伍方法。如金钱草杀雷公藤,防风杀砒霜毒,绿豆杀巴豆毒,麝香杀杏仁毒等。

6. 相恶　一种药物能破坏另一种药物的功效,使其作用减弱,甚至消失的一种配伍方法。如生姜恶黄芩,黄芩能削弱生姜的温胃止呕作用。

7. 相反　两种药物配伍应用后,产生毒性反应或副作用,即谓之相反。如贝母反乌头,附子、甘草反甘遂等。

七情配伍关系中,除单行外,相须、相使可以协同作用,能提高药效;相畏、相杀可以减轻或消除毒副作用;相恶是一种药物抵消或削弱了另一种药物的功效;相反是药物配伍后,产生毒性反应或副作用。临床用药时,相须、相使、相畏、相杀是常用的配伍方法,而相恶、相反则是配伍禁忌。

(二)用药禁忌

为了保证用药安全和药物疗效,应当严格注意用药禁忌。中药用药禁忌主要包括配伍禁忌、妊娠用药禁忌、证候用药禁忌及服药时的饮食禁忌等。

1. 配伍禁忌　是指某些药物配伍使用,会产生或增强毒副作用,或破坏和降低原药物的药效。因此,临床应当避免配伍使用。

(1)中药配伍禁忌:中药配伍禁忌的范围主要包括七情中相反、相恶。金元时期,将药物配伍禁忌提炼概括为"十八反"、"十九畏",并编成歌诀传诵至今。"十八反"(《儒门事亲》)曰:"本草明言十八反,半蒌贝蔹及攻乌,藻戟遂芫俱战草,诸参辛芍叛藜芦"。"十九畏"(《医经小学》)曰:"硫黄原是火中精,朴硝一见便相争;水银莫与砒霜见,狼毒最怕密陀僧;巴豆性烈最为上,偏于牵牛不顺情;丁香莫与郁金见,牙硝难合京三棱;川乌草乌不顺犀,人参最怕五灵脂;官桂善能调冷气,若逢石脂便相欺。大凡修合看顺逆,炮爁炙煿莫相依"。

(2)中西药联合应用的配伍禁忌:中西药联合应用不当时也会产生不良反应,出现毒副作用而影响临床疗效。中西药并用,必须严格掌握中西药的配伍禁忌。

1)形成难溶性物质:如四环素族及异烟肼等,可与石膏、海螵蛸、石决明、龙骨、牡蛎、瓦楞子等所含钙、镁、铁、铝等离子产生反应,生成难溶于水的化合物,影响前者的吸收,从而降低疗效。

2)影响药物的分布与排泄:如磺胺类药物与富含有机酸的乌梅、蒲公英、五味子、山楂等同用,可致磺胺在尿中形成结晶;这类中药还可增加呋喃妥因、利福平、阿司匹林、吲哚美辛等药在肾脏的重吸收,引起蓄积中毒。

3)抑制酶的活性:砷可与酶结合形成不溶化的沉淀而使酶失活,故胃蛋白酶、多酶片、乳酶生、淀粉酶、胰酶等不能与含砷中成药如六神丸、牛黄解毒丸、小儿奇应丸、解毒消炎丸等合用。

4)酸碱中和:如山楂、山茱萸、五味子及乌梅丸、山楂丸、保和丸、六味地黄丸等酸性中药不宜与氨茶碱、碳酸氢钠、胃舒平等碱性药合用,两者疗效均受影响。

5)产生毒性反应:如含汞的朱砂安神丸、六神丸、仁丹、七厘散、紫雪丹、苏合香丸、冠心苏合丸等,不能与溴化钾、溴化钠、碘化钾、碘化钠、硫酸亚铁等同服,可发生还原反应,生成有毒的溴化汞、硫化汞、碘化汞等。

6)拮抗作用:含犀角、珍珠的中成药如六神丸、六应丸、小儿化毒散、回春丹等不宜与小檗碱同用,因前者所含蛋白质水解生成的氨基酸与小檗碱有拮抗作用。

7)产生酶促作用,加速体内代谢:含乙醇的中药制剂如国公酒、骨刺消痛液等,不能与苯巴比妥、苯妥英钠、安乃近、水合氯醛、胰岛素、苯乙双胍、甲苯磺丁脲等同服,因乙醇可加速上述药品的代谢过程,使半衰期缩短,药效降低。

8)产生酶抑作用,增加副作用:如麻黄或含有麻黄的中成药如大活络丸、人参再造丸、气管炎丸、哮喘冲剂、半夏露、气管炎糖浆等不宜与呋喃唑酮、利血平、苯乙肼等合用,因后者对单胺氧化酶有抑制作用,可使去甲肾上腺素等神经递质不被酶破坏,而大量贮存于神经末梢中。麻黄中的麻黄碱可促使贮存于神经末梢中的去甲肾上腺素大量释放,导致血压急剧增高。

9)作用类似,易致中毒:含有强心苷的中药如万年青、福寿草、夹竹桃、蟾酥及中成药如救心丹、活心丸、麝香保心丸、营心丹、护心丹、心益好等不宜与西药强心苷合用。因二者同时使用,剂量难于掌握,易致洋地黄中毒。

2. 妊娠用药禁忌　是指对妊娠母体或胎儿具有损害作用，干扰正常妊娠的药物。根据药物作用的强弱，一般分为禁用和慎用两类。禁用药物大多毒性强、药性猛烈，如巴豆、牵牛子、斑蝥、麝香、虻虫、水蛭、三棱、莪术、芫花、大戟、甘遂、商陆、水银、轻粉、雄黄等。慎用药物主要有活血破血、攻下通便、行气消滞及大辛大热之品，如桃仁、红花、乳香、没药、王不留行、大黄、枳实、附子、干姜、肉桂、天南星等。

3. 证候用药禁忌　由于药物具有寒热温凉和归经等特点，因而一种药物只适用于某种或某几种特定的证候，而对其他证候无效，甚或出现反作用。此时，对其他证候而言，即为禁忌证。如便秘有阴虚、阳虚、热结等不同，大黄只适用于热结便秘，而阴虚、阳虚便秘就是大黄的禁忌证。药物的证候禁忌详见于各论每味药物的"使用注意"内。

4. 服药时的饮食禁忌　是指服药期间对某些食物的禁忌，简称食忌。食忌包括病证食忌和服药食忌。

(1) 病证食忌：是指治疗疾病时，应根据病情的性质忌食某些食物，以利于疾病的痊愈。如温热病应忌食辛辣油腻煎炸之品，寒凉证应忌食生冷寒凉之品。

(2) 服药食忌：服药食忌是指服药时不宜同吃某些食物，以免降低疗效或加剧病情或变生他证。如服人参时忌食萝卜，常山忌葱，鳖甲忌苋菜，地黄、何首乌忌葱、蒜、萝卜，土茯苓、使君子忌茶等。

(三) 中药用量

中药的用量即剂量。用量是否得当，是直接影响临床药物疗效的重要因素。中药绝大多数来源于生药，药性平和，安全剂量幅度较大。但一些药性猛烈和有剧毒的药品，必须严格控制用量。

1. 药物性质　毒性大、作用峻烈的药物，如马钱子、砒霜、洋金花等用量宜小；质坚体重的药物如矿物、介壳类用量宜大；质松量轻的药物如花、叶、皮、枝等用量宜小；鲜药含水分较多，用量宜大；而干品用量宜小。

2. 药物配伍　单方剂量比复方重；复方中，君药剂量比辅药重；入汤剂剂量要比入丸剂、散剂量重。

3. 年龄、体质、病情　小儿、妇女产后及年老体弱者均要减少用量。5岁以上小儿用成人量的1/2；5岁以下小儿用成人量的1/4；或根据体重酌情加减；病情轻、病势缓、病程长者用量宜小；病情重、病势急、病程短者用量宜大。

4. 季节、地域　如发汗解表药夏季用量宜小，冬季用量宜大；苦寒泻火药夏季用量宜重，冬季用量宜轻；解表药在北方的冬天，用量宜重；在南方的夏天，用量宜轻。

(四) 中药煎服法

中药汤剂是临床最常用的口服剂型，其煎法和服法对保证药效有重要影响。

1. 煎药法　煎煮质量直接影响治疗效果和用药安全。

(1) 煎药用具：以砂锅、瓦罐为最好，搪瓷罐次之，忌用铜、铁锅，以免发生化学反应而影响疗效。

(2) 煎药用水：现在多用自来水、井水等水质洁净新鲜的水。

(3) 煎煮火候：有文火及武火之分。使温度上升及水液蒸发迅速的火候谓武火；使温度上升及水液蒸发缓慢的火候称文火。

(4) 煎煮方法：是先将药物放入煎煮容器内，加凉水漫过药面，浸泡30~60分钟，使有效成分易于煎出。一般煎煮2~3次，煎液去渣滤净，混合后分2~3次服用。煎药火候的控制根

据药物性能而定。一般地讲,解表药、清热药宜武火急煎;补益药宜文火慢煎。有些药物因质地不同,煎法特殊。归纳起来主要有:

1) 先煎:介壳、矿石类药,如龟甲、鳖甲、代赭石、石决明、牡蛎、龙骨、磁石及生石膏等应打碎先煎,煮沸20~30分钟后,再置入其他药物同煎,以使有效成分完全析出。对乌头、附子等毒副作用较强的药物,宜先煎45~60分钟,以降低毒性,保证用药安全。

2) 后下:气味芳香药如薄荷、青蒿、香薷、木香、砂仁、沉香、白豆蔻、草豆蔻等久煮有效成分易挥发,钩藤、大黄、番泻叶等药久煎有效成分易破坏,故此两类药物均宜后下。

3) 包煎:对于蛤粉、滑石、青黛、旋覆花、车前子、蒲黄及灶心土等黏性强、粉末状或带有绒毛的药物,宜先用纱布包好,再与其他药物同煎,可避免药液混浊,或刺激咽喉引起咳嗽,或沉于锅底焦化。

4) 另煎:对于人参、羚羊角、鹿角等贵重药品,往往应单独另煎2~3小时,以便能更好地煎出有效成分。

5) 溶化:又称烊化。如阿胶、龟胶、鹿角胶、鳖甲胶及蜂蜜、饴糖等为避免入煎粘锅,往往用水或黄酒加热溶化兑服。

2. 服药法　主要包括服药时间及服药方法。

(1) 服药时间:汤剂一般每日一剂,一次剂量约100~120ml,小儿酌减,分2~3次服。急重病可每隔4小时一次;慢性病应定时服。内服汤剂多宜温服。一般病在胸膈以上宜饭后服,病在胸膈以下宜饭前服;补益药多滋腻碍胃,宜早晚空腹服;对胃有刺激的药物宜饭后或少量多次频服;驱虫药及泻下药宜空腹服;宁神安眠药宜睡前服;调经药在经前服。

(2) 服药方法:一般汤剂宜温服,但解表药宜偏热服。寒证用热药宜热服,热证用寒药宜冷服。服用丸剂、散剂均可用温开水吞服。

第二节　方剂学的基本知识

方剂是在中医理论指导下,针对具体病证,以辨证立法为依据,选择适当的药物,按照组方原则,决定用量、用法,恰当配伍而成,是中医辨证施治的具体体现,也是中医临床治疗的重要手段。

方剂是理、法、方、药的组成部分,治法是组方的依据,方剂是治法的体现,即"法随证立"、"方从法出"。由此可见,治法是指导遣药组方的原则,方剂是体现和完成治法的主要手段。

一、方剂的组成及组方原则

方剂是根据辨证立法的原则,选择适当的药物组合而成的药品系统。功用不同的药物,只有通过合理的配伍,调其偏性,制其毒性,增强或改变原来的功用,消除和缓解对人体的不利因素,发挥其相辅相成或相反相成的综合作用,使各具特性的药物组合成一个新的有机整体,充分发挥药物的作用,以适应较为复杂病证的治疗需要。

方剂的组成,必须根据病情,在辨证立法的基础上,选用适当的药物,严格遵循配伍原则组成。如明代何伯斋说:"大抵药之治病,各有所主。主治者,君也。辅治者,臣也。与君药相反而相助者,佐也。引经及治病之药至病所者,使也。"因此,方剂的组成原则如下:

1. 君药　是方剂中针对主病或主证起主要治疗作用的药物。其药力居方中之首,是方

剂中必须具有的药物。

2. 臣药　其一是辅助君药加强治疗主病或主证的药物,其二是针对兼病或兼证起主要治疗作用的药物,其药力次于君药。

3. 佐药　意义有三。一是佐助药,即配合君、臣药以加强治疗作用,或直接治疗次要的兼证;二是佐制药,即用以消除或减缓君、臣药的毒性与烈性;三是反佐药,即根据病情需要,用与君药性味相反而又能在治疗中起相成作用的药物。

4. 使药　意义有二。一是引经药,即能引方中诸药直达病所的药物;二是调和药,即具有调和方中诸药作用的药物。

临床应用时,一般君药宜少,臣药可多于君药,佐药可多于臣药,而使药用一二味即可。方剂中药味的多少,以及君、臣、佐、使是否齐备,应视病情与治法的需要来确定。只要恰合病情,用药适宜,配伍严谨,主次分明即可。

二、方剂的变化

方剂的组成既有严格的原则性,又有极大的灵活性,临证组方时必须根据具体病情而灵活化裁。

(一)增减药味

药物是决定方剂功效的主要因素。药物的增减必然使方剂的功效发生变化。一种是佐使药的加减,适用于主证未变而次要兼证不同的病例,这种加减变化不至于引起全方功效的根本改变。如银翘散是治疗风热表证的常用方剂,若兼见口渴者,是热伤津液,可加天花粉以生津。另一种是臣药的加减,由于改变了方剂的配伍关系,则会使全方的功效发生根本变化。如麻黄汤去臣药桂枝,则发汗力弱,而变为治疗风寒犯肺咳喘的基础方;麻黄汤加白术为臣药后,则成为一君二臣的格局,变成发汗祛风寒湿邪之方。

(二)增减药量

药量是标志药力的,方剂的药物组成虽然相同,但用量各异,致使方剂的配伍关系及功用、主治亦不相同。如小承气汤与厚朴三物汤均由大黄、厚朴、枳实三药组成,但前方重用大黄 4 两为君,为攻下热结之剂,主治阳明腑实证;后方重用厚朴 8 两为君,为行气消满之方,主治气滞大便不通之证。

(三)剂型变化

方剂的剂型各有特点,同一方剂,若剂型不同,其作用有大小与缓峻之别,主治病情亦有轻重缓急之分。如理中丸与人参汤,两方组成及用量完全相同,前者为细末,炼蜜为丸,用于中焦虚寒之轻证,作用较缓和;后者治疗中、上二焦之虚寒较重者,取汤剂以速治。

三、方剂的剂型

剂型是指方剂根据病情与药物的特点制成一定的形态。传统剂型有汤、丸、散、膏、酒、丹、露、锭、条、线、搽等剂型,现代剂型还有片剂、冲剂、糖浆剂、口服液、胶囊剂、颗粒剂、注射剂、气雾剂等。

1. 汤剂　是将药物饮片配齐后,用水或黄酒,或水酒各半浸泡后,再煎煮一定时间,去渣取汁而成,一般供内服用,如大承气汤、桂枝汤等。汤剂的特点是吸收快,能迅速发挥药效,特别便于随证加减,是临床广泛使用的一种剂型。汤剂适用于病情较重或不稳定的患者。但该剂型某些有效成分不易煎出,服用量大,且不便于携带。

2. 丸剂　是将药物研成细末，加适宜的黏合剂制成的圆球形固定剂型。丸剂吸收缓慢，药效持久，而且服用与携带方便。适用于慢性、虚弱性疾病，如十全大补丸、杞菊地黄丸等。亦可用于急救，如安宫牛黄丸、至宝丹等。常用的丸剂有：①蜜丸：是将药物细粉以炼制的蜂蜜为黏合剂制成的丸剂，分为大蜜丸和小蜜丸两种；②水丸：是将药物细粉用冷开水或蒸馏水等为黏合剂制成的小丸，水丸较蜜丸崩解快，易于吸收；③糊丸：是将药物细粉用米糊、面糊、曲糊等为黏合剂制成的小丸，其崩解、溶散慢，内服可延长药效，并能减轻不良反应；④浓缩丸：是将药物煎汁浓缩成膏，再与其他药物细粉混合、粉碎，用水或蜂蜜或药汁制成丸剂，其体积小，服用剂量小，患者易于接受。

3. 散剂　是将药物粉碎，混合均匀，制成粉末状的剂型。有内服与外用两种剂型。内服散剂有细末和粗末之分，细末可直接冲服，如七厘散；粗末可加水煮沸取汁服用，如银翘散等。外用散剂一般作为外敷，掺撒疮面或患病部位，如金黄散等。亦有吹喉散，如冰硼散等。散剂的特点是吸收快，制作简单，便于服用及携带，节省药材。

4. 膏剂　是将药物用水或植物油煎熬去渣而制成的剂型。有内服和外用两种。内服膏剂有流浸膏、浸膏、煎膏三种，外用膏剂分软膏和硬膏两种。内服的煎膏如枇杷膏等，外用的软膏如三黄软膏等。流浸膏、浸膏多作为调配其他剂型使用。煎膏是将药物加水反复煎煮去渣浓缩后，加炼蜜或炼糖制成的半液体剂型，多用于慢性虚弱患者。软膏是将药物细粉与适宜的药物基质制成的具有适当黏度的半固体外用制剂，多用于皮肤、黏膜或创面。硬膏又称膏药，是以植物油将药物煎至一定程度，去渣并加入黄丹等冷却制成的硬膏。可用于跌打损伤、风湿疼痛等。

5. 丹剂　有内服与外用两种。内服丹剂没有固定剂型，有丸剂，亦有散剂，因药品贵重而名之曰丹，如至宝丹等。外用丹剂，是以某些矿物类药经高温烧制成的药品，常研细粉涂撒创面，主要供外科用。

6. 酒剂　又称药酒。是将药物置于酒中浸泡，去渣取液供内服或外用。酒有活血通络和助长药效的特性，适用于风湿疼痛、体虚补养和跌打损伤等，如杜仲骨酒等，外用有活血消肿止痛的作用。酒剂禁用于阴虚火旺的病证。

7. 露剂　将含有挥发性成分的新鲜药物，用蒸馏法制成具有芳香气味的澄明液体。一般作为饮料，气味清淡，便于口服，如金银花露等。

8. 栓剂　将药物细粉与基质混合制成的一定形状固体制剂。置于腔道并在其间溶解而释放药物，有杀虫止痒、清热解毒、收敛等作用。外用栓剂可减少药物对肝脏的毒副作用及对胃黏膜的刺激作用。

9. 冲剂　将药材提取成分加适量赋形剂或部分药物细粉制成的干燥颗粒状制剂，一般用开水冲服。具有作用迅速、服用方便等特点，如感冒退热冲剂等。

10. 片剂　将药物细粉或药材提取物与辅料混合压制而成的片状制剂。片剂体积小，用量准确，服用方便，应用广泛。

11. 糖浆剂　是将药物煎煮去渣取汁浓缩后，加入适量蔗糖溶解制成的浓蔗糖水溶液。糖浆制剂具有味甜、量小的特点，尤适用于儿童服用。

12. 口服液　是将药物用水或其他溶剂提取、精制而成的内服液体制剂。该制剂具有剂量小、吸收快、口感适宜、服用方便等特点。

13. 注射剂　是将药物经过提取、精制、配制等而制成的灭菌溶液、无菌混悬液，或配制成易溶于液体的无菌粉末。该制剂具有剂量准确、药效迅速、适于急救的特点。对于昏迷及不能口服用药的患者尤为适宜。

14. 茶剂　是由药物粗粉与黏合剂混合制成的固体制剂。使用时以沸水泡汁代茶服用，故称茶剂。茶剂外形不定，制法简单，具有一定疗效，服用方便，患者乐于采用，如午时茶等。

第三节　解表药与方剂

一、解表药

凡具有发散表邪作用，能解除表证的药物称解表药。解表药一般分为辛温解表药与辛凉解表药。辛温解表药适用于风寒表证，代表药物有麻黄、桂枝、荆芥、防风等；辛凉解表药适用于风热表证，代表药物有柴胡、葛根、牛蒡子、薄荷、菊花等。解表药通过发汗解除表证，若用之不当，汗出过多，则伤津耗气。因此，本类药物不可久用或过量使用，应中病即止。凡阳虚自汗、阴虚盗汗、泻痢呕吐、吐血下血、麻疹已透、疮疡已溃、热病后期津液已亏等病证，均宜慎用。

（一）辛温解表药

辛温解表药又称发散风寒药。大多味辛性温。辛能散，温能通，故发汗作用强，适用于外感风寒表证。有些辛温解表药还具有温经通脉、祛风除湿、透疹止痒等功效，可用治风寒湿痹及风疹、麻疹等病证。

麻　黄

【药用】麻黄科植物草麻黄、木贼麻黄及中麻黄的草质茎。

【性味归经】辛、微苦，温。归肺、膀胱经。

【功效】散寒解表，宣肺平喘，利水消肿。

【临床应用】

1. 用治外感风寒表实证，常与桂枝等配伍，以增强发汗解表作用。

2. 用治风寒外束，肺气失宣的寒喘，常与干姜、杏仁等同用；风热犯肺，喘咳痰多，常与生石膏、杏仁、黄芩等配伍。

3. 用治风水泛滥证。风寒偏盛，常与生姜、苏叶等同用；风热偏盛，常与生石膏、白术等同用。

【用法用量】煎服，3~10g。生用发汗力强，常用于发汗解表、利水消肿；蜜炙或捣绒用发汗力弱，多用于止咳平喘。

【使用注意】麻黄发汗力强，用量不宜过大。体虚多汗、肺虚咳喘者慎用。

桂　枝

【药用】樟科植物肉桂的嫩枝。

【性味归经】辛、甘，温。归心、肺、膀胱经。

【功效】辛温解表，温经通脉，助阳化气。

【临床应用】

1. 用治外感风寒表证。属表实证者，常与麻黄同用；属表虚证者，常与白芍、生姜同用。

2. 用治寒凝经脉所致的胸痹，常与瓜蒌、薤白、丹参、川芎等同用；痛经者，常与桃仁、牡丹皮同用;风寒湿痹者,常与附子、独活、黄芪等同用。

3. 用治脾肾阳虚所致的水湿内停,常与白术、茯苓同用。

【用法用量】煎服,3~10g。切成薄片或小段使用。

【使用注意】畏赤石脂。温热病、阴虚火旺、血热妄行及孕妇慎用。

紫 苏

【药用】唇形科植物紫苏的茎、叶,其叶称紫苏叶,其茎称紫苏茎。

【性味归经】辛,温。肺、脾、胃经。

【功效】散寒解表,行气和胃,化痰平喘,安胎解毒。

【临床应用】

1. 用治外感风寒,身痛头痛症。

2. 用治脾胃气滞,嗳气呕吐症。

3. 用治痰壅气逆,咳嗽气喘症。

4. 用治胎动不安,胎漏下血;苏叶可解鱼蟹毒。

【用法用量】煎服,5~9g。苏叶长于解表散寒;苏梗长于安胎;苏子长于化痰止咳平喘。

荆 芥

【药用】唇形科植物荆芥的干燥地上部分。

【性味归经】辛,微温。肺、肝经。

【功效】祛风解表,透疹消疮,止血。

【临床应用】

1. 用治风寒,身痛头痛证。

2. 用治麻疹不透、风疹瘙痒证。

3. 用治疮疡初起兼有表证。

4. 用治吐衄下血证。

【用法用量】煎服,4.5~9g。不宜久煎。发表透疹消疮宜生用;止血宜炒用。荆芥穗更长于祛风。

防 风

【药用】伞形科植物防风的根。

【性味归经】辛,甘,微温。归膀胱、肝、脾经。

【功效】祛风解表,胜湿止痛,止痉。

【临床应用】

1. 用治风寒,身痛头痛证。常与羌活、藁本、川芎同用。

2. 用治疗多种皮肤病,其中尤以风邪所致之瘾疹瘙痒为常用。

3. 用治风寒湿痹,肢节疼痛、筋脉挛急证。

4. 用治风毒内侵,肝风内动证。

【用法用量】煎服,4.5~9g。

【使用注意】本品药性偏温,阴血亏虚、热病动风者不宜使用。

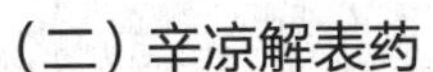

（二）辛凉解表药

辛凉解表药又称发散风热药。发散作用亦较辛温解表药缓和，以宣散风热为主要作用。主要适用于外感风热表证。有些辛凉解表药还有透疹、解毒功效，可用治风疹、麻疹和疮疡肿毒初起。

薄　　荷

【药用】唇形科植物薄荷干燥地上部分。

【性味归经】辛，凉。归肺、肝经。

【功效】疏散风热，清利头目，利咽透疹，疏肝解郁。

【临床应用】

1. 用治风热感冒和温病卫分证。如银翘散。
2. 用治风热上攻，头痛，目赤多泪，咽喉肿痛，眩晕证，如上清散。
3. 用治风热束表，麻疹不透，风疹瘙痒证，常配蝉蜕、牛蒡子、僵蚕。
4. 用治肝郁气滞，胸胁胀痛，月经不调证。如逍遥散。

【用法用量】煎服，3~6g。宜后下。薄荷叶长于发汗解表，薄荷梗偏于行气和中。

【使用注意】本品芳香辛散，发汗耗气，故体虚多汗者不宜使用。

蝉　　蜕

【药用】蝉科昆虫蝉的若虫羽化时脱落的皮壳。

【性味归经】甘，寒。归肺、肝经。

【功效】疏散风热，利咽开音，透疹，明目退翳，息风止痉。

【临床应用】

1. 用治风热感冒，温病初起，咽痛喑哑证。
2. 用治风热外束，麻疹不透，风疹瘙痒证。可与麻黄、牛蒡子、升麻等同用。
3. 用治风热上攻或肝火上炎之目赤肿痛，翳膜遮睛证。
4. 用小儿急慢惊风，破伤风证。

【用法用量】煎服，3~6g。宜后下，或单味药研末冲服。一般病证用量宜小；止痉则需大量。

【使用注意】孕妇慎用。

桑　　叶

【药用】桑科植物桑树的干燥叶。

【性味归经】甘、苦，寒。归肺、肝经。

【功效】疏散风热，清肺润燥，平抑肝阳，清肝明目。

【临床应用】

1. 用治风热感冒，或温病初起，温热犯肺，发热、咽痒、咳嗽证。常与菊花相须为用。
2. 用治肺热或燥热伤肺，咳嗽痰少，色黄而黏稠，或干咳、咽痒等症。
3. 用治肝阳上亢，头痛眩晕，头重脚轻，烦躁易怒证。
4. 用治风热上攻、肝火上炎的目赤昏花证。常与菊花、蝉蜕、夏枯草、决明子同用。

【用法用量】煎服，5~9g。宜入丸散。外用煎水洗眼。桑叶蜜炙能增强润肺止咳的作用。

菊　花

【药用】菊科植物菊的干燥头状花序。

【性味归经】辛、甘、苦，寒。归肺、肝经。

【功效】疏散风热，清利头目，清肝明目，清热解毒。

【临床应用】

1. 用治风热感冒，或温病初起，温邪犯肺，发热、头痛、咳嗽等证。常与桑叶相须为用。
2. 用治肝阳上亢，头痛眩晕，每与石决明、珍珠母、白芍同用。
3. 用治肝经风热，或肝火上炎所致目赤肿痛，昏花。
4. 用治疮痈肿毒，常与金银花、生甘草同用。

【用法用量】煎服，5~9g。疏散风热宜用黄菊花，平肝、清肝明目宜用白菊花。

柴　胡

【药用】伞形科植物柴胡或狭叶柴胡的根或全草。

【性味归经】苦、辛，微寒。归肝、胆经。

【功效】疏散风热，和解表里，疏肝解郁，升阳举陷。

【临床应用】

1. 用治外感风热表证，常与葛根、黄芩、升麻等同用。
2. 用治邪入少阳的半表半里证，常与法半夏、黄芩等同用。
3. 用治肝气郁结证，常与白芍、当归等同用。
4. 用治气虚下陷的久泻、脱肛、阴挺等，常与升麻、黄芪等同用。

【用法用量】煎服，3~10g。酒炒可增强升提之力；醋炒可增强止痛之功。

【使用注意】本品药性升发，凡气逆不降、肝阳上亢者均当慎用。

葛　根

【药用】豆科植物野葛或甘葛藤的根。

【性味归经】甘、辛，凉。归脾、胃经。

【功效】发表解肌，生津止渴，透发麻疹，升阳止泻。

【临床应用】

1. 用治外感表证。属风寒者，常与麻黄、桂枝等同用；属风热者，常与柴胡、黄芩等同用。
2. 用治热病口渴或消渴，可单用或与天花粉、麦冬等同用。
3. 用治麻疹初起或疹出不畅，常与升麻、白芍等同用。
4. 用治脾虚泄泻，常与党参、白术等配伍；湿热泻痢，常与黄芩、黄连等同用。

【用法用量】煎服，6~10g。

【使用注意】夏日表虚汗多及胃寒者慎用。

牛 蒡 子

【药用】菊科植物牛蒡的干燥成熟果实。

【性味归经】辛、甘，寒。归肺、胃经。

【功效】疏散风热，宣肺祛痰，利咽透疹，解毒消肿。

【临床应用】

1. 用治风热感冒,或温病初起,发热、咽喉肿痛等症。

2. 用治麻疹不透或透而复隐,常配薄荷、柽柳等。

3. 用治痈肿疮毒、丹毒、痄腮、喉痹等热病。

【用法用量】煎服,5~9g。

【使用注意】本品性寒,滑肠通便,气虚便溏者慎用。

二、解表剂

凡以辛散解表药为主组成,具有发汗、解肌、透疹等作用,治疗表证的方剂,称解表剂。适用于表证,或麻疹未透,以及疮疡、水肿等初起之时,症见恶寒、发热头痛、身痛、苔薄、脉浮等。解表剂分为两类:辛温解表剂,适用于表寒证,以麻黄汤为代表;辛凉解表剂,适用于表热证,以银翘散为代表。

解表剂多用辛散轻宣之品,故煎药时间不宜太久,以免药性耗散,影响疗效。应用解表剂时服后取汗,但不可发汗太过,以防损伤正气。

(一) 辛温解表剂

以辛温发散药为主配伍组成,治疗外感风寒表证的解表剂。

麻黄汤《伤寒论》

【组成】麻黄 6g,桂枝 6g,杏仁 9g,甘草 3g。

【用法】水煎服,服后取微汗。

【功用】发汗解表,宣肺平喘。

【主治】风寒表实证。症见恶寒发热,头疼身痛,无汗而喘,舌苔薄白,脉浮紧等。

【方解】本方证多由风寒袭表,毛窍闭塞,肺气不宣,营卫不调所致。治宜发汗解表,宣肺平喘。方中麻黄味苦辛性温,既可发汗解除风寒表邪,又可宣肺平喘,以消除咳喘为君药。配伍桂枝解肌发汗可助麻黄解表,温通经脉可解肢体疼痛,故为臣药。佐以杏仁降利肺气,与麻黄相伍一宣一降,可增强宣肺平喘之功。使以甘草缓中,制约麻、桂发汗不致过猛。

【使用注意】本方发汗作用较强,对于表虚有汗、新产妇人、失血患者慎用。

【方歌】辛温发汗麻黄汤,麻桂杏草共煎尝,恶寒发热头身痛,无汗而喘服之康。

桂枝汤《伤寒论》

【组成】桂枝 9g,芍药 9g,甘草 6g,生姜 9g,大枣 12 枚。

【用法】水煎,分 3 次温服。

【功用】解肌发汗,调和营卫。

【主治】治外感风寒表虚证。发热恶风,头痛项强,身痛有汗,鼻鸣干呕,口不渴,舌苔白,脉浮缓或浮弱。

【方解】本方证为风寒袭表,腠理不固,卫气外泄,营阴不得内守,肺卫失和之表虚证。本方用桂枝为君药,解肌发表,散外感风寒,又用芍药为臣,益阴敛营。桂、芍相合,一治卫强,一治营弱,合则调和营卫,是相须为用。生姜辛温,既助桂枝解肌,又能暖胃止呕。大枣甘平,既能益气补中,又能滋脾生津。姜、枣相合,还可以升腾脾胃生发之气而调和营卫,所以并为佐药。炙甘草之用有二:一为佐药,益气和中,合桂枝以解肌,合芍药以益阴;一为使药,调和诸药。所以本方配伍严谨，散中有补，正如柯琴《伤寒论附翼》所赞：桂枝汤“为仲景群方之魁，乃滋阴和阳，调和营卫，解肌发汗之总方也。”

【使用注意】服药期间，禁食生冷、黏滑、肉、五辛、酒、臭恶等物。表实无汗，表寒里热，及温病初起者，均忌用。

【方歌】桂枝汤治太阳风，芍药甘草姜枣同，解肌发表调营卫，表虚有汗此建功。

九味羌活汤《此事难知》引张元素方

【组成】羌活9g，防风9g，苍术9g，细辛3g，川芎6g，白芷6g，生地6g，黄芩6g，甘草6g。

【用法】水煎服。

【功效】发汗祛湿，兼清里热。

【主治】外感风寒湿邪，恶寒发热，无汗，头痛项强，肢体酸楚疼痛，口苦而渴者。

【方解】本方主用羌活上行发散，除肌表之风寒湿邪，并善治肢体疼痛；防风、苍术发汗祛湿，助羌活解表散邪；细辛、白术、川芎散风寒，宣湿痹，行气血，除头身疼痛；更用黄芩、生地，既清在里之热，又制诸药之温燥；甘草调和诸药。九药合用，共奏发汗祛湿，兼清里热之功。适用于外感风寒湿邪兼有里热之证。

【使用注意】本方为辛温燥烈之剂，故风热表证及阴虚内热者不宜使用。

【方歌】九味羌活用防风，细辛苍芷与川芎，黄芩生地同甘草，发汗祛湿可见功。

小青龙汤《伤寒论》

【组成】麻黄9g，芍药9g，细辛3g，干姜3g，炙甘草6g，桂枝6g，五味子3g，半夏9g。

【用法用量】上药八味，以水1000ml，先煮麻黄去上沫，纳诸药，煮取300毫升，去滓，分两次温服。

【功用】解表蠲饮，止咳平喘。

【主治】风寒客表，水饮内停，恶寒发热，无汗，咳喘，痰多而稀，舌苔白滑，脉浮；溢饮，身体重痛，肌肤悉肿。

【方解】本方主治外感风寒，寒饮内停之证。方中麻黄、桂枝相须为君，发汗散寒以解表邪，且麻黄又能宣发肺气而平喘咳，桂枝化气行水以利里饮之化。干姜、细辛为臣，温肺化饮，兼助麻、桂解表祛邪。然而素有痰饮，脾肺本虚，若纯用辛温发散，恐耗伤肺气，故佐以五味子敛肺止咳、芍药和养营血，二药与辛散之品相配，一散一收，既可增强止咳平喘之功，又可制约诸药辛散温燥太过之弊；半夏燥湿化痰，和胃降逆，亦为佐药。炙甘草为佐使之药，既可益气和中，又能调和辛散酸收之品。药虽八味，配伍严谨，散中有收，开中有合，使风寒解，水饮去，宣降复，则诸症自平。

【使用注意】老弱及婴幼之体，尤其是患有心、肾疾病者，应慎用本方，以防伤阴动阳之弊。

【方歌】小青龙汤桂芍麻，干姜辛夏草味加，外束风寒内停饮，散寒蠲饮效堪夸。

（二）辛凉解表剂

辛凉解表剂，适用于风热表证。症见发热，微恶风寒，头痛，咽痛，咳嗽，口渴，舌尖红，苔薄黄，脉浮数等。常以辛凉解表药如薄荷、牛蒡子、桑叶、菊花等为主组成方剂。由于温邪袭人，具有发病急、传变快、易搏结气血、蕴而成毒，且多夹有秽浊之气等特点，加之温邪上受，首先犯肺，每致肺气失宣，故多配伍清热解毒的金银花、连翘及宣降肺气的桔梗、杏仁等。代

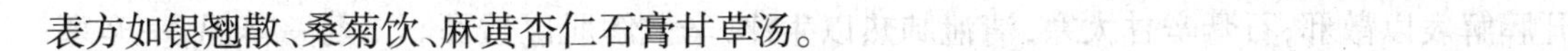

表方如银翘散、桑菊饮、麻黄杏仁石膏甘草汤。

银翘散《温病条辨》

【组成】金银花30g,连翘15g,桔梗12g,薄荷6g,淡竹叶6g,生甘草6g,荆芥穗12g,牛蒡子12g,淡豆豉12g,芦根30g。

【用法】水煎,日服4次。

【功用】辛凉透表,清热解毒。

【主治】温病初起卫分证及风热表证。发热微恶风寒,无汗或有汗不多,头痛口渴,咳嗽咽痛,舌尖红,苔薄黄,脉浮数。

【方解】本方证由风热邪气或温热病的疫疠毒气,从口鼻或皮毛而入,首先犯肺,使表卫失和,肺失肃降而引起。治宜发散风热,清解热毒。方中重用金银花、连翘辛凉解表,清热解毒,辟秽化浊,为君药。薄荷、牛蒡子辛而性凉,疏散风热,清利头目,解毒利咽;荆芥穗、淡豆豉辛而微温,助君药宣散在表之邪,共为臣药。芦根、竹叶清热生津;桔梗开宣肺气而止咳利咽同为佐药。甘草调和诸药,护胃安中,又可助桔梗清利咽喉,是为佐使药。

本方所用药物均系轻清之品,用法强调"香气大出,即取服,勿过煮",即为解表剂煎煮火候之通则,又体现了吴鞠通"治上焦如羽,非轻莫举"的用药原则。

【方歌】辛凉解表银翘散,竹叶荆牛薄荷甘,豆豉桔梗芦根入,风热外感服之安。

桑菊饮《温病条辨》

【组成】桑叶7.5g,菊花3g,杏仁6g,连翘5g,薄荷2.5g,桔梗6g,生甘草2.5g,苇根6g。

【用法】水煎温服。

【功效】疏风清热,宣肺止咳。

【主治】风温初起,表热轻证。咳嗽,身热不甚,口微渴,脉浮数。

【方解】本方证为温热病邪从口鼻而入,邪犯肺络,肺失清肃。治当疏风清热,宣肺止咳。方中桑叶甘苦性凉,疏散上焦风热,且善走肺络,能清宣肺热而止咳嗽;菊花辛甘性寒,疏散风热,清利头目而肃肺,二药轻清灵动,直走上焦,协同为用,以疏散肺中风热见长,共为君药。薄荷辛凉,疏散风热,以助君药解表之力;杏仁苦降,肃降肺气;桔梗辛散,开宣肺气,与杏仁相合,一宣一降,以复肺脏宣降而能止咳,是宣降肺气的常用组合,三者共为臣药。连翘透邪解毒;芦根清热生津,为佐药。甘草调和诸药为使。诸药相伍,使上焦风热得以疏散,肺气得以宣降,则表证解、咳嗽止。

【使用注意】本方药味均系轻清之品,不宜久煎。

【方歌】桑菊饮中桔杏翘,芦根甘草薄荷饶,清疏肺卫轻宣剂,风温咳嗽服之消。

麻杏石甘汤《伤寒论》

【组成】麻黄9g,杏仁9g,石膏18g,炙甘草6g。

【用法】水煎温服。

【功效】辛凉疏表,清肺平喘。

【主治】外感风邪,邪热壅肺证。身热不解,咳逆气急,甚则鼻煽,口渴,有汗或无汗,舌苔薄白或黄,脉浮数。

【方解】本方证是表邪入里化热,壅遏于肺,肺失宣降所致。方中麻黄,开宣肺气以平喘,开腠解表以散邪；石膏辛甘大寒，清泄肺热以生津，辛散解肌以透邪。二药一辛温，一辛寒；一以宣肺为主，一以清肺为主，且俱能透邪于外，合用则既消除致病之因，又调理肺的宣发功能，共用为君。石膏倍于麻黄，使本方不失为辛凉之剂。麻黄得石膏，宣肺平喘而不助热；石膏得麻黄，清解肺热而不寒遏，又是相制为用。杏仁味苦，降利肺气而平喘咳，与麻黄相配则宣降相因，与石膏相伍则清肃协同，是为臣药。炙甘草既能益气和中，又与石膏相合而生津止渴，更能调和于寒温宣降之间，为佐使药。四药合用，解表与清肺并用，以清为主；宣肺与降气结合，以宣为主。共成辛凉疏表，清肺平喘之功。

【使用注意】风寒咳喘，痰热壅盛者，非本方所宜。

【方歌】伤寒麻杏甘石汤，汗出而喘法度良，辛凉宣泄能清肺，定喘除热效力彰。

人参败毒散《小儿药证直诀》

【组成】柴胡　前胡　川芎　枳壳　羌活　独活　茯苓　桔梗　人参各9g，甘草5g。

【用法】水煎服。

【功用】散寒祛湿，益气解表。

【主治】气虚外感证。憎寒壮热，头项强痛，肢体酸痛，无汗，鼻塞声重，咳嗽有痰，胸膈痞满，舌淡苔白，脉浮而按之无力。

【方解】本方主治伤风、瘟疫、风湿、气虚外感等证。君药羌活、独活，辛温发散，通治一身上下之风寒湿邪；臣药川芎行气祛风，柴胡疏散解肌，助羌活、独活散外邪，除疼痛。佐药桔梗、枳壳，一升一降升发肺气，以治胸膈痞闷，有助于祛痰止咳。前胡祛痰，茯苓渗湿。二药利肺气，除痰湿。人参扶助正气以驱邪外出，散中有补，不致耗伤真元。佐使药甘草，调和诸药，兼益气和中。生姜、薄荷，襄助解表之力。

【使用注意】本方辛温香燥之品较多，非外感风寒湿邪都不可使用；暑湿或湿热导致的痢疾不可用。

【方歌】人参败毒茯苓草，枳桔柴前羌独芎，薄荷少许姜三片，时行感冒有奇功。

第四节　清热药与方剂

一、清热药

凡具有清热功效，以清除里热为主要作用，主治热性病证的药物称清热药。其分为清热泻火、清热解毒、清热凉血、清热燥湿、清热解暑、清热明目、清虚热七类。清热药物大多药性苦寒，过用易伤脾胃，脾胃虚弱者慎用。

（一）清热泻火药

凡具有清热泻火功效，以清热泻火为主要作用，治疗气分实热证的药物称清热泻火药。热为火之渐，火为热之极，凡能清热的药物，大多皆能泻火。本类药物主要适用于热入气分所致高热、口渴、汗出、脉洪大、烦躁，甚至神昏谵语等病证。

石　膏

【药用】硫酸盐类矿物硬石膏族石膏矿石。

【性味归经】辛、甘，大寒。归肺、胃经。

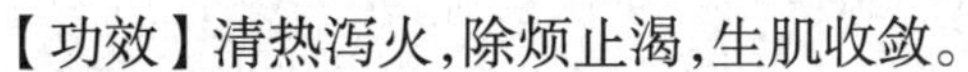

【功效】清热泻火，除烦止渴，生肌收敛。

【临床应用】

1. 用治肺胃气分实热证，常配知母同用；邪热郁肺证，常与麻黄、杏仁同用；胃火上炎，常与升麻、黄连同用。

2. 用治肺胃燥热所致烦渴引饮，常与知母、人参等同用。

3. 外用治疮疡溃不收口、烧伤烫伤等，常与青黛、黄柏等同用。

【用法用量】煎服，15~60g。先煎。清热泻火生用；敛疮止血煅用。

知　母

【药用】百合科植物知母的根茎。

【性味归经】苦、甘，寒。归肺、胃、肾经。

【功效】清热泻火，滋阴降火，生津润燥。

【临床应用】

1. 用治肺胃气分实热，常与生石膏配伍；肺热所致咯吐黄痰，常与黄芩、栀子等同用。

2. 用治阴虚所致骨蒸潮热，多与黄柏、生地黄、龟甲等同用。

3. 用治内热伤津及消渴病，常配生石膏、葛根、天花粉、麦冬等同用；肠燥便秘，常与何首乌、当归、火麻仁等同用。

【用法用量】煎服，6~12g。清热泻下宜生用；滋阴降火宜盐水炙用。

【使用注意】本品性寒滑润，有滑肠之弊，脾虚便溏者慎用。

栀　子

【药用】茜草科植物栀子的干燥成熟果实，其根也可入药。

【性味归经】苦，寒。归心、肺、三焦经。

【功效】泻火除烦，凉血解毒，清热利湿。

【临床应用】

1. 为热病心烦、躁扰不宁之要药，可与淡豆豉配伍，如栀子豉汤。

2. 治疗湿热黄疸，可配伍茵陈、大黄等，如茵陈蒿汤等。

3. 用治血淋涩痛，常配木通、车前子、滑石等，如八正散。

4. 用治血热吐衄，可配大黄、白茅根、侧柏叶等，如十灰散等。

5. 用治目赤肿痛，常配大黄等，如栀子汤等。

6. 用治火毒疮疡，常配金银花、连翘、公英等。

【用法用量】6~9g。外用生品适量，研末调敷。栀子根 30~60g。

（二）清热解毒药

凡具有清热解毒功效，以清热解毒为主要作用，治疗各种热毒、火毒证的药物称清热解毒药。本类药物主要适用于痈疽疔疮、瘟毒发斑、丹毒喉痹、热毒血痢等病证。

金 银 花

【药用】忍冬科植物忍冬、红腺忍冬、山银花或毛花柱忍冬的花蕾。

【性味归经】甘，寒。归肺、心、胃经。

【功效】清热解毒，疏散风热，凉血止痢。

【临床应用】

1. 用治温病初起，身热、口渴、脉数，常与连翘、板蓝根等同用；疮痈初起，红肿热痛，常与蒲公英、野菊花、紫花地丁等同用。

2. 用治外感风热表证，常与连翘、薄荷、马勃等同用。

3. 用治热毒血痢，可配马齿苋、白头翁等同用。

【用法用量】煎服，6~15g，热毒重者可用至30~60g。

【使用注意】脾胃虚寒慎用。

连　翘

【药用】木犀科植物连翘的果实。

【性味归经】苦，微寒。归肺、心、小肠经。

【功效】清热解毒，消痈散结，疏风散热。

【临床应用】

1. 用治温病初起的发热头痛、口渴、咽痛，常与金银花、板蓝根、牛蒡子同用；热入心包的高热神昏，常与水牛角、莲子心、竹叶等同用。

2. 用治痈疮疖肿、瘰疬痰核，常与夏枯草、浙贝母、皂角刺、穿山甲、蒲公英、牡丹皮等同用。

3. 用治外感风热表证，常与薄荷、桑叶、荆芥等同用。

【用法用量】煎服，6~15g。清热解毒宜用青翘，疏风散热宜用黄翘，清心泻火宜用连翘心。

【使用注意】脾胃虚寒及虚寒阴疽慎用。

大青叶

【药用】十字花科植物菘蓝的干燥叶。

【性味归经】苦，寒。归心、胃经。

【功效】清热解毒，凉血消斑。

【临床应用】治温病热盛烦渴，流行性感冒，急性传染性肝炎，菌痢，急性胃肠炎，急性肺炎，丹毒，吐血，衄血，黄疸，痢疾，喉痹，口疮，痈疽肿毒。

【用法用量】9~15g。

（三）清热凉血药

凡具有清热凉血功效，以清热凉血为主要作用，清营分、血分热的药物称清热凉血药。本类药物适用于营分、血分实热所致身热夜甚、躁扰不安、神昏谵语、吐血衄血等病证。

生地黄

【药用】玄参科植物地黄的块根。

【性味归经】甘，寒。归心、肝、肾经。

【功效】清热凉血，养阴生津。

【临床应用】

1. 用治温病热入营血所致壮热神昏，常与水牛角、玄参等同用；血热妄行所致衄血、便血，常与牡丹皮、赤芍、水牛角等同用。

2. 用治热病伤津及阴虚内热所致发热口渴、大便秘结，常与玄参、麦冬、玉竹同用；骨蒸潮热，可与鳖甲、青蒿等同用。

【用法用量】水煎服，10~15g。清热凉血用鲜地黄；滋阴生津用生地黄。

【使用注意】脾虚食少、腹满便溏者慎用。

玄参

【药用】玄参科植物玄参的干燥根。

【性味归经】甘、苦、咸，微寒。归肺、胃、肾经。

【功效】凉血滋阴，泻火解毒。

【临床应用】

用于热病伤阴，舌绛烦渴，温毒发斑，津伤便秘，骨蒸劳嗽，目赤，咽痛，瘰疬，白喉，痈肿疮毒。

【用法用量】水煎服，9~15g。

【使用注意】不宜与藜芦同用。置干燥处，防霉，防蛀。

牡丹皮

【药用】毛茛科植物牡丹的根皮。

【性味归经】苦、辛，微寒。归心、肝、肾经。

【功效】清热凉血，活血散瘀。

【临床应用】

1. 用治温病热入营血所致斑疹、吐血、衄血者，常与水牛角、生地黄、赤芍等同用。

2. 用治血瘀所致经闭痛经、癥瘕积聚等，常与桃仁、赤芍、桂枝等同用；外伤瘀肿疼痛，常与乳香、没药、赤芍等同用。

【用法用量】煎服，6~12g。清热凉血生用，活血散瘀酒炒用。

【使用注意】血虚有寒及孕妇忌用；月经过多慎用。

赤芍药

【药用】芍药科植物芍药的根。

【性味归经】苦，微寒。入肝、脾经。

【功效】行瘀，止痛，凉血，消肿。

【临床应用】

治瘀滞经闭，癥瘕积聚，腹痛，胁痛，衄血，血痢，肠风下血，目赤，痈肿。

【用法用量】水煎服，6~9g；或入丸、散。

【使用注意】血虚经闭者慎服。反藜芦。

（四）清热燥湿药

凡具有清热燥湿功效，以清热燥湿为主要作用，治疗湿热内蕴或湿邪化热的药物称清热燥湿药。本类药物主要适用于湿温、暑温、湿疮等湿热病证。其药物苦寒伐胃、性燥伤阴，凡脾胃虚寒、津伤阴亏者慎用。

黄芩

【药用】唇形科植物黄芩的根。

【性味归经】苦,寒。归肺、脾、胆、大肠、小肠经。

【功效】清热燥湿,泻火解毒,凉血,安胎。

【临床应用】

1. 用治湿温郁阻证,常与滑石、白蔻仁、通草等同用;湿热中阻所致痞满呕吐,常与黄连、半夏等同用;胃肠湿热下痢,常与黄连、葛根等同用。

2. 用治肺热所致咯吐黄痰,单用即效;火毒炽盛的疮痈肿毒、咽喉肿痛,常与连翘、牛蒡子、板蓝根等同用。

3. 用治热毒炽盛,迫血妄行,可单用,亦可与牡丹皮、赤芍等同用;阴虚血热,常与地骨皮、丹参、白芍等同用。

4. 用治孕妇蕴热所致胎动不安,常与白术、白芍等同用。

【用法用量】煎服,3~10g。清热多生用,安胎多炒用,止血炒炭用。

【使用注意】本品寒凉伤胃,苦燥伤津,故脾胃虚寒及阴虚津伤者慎用。

黄 连

【药用】毛茛科植物黄连、三角叶黄连或云连的根茎。

【性味归经】苦,寒。归心、胃、脾、大肠经。

【功效】清热燥湿,泻火解毒。

【临床应用】

1. 用治湿热阻滞中焦,常与木香、黄芩、半夏等同用;湿热泻痢,常与木香、白芍、白头翁等同用。

2. 用治三焦热盛的高热烦躁,常与黄芩、黄柏、栀子等同用;痈疮疔毒症见红肿热痛者,常与黄柏、连翘、金银花等同用。

3. 用治火热扰心,常配黄芩、栀子等同用;胃火上炎,常配升麻、牡丹皮等同用。

【用法用量】煎服,2~5g;研末吞服,1~1.5g;外用适量。清心火宜生用,清肝火宜吴茱萸水炒用,胃热呕恶宜姜汁炒用。

【使用注意】本品寒凉伤胃,苦燥伤津,故脾胃虚寒及阴虚津伤者慎用。

黄 柏

【药用】芸香科植物黄皮树或黄檗的树皮。

【性味归经】苦,寒。归肾、膀胱、大肠经。

【功效】清热燥湿,泻火解毒,除骨蒸。

【临床应用】

1. 用治膀胱湿热所致小便涩痛,常与车前草、萆薢、黄连等同用;带下黄稠臭秽,常与苍术、薏苡仁、车前子等同用;大肠湿热所致泻痢脓血,常与白头翁、黄连等同用;湿热黄疸,常与栀子、茵陈等同用。

2. 用治热毒壅盛的痈疽疮疡,常与黄芩、黄连、栀子等同用;用于外伤、烧伤、烫伤,常与大黄、芒硝、寒水石等同用。

3. 用治阴虚火旺,常与知母、山茱萸等同用。

【用法用量】煎服,3~12g。外用适量。清热燥湿生用;泻相火、退骨蒸,盐水炒用;清热止血炒炭用。

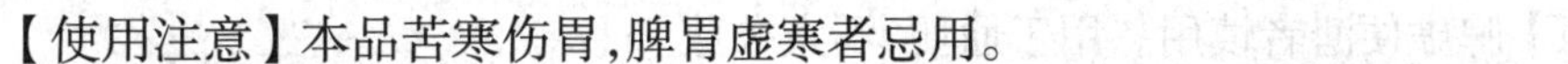

【使用注意】本品苦寒伤胃,脾胃虚寒者忌用。

(五)清热解暑药

凡具有清热解暑功效,以清热解暑为主要作用,清解暑热或暑湿证的药物称清热解暑药。本类药物主要适用于感受暑邪所致的发热烦渴、头痛眩晕、吐泻腹痛等病证。

荷 叶

【药用】睡莲科植物莲的叶。

【性味归经】苦,凉。归肝、脾、胃经。

【功效】清热解暑,健脾升阳,凉血止血。

【临床应用】

1. 用治暑热证,常与扁豆花、西瓜翠衣、绿豆衣等同用;暑湿证,常与藿香、佩兰等同用。

2. 用治脾胃虚弱证,常与白术、山药、黄芪、人参等同用。

3. 用治血热所致各种出血,常与大蓟、小蓟、生柏叶、生地黄等同用。

【用法用量】煎服,9~15g。解暑用鲜荷叶,健脾用干荷叶,止血用荷叶炭。

青 蒿

【药用】菊科植物黄花蒿的全草。

【性味归经】苦、辛,寒。归肝、胆经。

【功效】清热解暑,退热除蒸,清胆截疟。

【临床应用】

1. 用治外感暑热证,常与滑石、连翘、西瓜翠衣等同用。

2. 用治温病后期邪伏阴分出现的夜热早凉,常与鳖甲、知母、牡丹皮同用;阴虚内热,常与银柴胡、地骨皮等同用。

3. 用治邪郁少阳所致寒热往来,常与黄芩等同用;用治间日疟、恶性疟,可单用本品。

【用法用量】煎服,6~12g。外用适量。

【使用注意】不宜久煎。脾胃虚弱者慎用。鲜用绞汁服。

(六)清热明目药

凡具有清热明目功效,以清热明目为主要作用,治疗目赤肿痛及目暗不明的药物称清热明目药。本类药物主要适用于因风热、热毒、湿热及脏腑积热上炎所致的目疾诸证。

决 明 子

【药用】豆科植物决明或小决明的成熟种子。

【性味归经】甘、苦、咸,微寒。归肝、大肠经。

【功效】清热明目,润肠通便。

【临床应用】

1. 用治肝火上炎所致目赤肿痛,常与夏枯草、钩藤、菊花等同用;风热上冲所致目赤肿痛、羞明多泪,常与青葙子、茺蔚子、菊花等同用;热毒上攻所致目赤涩痛,可与黄芩、赤芍、木贼等同用。

2. 用治内热肠燥所致大便秘结,常与火麻仁、瓜蒌仁等同用。

【用法用量】煎服,10~15g。

【使用注意】脾虚便溏者慎用。用于通便,不宜久煎。

谷精草

【药用】谷精草科植物谷精草带花茎的头状花序。

【性味归经】辛、甘,凉。归肝、肺经。

【功效】疏风散热,明目退翳。

【临床应用】

1. 用治风热上扰所致目赤肿痛、羞明多泪等。常与木贼草、密蒙花、菊花等配伍。

2. 用治目生翳膜、雀目、视物不明,常与赤芍、白蒺藜、苍术、夜明砂等配伍。

【用法用量】煎服,5~10g。外用适量,煎汤洗。

(七)清虚热药

凡具有清虚热功效,以清虚热为主要作用,治疗虚热病证的药物称清虚热药。本类药物主要适用于阴虚内热所致骨蒸潮热、五心烦热、盗汗等病症。使用这类药物时,应适当配伍凉血养阴之品以治其本。

银柴胡

【药用】石竹科植物银柴胡的根。

【性味归经】甘,微寒。归肝、胃经。

【功效】清虚热,清疳热。

【临床应用】

1. 用治阴虚内热证,常与鳖甲、地骨皮、青蒿等同用。

2. 用治小儿食滞或虫积所致的疳积发热,常与胡黄连、使君子、连翘、党参等同用。

【用法用量】煎服,3~10g。

【使用注意】本品无发散之性,外感发热慎用。

地骨皮

【药用】茄科植物枸杞或宁夏枸杞的干燥根皮。

【性味归经】甘,寒。归肺、肝、肾经。

【功效】清虚热,清肺热。

【临床应用】

1. 用治阴虚内热证,常与鳖甲、知母、银柴胡等同用。

2. 用治肺热咳喘,常配桑白皮同用。

【用法用量】煎服,6~15g。外用适量。

【使用注意】外感发热及脾胃虚寒者慎用。

胡黄连

【药用】玄参科植物胡黄连的干燥根茎。

【性味归经】苦,寒。归肝、胃、大肠经。

【功效】清湿热,除骨蒸,消疳热。

【临床应用】用于湿热泻痢、黄疸、痔疾等。本品与知母、青蒿、地骨皮、银柴胡、秦艽、鳖

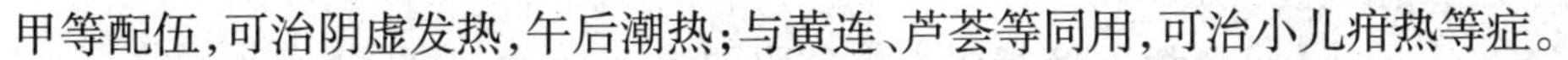

甲等配伍,可治阴虚发热,午后潮热;与黄连、芦荟等同用,可治小儿疳热等症。

【用法用量】水煎服,1.5~9g。

【使用注意】脾胃虚寒者慎用。

二、清热剂

凡以清热药为主组成,具有清热、泻火、凉血、解毒、滋阴退热等作用,用以治疗里热证的方剂,称为清热剂。清热剂分为六类。清气分热剂,适用于热在气分证,以白虎汤为代表;清营凉血剂,适用于热邪深入营分、血分证,以清营汤、犀角地黄汤为代表;清热解毒剂,适用于温毒、热毒、丹毒、疔毒等证,以五味消毒饮为代表;清热解暑剂,适用于暑热证,以清暑益气汤为代表;清脏腑热剂,适用于热邪偏盛于某一脏腑,以龙胆泻肝汤为代表;养阴清热剂,适用于热病后期,邪热耗阴,邪不得解之证,以青蒿鳖甲汤为代表。

清热剂应在表证已解,热已入里,但尚未结实的情况下使用;若邪热仍在表者,应解表;里热已成腑实,则宜攻下。使用时需注意寒凉药物容易伤胃,必要时配伍护胃之品。

白虎汤《伤寒论》

【组成】石膏(碎)30g,知母 12g,甘草 3g,粳米 9g。

【用法用量】以水将米煮熟,去米,加入其余三味同煎,分两次服。

【功用】清热生津。

【主治】阳明气分热盛证。壮热面赤,烦渴饮冷,汗出恶热,尿黄便结,舌红苔黄,脉滑数。

【方解】本方主治阳明热盛及温病邪在气分之证。方中石膏辛甘大寒,清热泻火除烦,为清泻气分实热之要药,故为君药。知母苦寒质润,清热生津为臣药。甘草、粳米和胃护津,以防寒凉伤中,为佐使药。四药合用,辛寒清气分热为主,辅以生津益胃,使热去津复。石膏用量宜偏重,方能生效。本方适应证可概括为"四大"典型症状:身大热、口大渴、大汗出、脉洪大。

【使用注意】真寒假热的阴盛格阳证等不可妄投。

【方歌】白虎膏知甘草粳,辛寒清热津能生,热渴汗出脉洪数,气分大热此方清。

清营汤《温病条辨》

【组成】犀角(水牛角代,量宜大)1.5~3g,生地黄 15g,玄参 9g,竹叶心 3g,麦冬 9g,金银花 9g,连翘 6g(连心用),黄连 4.5g,丹参 6g。

【用法用量】水煎服。

【功用】清营解毒,透热养阴。

【主治】治温病邪热传营,身热夜甚,口渴或不渴,时有谵语,心烦不眠,或斑疹隐隐,舌绛而干,脉细数。

【方解】本方证为温热之邪由气入营,热伤营阴所致。方中犀角咸寒,清解营分热毒,凉血化斑,为君药;玄参、生地黄、麦冬甘寒,养阴清热,为臣药;金银花、连翘、黄连、竹叶心清热解毒,透热于外,使入营之热邪透出气分而解,防止热邪内陷,逆传心包,深入血分,共为佐药;丹参活血消瘀以散热;以防血与热结,且能引药入心而清热,为使药。诸药合用,共奏清营解毒,透热养阴之功。

【方歌】清营汤为鞠通方,邪热入心营血伤,牛角丹玄连地麦,银翘竹叶服之康。

黄连解毒汤《外台秘要》

【组成】黄连9g，黄芩6g，黄柏6g，栀子9g。

【用法用量】水煎服。

【功用】泻火解毒。

【主治】实热火毒，三焦热毒证。症见大热烦躁，口燥咽干，错语不眠；或热病吐血、衄血；或热甚发斑，身热下利，湿热黄疸；外科痈疡疔毒，小便黄赤，舌红苔黄，脉数有力。

【方解】本方证乃实热火毒，充斥三焦所致。方中以苦寒之黄连清泻心火，兼泻中焦之火，为君药。黄芩清上焦之火，助黄连清热解毒之力，为臣药；黄柏泻下焦之火为佐药；栀子清泻三焦之火，导热下行，引邪热从小便而出，为使药。四药合用，苦寒直折，三焦之火邪去而热毒解，诸症可愈。

【方歌】黄连解毒用四味，黄芩黄柏栀子备，烦躁大热呕不眠，吐衄斑黄皆可为。

龙胆泻肝汤《医方集解》

【组成】龙胆草6g，黄芩9g，栀子9g，泽泻12g，木通6g，车前子(包)9g，当归3g，生地黄9g，柴胡6g，生甘草6g。

【用法用量】水煎服。

【功用】泻肝胆实火，清下焦湿热。

【主治】

1. 肝胆实火证。头痛目赤，胁痛，口苦，耳聋，耳肿，舌红苔黄，脉弦数有力。

2. 肝经湿热证。阴肿、阴痒、阴汗，小便混浊，或妇女带下黄臭等，舌红苔黄腻，脉弦数有力。

【方解】本证由肝胆实火，或肝经湿热循经上扰或下注所致。故方用龙胆草之苦寒，上泻肝胆实火，下清下焦湿热，为泻火除湿两擅其功之君药；黄芩、栀子具有苦寒泻火之功，为臣药；泽泻、木通、车前子清热利湿，使湿热从水道排除，为佐药；生地黄、当归滋阴养血，泻中有补，使泻火之药不致苦燥伤阴，为佐药；柴胡疏肝解热，引诸药入肝胆，甘草调和诸药，同为使药。综观全方，是泻中有补，利中有滋，以使火降热清，湿浊分清，循经所发诸证应手而除。

【使用注意】本方药物多为苦寒之性，内服每易伤及脾胃，故脾胃虚寒和阴虚阳亢者，不宜多服、久服。

【方歌】龙胆栀芩酒拌炒，木通泽泻车柴草，当归生地益阴血，肝胆实火湿热消。

蒿芩清胆汤《重订通俗伤寒论》

【组成】青蒿脑6g，淡竹茹9g，半夏4.5g，赤茯苓9g，黄芩9g，生枳壳4.5g，陈皮4.5g，碧玉散(包)9g。

【用法用量】水煎服。

【功用】清胆利湿，和胃化痰。

【主治】少阳湿热证。症见寒热如疟，寒轻热重，口苦膈闷，吐酸苦水，或呕黄涎而黏，胸胁胀痛，小便黄少，舌红，苔白腻，脉弦数。

【方解】本方为少阳胆热偏重，兼有湿热痰浊内阻之证。青蒿清透少阳邪热；黄芩化湿热以利胆，共为君药；竹茹、陈皮、半夏、枳壳理气降逆，和胃化痰，均为臣药；赤茯苓、碧玉散

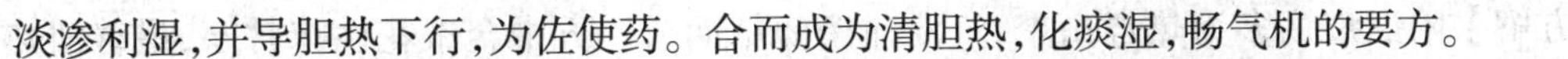

淡渗利湿,并导胆热下行,为佐使药。合而成为清胆热,化痰湿,畅气机的要方。

【使用注意】方中青蒿不耐高温,煎煮时间不宜太长,或用沸水泡服。

【方歌】蒿芩清胆枳竹茹,陈夏茯苓碧玉入,热重寒轻痰湿重,胸痞呕恶总能除。

青蒿鳖甲汤《温病条辨》

【组成】青蒿6g,鳖甲15g,生地黄12g,知母6g,牡丹皮9g。

【用法用量】水煎服。

【功用】养阴透热。

【主治】本方治疗温热病后期,邪热内伏证,表现为夜热早凉,热退无汗,能食形瘦,舌红少苔,脉细数。

【方解】方中鳖甲,咸寒滋阴,以退虚热;青蒿芳香清热透毒,引邪外出。二者合用,透热而不伤阴,养阴而不恋邪,共为君药;生地甘凉,滋阴凉血,知母苦寒滋润,养阴退虚热,为臣药;牡丹皮凉血透热,助青蒿以透泄阴分之伏热,为佐药。诸药共用,共奏养阴透热之功。

【使用注意】

1. 方中青蒿不耐高温,煎煮时间不宜太长,或用沸水泡服。

2. 阴虚欲抽搐者,不宜用本方。

【方歌】青蒿鳖甲知地丹,热自阴来仔细看,夜热早凉无汗出,养阴透热服之安。

犀角地黄汤《外台秘要》

【组成】犀角(水牛角代,量宜大)30g,生地24g,赤芍12g,牡丹皮30g。

【用法用量】水煎服。

【功用】清热解毒,凉血散瘀。

【主治】热入血分证,热迫血溢证。热扰心神,身热谵语,舌绛起刺,脉细数;热伤血络,斑色紫黑、吐血、衄血、便血、尿血等,舌红绛,脉数;蓄血瘀热,喜妄如狂,漱水不欲咽,大便色黑易解等。

【方解】本方证由热毒炽盛于血分所致。方用苦咸寒之犀角为君药,凉血清心,使热毒平火热降,毒解血宁;臣以甘苦寒之生地,凉血滋阴生津,一助犀角清热凉血,又能止血;以复已失之阴血;用苦微寒之赤芍药与辛苦微寒之牡丹皮共为佐药,清热凉血,活血散瘀,可收化斑之功。四药相配,共成清热解毒,凉血散瘀之剂。本方特点是凉血与活血散瘀并用,使热清血宁而无耗血动血之虑,凉血止血又无冰伏留瘀之弊。

【使用注意】本方寒凉滋腻,对于阳虚失血,脾胃虚弱者忌用。

【方歌】犀角地黄芍药丹,血热妄行吐衄斑。蓄血发狂舌质绛,凉血散瘀病可痊。

仙方活命饮《医宗金鉴》

【组成】白芷3g,贝母6g,防风6g,赤芍药6g,当归尾6g,甘草6g,皂角刺6g,穿山甲6g,天花粉6g,乳香6g,没药6g,金银花9g,陈皮9g。

【用法用量】水煎服。

【功用】清热解毒,消肿溃坚,活血止痛。

【主治】本方主治阳证疮疡肿毒初起者。症见红肿焮痛,或身热憎寒,苔薄白或黄,脉数有力。

【方解】阳证疮疡多为热毒壅聚，气滞血瘀痰结而成。方中金银花性味甘寒，最善清热解毒疗疮，故重用为君；以当归尾、赤芍、乳香、没药、陈皮行气活血通络，消肿止痛，共为臣药；疮疡初起，用辛散的白芷、防风相配，通滞而散其结，使热毒从外透解；用贝母、天花粉清热化痰散结，使脓未成即消；穿山甲、皂角刺通行经络，透脓溃坚，可使脓成即溃，均为佐药；甘草清热解毒，并调和诸药；煎药加酒者，借其通瘀而行周身，助药力直达病所，共为使药。诸药合用，共奏清热解毒，消肿溃坚，活血止痛之功。故被历代赞为"疮疡之圣药，外科之首方"。用之得当，则"脓未成者即消，已成者即溃"。

【方歌】仙方活命金银花，防芷归陈草芍加，贝母花粉兼乳没，山甲皂刺酒煎佳。

导赤散《小儿药证直诀》

【组成】生地黄 6g，木通 6g，生甘草梢 6g，竹叶 6g。

【用法用量】水煎服。

【功用】清心利水，养阴。

【主治】主治心经火热证。心胸烦热，口渴面赤，意欲饮冷，以及口舌生疮；或心热移于小肠，小便赤涩刺痛，舌红，脉数。

【方解】本方证乃心经热盛或移于小肠所致。方中生地甘寒而润，入心肾经，凉血滋阴以清心火；木通苦寒，入心与小肠经，上清心经之火，下导小肠之热，两药相配，滋阴清火而不恋邪，利水通淋而不伤阴，共为君药。竹叶甘淡，清心除烦，淡渗利窍，导心火下行，为臣药。生甘草梢清热解毒，尚可直达茎中而止痛，并能调和诸药，还可防木通、生地之寒凉伤胃，为方药之佐使。四药合用，共收清热利水养阴之效。

【使用注意】脾胃虚弱者慎用。

【方歌】导赤生地与木通，草梢竹叶四般功；口糜淋痛小肠火，引热同归小便中。

清胃散《医方集解》

【组成】生地黄 9g，当归身 9g，牡丹皮 15g，黄连 18g，升麻 30g。

【用法用量】上为细末，用水 230ml，煎至 150ml，去滓冷服。

【功用】清胃凉血。

【主治】主治胃火牙痛。牙痛牵引头痛，面颊发热，其齿喜冷恶热，或牙宣出血，或牙龈红肿溃烂，或唇、舌、腮、颊肿痛，口气热臭，口干舌燥，舌红苔黄，脉滑数。

【方解】本方证是由胃中积热，循经上攻所致。方中黄连苦寒泻火，以清胃中积热，为君药；生地黄、牡丹皮滋阴凉血清热；升麻升散郁遏之伏火，得黄连苦寒沉降相制，则散火而无升焰之虞；黄连苦寒泻胃火，得升麻之升散则泻火而无凉遏之弊；二药相配，使上炎之火得散，内郁之热得降，共为臣药；当归养血活血，为佐药；升麻散火解毒，兼为阳明引经之药。诸药配合，共奏清胃凉血之功。

【方歌】清胃散中当归连，生地丹皮升麻全，或加石膏泄胃火，能消牙痛与牙宣。

左金丸《丹溪心法》

【组成】黄连 60g，吴茱萸 10g。

【用法用量】为末，水泛为丸，每服 2~3g，温开水送服。

【功用】清肝泻火，降逆止呕。

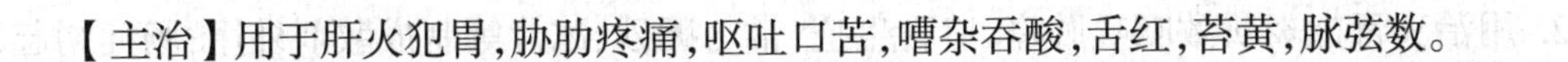

【主治】用于肝火犯胃,胁肋疼痛,呕吐口苦,嘈杂吞酸,舌红,苔黄,脉弦数。

【方解】本方证为肝失条达,郁而化火,横逆犯胃,肝胃不和所致。方中重用黄连苦寒泻火为君,佐以辛热之吴茱萸,既能降逆止呕,制酸止痛,又能制约黄连之过于寒凉。二药配合,一清一温,苦降辛开,以收相反相成之效。

【方歌】连萸六一左金丸,肝火犯胃吐苦酸,再加芍药名戊己,热泻热痢服之安。

第五节 泻下药与方剂

一、泻下药

凡具有泻下通便功效,以促进排便为主要作用,治疗胃肠积滞、水肿停饮的药物称泻下药。适用于便秘及水肿症。根据药物作用特点及使用范围,可分为攻下药、润下药及逐水药三类。其中攻下药及逐水药泻下峻猛,年老体弱、久病正虚者宜慎用;妇女胎前产后及经期忌用。

(一)攻下药

本类药物味苦性寒,具有较强的清热泻火及泻下通便作用,主要适用于热结便秘及火热上炎之里实热证。

大　黄

【药用】蓼科植物掌叶大黄、唐古特大黄、药用大黄的根和根茎。

【性味归经】苦,寒。归脾、胃、大肠、肝、心包经。

【功效】泻热通便,凉血解毒,逐瘀通经。

【临床应用】

1. 用治热结便秘,单用即可。如里热炽盛,可与芒硝、枳实同用。

2. 用治血热妄行所致吐血、衄血、咯血者,常与黄芩、黄连同用;火邪上炎所致目赤肿痛、咽喉肿痛、牙龈肿痛、热毒痈肿等,常配金银花、蒲公英、牡丹皮、黄芩等同用;湿热黄疸常与茵陈、栀子等同用。

3. 用治妇女产后瘀阻腹痛、恶露不尽,常与桃仁、红花等同用;跌打损伤、瘀血肿痛或癥瘕积聚,可与赤芍药、当归、穿山甲、桃仁等同用。

【用法用量】煎服,3~10g。外用适量,研末调敷。攻下通便用生大黄;活血逐瘀用酒制大黄;止血用大黄炭。

【使用注意】入汤剂应后下,或用温开水泡服,久煎则泻下作用减弱。脾胃虚寒者。孕妇及哺乳期忌用。

芒　硝

【药用】硫酸盐类矿物芒硝族芒硝经加工精制而成的结晶体。

【性味归经】咸、苦,寒。归胃、大肠经。

【功效】软坚泻下,清热解毒。

【临床应用】

1. 用治实热所致大便燥结,常与大黄相须为用。

2. 用治火毒上炎所致咽喉肿痛、口舌生疮，常与硼砂、冰片等制成散剂外用；肠痈初起，可与大黄、败酱草、金银花、牡丹皮、大蒜等同用。

【用法用量】烊化冲服，3~12g。外用治丹毒、乳痈，化水外敷。

【使用注意】芒硝忌与三棱同用。孕妇忌用。

番泻叶

【药用】豆科植物狭叶番泻树，或尖叶番泻树的干燥小叶。

【性味归经】甘、苦，寒。归大肠经。

【功效】泻热行滞，通便，利水。

【临床应用】用于热结积滞，便秘腹痛，水肿胀满。

【用法用量】4.5~9g，入煎剂宜后下，或开水泡服。

【使用注意】孕妇慎用。服量不宜过大，过量则有恶心、呕吐、腹痛等副作用，一般配木香、藿香等行气和中之品，可减少此弊。

（二）润下药

本类药物多为植物种仁，富含油脂，具有润燥滑肠作用，使大便易于排出。主要适用于年老津枯、产后血虚、热病伤津及失血等所致的肠燥津枯便秘。使用本类药物需根据病情适当配伍，热盛津伤宜与清热养阴药同用，血虚者宜与补血药同用，气滞者宜与行气药同用，气虚者宜与益气药同用。

火麻仁

【药用】桑科植物大麻的成熟果实。

【性味归经】甘，平，有毒。归脾、胃、大肠经。

【功效】润肠通便。

【临床应用】用治津血不足的肠燥便秘，常与当归、桃仁、生地黄等同用。

【用法用量】煎服，10~15g。生用或微炒后，打碎入煎。

【使用注意】孕妇及习惯性流产者忌用。食入过量可致中毒。

郁李仁

【药用】蔷薇科植物欧李、郁李或长柄扁桃的成熟种子。

【性味归经】辛、苦、甘，平。归脾、大肠、小肠经。

【功效】润肠通便，利水消肿。

【临床应用】

1. 用治津血不足之便秘，常与柏子仁、桃仁等同用。

2. 用治脚气水肿、腹水胀满，常与茯苓、白术等同用。

【用法用量】煎服，6~10g。生用，打碎入煎。

【使用注意】孕妇慎用。

（三）逐水药

本类药物泻下作用峻猛，能引起剧烈腹泻，使体内积液从大便排出，故称逐水药。其中部分药物兼有利尿作用，主要适用于水肿、鼓胀、胸胁停饮等病征。逐水药力峻有毒，易伤正气，年老体弱及孕妇忌用。临床应用时，应注意用量、炮制方法及禁忌等，做到中病即止，不可久服。

大　戟

【药用】大戟科植物大戟的根。

【性味归经】苦、辛，寒。有毒。归肺、肾、大肠经。

【功效】泻水逐饮，消肿散结。

【临床应用】

1. 用治水肿鼓胀、便秘尿少、正气未衰者，单用即效，亦可与甘遂、芫花同用；痰湿水饮停滞胸膈所致胁肋隐痛，可与白芥子等同用。

2. 用治热毒壅滞之疔毒疮痈及痰火凝结的瘰疬痰核，内服外用均可，但以外用为主，常与雄黄同用。

【用法用量】煎服，1.5~3g；入丸散，每次服1g。外用适量。

【使用注意】过量服用易中毒。醋制可减轻毒性。孕妇忌用。反甘草。

牵 牛 子

【药用】旋花科植物裂叶牵牛、圆叶牵牛成熟的种子。

【性味归经】苦，寒。有毒。归肺、肾、大肠经。

【功效】泻水通便，消痰涤饮，杀虫攻积。

【临床应用】临床上主要用于腹水肿胀、二便不利及宿食积滞、大便秘结等症。用于腹水、肿胀，可配甘遂、芫花、大戟等同用。用于痰壅气滞、咳逆喘满，常与葶苈子、杏仁等配合应用。用于虫积腹痛，常配伍槟榔、大黄等同用，对蛔虫、绦虫都有驱杀作用。

本药为峻下之品，少用则通大便，多用则泻下如水，且能利尿。用治痰壅气滞、咳逆喘满，只宜暂用，不可久服。

【用法用量】3~6g。水煎服。研末吞服，每次0.5~1g，每日2~3次。

【使用注意】孕妇及胃弱气虚者忌服。

二、泻下剂

凡以泻下药为主组成，具有通便、泻热、攻积、逐水等作用，治疗里实证者，称为泻下剂。泻下剂主要分为四类。寒下剂，适用于里热积滞实证，以大承气汤为代表；温下剂，适用于里寒积滞实证，以温脾汤为代表；润下剂，适用于肠燥津亏，大便秘结之证，以麻子仁丸为代表；逐水剂，适用于水饮壅盛于里的实证，以十枣汤为代表。

应用泻下剂，必待表邪已解，里实已成。若表邪未解，而里实已成，可表里双解。对年老体弱、孕妇及病后体虚者，均应慎用或禁用。泻下剂易伤胃气，中病即止。

大承气汤《伤寒论》

【组成】大黄（后下）12g，厚朴12g，枳实9g，芒硝（烊化）9g。

【用法】水煎服。

【功用】峻下热结。

【主治】阳明腑实证。大便秘结，腹胀满或腹痛拒按，矢气频作，日晡潮热，神昏谵语，脉沉实；或下利稀水臭秽，脐腹疼痛，按之有硬块，口干舌燥，脉滑数；或里热实证之热厥、痉病或发狂。

【方解】本方为寒下的代表方剂。证属病邪入里化热，与肠中燥屎相结的阳明腑实证。方中大黄苦寒，泻热通便，荡涤肠胃邪热积滞，为君药。芒硝咸寒泻热，软坚润燥通便，为臣药。厚朴苦温下气，枳实苦辛破结，两药消痞除满，破气散结，助大黄、芒硝推荡积滞、通降腑气，为佐使药。本方治证虽然表现复杂多样，如热厥、痉病、发狂、热结旁流等，但皆因里热结滞、腑气不通所致，故用本方峻下热结，以存阴救阴，体现了"釜底抽薪、急下存阴"之理。

【使用注意】本方峻下性猛，非热结腑实证不用。

【方歌】大承气用硝黄，配伍枳朴泻力强，阳明腑实真阴灼，峻下热结宜此方。

温脾汤《备急千金要方》

【组成】大黄12g，干姜、当归各9g，熟附子、人参、芒硝（烊化）、甘草各6g。

【用法】水煎服。

【功用】攻下寒积，温补脾阳。

【主治】脾阳不足，寒积便秘，或久利赤白，腹部冷痛、绞痛，手足不温，口不渴，苔白，脉弦而迟。

【方解】本方用于因脾阳不足，寒实冷积阻于肠间所致诸证。方中附子温脾阳以散寒凝，大黄泻下攻逐除积滞，二者相配，具有温下之功，共为君药；芒硝润肠软坚，助大黄泻下攻积，干姜温中助阳，助附子温阳祛寒，共为臣药；人参、当归益气养血，使下不伤正为佐；甘草既助人参益气，又能调和药性，为使药。诸药合用，使积滞得下，寒邪得去，脾阳得复，则诸症可愈。

【方歌】温脾附子与干姜，人参甘草及大黄，寒热并行治寒积，脐腹绞结痛非常。

大黄牡丹皮汤《金匮要略》

【组成】大黄12g，牡丹皮3g，桃仁9g，冬瓜仁12g，芒硝（烊化）9g。

【用法用量】上五味，用水600ml，煮取200ml，去滓；纳芒硝，再煎沸，顿服之，有脓当下，如无脓当下血。

【功用】泻热破瘀，散结消肿。

【主治】主治肠痈初起，右少腹疼痛拒按，甚则局部有痞块，发热恶寒，自汗出，或右足屈而不伸，苔黄腻，脉滑数。

【方解】本方治证属于热毒蕴结于肠，气血瘀滞不通而成。方中大黄清热解毒，祛瘀通便；牡丹皮凉血散瘀为君；芒硝助大黄清热解毒，泻下通便为臣；桃仁、牡丹皮活血化瘀为佐，冬瓜仁排脓散结为使。五味合用，共奏泻热逐瘀，散结消痈之功。

【方歌】金匮大黄牡丹皮汤，桃仁瓜子芒硝襄，肠痈初起腹按痛，脓成未溃服之康。

麻子仁丸《伤寒论》

【组成】麻子仁50g，芍药25g，枳实25g，大黄50g，炙厚朴25g，杏仁25g。

【用法用量】上药为末，炼蜜为丸，每次9g，日1~2次，温开水送服。

【功用】润肠泄热，行气通便。

【主治】治肠胃燥热，津液不足，大便秘结，小便频数。

【方解】方中麻子仁润肠通便为君；杏仁肃肺润肠，芍药养阴和营为臣；枳实、厚朴消痞除满，大黄泻下通便，共为佐使。诸药同用，共奏润肠通便之功。

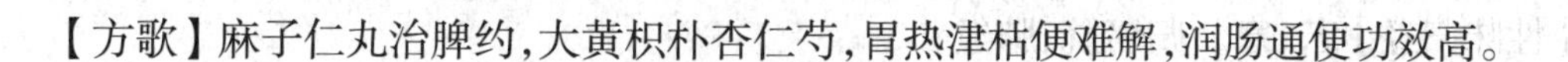

【方歌】麻子仁丸治脾约,大黄枳朴杏仁芍,胃热津枯便难解,润肠通便功效高。

第六节 祛风湿药与方剂

一、祛风湿药

凡以祛除风寒湿邪为主要作用,治疗风湿痹证为主的药物称为祛风湿药。本类药物能祛除肌肉、经络、筋骨之风湿邪气,主要用于风湿痹证之肢体疼痛,关节不利、肿大,筋脉拘挛等症。本类药物辛温性燥,易伤阴耗血,故阴血亏虚者应慎用。

独　活

【药用】伞形科植物重齿毛当归的干燥根。

【性味归经】辛、苦,微温。归肾、膀胱经。

【功效】祛风除湿,通痹止痛。

【临床应用】凡风寒湿痹,关节疼痛,无论新久,均可应用,尤以下部之痹痛、腰膝酸痛、两足痿痹、屈伸不利等症适宜,常与桑寄生、秦艽、牛膝等同用。用于风寒表证,兼有湿邪者,常与羌活同用。

【用法用量】水煎服,3~9g。

威 灵 仙

【药用】毛茛科植物威灵仙、棉团铁线莲(山蓼)或东北铁线莲(黑薇)的干燥根及根茎。

【性味归经】辛、咸,温。归膀胱经。

【功效】祛风除湿,通络止痛。

【临床应用】用于风湿所致的肢体疼痛及脚气疼痛等症,常与羌活、独活、牛膝、秦艽等配伍同用。用于诸骨鲠喉,可单用威灵仙15g,水煎,或加米醋煎汁,分数次含口中,缓缓吞咽。

【用法用量】水煎服,6~9g。

【使用注意】体质虚弱、气血虚者慎用。

秦　艽

【药用】龙胆科植物秦艽、麻花秦艽、粗茎秦艽或小秦艽的干燥根。

【性味归经】辛、苦,平。归胃、肝、胆经。

【功效】祛风湿,清湿热,止痹痛。

【临床应用】用于风湿痹痛,筋脉拘挛,骨节酸痛,日晡潮热,小儿疳积发热。药性润而不燥,无论寒湿、湿热、痹证新久,皆可应用,常与防风、羌活、独活、桑枝等同用。与祛风解表药同用,治疗表证肢体酸痛之症。治疗湿热黄疸,常与茵陈、茯苓、泽泻等配伍。治疗骨蒸潮热,常与鳖甲、知母、地骨皮等配伍。

【用法用量】水煎服,3~9g。

防　己

【药用】防己科植物粉防己的干燥根。

【性味归经】苦，寒。归膀胱、肺经。

【功效】利水消肿，祛风止痛。

【临床应用】用于水肿、湿脚气，风湿痹痛，湿疹疮毒，小便不利。用于风湿痹痛，多配伍薏苡仁、滑石、蚕沙等清热除湿之品。治寒湿痹痛，须用温经止痛的肉桂、附子等药同用。用于水肿、小便不利等症，可与椒目、葶苈子、大枣等配伍同用，若属虚证，常与黄芪、茯苓、白术等配伍。汉防己偏于利湿走里，可利小便以消肿；木防己偏于祛风而走外，用于祛风湿以止痛。

【用法用量】水煎服，4.5~9g。

桑寄生

【药用】桑寄生科植物桑寄生的干燥带叶茎枝。

【性味归经】苦、甘，平。归肝、肾经。

【功效】补肝肾，强筋骨，祛风湿，安胎元。

【临床应用】对肝肾不足、风湿痹痛、腰膝酸痛最为适宜，常与独活、牛膝等配伍应用。对老人体虚、妇女经多带下而肝肾不足、腰膝疼痛、筋骨无力者，每与杜仲、续断等配伍应用。用于肝肾虚亏、冲任不固所致胎漏下血、胎动不安，常与续断、菟丝子、阿胶等配伍。近年来临床上常用于治疗高血压。

【用法用量】水煎服，9~15g。

五加皮

【药用】五加科植物细柱五加的干燥根皮。

【性味归经】辛、苦，温。归肝、肾经。

【功效】祛风湿，补肝肾，强筋骨。

【临床应用】用于风湿痹痛、筋骨拘挛、腰膝酸痛等症，对肝肾不足兼有风湿者最为适用，可单用浸酒服，也可与羌活、秦艽、威灵仙等配伍应用。治肝肾不足所致腰膝酸疼、下肢痿弱以及小儿行迟等症，常与牛膝、木瓜、续断等药同用。治水肿、小便不利，常配合茯苓皮、大腹皮、生姜皮、地骨皮等药同用。

【用法用量】水煎服，4.5~9g。

狗脊

【药用】蚌壳蕨科植物金毛狗脊的干燥根茎。

【性味归经】苦、甘，温。归肝、肾经。

【功效】补肝肾，强腰脊，祛风湿。

【临床应用】

1. 用于风湿痹证的腰膝酸软，下肢无力，风湿痹痛。常配杜仲、续断、海风藤同用。
2. 用于腰膝酸软，下肢无力证。常配杜仲、牛膝、熟地黄、鹿角胶同用。
3. 用于遗尿，白带过多证。常与益智仁、茯苓、杜仲同用。

【用法用量】水煎服，6~12g。

木瓜

【药用】蔷薇科植物贴梗海棠的干燥近成熟果实。

【性味归经】酸，温。归肝、脾经。

【功效】舒筋活络，和胃化湿。

【临床应用】治风湿痹痛时，一般多用于腰膝酸痛者，常与虎骨等配用。为治吐泻转筋之要药，用于暑湿霍乱，吐泻转筋之症，可配伍薏苡仁、蚕沙、黄连、吴茱萸等同用。本品又为治脚气肿痛要药，可配伍吴茱萸、紫苏、槟榔同用。此外，尚可用于消化不良症。

【用法用量】水煎服，6~9g。

蕲　蛇

【药用】蝰科动物五步蛇的干燥体。

【性味归经】甘、咸，温。有毒。归肝经。

【功效】祛风，通络，止痉。

【临床应用】用于风湿顽痹，麻木拘挛，中风口眼㖞斜，半身不遂，抽搐痉挛，破伤风，麻风疥癣。

【用法用量】水煎服，3~9g；研末吞服，每次1~1.5g，一日2~3次。

豨　莶　草

【药用】菊科植物豨莶、腺梗豨莶或毛梗豨莶的干燥地上部分。

【性味归经】辛、苦，寒。归肝、肾经。

【功效】祛风湿，利关节，解毒。

【临床应用】用于风湿痹痛，筋骨无力，腰膝酸软，四肢麻痹，半身不遂，风疹湿疮。用于风湿痹痛、筋骨不利等症，常与臭梧桐同用。

【用法用量】水煎服，9~12g。

【使用注意】本品性味苦寒，又有化湿清热作用，故痹痛偏于湿热的病症尤为适宜。

络　石　藤

【药用】夹竹桃科植物络石的干燥带叶藤茎。

【性味归经】苦，微寒。归心、肝、肾经。

【功效】祛风通络，凉血消肿。

【临床应用】用于风湿热痹，筋脉拘挛，腰膝酸痛，喉痹，痈肿，跌扑损伤。风湿痹痛偏热者较为适宜，可单味浸酒服，也可与木瓜、海风藤、桑寄生、生薏苡仁等同用。治疮疡肿痛之症，常与乳香、没药、瓜蒌、甘草、皂角刺等配伍。

【用法用量】水煎服，6~12g。外用鲜品适量，捣敷患处。

【使用注意】脾虚湿痰者不宜。

二、祛风湿剂

独活寄生汤《备急千金要方》

【组成】独活9g，桑寄生15g，秦艽9g，防风9g，细辛3g，当归6g，干地黄9g，杜仲9g，牛膝9g，人参6g，茯苓9g，炙甘草6g，桂枝6g，芍药6g，川芎6g。

【用法】水煎服，每日两次。

【功用】祛风湿，止痹痛，益肝肾，补气血。

【主治】痹证日久，肝肾两虚，气血不足证。腰膝冷痛、痿软，肢节屈伸不利，或麻木不仁，畏寒喜暖，舌淡苔白，脉细弱。

【方解】本方适用于风寒湿邪痹阻经络，日久不愈，损伤肝肾，耗损气血之证。方中独活长于祛下焦与筋骨间风寒湿邪，蠲痹止痛，为君药。细辛入少阴肾经，长于搜剔阴经之风寒湿邪；秦艽祛风湿，舒筋络而利关节；桂枝温经散寒，通利血脉；防风祛一身之风而胜湿，共为臣药。桑寄生、牛膝、杜仲补益肝肾，强壮筋骨；当归、川芎、白芍、熟地养血和血；人参、茯苓、甘草补气健脾，均为佐药。白芍与甘草相合，尚能柔肝缓急，以助舒筋。甘草调和诸药又为使药。

【方歌】独活寄生艽防辛，芎归地芍桂苓均，杜仲牛膝人参草，冷风顽痹屈能伸。

羌活胜湿汤《内外伤辨惑论》

【组成】羌活6g，独活6g，藁本3g，防风3g，甘草3g，川芎1.5g，蔓荆子2g。

【用法】水煎服，日两次。

【功用】发汗祛风，除湿止痛。

【主治】治风湿在表，头痛头重，或腰脊重痛，或一身尽痛，微热昏倦，苔白，脉浮。

【方解】本方主治证多由汗出当风，或久居湿地，风湿之邪侵袭肌表所致。方中羌活、独活皆可祛风除湿、通利关节，其中羌活善祛上部风湿，独活善祛下部风湿，两药相合，能散一身上下之风湿，通利关节而止痹痛，共为君药；防风、藁本，入太阳经，祛风胜湿，且善止头痛，为臣药；川芎活血行气，祛风止痛；蔓荆子祛风止痛，为佐药；甘草调和诸药，为使药。综合全方，以辛苦温散之品组方，共奏祛风胜湿之效，使客于肌表之风湿随汗而解。

【方歌】羌活胜湿羌独用，芎藁蔓荆草防风，寒湿在表头身重，发表祛湿效力雄。

（胡大胜）

第七节 化湿药与方剂

一、化湿药

凡以化湿运脾为主要功效，治疗湿浊中阻的药物，称为化湿药。本类药大多气味芳香，故又称为芳香化湿药，主要适用于食少倦怠、呕吐泛酸、脘腹痞满、口甘多涎、大便溏薄、舌苔白腻等症。此外，对湿温、暑温等亦有治疗作用。

藿　香

【药用】唇形科植物广藿香的地上部分。

【性味归经】辛、微温。归脾、胃、肺经。

【功效】化湿解暑，和中止呕，辛温解表。

【临床应用】

1. 用治夏季伤暑所致的暑湿证，常与佩兰、薄荷、厚朴等同用。
2. 用治湿阻中焦，常与半夏、木香、白术、生姜等同用。
3. 用治夏月外感风寒，常与紫苏、厚朴、法半夏、大腹皮等同用。

【用法用量】煎服,3~10g。鲜品解暑化湿、辟秽力强,用量加倍。

【使用注意】阴虚内热、舌绛无苔及胃热呕恶者忌用。

苍　术

【药用】菊科植物茅苍术(南苍术),或北苍术的根茎。

【性味归经】辛、苦,温。归脾、胃、肝经。

【功效】燥湿健脾,祛风除湿,散寒解表,养肝明目。

【临床应用】

1. 用治中焦湿滞证,常与茯苓、厚朴、陈皮等同用。

2. 用治风湿寒痹证,常与桂枝、防风、独活、秦艽等同用;用治风湿热痹证,常与黄柏、知母、生石膏等同用。

3. 用治外感风寒头痛,常与白芷、川芎、藁本等同用。

4. 用治青盲、夜盲等,常与黑芝麻、草决明、猪肝等同用。

【用法用量】煎服,3~10g。亦可熬膏或入丸散用。

【使用注意】苍术香燥伤阴,阴虚内热、大便燥结、表虚多汗者忌用。

厚　朴

【药用】为木兰科植物厚朴或凹叶厚朴的干燥干皮、根皮及枝皮。

【性味归经】苦、辛,温。归脾、胃、肺、大肠经。

【功效】燥湿消痰,下气除满。

【临床应用】

1. 湿阻中焦,脘腹胀满。本品苦燥辛散,能燥湿,又下气除胀满,为消除胀满的要药。常与苍术、陈皮等同用。

2. 食积气滞,腹胀便秘。本品可下气宽中,消积导滞。常与大黄、枳实同用。

3. 治疗痰饮阻肺,肺气不降,咳喘胸闷者,可与苏子、陈皮、半夏等同用。同时,还治疗七情郁结,痰气互阻所致的梅核气。

考点提示

藿香、苍术、厚朴的性能、功效、应用

【用法用量】煎服,3~9g。或入丸、散。

佩　兰

【药用】为菊科植物佩兰的干燥地上部分。

【性味归经】辛,平。归脾、胃、肺经。

【功效】芳香化湿,醒脾开胃,发表解暑。

【临床应用】

1. 治湿阻中焦之证,每与藿香相须为用。用治脾经湿热,可单用煎汤,或配伍黄芩、白芍、甘草等。

2. 治暑湿证常与藿香、荷叶、青蒿等同用。湿温初起,可与滑石、薏苡仁、藿香等同用。

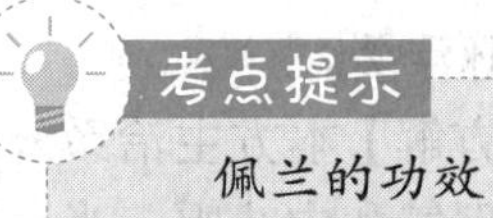

【用法用量】煎服,3~9g。鲜品加倍。

砂　仁

【药用】为姜科植物阳春砂、绿壳砂或海南砂的干燥成熟果实。

【性味归经】辛，温。归脾、胃、肾经。

【功效】化湿开胃，温脾止泻，理气安胎。

【临床应用】

1. 本品化湿醒脾，行气温中之效均佳，故脘腹胀痛等脾胃不和诸证常用，尤其是寒湿气滞者最为适宜。

2. 本品善能温中暖胃，止呕止泻，并重在温脾。可单用研末吞服，或与干姜、附子等药同用。

3. 本品善于理气和中，止呕安胎。若妊娠呕逆不能食，可单用，或与苏梗、白术等同用。

【用法用量】煎服，3~6g，入汤剂宜后下。

白豆蔻

【药用】为姜科植物白豆蔻或爪哇白豆蔻的干燥成熟果实。

【性味归经】辛，温。归肺、脾、胃经。

【功效】化湿行气，温中止呕，开胃消食。

【临床应用】

1. 本品可化湿行气，常与藿香、陈皮等同用；若脾虚湿阻气滞之胸腹虚胀，食少无力者，常与黄芪、白术、人参等同用。

2. 本品能行气宽中，温胃止呕。尤以胃寒湿阻气滞呕吐最为适宜。

【用法用量】煎服，3~6g，后下。

> 考点提示
>
> 砂仁、白豆蔻的用法用量

二、化湿剂

凡以化湿药为主组成，具有化湿利水、通淋泄浊作用，治疗水湿为病的方剂，称化湿剂。化湿剂适用于外感风寒或内伤湿滞之证，以藿香正气散为代表。

清暑化湿剂，适用于暑月外感寒湿，湿困脾胃之证，以香薷散为代表；清热化湿剂，适用于湿热俱盛或湿从热化之证，以三仁汤为代表；夏月外感暑湿，导致津气两伤，其代表方剂为清暑益气汤。

藿香正气散《太平惠民和剂局方》

【组成】藿香90g，紫苏30g，白术60g，茯苓30g，大腹皮30g，白芷30g，厚朴60g，半夏曲60g，陈皮60g，桔梗60g，炙甘草75g。

【用法】水煎服，加生姜3片，大枣1枚。

【功用】解表化湿，理气和中。

【主治】外感风寒，内伤湿滞证。恶寒发热，头痛，恶心呕吐，胸膈满闷，腹痛腹泻，舌苔白腻，脉浮缓。

【方解】本方主治系外感风寒，内伤湿滞证。方中藿香为君药，辛温解表散寒，芳香化湿浊，理气和中止呕。半夏、陈皮燥湿和胃，行气降逆止呕；白术、茯苓健脾燥湿以止泻，共为臣药；紫苏、白芷辛温发散，助藿香解表散寒；厚朴、大腹皮行气化湿除满；桔梗宣肺利膈，既解表，又助化湿；兼用生姜、大枣以内调脾胃，外和营卫，共为佐药；甘草调和诸药为使药。诸药合用，外散风寒与内化湿滞相伍，健脾与理气和胃共施，是夏月外感风寒，内伤湿滞的良方。

【使用注意】

1. 忌烟、酒及辛辣、生冷、油腻食物。

2. 小儿、年老体弱者、孕妇应在医师指导下服用。

考点提示

香薷散的组成药物、功用、主治证候及配伍意义

【方歌】藿香正气大腹皮，甘桔陈皮苓术朴，夏曲白芷加姜枣，风寒暑湿并祛除。

香薷散《太平惠民和剂局方》

【组成】香薷 50g，白扁豆 25g（微炒），厚朴 25g（去粗皮姜制）。

【用法】共为粗末，每服 9g，加酒同煎，连服 2 剂；或水煎服。

【功用】祛暑解表，化湿和中。

【主治】阴暑。恶寒发热，头重身痛，无汗，腹痛吐泻，胸脘痞闷，舌苔白腻，脉浮。

【方解】本方证由夏月乘凉饮冷，感受寒湿所致。临床应用以恶寒发热，头重身痛，无汗，胸闷，苔白腻，脉浮为辨证要点。方中香薷为君药，辛温芳香，解表散寒，祛暑化湿，以祛在表之寒湿，是夏月解表之要药。厚朴辛香温燥，行气化湿而解胸闷，去苔腻，为臣药。白扁豆甘平，健脾和中，兼能渗湿消暑为佐药。入酒少许为使，温散以助药力。三药合用，共奏祛暑解表，化湿和中之效。

【使用注意】若表虚有汗或中暑热汗出，心烦口渴者，则不宜使用。

【方歌】香薷散中扁豆朴，祛暑解表化湿阻。易豆为花加银翘，新加香薷治阴暑。

三仁汤《温病条辨》

【组成】杏仁 15g，飞滑石 18g，通草 6g，白蔻仁 6g，竹叶 6g，厚朴 6g，生薏苡仁 18g，半夏 15g。

【用法】水煎服。

【功用】宣畅气机，清利湿热。

【主治】湿温初起及暑温夹湿之湿重于热证。头痛恶寒，身重疼痛，肢体倦怠，面色淡黄，胸闷不饥，午后身热，苔白不渴，脉弦细而濡。

【方解】本方是治疗湿温初起，邪在气分证。方中杏仁宣利上焦肺气，气行则湿化；白蔻仁芳香化湿，行气宽中，畅中焦之脾气；薏苡仁甘淡性寒，渗湿利水而健脾，使湿热从下焦而去。三仁合用，三焦分消，为君药；滑石、通草、竹叶甘寒淡渗，利湿清热，为臣药；半夏、厚朴行气化湿，散结除满，为佐药。综观全方，体现了宣上、畅中、渗下的三焦分消的配伍特点，气畅湿行，暑解热清，三焦通畅，诸症自除。

【使用注意】舌苔黄腻，热重于湿者则不宜使用。

考点提示

三仁汤的组成药物、功用、主治证候及配伍意义

【方歌】三仁杏蔻薏苡仁，朴夏通草滑竹存，宣畅气机清湿热，湿重热轻在气分。

清暑益气汤《温热经纬》

【组成】西洋参5g，石斛15g，麦冬9g，黄连3g，竹叶6g，荷梗15g，知母6g，甘草3g，粳米15g，西瓜翠衣30g。

【用法】水煎服。

【功用】清暑益气，养阴生津。

【主治】暑热气津两伤证。身热汗多，口渴心烦，小便短赤，体倦少气，精神不振，脉虚数。

【方解】本方治证乃暑热内侵，耗伤气津所致。临床以体倦少气，口渴汗多，脉虚数为辨证要点。方中西瓜翠衣清热解暑，西洋参益气生津、养阴清热，共为君药；荷梗助西瓜翠衣清热解暑；石斛、麦冬助西洋参养阴生津，共为臣药；黄连苦寒泻火，以助清热祛暑之力；知母苦寒质润，泻火滋阴；竹叶甘淡，清热除烦，均为佐药；甘草、粳米益胃和中，为使药。诸药合用，具有清暑益气、养阴生津之功，使暑热得清，气津得复，诸症自除。

【使用注意】本方因有滋腻之品，故暑病夹湿者不宜使用。

【方歌】王氏清暑益气汤，暑热气津已两伤，洋参麦斛粳米草，翠衣荷连知竹尝。

> 考点提示
> 清暑益气汤（《温热经纬》）的组成药物、功用、主治证候

第八节　利水渗湿药与方剂

一、利水渗湿药

凡能渗利水湿，通利水道，治疗水湿内停病证为主的药物称为利水渗湿药。本类药物味多甘淡，性多寒、平，主入膀胱、小肠经，作用趋向偏于下行，具有利水消肿，利尿通淋、利湿退黄等功效。主要用于小便不利、水肿、泄泻、痰饮、淋证、黄疸、湿疮、带下、湿温等水湿所致的各种病证。

茯　苓

【药用】多孔菌科真菌茯苓的干燥菌核。

【性味归经】甘、淡，平。归心、肺、脾、肾经。

【功效】利水渗湿，健脾，宁心。

【临床应用】

1. 本品药性平和，祛邪扶正并行，利水而不伤正气，为利水消肿之要药。可用治寒热虚实各种水肿。常与泽泻、猪苓配伍增加利水渗湿作用。

2. 善利水渗湿，使湿无所聚，痰无由生，可治痰饮之目眩心悸，配以桂枝、白术、甘草同用；若饮停于胃而呕吐者，多与半夏、生姜配伍。

3. 治疗脾虚湿盛泄泻，可与山药、白术、薏苡仁同用。

4. 常用治心脾两虚，气血不足之心悸，失眠，健忘，多与黄芪、当归、远志配伍。

【用法用量】煎服，9~15g。

【使用注意】虚寒精滑者忌服。

薏 苡 仁

【药用】禾本科植物薏苡的干燥成熟种仁。

【性味归经】甘、淡，凉。归脾、胃、肺经。

【功效】利水渗湿，健脾止泻，除痹，解毒排脓。

【临床应用】

1. 本品甘补淡渗，与茯苓作用相似而力弱，常配伍应用于水湿滞留的多种病症，尤宜于脾虚湿滞者。

2. 本品能舒畅筋脉，缓和拘挛，长于除湿，用于湿邪偏盛之肢体重着疼痛、筋脉挛急，可用本品煮粥作食疗，也可配伍祛风湿药。

3. 治疗肺痈胸痛，咳吐脓痰，常与苇茎、冬瓜仁、桃仁等同用；治肠痈，可与附子、败酱草、牡丹皮合用。

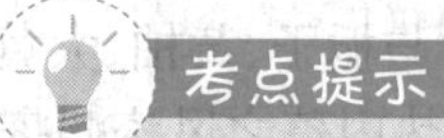

茯苓、薏苡仁的性能、功效、应用

【用法用量】煎服，9~30g。清利湿热宜生用，健脾止泻宜炒用。

【使用注意】孕妇慎用。

车 前 子

【药用】车前科植物车前或平车前的干燥成熟种子。

【性味归经】甘，寒。归肝、肾、肺、小肠经。

【功效】清热明目，利尿通淋，祛痰。

【临床应用】

1. 治疗小便淋漓涩痛者，常与木通、滑石、瞿麦等药同用。尤宜于小便不利之水泻，可单用本品研末，米饮送服。

2. 用于目赤肿痛，目暗昏花，翳障证，多与菊花、决明子等同用。

考点提示

车前子的性能、功效、应用及用法

3. 治肺热咳嗽痰多，多与瓜蒌、浙贝母、枇杷叶等同用。

【用法用量】煎服，9~15g。宜包煎。

【使用注意】肾虚遗滑者慎用。

滑 石

【药用】硅酸盐类矿物滑石族滑石，主含含水硅酸镁。

【性味归经】甘、淡，寒。归膀胱、肺、胃经。

【功效】利尿通淋，清热解暑，外用祛湿敛疮。

【临床应用】

1. 本品能清膀胱湿热而通利水道，是治淋证常用药。若湿热下注之小便不利，热淋及尿闭等，常与木通、车前子、瞿麦等同用。

考点提示

滑石的功效、主治病证及用法

2. 本品既能利水湿，又能解暑热，是治暑湿之常用药。如湿温初起及暑温夹湿，头痛恶寒，身重胸闷，脉弦细而濡,多与薏苡仁、白蔻仁、杏仁等配用。

3. 治疗湿疮,可单用或与枯矾、黄柏等为末,撒布患处;治痱子,可与薄荷、甘草等配合制成痱子粉外用。

【用法用量】煎服,10~20g。宜包煎。外用适量。

茵　陈

【药用】菊科植物滨蒿或茵陈蒿的干燥地上部分。

【性味归经】苦、辛,微寒。归脾、胃、肝、胆经。

【功效】清利湿热,利胆退黄。

【临床应用】

1. 本品善清利脾胃肝胆湿热,使之从小便而出,为治黄疸之要药。若身目发黄,小便短赤之阳黄证,常与栀子、黄柏、大黄配用。

2. 用于湿热内蕴之风疹瘾疹,湿疮瘙痒,可单味煎汤外洗,也可与黄柏、苦参、地肤子等同用。

【用法用量】水煎服,6~15g。外用适量,煎汤熏洗。

金 钱 草

【药用】报春花科植物过路黄的干燥全草。

【性味归经】甘、咸,微寒。归肝、胆、肾、膀胱经。

【功效】利湿退黄,利尿通淋,解毒消肿。

【临床应用】

1. 本品清肝胆之火,除下焦湿热,有清热利湿退黄之效。治湿热黄疸,常与茵陈蒿、栀子、虎杖等同用。

2. 本药利尿通淋,善消结石,尤宜于治疗石淋,可单用大剂量金钱草煎汤代茶饮,或与海金沙、鸡内金、滑石等同用。

3. 本品有解毒消肿之效,治疗恶疮肿毒,毒蛇咬伤等证。可用鲜品捣汁内服或捣烂外敷,或配蒲公英、野菊花等同用。

【用法用量】煎服,15~60g。鲜品加倍。外用适量。

> **考点提示**
>
> 茵陈、金钱草的性能、功效、应用

猪　苓

【药用】多孔菌科真菌猪苓的干燥菌核。

【性味归经】甘、淡,平。归肾、膀胱经。

【功效】利水渗湿。

【临床应用】

本品甘淡渗泄,利水作用较强。用于水湿停滞的各种水肿。如妊娠从脚至腹肿,小便不利;治通身肿满,小便不利,皆单用一味猪苓为末,热水调服以治。

【用法用量】煎服,6~12g。

泽　泻

【药用】泽泻科植物泽泻的干燥块茎。

【性味归经】甘、淡，寒。归肾、膀胱经。

【功效】利水渗湿，泄热，化浊降脂。

【临床应用】

1. 治疗水湿停蓄之水肿，小便不利者，常和茯苓、猪苓、桂枝配用。

2. 本品既能清膀胱之热，又能泄肾经之虚火，下焦湿热者尤为适宜。故治湿热淋证，常与木通、车前子等药同用。本品还可以治疗高脂血症。

【用法用量】煎服，6~9g。

瞿　麦

【药用】石竹科植物瞿麦和石竹的干燥地上部分。

【性味归经】苦，寒。归心、小肠经。

【功效】利尿通淋，活血通经。

【临床应用】

1. 本品苦寒泄降，清泄心与小肠火，导热下行，有利尿通淋之功，为治淋证常用药。尤以热淋最为适宜。

2. 本品能活血通经。对于血热瘀阻之经闭或月经不调尤宜，常与桃仁、红花、丹参、赤芍等同用。

【用法用量】煎服，9~15g。

【使用注意】孕妇慎用。

地 肤 子

【药用】藜科植物地肤的成熟果实。

【性味归经】辛、苦，寒。归肾、膀胱经。

【功效】利尿通淋，清热利湿，祛风止痒。

【临床应用】

1. 本品苦寒降泄，能清利湿热而通淋，故用于膀胱湿热，小便不利，淋漓涩痛之证。

2. 用于阴痒带下，风疹，湿疹证。本品能清除皮肤中之湿热与风邪而止痒。

【用法用量】煎服，9~15g。外用适量，煎汤熏洗。

海 金 沙

【药用】海金沙科植物海金沙的干燥成熟孢子。

【性味归经】甘、咸，寒。归膀胱、小肠经。

【功效】清利湿热，通淋止痛。

【临床应用】本品其性下降，善清小肠、膀胱湿热，尤善止尿道疼痛，为治诸淋涩痛之要药。

【用法用量】煎服，6~15g。宜包煎。

【使用注意】肾阴亏虚者慎服。

石 韦

【药用】水龙骨科植物庐山石韦和石韦或有柄石韦的干燥叶。

【性味归经】甘、苦，微寒。归肺、膀胱经。

【功效】利尿通淋，清肺止咳，凉血止血。

【临床应用】

1. 本品药性寒凉，清利膀胱而通淋，兼可止血，尤宜于血淋，也常应用于膀胱湿热见小便淋漓涩痛诸淋者。

2. 用于肺热咳喘气急，可与鱼腥草、黄芩、芦根等同用。

3. 本品既止血又凉血，故对血热妄行之吐血、衄血、尿血、崩漏尤为适合。

【用法用量】煎服，6~12g。

萆 薢

【药用】薯蓣科植物绵萆薢、福州薯蓣或粉背薯蓣的干燥根茎。

【性味归经】苦，平。归肾、胃经。

【功效】利湿去浊，祛风除痹。

【临床应用】

1. 用于膏淋，白浊证。本品善利湿而分清去浊，为治膏淋要药。

2. 本品能祛风除湿，通络止痛。善治风湿痹痛证的腰膝痹痛，筋脉屈伸不利。

【用法用量】煎服，9~15g。

虎 杖

【药用】蓼科植物虎杖的干燥根茎和根。

【性味归经】微苦，微寒。归肝、胆、肺经。

【功效】利湿退黄，清热解毒，散瘀止痛，化痰止咳。

【临床应用】

1. 用于湿热黄疸，淋浊，带下证，可单用本品煎服即效，亦可与茵陈、黄柏、栀子配伍。

2. 用于水火烫伤、痈肿疮毒、毒蛇咬伤证。

3. 用于经闭、癥瘕、跌打损伤证。虎杖有活血散瘀止痛之功。

4. 用于肺热咳嗽证。可单味煎服也可与贝母、枇杷叶、杏仁等配伍使用。

【用法用量】煎服，9~15g。外用适量，制成煎液或油膏涂敷。

【使用注意】孕妇慎用。

二、利水渗湿剂

利水渗湿剂常用甘淡利水药如茯苓、泽泻、猪苓等为主组方，适用于水湿壅盛所致的水肿、泄泻等证。

茵陈蒿汤《伤寒论》

【组成】茵陈 18g，栀子 12g，大黄 6g。

【用法】水煎服。

【功用】清热，利湿，退黄。

【主治】湿热黄疸。一身面目俱黄，黄色鲜明，发热，无汗或但头汗出，口渴欲饮，恶心呕吐，腹微满，小便短赤，大便不爽或秘结，舌红苔黄腻，脉沉数或滑数有力。

【方解】本方为治疗湿热黄疸之常用方。临床以一身面目俱黄，黄色鲜明，舌苔黄腻，脉沉数或滑数有力为辨证要点。方中重用茵陈为君药，本品苦泄下降，善能清热利湿，为治黄疸要药。臣以栀子清热降火，通利三焦，助茵陈引湿热从小便而去。佐以大黄泻热逐瘀，通利大便，导瘀热从大便而下。三药合用，利湿与泄热并进，通利二便，前后分消，湿邪得除，瘀热得去，黄疸自退。

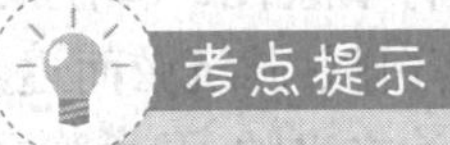

茵陈蒿汤的组成、功用、主治证候

【方歌】茵陈蒿汤大黄栀，瘀热阳黄此方施，便难尿赤腹胀满，功在清热与利湿。

五苓散《伤寒论》

【组成】猪苓 9g，泽泻 15g，白术 9g，茯苓 9g，桂枝 6g。

【用法】共捣为散，每服 6~10g，每日 3 次。或水煎服，多饮热水。

【功用】利水渗湿，温阳化气。

【主治】用于膀胱气化不利之蓄水证。小便不利，头痛微热，烦渴欲饮，甚则水入即吐；或脐下动悸，吐涎沫而头目眩晕；或短气而咳；或水肿、泄泻。舌苔白，脉浮或浮数。

【方解】本方为水湿内盛，膀胱气化不利所致。临床以小便不利，舌苔白，脉浮或缓为辨证要点。方中重用泽泻为君，以其甘淡，直达肾与膀胱，利水渗湿。臣以茯苓、猪苓之淡渗，增强其利水渗湿之力。佐以白术、茯苓健脾以运化水湿。膀胱的气化有赖于阳气的蒸腾，故方中又佐以桂枝温阳化气以助利水，解表散邪以祛表邪，《伤寒论》曰：服后当饮温水，以助发汗，使表邪从汗而解。诸药相伍，甘淡渗利为主，佐以温阳化气，使水湿之邪从小便而去。

【方歌】五苓散治太阳腑，白术泽泻猪苓茯，桂枝化气兼解表，小便通利水饮逐。

猪苓汤《伤寒论》

【组成】猪苓（去皮）、茯苓、阿胶（烊化）、滑石（碎）、泽泻各 9g。

【用法】水煎分两次温服，阿胶分两次烊化。

【功用】滋阴，清热，利水。

【主治】治水热互结，邪热伤阴所致的发热，渴欲饮水，小便不利，脉细数或下利，咳而呕渴，心烦不得眠者。

【方解】本方用于少阴阴虚，水热互结证。临床应用以发热，口渴，小便不利，脉细速，或见下利，咳而呕，心烦不得眠为辨证要点。方中以猪苓，茯苓渗湿利水为君；滑石，泽泻通利小便，泄热于下为臣，君臣相配，既能分消水气，又可疏泄热邪，使水热不致互结；更以阿胶滋阴为佐，滋养内亏之阴液。诸药合用，利水而不伤阴，滋阴而不恋邪，使水气去，邪热清，阴液复而诸症自除，凡阴虚水热互结之证，用之皆效。

【使用注意】阳明病，汗出多而渴者，不可与猪苓汤；忌醋物；虽渴而里无热者，不可与也。

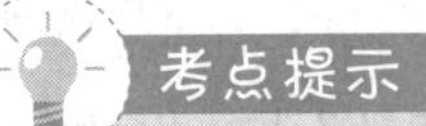

五苓散、猪苓汤的组成药物、功用、主治证候

【方歌】猪苓汤内有茯苓，泽泻阿胶滑石并，小便不利兼烦渴，滋阴利水症自平。

实脾散《重订严氏济生方》

【组成】厚朴（去皮，姜制，炒）、白术、木瓜（去瓤）、木香、草果仁、干姜（炮）、附子（炮，去皮脐）、白茯苓（去皮）、大腹皮各30g，炙甘草15g。

【用法】上药打碎，每服12g。或加生姜、大枣，水煎服，用量按原方比例酌减。

【功用】温阳健脾，行气利水。

【主治】用于脾肾阳虚，水气内停之阴水证。身半以下肿甚，手足不温，口中不渴，胸腹胀满，大便溏薄，舌苔白腻，脉沉弦而迟者。

【方解】本方所治之水肿，乃由脾肾阳虚，阳不化水，水气内停所致。临床以身半以下肿甚，胸腹胀满，舌淡苔腻，脉沉迟为辨证要点。方中以附子、干姜为君，附子善于温肾阳而助气化以行水；干姜偏于温脾阳而助运化以制水，二药相合，温肾暖脾，扶阳抑阴。臣以茯苓、白术渗湿健脾，使水湿从小便去。佐以木瓜除湿醒脾和中；厚朴、木香、大腹皮、草果行气导滞，令气化则湿化，气顺则胀消，且草果、厚朴兼可燥湿，大腹皮且能利水。甘草、生姜、大枣益脾和中，生姜兼能温散水气，甘草还可调和诸药，同为佐使之用。诸药相伍，脾肾同治，而以温脾阳为主；寓行气于温利之中，令气行则湿化。

【使用注意】若属阳水者，非本方所宜。

【方歌】实脾温阳行利水，干姜附苓术草随，木瓜香槟朴草果，阳虚水肿腹胀祟。

真武汤《伤寒论》

【组成】茯苓9g，芍药9g，白术6g，生姜9g（切），炮附子9g。

【用法】水煎服。

【功用】温阳利水。

【主治】用于阳虚水泛证。畏寒肢厥，小便不利，心下悸动不宁，头目眩晕，身体筋肉瞤动，站立不稳，四肢沉重疼痛，水肿，腰以下为甚；或腹痛，泄泻；或咳喘呕逆。舌质淡胖，边有齿痕，舌苔白滑，脉沉细。

【方解】本方为治疗脾肾阳虚，水湿泛溢的基础方。临床应用以小便不利，肢体沉重或水肿，舌质淡胖，苔白脉沉为辨证要点。本方以附子为君药，本品辛甘性热，用之温肾助阳，以化气行水，兼暖脾土，以温运水湿。臣以茯苓利水渗湿，使水邪从小便去；白术健脾燥湿。佐以生姜之温散，既助附子温阳散寒，又合苓、术宣散水湿。白芍亦为佐药，其义有四：一者利小便以行水气；二者柔肝缓急以止腹痛；三者敛阴舒筋以解筋肉瞤动；四者可防止附子燥热伤阴，以利于久服缓治。如此组方，温脾肾以助阳气，利小便以祛水邪。

> **考点提示**
> 实脾散、真武汤的组成药物、功用、主治证候及配伍意义

【使用注意】孕妇忌服。

【方歌】真武附苓术芍姜，温阳利水壮肾阳，脾肾阳虚水气停，腹痛悸眩瞤剔恙。

完带汤《傅青主女科》

【组成】白术30g（土炒），山药30g（炒），人参6g，白芍15g（酒炒），车前子9g（酒炒），苍术9g（制），甘草3g，陈皮2g，黑芥穗2g，柴胡2g。

【用法】水煎服。

【功用】补脾疏肝，化湿止带。

【主治】治脾虚肝郁，湿浊下注，带下色白，清稀如涕，倦怠便溏，面色㿠白，舌淡苔白，脉缓或濡弱者。

【方解】本方为治疗白带的常用方剂，所主病证乃由脾虚肝郁、带脉失约、湿浊下注所致。临床应用以带下清稀色白，舌淡苔白，脉濡缓为辨证要点。本方肝脾同治，方中重用土炒白术补气健脾燥湿，炒山药补气健脾涩精，使脾土运化水谷精气之功能旺盛，故为君药。臣以人参、苍术补脾气且燥脾湿，君臣相配，则脾气健旺，湿无由生。佐以白芍，能土中泻木，配合君药白术，善于补脾疏肝；车前子因势利导，渗利既成之湿；尤妙在少量柴胡、陈皮、荆芥，用柴胡升提肝木之气，配白芍补肝体而助肝用，陈皮理气健脾，配白术、山药，则补气而不致壅气，炒荆芥能入血分，收湿止带，且舒肝散风。使以甘草，补气健脾，调和诸药。合而成方，肝脾同治，寓补于清散之中，寄消于升提之内，共奏补脾舒肝、化湿止带之效，故方以"完带"名之。

【使用注意】带下证属湿热下注者，非本方所宜。

【方歌】完带汤中二术陈，人参甘草车前仁，柴芍怀山黑芥穗，化湿止带此方能。

考点提示

完带汤的组成药物、功用、主治证候及配伍意义

平胃散《简要济众方》

【组成】苍术 120g，厚朴 90g，陈皮 60g，炙甘草 30g。

【用法】共为细末，每服 4~6g，姜枣煎汤送下。或作汤剂，水煎服，用量按原方比例酌减。

【功用】燥湿运脾，行气和胃。

【主治】用于湿滞脾胃证。脘腹胀满，不思饮食，口淡无味，恶心呕吐，嗳气吞酸，肢体沉重，神疲乏力，常多自利，舌苔白腻而厚，脉缓。

【方解】本方为治疗湿滞脾胃的基础方。临床应用以脘腹胀满，舌苔厚腻为辨证要点。方中以苍术为君药，以其辛香苦温，入中焦能燥湿健脾，使湿去则脾运有权，脾健则湿邪得化。湿邪阻碍气机，且气行则湿化，故方中臣以厚朴，本品芳化苦燥，长于行气除满，且可化湿。与苍术相伍，行气以除湿，燥湿以运脾，使滞气得行，湿浊得去。陈皮为佐，理气和胃，燥湿醒脾，以助苍术、厚朴之力。使以甘草，调和诸药，且能益气健脾和中。煎加姜、枣，以生姜温散水湿且能和胃降逆，大枣补脾益气以襄助甘草培土制水之功，姜、枣相合尚能调和脾胃。综合全方，燥湿与行气并用，而以燥湿为主。燥湿以健脾，行气以祛湿，使湿去脾健，气机调畅，脾胃自和。

【使用注意】因本方辛苦温燥，阴虚气滞，脾胃虚弱者，不宜使用。

【方歌】平胃散内君苍术，厚朴陈草姜枣煮，燥湿运脾又和胃，湿滞脾胃胀满除。

考点提示

平胃散的组成药物、功用、主治证候及配伍意义

八正散《太平惠民和剂局方》

【组成】车前子、瞿麦、萹蓄、滑石、栀子、炙甘草、木通、大黄（煨）各 500g。

【用法】共研为散，每服 6~10g，灯心草煎汤送服。或加灯心草，水煎服，用量根据病情酌定。

【功用】清热泻火,利水通淋。

【主治】用于湿热淋证。尿频尿急,溺时涩痛,淋漓不畅,尿色浑赤,甚则癃闭不通,小腹急满,口燥咽干,舌苔黄腻,脉滑数。

【方解】本方为治疗热淋的常用方。临床应用以尿频尿急,溺时涩痛,舌苔黄腻,脉滑数为辨证要点。方中以滑石、木通为君药。滑石善能滑利窍道,清热渗湿,利水通淋;木通上清心火,下利湿热,使湿热之邪从小便而去。萹蓄、瞿麦、车前子为臣,三者均为清热利水通淋之常用品。佐以栀子清泄三焦,通利水道,以增强君、臣药清热利水通淋之功;大黄荡涤邪热,并能使湿热从大便而去。甘草调和诸药,兼能清热、缓急止痛,是为佐使之用。煎加灯心草以增利水通淋之力。

【方歌】八正木通与车前,萹蓄大黄栀滑研,草梢瞿麦灯心草,湿热诸淋宜服煎。

考点提示

八正散、三仁汤的组成药物、功用、主治证候及配伍意义

防己黄芪汤《金匮要略》

【组成】防己12g,黄芪15g,甘草6g(炒),白术9g。

【用法】上锉麻豆大,每服15g,生姜四片,大枣一枚,水煎去滓温服,不计时候,服后盖覆温卧,令微汗。

【功用】益气祛风,健脾利水。

【主治】用于表虚不固之风水或风湿证。汗出恶风,身重微肿,或肢节疼痛,小便不利,舌淡苔白,脉浮。

【方解】本方所治风水或风湿,乃因表虚卫气不固,风湿之邪伤于肌表,水湿郁于肌腠所致。临床应用以汗出恶风,小便不利,苔白脉浮为辨证要点。方中以防己、黄芪共为君药,防己祛风行水,黄芪益气固表,兼可利水,两者相合,祛风除湿而不伤正,益气固表而不恋邪,使风湿俱去,表虚得固。臣以白术补气健脾祛湿,既助防己祛湿行水之功,又增黄芪益气固表之力。佐入姜、枣调和营卫。甘草和中,兼可调和诸药,是为佐使之用。诸药相伍,祛风与除湿健脾并用,扶正与祛邪兼顾,使风湿俱去,诸症自除。

【使用注意】若水湿壅盛肿甚者,非本方所宜。

【方歌】《金匮》防己黄芪汤,白术甘草加枣姜,益气祛风利水良,表虚风水风湿康。

考点提示

防己黄芪汤的组成药物、功用、主治证候

苓桂术甘汤《金匮要略》

【组成】茯苓12g,桂枝9g(去皮),白术6g,炙甘草6g。

【用法】水煎服。

【功用】温阳化饮,健脾利湿。

【主治】用于中阳不足之痰饮证。胸胁支满,目眩心悸,短气而咳,舌苔白滑,脉弦滑或沉紧。

【方解】本方所治痰饮乃中阳素虚,脾失健运,气化不利,水湿内停所致。临床应用以胸胁支满,目眩心悸,舌苔白滑为辨证要点。本方重用甘淡之茯苓为君,健脾利水,渗湿化饮,既能消除已聚之痰饮,又善平饮邪之上逆。桂枝为臣,功能温阳化气,平冲降逆。苓、桂相合

为温阳化气，利水平冲之常用组合。白术为佐，功能健脾燥湿，苓、术相须，为健脾祛湿的常用组合，在此体现了治生痰之源以治本之意；桂、术同用，也是温阳健脾的常用组合。炙甘草用于本方，其用有三：一可合桂枝以辛甘化阳，以襄助温补中阳之力；二可合白术益气健脾，崇土以利制水；三可调和诸药，功兼佐使之用。四药合用，温阳健脾以助化饮，淡渗利湿以平冲逆，全方温而不燥，利而不峻，标本兼顾，配伍严谨，为治疗痰饮病之和剂。

【使用注意】若饮邪化热，咳痰黏稠者，非本方所宜。

【方歌】苓桂术甘仲景剂，温阳化饮又健脾，中阳不足饮停胃，胸胁支满悸眩施。

> **考点提示**
> 苓桂术甘汤的组成药物、功用、主治证候

第九节　温里药与方剂

一、温里药

凡以温里祛寒，治疗里寒证为主的药物，称温里药，又名祛寒药。本类药物均味辛而性温热，以其辛散温通、善走脏腑而能温里祛寒，温经止痛，故可用治里寒证，尤以里寒实证为主。

附　子

【药用】毛茛科植物乌头的子根加工品。

【性味归经】辛、甘，大热。有毒。归心、肾、脾经。

【功效】回阳救逆，补火助阳，散寒止痛。

【临床应用】

1. 用于亡阳证。本品能上助心阳、中温脾阳、下补肾阳，为“回阳救逆第一品药”。常与干姜、甘草同用，治吐利汗出，发热恶寒，四肢拘急，手足厥冷，或大汗、大吐、大泻所致亡阳证。

2. 用于阳虚证。本品辛甘温煦，有峻补元阳、益火消阴之效，凡肾、脾、心诸脏阳气衰弱者均可应用。常配肉桂、山茱萸、熟地等，可治肾阳不足，命门火衰所致阳痿滑精、宫寒不孕、腰膝冷痛、夜尿频多者。

3. 用于寒痹证。本品走而不守，能温经通络，逐经络中风寒湿邪，故有较强的散寒止痛作用。凡风寒湿痹周身之骨节疼痛者均可用之，尤善治寒痹痛剧者。

【用法用量】煎服，3~15g；本品有毒，宜先煎0.5~1小时，至口尝无麻辣感为度。

【使用注意】孕妇慎用。本品反半夏、瓜蒌、贝母、白蔹、白及。生品外用，内服必须炮制后使用。若内服过量，或炮制、煎煮方法不当，可引起中毒。

干　姜

【药用】姜科植物姜的干燥根茎。

【性味归经】辛，热。归脾、胃、肾、心、肺经。

【功效】温中散寒，回阳通脉，温肺化饮。

【临床应用】

1. 用于腹痛,呕吐,泄泻证。本品辛热燥烈,主入脾胃而长于温中散寒、健运脾阳,为温暖中焦之主药。多与党参、白术等同用,治脾胃虚寒,脘腹冷痛。

2. 用于亡阳证。本品辛热,入心、脾、肾经,有温阳守中,回阳通脉的功效。用治心肾阳虚,阴寒内盛所致亡阳厥逆,脉微欲绝者,每与附子相须为用。

3. 用于寒饮喘咳证。本品辛热,入肺经,善能温肺散寒化饮。常与细辛、五味子、麻黄等同用,治寒饮喘咳,形寒背冷,痰多清稀之证。

【用法用量】煎服,3~9g。

肉　桂

【药用】樟科植物肉桂的干燥树皮。

【性味归经】辛、甘,大热。归肾、脾、心、肝经。

【功效】补火助阳,引火归元,散寒止痛,温通经脉。

【临床应用】

1. 用于阳痿,宫冷证。本品辛甘大热,能补火助阳,益阳消阴,作用温和持久,为治命门火衰之要药。常配附子、熟地黄、山茱萸等,用治肾阳不足,命门火衰的阳痿宫冷,腰膝冷痛,夜尿频多,滑精遗尿等。

2. 用于腹痛,寒疝证。本品甘热助阳以补虚,辛热散寒以止痛,善去痼冷沉寒。治寒邪内侵或脾胃虚寒的脘腹冷痛,可单用研末,酒煎服。

3. 用于虚阳上浮诸症。本品大热入肝肾,能使因下元虚衰所致上浮之虚阳下行,故曰引火归元,常与山茱萸、五味子、人参、牡蛎等同用。

4. 用于腰痛、胸痹、阴疽、闭经、痛经证。本品辛散温通,能行气血、运经脉、散寒止痛。常与独活、桑寄生、杜仲等同用,治风寒湿痹,尤以治寒痹腰痛为主。

【用法用量】煎服,1~4.5g,宜后下或焗服;研末冲服,每次1~2g。

【使用注意】阴虚火旺,里有实热,血热妄行出血及孕妇忌用。畏赤石脂。

吴茱萸

【药用】芸香科植物吴茱萸、石虎或疏毛吴茱萸的干燥近成熟果实。

【性味归经】辛、苦,热;有小毒。归肝、脾、胃、肾经。

【功效】散寒止痛,降逆止呕,助阳止泻。

【临床应用】

1. 用于寒凝疼痛证。本品辛散苦泄,性热祛寒,主入肝经,既散肝经之寒邪,又疏肝气之郁滞,为治肝寒气滞诸痛之主药。常与生姜、人参等同用,治厥阴头痛,干呕吐涎沫,苔白脉迟等。

2. 用于胃寒呕吐证。本品辛散苦泄,性热祛寒,善能散寒止痛,还能疏肝解郁,降逆止呕,兼能制酸止痛。常与干姜、甘草同用,治霍乱心腹痛,呕吐不止。

3. 用于虚寒泄泻证。本品性味辛热,能温脾益肾,助阳止泻,为治脾肾阳虚,五更泄泻之常用药,多与补骨脂、肉豆蔻、五味子等同用。

> **考点提示**
> 附子、干姜的性味归经、功效、应用

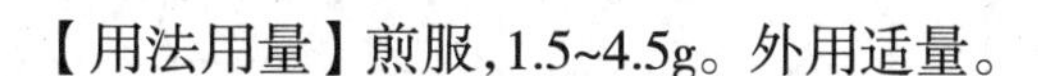

【用法用量】煎服，1.5~4.5g。外用适量。

小 茴 香

【药用】伞形科植物茴香的干燥成熟果实。

【性味归经】辛，温。归肝、肾、脾、胃经。

【功效】散寒止痛，理气和胃。

【临床应用】

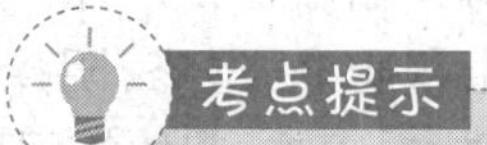

考点提示

小茴香的功效、主治病证

1. 用于寒疝腹痛，睾丸偏坠胀痛，少腹冷痛，痛经证。本品辛温，能温肾暖肝，散寒止痛。

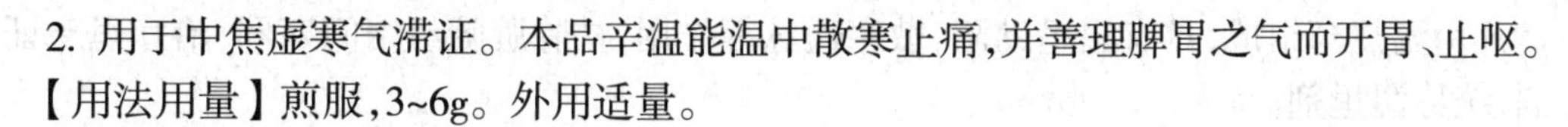

2. 用于中焦虚寒气滞证。本品辛温能温中散寒止痛，并善理脾胃之气而开胃、止呕。

【用法用量】煎服，3~6g。外用适量。

丁 香

【药用】桃金娘科植物丁香的干燥花蕾。

【性味归经】辛，温。归脾、胃、肺、肾经。

【功效】温中降逆，补肾助阳。

【临床应用】

1. 用于胃寒呕吐、呃逆证。本品辛温芳香，暖脾胃而行气滞，尤善降逆，故有温中散寒、降逆止呕、止呃之功，为治胃寒呕逆之要药，常与柿蒂、党参、生姜等同用，治虚寒呕逆。

2. 用于脘腹冷痛证。本品温中散寒止痛，可用治胃寒脘腹冷痛，常与延胡索、五灵脂、橘红等同用。

3. 用于阳痿，宫冷证。本品性味辛温，入肾经，有温肾助阳起痿之功，可与附子、肉桂、淫羊藿等同用。

【用法用量】煎服，1~3g。内服或研末外敷。

高 良 姜

【药用】姜科植物高良姜的干燥根茎。

【性味归经】辛，热。归脾、胃经。

【功效】温胃止呕，散寒止痛。

【临床应用】

1. 用于胃寒冷痛证。本品辛散温通，能散寒止痛，为治胃寒脘腹冷痛之常用药，常与炮姜相须为用。

2. 用于胃寒呕吐证。本品性热，能温散寒邪，和胃止呕，多与半夏、生姜等同用。

【用法用量】煎服，3~6g。

花 椒

【药用】芸香科植物青椒或花椒的干燥成熟果皮。

【性味归经】辛、温。归脾、胃、肾经。

【功效】温中止痛，杀虫止痒。

【临床应用】

1. 用于中寒腹痛，寒湿吐泻证。本品辛散温燥，入脾胃经，长于温中燥湿、散寒止痛、止呕止泻。常与生姜、白豆蔻等同用。

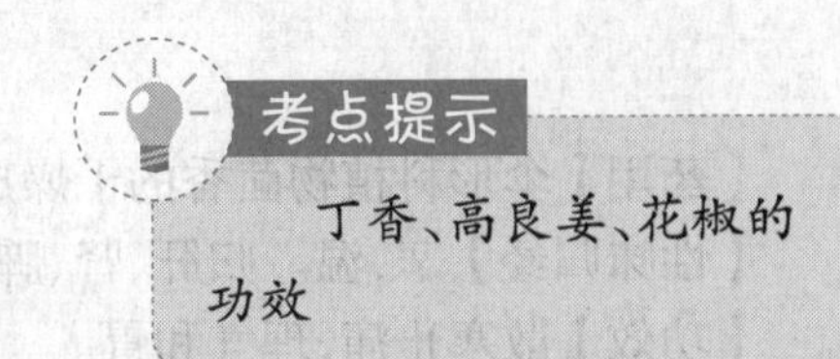

2. 用于虫积腹痛，湿疹，阴痒证。本品有驱蛔杀虫之功，常与乌梅、干姜、黄柏等同用。

【用法用量】煎服，3~6g。外用适量，煎汤熏洗。

二、温里剂

凡用温热药组成，具有温里助阳、散寒通脉等作用，祛除脏腑经络间寒邪，治疗里寒证的方剂，统称温里剂。

理中丸《伤寒论》

【组成】人参　干姜　炙甘草　白术各 90g。

【用法】共研细末，炼蜜为丸，重 9g，每次 1 丸，温开水送服，每日 2~3 次。或水煎服，用量按原方比例酌减。

【功用】温中祛寒，补气健脾。

【主治】

1. 用于脾胃虚寒证。脘腹绵绵作痛，喜温喜按，呕吐，大便稀溏，脘痞食少，畏寒肢冷，口不渴，舌淡苔白润，脉沉细或沉迟无力。

2. 用于阳虚失血证。便血、吐血、衄血或崩漏等，血色暗淡，质清稀。

3. 用于脾胃虚寒所致的胸痹；或病后多涎唾；或小儿慢惊等。

【方解】本方诸证皆由脾胃虚寒所致。临床应用以脘腹绵绵作痛，呕吐便溏，畏寒肢冷，舌淡，苔白，脉沉细为辨证要点。方中干姜为君，大辛大热，温脾阳，祛寒邪，扶阳抑阴。人参为臣，性味甘温，补气健脾。君臣相配，温中健脾。脾为湿土，虚则易生湿浊，故用甘温苦燥之白术为佐，健脾燥湿。甘草与诸药等量，寓意有三：一为合参、术以助益气健脾；二为缓急止痛；三为调和药性，是佐药而兼使药之用。纵观全方，温补并用，以温为主，温中阳，益脾气，助运化，故曰“理中”。

【使用注意】湿热内蕴中焦或脾胃阴虚者禁用。

【方歌】理中干姜参术甘，温中健脾治虚寒，中阳不足痛呕利，丸汤两用腹中暖。

小建中汤《伤寒论》

【组成】桂枝 9g（去皮），炙甘草 6g，大枣 6 枚，芍药 18g，生姜 9g，胶饴 30g。

【用法】水煎取汁，兑入饴糖，文火加热溶化，分两次温服。

【功用】温中补虚，和里缓急。

【主治】用于中焦虚寒，肝脾不和证。腹中拘急疼痛，喜温喜按，神疲乏力，虚怯少气；或心中悸动，虚烦不宁，面色无华；或伴四肢酸楚，手足烦热，咽干口燥。舌淡苔白，脉细弦。

【方解】本方证因中焦虚寒，肝脾失和，化源不足所致。临床以腹中拘急疼痛，喜温喜按，舌淡，脉细弦为辨证要点。方中重用甘温质润之饴糖为君，温补中焦，缓急止痛。臣以辛温之桂枝温阳气，祛寒邪；酸甘之白芍养营阴，缓肝急，止腹痛。佐以生姜温胃散寒，大枣补脾益气。炙甘草益气和中,调和诸药,是为佐使之用。其中饴糖配桂枝,辛甘化阳,温中焦而补脾虚;芍药配甘草,酸甘化阴,缓肝急而止腹痛。六药合用,温中补虚缓急之中,蕴有柔肝理脾,益阴和阳之意,用之可使中气强健,阴阳气血生化有源,故以"建中"名之。

【使用注意】呕吐或中满者不宜使用;阴虚火旺之胃脘疼痛忌用。

【方歌】小建中汤君饴糖,方含桂枝加芍汤,温中补虚和缓急,虚劳里急腹痛康。

> 考点提示
>
> 理中丸、小建中汤的组成药物、功用、主治证候及配伍意义

当归四逆汤《伤寒论》

【组成】当归 12g,桂枝 9g(去皮),芍药 9g,细辛 3g,炙甘草 6g,通草 6g,大枣 8 枚。

【用法】水煎服。

【功用】温经散寒,养血通脉。

【主治】用于血虚寒厥证。手足厥寒,或腰、股、腿、足、肩臂疼痛,口不渴,舌淡苔白,脉沉细或细而欲绝。

【方解】本方证由营血虚弱,寒凝经脉,血行不利所致。临床应用以手足厥寒,舌淡苔白,脉细欲绝为辨证要点。由桂枝汤去生姜,倍大枣,加当归、通草、细辛而成。方中当归甘温,养血和血;桂枝辛温,温经散寒,温通血脉,为君药。细辛温经散寒,助桂枝温通血脉;白芍养血和营,助当归补益营血,共为臣药。通草通经脉,以畅血行;大枣、甘草,益气健脾养血,共为佐药。重用大枣,既合归、芍以补营血,又防桂枝、细辛燥烈太过,伤及阴血。甘草兼调药性而为使药。全方共奏温经散寒,养血通脉之效。本方温阳与散寒并用,养血与通脉兼施,温而不燥,补而不滞。

【使用注意】本方只适用于血虚寒凝之四肢逆冷,其他原因之肢厥不宜使用。

【方歌】当归四逆用桂芍,细辛通草甘大枣,养血温经通脉利,血虚寒厥服之效。

> 考点提示
>
> 当归四逆汤的组成药物、功用、主治证候及配伍意义

阳和汤《外科证治全生集》

【组成】熟地黄 30g,麻黄 2g,鹿角胶 9g,白芥子 6g(炒研),肉桂 3g(去皮,研粉),生甘草 3g,炮姜炭 2g。

【用法】水煎服。

【功用】温阳补血,散寒通滞。

【主治】用于阴疽证。如贴骨疽、脱疽、流注、痰核、鹤膝风等,患处漫肿无头,皮色不变,酸痛无热,口中不渴,舌淡苔白,脉沉细或迟细。

【方解】阴疽一证多由素体阳虚,营血不足,寒凝痰滞,痹阻于肌肉、筋骨、血脉而成。临床应用以患处漫肿无头,皮色不变,酸痛无热为辨证要点。方中重用熟地黄温补营血,填精补髓;鹿角胶温肾阳,益精血。二药合用,温阳补血,共为君药。肉桂、姜炭药性辛热,均入血分,温阳散寒,温通血脉,为臣药。白芥子辛温,可达皮里膜外,温化寒痰,通络散结;少量麻黄,辛温达卫,宣通毛窍,开肌腠,散寒凝,为佐药。方中鹿角胶、熟地黄得姜、桂、芥、麻之宣通,则补而不滞;麻、芥、姜、桂得熟地黄、鹿角胶之滋补,则温散而不伤正。生甘草为使,解

毒而调诸药。综观本方,温阳与补血并用,祛痰与通络相伍,可使阳虚得补,营血得充,寒凝痰滞得除,治疗阴疽犹如仲春温暖和煦之阳光,普照大地,驱散阴霾,气暖阳和,故以"阳和汤"名之。

【使用注意】阳证疮疡红肿热痛,或阴虚有热,或疽已溃破者,不宜使用本方。

【方歌】阳和汤方主阴疽,鹿胶桂麻姜炭地,白芥甘草同煎服,温补通滞疮自愈。

考点提示

阳和汤的组成药物、功用、主治证候

第十节 理气药与方剂

一、理气药

凡以疏畅气机,治疗气滞或气逆证为主要作用的药物,称为理气药。本类药味多辛苦,气多芳香,性多偏温,主归脾、胃、肝、肺经,善于行散或泄降,主理气调中、疏肝解郁、理气宽胸、行气止痛、破气散结,兼消积、燥湿,主要适用于脾胃气滞之脘腹胀痛、嗳气吞酸、恶心呕吐、腹泻或便秘等;肝气郁滞之胁肋胀痛、抑郁不乐、疝气疼痛、乳房胀痛、月经不调等;肺气壅滞之胸闷胸痛、咳嗽气喘等;兼治食积脘胀、湿滞中焦等。

陈 皮

【药用】芸香科植物橘及其栽培变种的成熟干燥果皮。

【性味归经】辛、苦,温。归脾、肺经。

【功效】理气健脾,燥湿化痰。

【临床应用】

1. 用于脾胃气滞证。本品辛行温通,有行气止痛、健脾和中之功,因其苦温而燥,故寒湿阻中之气滞最宜。如治疗中焦寒湿脾胃气滞,脘腹胀痛、恶心呕吐、泄泻等,常与苍术、厚朴等同用。

2. 用于呕吐、呃逆证。陈皮辛香而行,善疏理气机、条畅中焦而使之升降有序。治疗呕吐、呃逆,常配伍生姜、竹茹、大枣;若脾胃寒冷,呕吐不止,可配生姜、甘草同用。

3. 用于湿痰、寒痰咳嗽证。本品既能燥湿化痰,又能温化寒痰,且辛行苦泄而能宣肺止咳,为治痰之要药。治湿痰咳嗽,多与半夏、茯苓等同用。

4. 用于胸痹证。本品辛行温通、入肺走胸,而能行气通痹止痛。治疗胸痹胸中气塞短气,可配伍枳实、生姜。

【用法用量】煎服,3~9g。

枳 实

【药用】芸香科植物酸橙及其栽培变种或甜橙的干燥幼果。

【性味归经】苦、辛、酸,湿。归脾、胃、大肠经。

【功效】破气消积,化痰散痞。

【临床应用】

1. 用于胃肠积滞,湿热泻痢证。本品辛行苦降,善破气除痞、消积导滞。治饮食积滞,脘腹痞满胀痛，常与山楂、麦芽、神曲等同用；若胃肠积滞，热结便秘，腹满胀痛，则与大黄、芒硝、厚朴等同用。

2. 用于胸痹、结胸证。本品能行气化痰以消痞，破气除满而止痛。治胸阳不振、痰阻胸痹之胸中满闷、疼痛，多与薤白、桂枝、瓜蒌等同用。

3. 用于气滞胸胁疼痛证。本品善破气行滞而止痛，治疗气血阻滞之胸胁疼痛，可与川芎配伍，如枳芎散；若属寒凝气滞，可配桂枝，如桂枳散。

4. 用于产后腹痛证。本品行气以助活血而止痛，可与芍药等分为末服用，用治产后瘀滞腹痛、烦躁，如枳实芍药散，或与当归、益母草同用。

【用法用量】煎服，3~9g，大量可用至30g。炒后性较平和。

【使用注意】孕妇慎用。

木　香

【药用】菊科植物木香、川木香的根。

【性味归经】辛、苦，温。归脾、胃、大肠、胆、三焦经。

【功效】行气止痛，健脾消食。

【临床应用】

1. 用于脾胃气滞证。本品既为行气止痛之要药，又为健脾消食之佳品。治脾胃气滞，脘腹胀痛，可单用本品或配砂仁、藿香等同用。

2. 用于泻痢里急后重证。本品为治湿热泻痢里急后重之要药。常与黄连配伍，如香连丸；若治饮食积滞之脘腹胀满、大便秘结或泻而不爽，可与槟榔、青皮、大黄等同用。

3. 用于腹痛胁痛，黄疸，疝气疼痛证。本品气香醒脾，味辛能行，味苦主泄，走三焦和胆经，故既能行气健脾又能疏肝利胆。用治脾失运化、肝失疏泄而致湿热郁蒸、气机阻滞之脘腹胀痛、胁痛、黄疸，可与郁金、大黄、茵陈等配伍。

4. 用于气滞血瘀之胸痹证。本品能通畅气机，气行则血行，故可止痛。用治寒凝气滞心痛，可与赤芍、姜黄、丁香等同用。

此外，本品气芳香能醒脾开胃，故在补益方剂中用之，能减轻补益药的腻胃和滞气之弊，有助于消化吸收。

【用法用量】煎服，1.5~6g。生用行气力强，煨用行气力缓而实肠止泻，用于泄泻腹痛。

香　附

【药用】莎草科植物莎草的干燥根茎。

【性味归经】辛、微苦、微甘，平。归肝、脾、三焦经。

【功效】疏肝解郁，调经止痛，理气调中。

【临床应用】

1. 用于肝郁气滞，胁痛、腹痛证。本品为疏肝解郁，行气止痛之要药。治肝气郁结之胁肋胀痛，多与柴胡、川芎、枳壳等同用；用治寒凝气滞、肝气犯胃之胃脘疼痛，可配高良姜用。

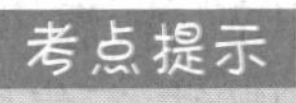

陈皮、枳实、木香、香附的性能、功效、应用

2. 用于月经不调，痛经，乳房胀痛证。本品辛行苦泄，善于疏理肝气，调经止痛，为妇科调经之要药。治月经不调、痛经，可单用，或与柴胡、川芎、当

归等同用。

3. 用于脾胃气滞腹痛证。本品味辛能行而长于止痛，除善疏肝解郁之外，还能入脾经，而有宽中、消食下气等作用，故临床上也常用于脾胃气滞证，可配砂仁、甘草同用。

【用法用量】煎服，6~9g。醋炙止痛力增强。

川 楝 子

【药用】楝科植物川楝树的干燥成熟果实。

【性味归经】苦，寒；有小毒。归肝、小肠、膀胱经。

【功效】疏肝泄热，行气止痛，杀虫。

【临床应用】

1. 用于肝郁化火所致诸痛证。本品苦寒降泄，能清肝火、泄郁热、行气止痛。每与延胡索配伍，用于肝郁气滞或肝郁化火胸腹诸痛；治肝胃气痛，与延胡索同用，或以金铃子散与四逆散合用。用治疝气痛，以治疗热疝为宜，可配延胡索、香附、橘核等同用；寒疝腹痛则宜配暖肝散寒之品小茴香、木香、吴茱萸等。

2. 用于虫积腹痛证。本品苦寒有毒，能驱杀肠道寄生虫，味苦又能降泄气机而行气止痛。可用治蛔虫等引起的虫积腹痛，每与槟榔、使君子等同用。

此外，本品苦寒有毒，能清热燥湿，杀虫而疗癣。可用本品焙黄研末，以油调膏，外涂治头癣、秃疮。

【用法用量】煎服，4.5~9g。外用适量，研末调涂。

【使用注意】本品有毒，不宜过量或持续服用，以免中毒。又因性寒，脾胃虚寒者慎用。

乌 药

【药用】樟科植物乌药的块根。

【性味归经】辛，温。归肺、脾、肾、膀胱经。

【功效】行气止痛，温肾散寒。

【临床应用】

1. 用于寒凝气滞之胸腹诸痛证。本品能行气散寒止痛。治胸腹胁肋闷痛，常配香附、甘草等配伍，也可与薤白、瓜蒌、延胡索等同用；若治脘腹胀痛，可配伍木香、青皮等；治寒疝腹痛，多与小茴香、青皮、高良姜等配伍；若寒凝气滞痛经，可与吴茱萸、当归、香附、木香等同用。

2. 用于尿频，遗尿证。本品辛散温通，入肾与膀胱而温肾散寒，缩尿止遗。常与益智仁、山药等同用，治肾阳不足、膀胱虚冷之小便频数、小儿遗尿。

【用法用量】煎服，3~9g。

薤 白

【药用】百合科植物小根蒜或薤的地下干燥鳞茎。

【性味归经】辛、苦，温。归心、肺、胃、大肠经。

【功效】通阳散结，行气导滞。

【临床应用】

1. 用于胸痹证。本品辛散苦降、温通滑利，善散阴寒之凝滞，通胸阳之闭结，为治胸痹之要药。治寒痰阻滞、胸阳不振所致胸痹证，常与瓜蒌、半夏、枳实等配伍。

2. 用于脘腹痞满胀痛，泻痢里急后重证。本品辛行苦降，有行气导滞、消胀止痛之功。

【用法用量】煎服，5~9g。

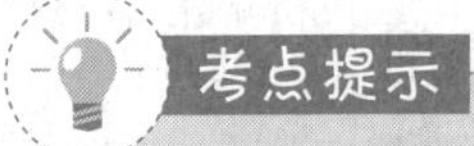

乌药、薤白的功效、主治病证

檀　香

【药用】檀香科植物檀香的木质心材。

【性味归经】辛，温。归脾、胃、心、肺经。

【功效】行气温中，开胃止痛。

【临床应用】

用于胸腹寒凝气滞证。本品辛散温通而芳香，善理脾胃，调肺气，利膈宽胸，有行气止痛、散寒调中之功。如治疗寒凝气滞，胸腹冷痛，常配白豆蔻、砂仁、丁香等同用。

【用法用量】煎服，2~5g。

佛　手

【药用】芸香科植物佛手的干燥果实。

【性味归经】辛、苦、酸，温，归肝、脾、胃、肺经。

【功效】疏肝解郁，和胃止痛，燥湿化痰。

【临床应用】

1. 用于肝郁胸胁胀痛证。本品善疏肝解郁、行气止痛。治肝郁气滞及肝胃不和之胸胁胀痛，脘腹痞满等，可与柴胡、香附、郁金等同用。

2. 用于气滞脘腹疼痛证。本品能醒脾理气，和中导滞。治脾胃气滞之脘腹胀痛、呕恶食少等，多与木香、香附、砂仁等同用。

3. 用于久咳痰多，胸闷作痛证。本品芳香醒脾，苦温燥湿而善健脾化痰，辛行苦泄又能疏肝理气，可与丝瓜络、瓜蒌、陈皮等配伍。

【用法用量】煎服，3~9g。

大 腹 皮

【药用】棕榈科植物槟榔的干燥果皮。

【性味归经】辛，微温。归脾、胃、大肠、小肠经。

【功效】行气宽中，利水消肿。

【临床应用】

1. 用于胃肠气滞，脘腹胀闷，大便不爽证。本品辛能行散，主入脾胃经，能行气导滞，为宽中利气之捷药。

2. 用于水肿胀满，脚气水肿，小便不利证。本品味辛，能开宣肺气而行水消肿。如治疗水湿外溢之水肿、小便不利，可与茯苓皮、五加皮等同用。

【用法用量】煎服，4.5~9g。

考点提示

檀香、佛手、大腹皮的功效

二、理气剂

凡以理气药为主要组成，具有疏畅气机，调整脏腑作用，以治气滞、气逆病证的方剂，统称为理气剂。

越鞠丸《丹溪心法》

【组成】香附　川芎　苍术　栀子　神曲等分（各 6~l0g）。

【用法】共为末，水泛为丸，如绿豆大，每服 6~9g，温开水送服。

【功用】行气解郁。

【主治】用于六郁证。胸膈痞闷，脘腹胀痛，嗳腐吞酸，恶心呕吐，饮食不消。

【方解】本方证乃因喜怒无常、忧思过度，或饮食失节、寒温不适所致气、血、痰、火、湿、食六郁之证。主治气血痰火湿食"六郁"的代表方。六郁之中以气郁为主。临床应用以胸膈痞闷，脘腹胀痛，饮食不消等为辨证要点。方中香附辛香入肝，行气解郁为君药，以治气郁；川芎辛温入肝胆，为血中气药，既可活血祛瘀治血郁，又可助香附行气解郁；栀子苦寒清热泻火，以治火郁；苍术辛苦性温，燥湿运脾，以治湿郁；神曲味甘性温入脾胃，消食导滞，以治食郁，四药共为臣佐。因痰郁乃气滞湿聚而成，若气行湿化，则痰郁随之而解，故方中不另用治痰之品，此亦治病求本之意。本方以五药治六郁，贵在治病求本；诸法并举，重在调理气机。

【方歌】越鞠丸治六郁侵，气血痰火湿食因，芎苍香附加栀曲，气畅郁舒痛闷平。

半夏厚朴汤《金匮要略》

【组成】半夏 12g，厚朴 9g，茯苓 12g，生姜 15g，苏叶 6g。

【用法】水煎服。

【功用】行气散结，降逆化痰。

【主治】用于梅核气证。咽中如有物阻，咯吐不出，吞咽不下，胸膈满闷，或咳或呕，舌苔白润或白滑，脉弦缓或弦滑。

【方解】本方证多因痰气郁结于咽喉所致。本方为治疗梅核气之常用方，临床应用以咽中如有物阻，吞吐不得，舌苔白腻为辨证要点。方中半夏辛温入肺胃，化痰散结，降逆和胃，为君药。厚朴苦辛性温，下气除满，助半夏散结降逆，为臣药。茯苓甘淡渗湿健脾，以助半夏化痰；生姜辛温散结，和胃止呕，且制半夏之毒；苏叶芳香行气，理肺疏肝，助厚朴行气宽胸、宣通郁结之气，共为佐药。全方辛苦合用，辛以行气散结，苦以燥湿降逆，使郁气得疏，痰涎得化，则痰气郁结之梅核气自除。

【使用注意】方中多辛温苦燥之品，仅适宜于痰气互结而无热者。若见颧红口苦、舌红少苔属于气郁化火，阴伤津少者，虽具梅核气之特征，亦不宜使用本方。

【方歌】半夏厚朴与紫苏，茯苓生姜共煎服，痰凝气聚成梅核，降逆开郁气自舒。

瓜蒌薤白白酒汤《金匮要略》

【组成】瓜蒌 12g，薤白 12g，白酒适量。

【用法】三味同煮，取二升，分温再服。

【功用】通阳散结，行气祛痰。

【主治】用于胸阳不振，痰气互结之胸痹轻证。胸中闷痛，甚至胸痛彻背，喘息咳唾，短气，舌苔白腻，脉沉弦或紧。

【方解】本方所治胸痹系由胸阳不振，痰阻气滞所致。临床以胸痛，喘息短气，舌苔白腻，脉弦紧为证治要点。方中以瓜蒌理气宽胸，涤痰散结，为君药。薤白温通滑利，通阳散结，行气止痛，为臣药。两药相配，祛痰结，通阳气，相辅相成，为治胸痹之要药。佐以辛散温通之白酒，行气活血，增强薤白行气通阳之功。药仅三味，配伍精当，共奏通阳散结，行气祛痰之功。使胸中阳气宣通，痰浊消而气机畅，则胸痹喘息诸证自除。

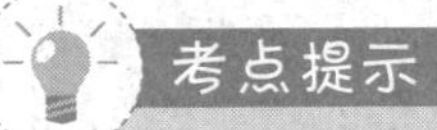

越鞠丸、半夏厚朴汤、瓜蒌薤白白酒汤的组成、功用、主治证候

【方歌】瓜蒌薤白加白酒，胸痛彻背厥疾疗。

苏子降气汤《太平惠民和剂局方》

【组成】紫苏子、半夏各 75g，当归（去芦）45g，炙甘草 60g，前胡（去芦）30g，厚朴（姜汁拌炒）30g，肉桂 45g。

【用法】共为细末，每服 6g，或加生姜 2 片，大枣 1 个，苏叶 2g，水煎服，用量按原方比例酌定。

【功用】降气平喘，祛痰止咳。

【主治】用于上实下虚喘咳证。痰涎壅盛，胸膈满闷，喘咳短气，呼多吸少，或腰疼脚弱，肢体倦怠，或肢体水肿，舌苔白滑或白腻，脉弦滑。

【方解】本方证由痰涎壅肺，肾阳不足所致。本方为治疗痰涎壅盛，上实下虚之喘咳的常用方。临床应用以胸膈满闷，痰多稀白，苔白滑或白腻为辨证要点。方中紫苏子降气平喘，祛痰止咳，为君药。半夏燥湿化痰降逆，厚朴下气宽胸除满，前胡下气祛痰止咳，三药助紫苏子降气祛痰平喘之功，共为臣药。君臣相配，以治上实。肉桂温补下元，纳气平喘，以治下虚；当归既治咳逆上气，又养血补肝润燥，同肉桂以增温补下虚之效；略加生姜、苏叶以散寒宣肺，共为佐药。甘草、大枣和中调药，是为使药。诸药合用，标本兼顾，上下并治，而以治上为主，使气降痰消，则喘咳自平。

【使用注意】本方药性偏温燥，以降气祛痰为主，对于肺肾阴虚的喘咳以及肺热痰喘之证，均不宜使用。

苏子降气汤的组成药物、功用、主治证候、配伍意义

【方歌】苏子降气祛痰方，夏朴前苏甘枣姜，肉桂纳气归调血，上实下虚痰喘康。

柴胡疏肝散《医学统旨》

【组成】陈皮（醋炒）、柴胡各 6g，川芎、香附、枳壳（麸炒）、芍药各 4.5g，炙甘草 1.5g。

【用法】水煎服。

【功用】疏肝行气，活血止痛。

【主治】用于肝气郁滞证。胁肋疼痛，胸闷喜太息，情志抑郁易怒，或嗳气，脘腹胀满，脉弦。

柴胡疏肝散的组成药物、功用及主治证候

【方解】柴胡疏肝散证是肝气郁结，不得疏泄，气郁导致血滞，故见胁肋疼痛诸症。临床以胁肋疼痛、太息稍舒、脉弦为辨证要点。方用四逆

散去枳实，加陈皮、枳壳、川芎、香附，增强疏肝行气，活血止痛之效，故服后肝气条达，血脉通畅，痛止而诸症亦除。

【方歌】四逆散中加芎香，枳实易壳行气良，方名柴胡疏肝散，气闷胁痛皆可畅。

旋覆代赭汤《伤寒论》

【组成】旋覆花 9g，人参 6g，生姜 15g，代赭石 6g，炙甘草 9g，半夏 9g，大枣 4 枚。

【用法】水煎服。

【功用】降逆化痰，益气和胃。

【主治】用于胃虚痰阻气逆证。胃脘痞闷或胀满，按之不痛，频频嗳气，或见纳差、呃逆、恶心，甚或呕吐，舌苔白腻，脉缓或滑。

【方解】本方临床应用以心下痞硬，嗳气频作，或呕吐，呃逆，苔白腻，脉缓或滑为辨证要点。方中旋覆花性温而能下气消痰，降逆止嗳，是为君药。代赭石味苦气寒，质重而沉降，善镇冲逆；生姜于本方用量独重，寓意有三：一为和胃降逆以增止呕之效，二为宣散水气以助祛痰之功，三可制约代赭石的寒凉之性，使其镇降气逆而不伐胃；半夏辛温，祛痰散结，降逆和胃，三药并为臣药。人参、炙甘草、大枣益脾胃，补气虚，扶助已伤之中气，为佐使之用。诸药配合，共成降逆化痰，益气和胃之剂，使痰涎得消，逆气得平，中虚得复，则心下之痞硬除而嗳气、呕呃可止。后世用治胃气虚寒之反胃、呕吐涎沫，以及中焦虚痞而善嗳气者，亦取本方益气和胃，降逆化痰之功。

考点提示

旋覆代赭汤的组成药物、功用、主治证候及配伍意义

【方歌】旋覆代赭重用姜，半夏人参甘枣尝，降逆化痰益胃气，胃虚痰阻痞嗳康。

定喘汤《摄生众妙方》

【组成】白果 9g（炒黄），麻黄 9g，苏子 6g，甘草 3g，款冬花 9g，杏仁 4.5g，桑白皮 9g（蜜炙），黄芩 6g（微炒），法半夏 9g。

【用法】水煎服。

【功用】宣降肺气，清热化痰。

【主治】用于风寒外束，痰热内蕴证。咳喘痰多气急，质稠色黄，或微恶风寒，舌苔黄腻，脉滑数者。

【方解】本方证因素体多痰，又感风寒，肺气壅闭，不得宣降，郁而化热所致。临床应用以哮喘咳嗽，痰多色黄，微恶风寒，苔黄腻，脉滑数为辨证要点。方用麻黄宣肺散邪以平喘，白果敛肺定喘而祛痰，共为君药，一散一收，既可加强平喘之功，又可防麻黄耗散肺气。苏子、杏仁、半夏、款冬花降气平喘，止咳祛痰，共为臣药。桑白皮、黄芩清泄肺热，止咳平喘，共为佐药。甘草调和诸药为使。诸药合用，使肺气宣降，痰热得清，风寒得解，则喘咳痰多诸症自除。

【使用注意】若新感风寒，虽恶寒发热、无汗而喘，但内无痰热者；或哮喘日久，肺肾阴虚者，皆不宜使用。

考点提示

定喘汤的组成药物、功用、主治证候

【方歌】定喘白果与麻黄，款冬半夏白皮桑，苏子黄芩甘草杏，宣肺平喘效力彰。

第十一节 消导药与方剂

一、消导药

凡以消化食积为主要作用，主治饮食积滞的药物，称为消导药（消食药）。本类药多味甘性平，主归脾胃二经。具消食化积，以及健脾开胃，和中之功。主治宿食停留，饮食不消所致之脘腹胀满，嗳气吞酸，恶心呕吐，不思饮食，大便失常；以及脾胃虚弱，消化不良等证。

山　楂

【药用】蔷薇科植物山里红或山楂的成熟果实。

【性味归经】酸、甘，微温。归脾、胃、肝经。

【功效】消食健胃，行气散瘀，化浊降脂。

【临床应用】

1. 用于饮食积滞证。本品酸甘，微温不热，功善消食化积，能治各种饮食积滞，尤为消化油腻肉食积滞之要药。凡肉食积滞之脘腹胀满、嗳气吞酸、腹痛便溏者，均可应用。

2. 用于泻痢腹痛，疝气痛证。山楂入肝经，能行气散结止痛，炒用兼能止泻止痢。治泻痢腹痛，可单用焦山楂水煎服，或用山楂炭研末服；亦可配木香、槟榔等同用。治疝气痛，常与橘核、荔枝核等同用。

3. 用于瘀阻胸腹痛，痛经证。本品性温兼入肝经血分，能通行气血，有活血祛瘀止痛之功。治瘀滞胸胁痛，常与川芎、桃仁、红花等同用。若治疗产后瘀阻腹痛、恶露不尽或痛经、经闭，朱丹溪经验方即单用本品加糖水煎服；亦可与当归、香附、红花同用。

【用法用量】煎服，9~12g，大剂量30g。生山楂、炒山楂多用于消食散瘀，焦山楂、山楂炭多用于止泻痢。

莱　菔　子

【药用】十字花科植物萝卜的成熟种子。

【性味归经】辛、甘，平。归肺、脾、胃经。

【功效】消食除胀，降气化痰。

【临床应用】

1. 用于食积气滞证。本品味辛行散，消食化积之中，尤善行气消胀。常与山楂、神曲、陈皮同用，治食积气滞所致的脘腹胀满或疼痛，嗳气吞酸；若再配白术，可攻补兼施，治疗食积气滞兼脾虚者。

2. 用于咳喘痰多，胸闷食少证。本品既能消食化积，又能降气化痰，止咳平喘。尤宜治咳喘痰壅，胸闷兼食积者，可单用本品为末服；或与白芥子、苏子等同用。

【用法用量】煎服，4.5~9g。不宜与人参同用。

鸡　内　金

【药用】雉科动物家鸡的沙囊内壁。

【性味归经】甘，平。归脾、胃、小肠、膀胱经。

【功效】健胃消食，涩精止遗，通淋化石。

【临床应用】

1. 用于饮食积滞，小儿疳积证。本品消食化积作用较强，并可健运脾胃，故广泛用于米面薯芋乳肉等各种食积证。病情较轻者，单味研末服即有效；若配山楂、麦芽等，可增强消食导滞作用，治疗食积较重者。若与白术、山药、使君子等同用，可治小儿脾虚疳积。

2. 用于肾虚遗精、遗尿证。本品可固精缩尿止遗。如以鸡内金单味炒焦研末，温酒送服治遗精；若配菟丝子，桑螵蛸等，可治遗尿。

3. 用于砂石淋证，胆结石证。本品入膀胱经，有化坚消石之功。常与金钱草等药同用，治砂石淋证或胆结石。

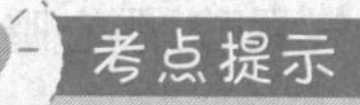

山楂、莱菔子、鸡内金的性能、功效、应用

【用法用量】煎服，3~9g；研末服，每次1.5~3g。

神　曲

【药用】面粉和其他药物混合后经发酵而成的加工品。

【性味归经】甘、辛，温。归脾、胃经。

【功效】消食化积，健脾和胃。

【临床应用】用于饮食积滞证。本品辛以行散消食，甘温健脾开胃，和中止泻。常配山楂、麦芽、木香等同用，治疗食滞脘腹胀满，食少纳呆，肠鸣腹泻者。又因本品能解表退热，故尤宜外感表证兼食滞者。

此外，凡丸剂中有金石、贝壳类药物者，前人用本品糊丸以助消化。

【用法用量】煎服，4.5~12g。消食宜炒焦用。

麦　芽

【药用】禾本科植物大麦的成熟果实经发芽干燥而成。

【性味归经】甘，平。归脾、胃经。

【功效】行气消食，健脾开胃，回乳消胀。

【临床应用】

1. 用于米面薯芋食滞证。本品甘平，健胃消食，尤能促进淀粉性食物的消化。主治米面薯芋类积滞不化，常配山楂、神曲、鸡内金同用。

2. 用于断乳、乳房胀痛证。本品有回乳之功。

本品又能疏肝解郁，常配川楝子、柴胡等，用治肝气郁滞或肝胃不和之胁痛、脘腹痛等。

考点提示

神曲、麦芽的功效、主治病证

【用法用量】煎服，9~15g；回乳炒用60g。

二、消导剂

凡以消食药物为主配伍组成，具有健脾消食、除痞化积等作用，治疗食积停滞的方剂，统称为消导剂（消食剂）。

保和丸《丹溪心法》

【组成】山楂180g，神曲60g，半夏、茯苓各90g，陈皮、连翘、莱菔子各30g。

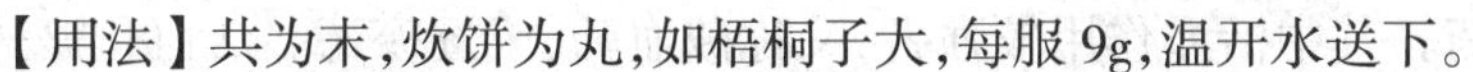

【用法】共为末，炊饼为丸，如梧桐子大，每服9g，温开水送下。

【功用】消食和胃。

【主治】用于食滞胃脘证。脘腹痞满胀痛，嗳腐吞酸，恶食呕逆，或大便泄泻，舌苔厚腻，脉滑。

【方解】本方证因饮食不节，暴饮暴食所致。临床应用以脘腹胀满，嗳腐厌食，苔厚腻，脉滑为辨证要点。方中重用酸甘性温之山楂为君，消一切饮食积滞，长于消肉食油腻之积；神曲甘辛性温，消食健胃，长于化酒食陈腐之积；莱菔子辛甘而平，下气消食除胀，长于消谷面之积为臣。三药同用，能消各种食物积滞。食积易于阻气、生湿、化热，故以半夏、陈皮辛温，理气化湿，和胃止呕；茯苓甘淡，健脾利湿，和中止泻；连翘味苦微寒，既可散结以助消积，又可清解食积所生之热，均为佐药。诸药配伍，使食积得化，胃气得和，热清湿去，则诸症自除。

考点提示

保和丸的组成药物、功用、主治证候及配伍意义

【使用注意】体虚无积滞者，不可使用。孕妇慎用。

【方歌】保和山楂莱菔曲，夏陈茯苓连翘取，炊饼为丸白汤下，消食和胃食积去。

健脾丸《证治准绳》

【组成】白术75g(炒)，木香、黄连(酒炒)、甘草各22g，白茯苓60g，人参45g，神曲(炒)、陈皮、砂仁、麦芽(炒取面)、山楂、肉豆蔻(煨)、山药各30g。

【用法】共为细末，丸如绿豆大，每服6~9g，温开水送下，每日2次。

【功用】健脾和胃，消食止泻。

【主治】用于脾虚食积证。食少难消，脘腹痞闷，大便溏薄，倦怠乏力，苔腻微黄，脉虚弱。

【方解】本方证因脾虚胃弱，运化失常，食积停滞，郁而生热所致。临床应用以脘腹痞闷，食少难消，大便溏薄，苔腻微黄，脉虚弱为辨证要点。本方重用白术、茯苓为君，健脾祛湿以止泻。山楂、神曲、麦芽消食和胃，除已停之积；人参、山药益气补脾，以助苓、术健脾之力，是为臣药。木香、砂仁、陈皮皆芳香之品，功能理气开胃，醒脾化湿，既可解除脘腹痞闷，又使全方补而不滞；肉豆蔻温涩，合山药以涩肠止泻；黄连清热燥湿，且可清解食积所化之热，皆为佐药。甘草补中和药，是为佐使之用。诸药合用，脾健则泻止，食消则胃和，诸症自愈。本方补气健脾药与消食行气药同用，为消补兼施之剂，补而不滞，消不伤正。因方中含四君子汤及山药等益气健脾之品居多，故补重于消，且食消脾自健，故方名“健脾”。

考点提示

健脾丸的组成药物、功用、主治证候、配伍意义及全方配伍特点

【使用注意】实热者不宜使用。

【方歌】健脾参术苓草陈，肉蔻香连合砂仁，楂肉山药曲麦炒，消补兼施不伤正。

第十二节 活血药与方剂

一、活血药

凡以通利血脉，消散瘀血，治疗瘀血病证为主要作用的药物，称活血化瘀药，或活血祛瘀药，简称活血药，或化瘀药。其中活血作用较强者，又称破血药，或逐瘀药。活血化瘀药，性味多为辛、苦、温，部分动物类药味咸，主入心、肝两经。味辛则能散、能行，味苦则通泄，且均入血分，故能行血活血，使血脉通畅，瘀滞消散。活血化瘀药适用于一切瘀血阻滞之证。

川　芎

【药用】伞形科植物川芎的根茎。

【性味归经】辛，温。归肝、胆、心包经。

【功效】活血行气，祛风止痛。

【临床应用】

1. 用于血瘀气滞痛证。本品辛散温通，既能活血化瘀，又能行气止痛，为“血中之气药”。具通达气血功效，治气滞血瘀之胸胁、腹部诸痛，为妇科要药。若治心脉瘀阻之胸痹心痛，常与丹参、桂枝、檀香等同用；若治肝郁气滞之胁痛，常配柴胡、白芍、香附；若血瘀经闭，痛经，常与赤芍、桃仁等同用；若属寒凝血瘀者，可配桂心、当归等；若治产后恶露不下，瘀阻腹痛，可配当归、桃仁、炮姜等；若治月经不调，经期超前或错后，可配益母草、当归等。

2. 用于头痛，风湿痹痛证。本品辛温升散，能“上行头目”，祛风止痛，为治头痛要药，无论风寒、风热、风湿、血虚、血瘀头痛均可随证配伍用之。治风寒头痛，配羌活、细辛、白芷；若配菊花、石膏、僵蚕，可治风热头痛；若治风湿头痛，可配羌活、独活、防风，如羌活胜湿汤；配当归、白芍，取本品祛风止痛之功，可治血虚头痛，如加味四物汤；若治血瘀头痛，可配赤芍、麝香。

本品辛散温通，能祛风通络止痛，又可治风湿痹痛，常配独活、秦艽、防风、桂枝等药同用。

【用法用量】煎服，3~9g。

延胡索

【药用】为罂粟科植物延胡索的块茎。

【性味归经】辛、苦，温。归心、肝、脾经。

【功效】活血，行气，止痛。

【临床应用】

1. 用于气血瘀滞之痛证。本品辛散温通，为活血行气止痛之良药，前人谓其能“行血中之气滞，气中血滞，故能专治一身上下诸痛”。为常用的止痛药。若治心血瘀阻之胸痹心痛，常与丹参、桂枝、薤白、瓜蒌等药同用；治气滞胃痛，可配香附、木香、砂仁；若治瘀血胃痛，可配丹参、五灵脂等药用；若治肝郁气滞之胸胁痛，可伍柴胡、郁金；治气滞血瘀之痛经、月经不调、产后瘀滞腹痛，常配当归、红花、香附等药用；治跌打损伤、瘀肿疼痛，常与乳香、没药同用。

2. 治寒疝腹痛，可配小茴香、吴茱萸等药用；若配党参、白术、白芍等，可治中虚胃痛；若配川楝子，可治热证胃痛，如金铃子散；治寒证胃痛，可配桂枝、高良姜等药用；治肝郁化火之胸胁痛，配伍川楝子、栀子；治风湿痹痛，可配秦艽、桂枝等药用。

【用法用量】煎服，3~9g；研末吞服，一次1.5~3g。

郁　金

【药用】姜科植物温郁金、姜黄、广西莪术或蓬莪术的块根。

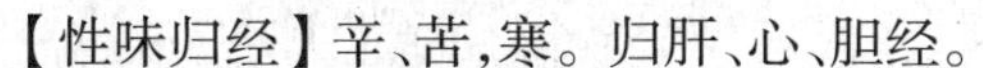

【性味归经】辛、苦，寒。归肝、心、胆经。

【功效】活血止痛，行气解郁，清心凉血，利胆退黄。

【临床应用】

1. 用于气滞血瘀之胸、胁、腹痛证。本品味辛能行能散，既能活血，又能行气，故治气血瘀滞之痛证。常与木香配伍，气郁倍木香，血瘀倍郁金，如颠倒木金散；若治肝郁气滞之胸胁刺痛，可配柴胡、白芍、香附等药用。若治心血瘀阻之胸痹心痛，可配瓜蒌、薤白、丹参等药用；若治肝郁有热、气滞血瘀之痛经、乳房作胀，常与柴胡、栀子、当归、川芎等药同用；若治癥瘕痞块，可配鳖甲、莪术、丹参、青皮等。

2. 用于热病神昏，癫痫痰闭证。郁金辛散苦泄，能解郁开窍，且性寒入心经，能清心热，故可用于痰浊蒙蔽心窍、热陷心包之神昏，可配伍石菖蒲、栀子，治癫痫痰闭之证，可配伍白矾以化痰开窍。

3. 用于吐血、衄血、倒经、尿血、血淋证。郁金性寒清热，味苦能降泄，入肝经血分而能凉血降气止血，用于气火上逆之吐血、衄血、倒经，可配生地黄、牡丹皮、栀子等以清热凉血，解郁降火；用于热结下焦，伤及血络之尿血、血淋，可与生地黄、小蓟等药同用。

4. 用于肝胆湿热黄疸、胆石症。郁金性寒入肝胆经，能清利肝胆湿热，可治湿热黄疸，配茵陈蒿、栀子；配伍金钱草可治胆石症。

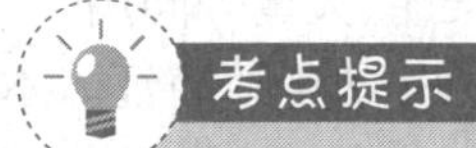

川芎、延胡索、郁金的性能、功效、应用；延胡索的用法

【用法用量】煎服，3~9g。

【使用注意】畏丁香。

丹　参

【药用】唇形科植物丹参的根。

【性味归经】苦，微寒。归心、肝经。

【功效】活血祛瘀，调经止痛，清心除烦，凉血消痈。

【临床应用】

1. 用于月经不调，闭经痛经，产后瘀滞腹痛证。丹参功善活血祛瘀，性微寒而缓，能祛瘀生新而不伤正，善调经水，为妇科调经常用药。临床常用于月经不调，经闭痛经及产后瘀滞腹痛。因其性偏寒凉，对血热瘀滞之证尤为相宜。可单用研末酒调服，亦常配川芎、当归、益母草等药用。

2. 用于血瘀心痛、脘腹疼痛、癥瘕积聚、跌打损伤及风湿痹证。本品善能通行血脉，祛瘀止痛，广泛应用于各种瘀血病证。如治血脉瘀阻之胸痹心痛，脘腹疼痛，可配伍砂仁、檀香用；治癥瘕积聚，可配伍三棱、莪术、鳖甲等药用；治跌打损伤，肢体瘀血作痛，常与当归、乳香、没药等同用；治风湿痹证，可配伍防风、秦艽等祛风除湿药用。

3. 用于疮痈肿毒证。本品性寒，既能凉血活血，又能清热消痈，可用于热毒瘀阻引起的疮痈肿毒，常配伍清热解毒药用。如治乳痈初起，可与金银花、连翘等同用。

4. 用于热病烦躁神昏及心悸失眠证。本品入心经，既可清热凉血，又可除烦安神，既能活血又能养血以安神定志。用于热病邪入心营之烦躁不寐，甚或神昏，可配伍生地黄、玄参、黄连、竹叶等；用于血不养心之失眠、心悸，常与生地黄、酸枣仁、柏子仁等同用。

【用法用量】煎服，9~15g。活血化瘀宜酒炙用。

【使用注意】反藜芦。

红 花

【药用】菊科植物红花的筒状花冠。

【性味归经】辛,温。归心、肝经。

【功效】活血通经、散瘀止痛。

【临床应用】

1. 用于血滞经闭、痛经、产后瘀滞腹痛证。红花辛散温通,为活血祛瘀、通经止痛之要药,是妇产科血瘀病证的常用药,常与当归、川芎、桃仁等相须为用。治痛经,单用奏效,如以本品一味与酒煎服;亦可配伍赤芍、延胡索、香附等以理气活血止痛;治经闭,可配伍当归、赤芍、桃仁等,如桃红四物汤;治产后瘀滞腹痛,可与荷叶、蒲黄、牡丹皮等配伍,如红花散。

2. 用于癥瘕积聚证。本品能活血通经,祛瘀消癥,可治疗癥瘕积聚,常配伍三棱、莪术、香附等药。

3. 用于胸痹心痛、血瘀腹痛、胁痛证。本品能活血通经,祛瘀止痛,善治瘀阻心腹胁痛。若治胸痹心痛,常配桂枝、瓜蒌、丹参等药用;治瘀滞腹痛,常与桃仁、川芎、牛膝等同用;治胁肋刺痛,可与桃仁、柴胡、大黄等同用。

4. 用于跌打损伤,瘀滞肿痛证。本品善能通利血脉,消肿止痛,为治跌打损伤,瘀滞肿痛之要药,常配木香、苏木、乳香、没药等药用;或制为红花油、红花酊涂擦。

5. 用于瘀滞斑疹色暗证。本品能活血通脉以化滞消斑,可用于瘀热郁滞之斑疹色暗,常配伍清热凉血透疹的紫草、大青叶等用,如当归红花饮。

此外,红花还可用于回乳、瘀阻头痛、眩晕、中风偏瘫、喉痹、目赤肿痛等证。

【用法用量】煎服,3~9g。外用适量。

【使用注意】孕妇慎用。

益 母 草

【药用】唇形科植物益母草的地上部分。

【性味归经】辛、苦,微寒。归心、肝、膀胱经。

【功效】活血调经,利尿消肿,清热解毒。

【临床应用】

1. 用于血滞经闭、痛经、经行不畅、产后恶露不尽、瘀滞腹痛证。本品苦泄辛散,主入血分,善活血调经,祛瘀通经,为妇产科要药,故名益母。治血滞经闭、痛经、月经不调,可单用熬膏服;亦可配当归、丹参、川芎、赤芍等药用;治产后恶露不尽、瘀滞腹痛,或难产、胎死腹中,既可单味煎汤或熬膏服用,亦可配当归、川芎、乳香等药用。

2. 用于水肿,小便不利证。本品既能利水消肿,又能活血化瘀,尤宜用于水瘀互阻的水肿。可单用,亦可与白茅根、泽兰等同用。用于血热及瘀滞之血淋尿血,可与车前子、石韦、木通同用。

3. 用于跌打损伤,疮痈肿毒,皮肤瘾疹证。本品既能活血散瘀以止痛,又能清热解毒以消肿。用于跌打损伤瘀痛,可与川芎、当归同用;治疮痈肿毒,皮肤瘾疹,可单用外洗或外敷,亦可配黄柏、蒲公英、苦参等煎汤内服。

【用法用量】煎服,或熬膏,入丸剂;9~30g;鲜品 12~40g;外用适量捣敷或煎汤外洗。

【使用注意】孕妇忌用。

牛　膝

【药用】苋科植物牛膝（怀牛膝）和川牛膝（甜牛膝）的根。

【性味归经】苦、甘、酸，平。归肝、肾经。

【功效】逐瘀通经，补肝肾，强筋骨，利尿通淋，引血下行。

【临床应用】

1. 用于瘀血阻滞之经闭、痛经、经行腹痛、胞衣不下及跌扑伤痛证。本品活血祛瘀力较强，性善下行，长于活血通经，其活血祛瘀作用有疏利降泄之特点，尤多用于妇科经产诸疾以及跌打伤痛。治瘀阻经闭、痛经、月经不调、产后腹痛，常配当归、桃仁、红花；治胞衣不下，可与当归、瞿麦、冬葵子等同用；治跌打损伤、腰膝瘀痛，与续断、当归、乳香、没药等同用。

2. 用于腰膝酸痛、下肢痿软证。牛膝既能活血祛瘀，又能补益肝肾，强筋健骨，兼能祛除风湿，故既可用于肝肾亏虚之腰痛、腰膝酸软，可配伍杜仲、续断、补骨脂等同用；又可用于痹痛日久，腰膝酸痛，常配伍独活、桑寄生等。若与苍术、黄柏同用，可治湿热成痿，足膝痿软。

3. 用于淋证、水肿、小便不利证。本品性善下行，既能利水通淋，又能活血祛瘀。治热淋、血淋、砂淋，常配冬葵子、瞿麦、车前子、滑石用，如牛膝汤；治水肿、小便不利，常配地黄、泽泻、车前子。

4. 用于火热上炎，阴虚火旺之头痛、眩晕、齿痛、口舌生疮、吐血、衄血证。本品味苦善泄降，能导热下泄，引血下行，以降上炎之火。治肝阳上亢之头痛眩晕，可与代赭石、生牡蛎、生龟甲等配伍；治胃火上炎之齿龈肿痛、口舌生疮，可配地黄、石膏、知母等同用；治气火上逆，迫血妄行之吐血、衄血，可配白茅根、栀子、代赭石以引血下行，降火止血。

【用法用量】煎服，4.5~9g。活血通经、利水通淋、引火（血）下行宜生用；补肝肾、强筋骨宜酒炙用。

【使用注意】本品为动血之品，性专下行，孕妇及月经过多者忌服。中气下陷，脾虚泄泻，下元不固，多梦遗精者慎用。

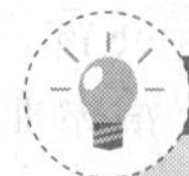

考点提示

丹参、红花、益母草、牛膝的性能、功效、应用；丹参的使用注意

姜　黄

【药用】姜科植物姜黄的根茎。

【性味归经】辛、苦，温。归肝、脾经。

【功效】破血行气，通经止痛。

【临床应用】

1. 用于气滞血瘀所致的心、胸、胁、腹诸痛证。姜黄辛散温通，苦泄，既入血分又入气分，能活血行气而止痛。治胸阳不振，心脉闭阻之心胸痛，可配当归、木香、乌药等药。

2. 用于风湿痹痛证。本品辛散苦燥温通，外散风寒湿邪，内行气血，通经止痛，尤长于行肢臂而除痹痛，常配羌活、防风、当归等药。

此外，以本品配白芷、细辛为末外用可治牙痛，牙龈肿胀疼痛；配大黄、白芷、天花粉等外敷，可用于疮疡痈肿；单用本品外敷可用于皮癣痛痒。

【用法用量】煎服，3~9g。外用适量。

【使用注意】血虚无气滞血瘀者慎用，孕妇忌用。

乳　香

【药用】橄榄科植物乳香树及其同属植物皮部渗出的树脂。

【性味归经】辛、苦，温。归心、肝、脾经。

【功效】活血定痛，消肿生肌。

【临床应用】

1. 用于跌打损伤、疮疡痈肿证。乳香辛香走窜，入心、肝经。味苦通泄入血，既能散瘀止痛，又能活血消痈，祛腐生肌，为外伤科要药。治跌打损伤，常配没药、血竭、红花等药同用。

2. 用于气滞血瘀之痛证。本品辛散走窜，味苦通泄，既入血分，又入气分，能行血中气滞，化瘀止痛；内能宣通脏腑气血，外能透达经络，可用于一切气滞血瘀之痛证。治胃脘疼痛，可与没药、延胡索、香附等同用。

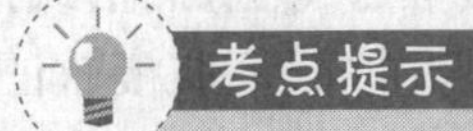

姜黄、乳香的功效、主治病证

【用法用量】煎服，3~5g，宜炒去油用。外用适量，生用或炒用，研末外敷。

桃　仁

【药用】蔷薇科植物或山桃的成熟种子。

【性味归经】苦、甘，平。有小毒。归心、肝、大肠经。

【功效】活血祛瘀，润肠通便，止咳平喘。

【临床应用】

1. 用于瘀血阻滞病证。本品味苦，入心肝血分，善泄血滞，祛瘀力强，又称破血药，为治疗多种瘀血阻滞病证的常用药。治瘀血经闭、痛经，常与红花相须为用，并配当归、川芎、赤芍等药。

2. 用于肺痈、肠痈证。取本品活血祛瘀以消痈，配清热解毒药，常用治肺痈、肠痈等证。

3. 用于肠燥便秘证。本品富含油脂，能润燥滑肠，故可用于肠燥便秘证。

4. 用于咳嗽气喘证。本品味苦，能降肺气，有止咳平喘之功，治咳嗽气喘，既可单用煮粥食用，又常与杏仁同用，如双仁丸。

【用法用量】煎服，4.5~9g，捣碎用；桃仁霜入汤剂宜包煎。

【使用注意】孕妇慎用。

鸡 血 藤

【药用】豆科植物密花豆的藤茎

【性味归经】苦、甘，温。归肝、肾经。

【功效】活血补血，调经止痛，舒筋活络。

【临床应用】

1. 用于月经不调、痛经、闭经证。本品苦而不燥，温而不烈，行血散瘀，调经止痛，性质和缓，同时又兼补血作用，凡妇人血瘀及血虚之月经病证均可应用。可配伍当归、川芎、香附、白芍等同用。

考点提示

桃仁、鸡血藤的功效、主治病证

2. 用于风湿痹痛，手足麻木，肢体瘫痪及血虚萎黄证。本品行血养血，舒筋活络，为治疗经脉不畅，络脉不和病证的常用药。

【用法用量】煎服，9~15g。或浸酒服，或熬膏服。

骨碎补

【药用】水龙骨科植物槲蕨或中华槲蕨的根茎。

【性味归经】苦，温。归肝、肾经。

【功效】疗伤止痛，补肾强骨。

【临床应用】

1. 用于跌打损伤或创伤，筋骨损伤，瘀滞肿痛证。本品能活血散瘀、消肿止痛、续筋接骨。以其入肾治骨，能治骨伤碎而得名，为伤科要药。

2. 用于肾虚腰痛脚弱，耳鸣耳聋，牙痛，久泄证。本品苦温入肾，能温补肾阳，强筋健骨，可治肾虚之证，可与补骨脂、牛膝等同用。

此外，本品还可用于斑秃、白癜风等病证的治疗。

【用法用量】煎服，3~9g；鲜品 6~15g。外用鲜品适量。

莪术

【药用】姜科植物蓬莪术或温郁金、广西莪术的根茎。

【性味归经】辛、苦，温。归肝、脾经。

【功效】行气破血，消积止痛。

【临床应用】

1. 用于癥瘕积聚、经闭及心腹瘀痛证。本品苦泄辛散温通，既入血分，又入气分，能破血散瘀，消癥化积，行气止痛，适用于气滞血瘀、食积日久而成的癥瘕积聚以及气滞、血瘀、食停、寒凝所致的诸般痛证，常与三棱相须为用。

2. 用于食积脘腹胀痛证。本品能行气止痛，消食化积，用于食积不化之脘腹胀痛，可配伍青皮、槟榔用，如莪术丸。

此外，本品既破血祛瘀，又消肿止痛，可用于跌打损伤，瘀肿疼痛，常与其他祛瘀疗伤药同用。

【用法用量】煎服，6~9g。醋制后可加强祛瘀止痛作用。外用适量。

【使用注意】孕妇禁用。

三棱

【药用】黑三棱科植物黑三棱的块茎。

【性味归经】辛、苦，平。归肝、脾经。

【功效】破血行气，消积止痛。

【临床应用】所治病证与莪术基本相同，常相须为用。然三棱偏于破血，莪术偏于破气。

【用法用量】煎服，4.5~9g。醋制后可加强祛瘀止痛作用。

【使用注意】孕妇禁用。不宜与芒硝、玄明粉同用。

考点提示

骨碎补、莪术、三棱的功效

二、活血祛瘀剂

凡是以活血祛瘀药为主组成，具有活血化瘀，散结消癥等作用，主治瘀血证的方剂，称为活血祛瘀剂。

血府逐瘀汤《医林改错》

【组成】桃仁12g，红花9g，当归9g，生地黄9g，川芎4.5g，赤芍6g，牛膝9g，桔梗4.5g，柴胡3g，枳壳6g，甘草6g。

【用法】水煎服。

【功用】活血化瘀，行气止痛。

【主治】用于胸中血瘀证。胸痛，头痛，痛如针刺而有定处，或呃逆，或饮水即呛，干呕，或内热瞀闷，或心悸怔忡，失眠多梦，急躁易怒，潮热，唇暗或两目暗黑，舌质暗红，或舌有瘀斑、瘀点，脉涩或弦紧。

【方解】本方主治诸症皆为瘀血内阻胸部，气机郁滞所致。临床应用以胸痛，头痛，痛有定处，舌暗红或有瘀斑，脉涩或弦紧为辨证要点。方中桃仁破血行滞而润燥，红花活血祛瘀以止痛，共为君药。赤芍、川芎助君药活血祛瘀；牛膝活血通经，祛瘀止痛，引血下行，共为臣药。生地黄、当归养血益阴，清热活血；桔梗、枳壳，一升一降，宽胸行气；柴胡疏肝解郁，升达清阳，与桔梗、枳壳同用，尤善理气行滞，使气行则血行，以上均为佐药。桔梗并能载药上行，兼有使药之用；甘草调和诸药，亦为使药。全方配伍，特点有三：一为活血与行气相伍，既行血分瘀滞，又解气分郁结；二是祛瘀与养血同施，则活血而无耗血之虑，行气又无伤阴之弊；三为升降兼顾，既能升达清阳，又可降泄下行，使气血和调。合而用之，使血活瘀化气行，则诸症可愈，为治胸中血瘀证之良方。

【使用注意】由于方中活血祛瘀药较多，故孕妇忌用。

【方歌】血府当归生地桃，红花赤芍枳壳草，柴胡芎桔牛膝等，血化下行不作痨。

补阳还五汤《医林改错》

【组成】生黄芪120g，当归尾6g，赤芍5g，地龙3g，川芎、红花、桃仁各3g。

【用法】水煎服。

【功用】补气，活血，通络。

【主治】用于中风之气虚血瘀证。半身不遂，口眼㖞斜，语言謇涩，口角流涎，小便频数或遗尿失禁，舌暗淡，苔白，脉缓无力。

【方解】本方证由中风之后，正气亏虚，气虚血滞，脉络瘀阻所致。临床应用以半身不遂，口眼㖞斜，舌暗淡，苔白，脉缓无力为辨证要点。本方重用生黄芪，补益元气，意在气旺则血行，瘀去络通，为君药。当归尾活血通络而不伤血，用为臣药。赤芍、川芎、桃仁、红花协同当归尾以活血祛瘀；地龙通经活络，力专善走为佐药。配伍特点：重用补气药与少量活血药相伍，使气旺血行以治本，祛瘀通络以治标，标本兼顾；且补气而不壅滞，活血又不伤正。

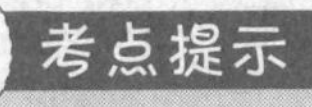

血府逐瘀汤、补阳还五汤的组成药物、功用、主治证候

【使用注意】使用本方需久服才能有效。王氏谓："服此方愈后，药不可断，或隔三五日吃一付，或七八日吃一付。"但若中风后半身不遂属阴

虚阳亢，痰阻血瘀，见舌红苔黄、脉洪大有力者，非本方所宜。

【方歌】补阳还五赤芍药，归尾通经佐地龙，四两黄芪为主药，血中郁滞用桃红。

桃核承气汤《伤寒论》

【组成】桃仁12g，大黄12g，桂枝6g，炙甘草6g，芒硝6g。

【用法】水煮取汁，纳芒硝，日三服。

【功用】逐瘀泻热。

【主治】用于下焦蓄血证。少腹急结，小便自利，神志如狂，甚则烦躁谵语，至夜发热；以及血瘀经闭，痛经，脉沉实而涩者。

【方解】本方为治疗瘀热互结，下焦蓄血证的常用方。临床应用以少腹急结，小便自利，脉沉实或涩为辨证要点。本方由调胃承气汤减芒硝之量，再加桃仁、桂枝而成。方中桃仁苦甘平，活血破瘀；大黄苦寒，下瘀泻热。二者合用，瘀热并治，共为君药。芒硝咸苦寒，泻热软坚，助大黄下瘀泻热；桂枝辛甘温，通行血脉，既助桃仁活血祛瘀，又防硝、黄寒凉凝血之弊，共为臣药。桂枝与硝、黄同用，相反相成，桂枝得硝、黄则温通而不助热；硝、黄得桂枝则寒下又不凉遏。炙甘草护胃安中，并缓诸药之峻烈，为佐使药。诸药合用，共奏破血下瘀泻热之功。服后"微利"，使蓄血除，瘀热清，而邪有出路，诸症自平。

【使用注意】表证未解者，当先解表，而后用本方。因本方为破血下瘀之剂，故孕妇禁用。

【方歌】桃核承气硝黄草，少佐桂枝温通炒，下焦蓄血小腹胀，泻热破瘀微利效。

温经汤《金匮要略》

【组成】吴茱萸9g，当归6g，芍药6g，川芎6g，人参6g，桂枝6g，阿胶（烊化）6g，牡丹皮6g，生姜6g，甘草6g，半夏6g，麦冬9g。

【用法】水煎服，阿胶烊化。

【功用】温经散寒，养血祛瘀。

【主治】用于冲任虚寒、瘀血阻滞证。漏下不止，血色暗而有块，淋漓不畅，或月经超前或延后，或逾期不止，或一月再行，或经停不至，而见少腹里急，腹满，傍晚发热，手心烦热，唇口干燥，舌质暗红，脉细而涩。亦治妇人宫寒，久不受孕。

【方解】本方证因冲任虚寒，瘀血阻滞所致。临床应用以月经不调，小腹冷痛，经血夹有瘀块，时有烦热，舌质暗红，脉细涩为辨证要点。方中吴茱萸、桂枝温经散寒，通利血脉，其中吴茱萸功擅散寒止痛，桂枝长于温通血脉，共为君药。当归、川芎活血祛瘀，养血调经；牡丹皮既助诸药活血散瘀，又能清血分虚热，共为臣药。阿胶甘平，养血止血，滋阴润燥；白芍酸苦微寒，养血敛阴，柔肝止痛；麦冬甘苦微寒，养阴清热。三药合用，养血调肝，滋阴润燥，且清虚热，并制吴茱萸、桂枝之温燥。人参、甘草益气健脾，以资生化之源，阳生阴长，气旺血充；半夏、生姜辛开散结，通降胃气，以助祛瘀调经；其中生姜温胃气以助生化，且助吴茱萸、桂枝以温经散寒，以上均为佐药。甘草调和诸药，兼为使药。诸药合用，共奏温经散寒，养血祛瘀之功。

本方温清补消并用，但以温经补养为主，且重用温补药与少量寒凉药配伍，能使全方温而不燥、刚柔相济，以成温养化瘀之剂。

【使用注意】月经不调属实热或无瘀血内阻者忌用，服药期间忌食生冷之品。

【方歌】温经汤用萸桂芎，归芍丹皮姜夏冬，参草益脾胶养血，调经重在暖胞宫。

生化汤《傅青主女科》

【组成】全当归 24g,川芎 9g,桃仁 6g,干姜 2g(炮黑),炙甘草 2g。

【用法】黄酒、童便各半煎服。

【功用】养血祛瘀,温经止痛。

【主治】用于血虚寒凝,瘀血阻滞证。产后恶露不行,小腹冷痛。

【方解】本方证由产后血虚寒凝,瘀血内阻所致。临床应用以产后恶露不行,小腹冷痛为辨证要点。方中重用全当归补血活血,化瘀生新,行滞止痛,为君药。川芎活血行气,桃仁活血祛瘀,均为臣药。炮姜入血散寒,温经止痛;黄酒温通血脉以助药力,共为佐药。炙甘草和中缓急,调和诸药,用以为使。原方另用童便同煎(现多已不用)者,乃取其益阴化瘀,引败血下行之意。全方配伍得当,寓生新于化瘀之内,使瘀血化,新血生,诸症向愈。正如唐宗海所云:"血瘀可化之,则所以生之,产后多用"(《血证论》),故名"生化"。

【使用注意】若产后血热而有瘀滞者不宜使用;若恶露过多、出血不止,甚则汗出气短神疲者,当属禁用。

【方歌】生化汤是产后方,归芎桃草与炮姜,恶露不行少腹痛,温经活血最见长。

桃核承气汤、温经汤、生化汤的功用、主治证候

(李丽华)

第十三节 止血药与方剂

一、止血药

凡能制止体内外出血的药物,称为止血药。其适用于各部位出血病证,如咯血、衄血、吐血、尿血、便血、崩漏、紫癜及创伤出血等。

小 蓟

【药用】菊科植物刺儿菜的全草或根。

【性味归经】甘,微苦,凉。归肝、脾经。

【功效】凉血止血,清热消肿。

【临床应用】主治咯血、吐血、衄血、尿血、血淋、便血、血痢、崩中漏下、外伤出血、痈疽肿毒。

【用法用量】内服:煎汤,5~10g;鲜品可用 30~60g,或捣汁。外用:适量,捣敷。

【使用注意】脾胃虚寒而无瘀滞者忌服。

地 榆

【药用】蔷薇科植物地榆的根及根茎。

【性味归经】苦、酸,微寒。归大肠经。

【功效】凉血止血,泻火敛疮。

【临床应用】

1. 用于便血、血痢、痔疮出血、尿血、崩漏等症。

2. 用于烫伤、皮肤溃烂、疼痛等症。

【用量与用法】3~9g,煎服。外用适量。

三 七

【药用】五加科植物的根。

【性味归经】甘、微苦,温。归肝、胃经。

【功效】祛瘀止血,活血止痛。

【临床应用】

1. 用于吐血、衄血、便血等症。

2. 用于各种瘀滞疼痛与跌打伤痛等症。

【用量与用法】3~9g,煎服。

茜 草

【药用】茜草科植物茜草的根及根茎。

【性味归经】苦、寒。归肝经。

【功效】凉血止血,行血祛瘀。

【临床应用】

1. 用于各种出血症。

2. 用于妇女经闭,月经不调,产后恶露不下及跌扑损伤,关节疼痛,痈疽初起等症。

【用量与用法】3~9g,煎服。

白 及

【药用】兰科植物白及的块茎。

【性味归经】苦、甘、涩,微寒。归肝、肺、胃经。

【功效】收敛止血,消肿生肌。

【临床应用】用于咯血、呕血、衄血、外伤出血、疮疡肿痛,溃疡久不收口及手足皲裂等症。

【用法与用量】3~9g,煎服。研粉吞服或冲服每次 2~3g。外用适量。

仙 鹤 草

【药用】蔷薇科草本植物龙牙草的地上部分。

【性味归经】苦、平。归肝、肺、脾经

【功效】止血,补虚。

【临床应用】用于多种出血病症及劳伤。

【用法与用量】9~15g,大剂量 30~60g,煎服。

艾 叶

【药用】菊科植物艾的叶(少数带茎)。

【性味归经】苦、辛，温。归肝、脾、肾经。

【功效】温经止血，散寒止痛。

【临床应用】用于咯血、衄血、便血、月经过多、妊娠漏红及经行腹痛等症。

【用法与用量】3~9g，煎服。

大 蓟

【药用】菊科植物蓟的全草。

【性味归经】甘，苦，凉。归心、肝经。

【功效】凉血，止血。

【临床应用】用于咯血、衄血、崩漏、尿血等症。本品有凉血止血的功效，对咯血、衄血、崩中下血、尿血等症，常与小蓟、生地黄、蒲黄、藕节等药配伍应用。此外，大蓟鲜草，又可用于疮痈肿毒，无论内服、外敷，都有散瘀消肿的功效。

【用量与用法】9~15g，鲜草可用30~60g，煎服。外用适量。

侧 柏 叶

【药用】柏科植物侧柏的嫩枝叶。

【性味与归经】苦、涩，微寒。归肺、肝、大肠经。

【功效】凉血止血。

【临床应用】用于各种出血病症。侧柏叶生敛止血，且有凉血作用，故主要用于血热妄行引起的出血病症，如咯血、呕血、鼻衄、尿血、便血及崩漏等，多与仙鹤草、蒲黄、藕节、生地黄等同用。

【用量与用法】3~9g，煎服。

白 茅 根

【药用】禾本科植物白茅根的干燥根茎。

【性味归经】甘，寒。归肺、胃、膀胱经。

【功效】凉血止血，清热利尿。

【临床应用】用于血热吐血，衄血，尿血，热病烦渴，黄疸，水肿，热淋涩痛。

【用法用量】9~30g，水煎服，鲜品30~60g。

槐 花

【药用】豆科植物槐树的花蕾。

【性味归经】苦，微寒。归肝、大肠经。

【功效】凉血止血。

【临床应用】用于便血、血痢、痔血、崩漏、咯血、衄血等症。

【用量与用法】9~15g，煎服。

蒲 黄

【药用】香蒲科植物水烛香蒲、东方香蒲或同属植物的花粉。

【性味归经】甘、平。归肝、心包经。

【功效】收敛止血，活血祛瘀。

【临床应用】

1. 用于呕血、咯血、尿血、便血、崩漏、创伤出血等症。

2. 用于心腹疼痛，产后淤痛，痛经等症。

【用量与用法】3~9g，包煎。

血 余 炭

【药用】人的头发经加工制成的块状物。

【性味归经】苦，平。归肝、胃经。

【功效】止血。

【临床应用】用于咯血、衄血、血淋、崩漏等症。

【用法与用量】3~9g，煎服。如研末吞服，每次1.5~3g。

二、止血剂

本类方剂具有清热凉血、化瘀止血功效的一类方剂。适用于各种出血证，如吐血、衄血、咯血、便血、尿血、崩漏、内脏出血。止血剂常用小蓟、仙鹤草、侧柏叶、地榆、蒲黄、三七等止血药组成。

咳血方《丹溪心法》

【组成】青黛6g，瓜蒌仁9g，诃子肉6g，海粉9g，栀子9g。

【用法】上为末，以蜜同姜汁为丸。

【功用】清肝宁肺，凉血止血。

【主治】肝火犯肺之咯血证。咳嗽痰稠带血，咯吐不爽，心烦易怒，胸胁作痛，咽干口苦，颊赤便秘，舌红苔黄，脉弦数。

【方解】本方证系肝火犯肺，灼伤肺络所致。方中青黛咸寒，入肝、肺二经，清肝泻火，凉血止血；栀子苦寒，入心、肝、肺经，清热凉血，泻火除烦，炒黑可入血分而止血，两药合用，澄本清源，共为君药。火热灼津成痰，痰不清则咳不止，咳不止则血难宁，故用瓜蒌仁甘寒入肺、清热化痰、润肺止咳；海粉（现多用海浮石）清肺降火，软坚化痰，共为臣药。诃子苦涩性平入肺与大肠经，清降敛肺，化痰止咳，用以为佐。诸药合用，共奏清肝宁肺之功，使木不刑金，肺复宣降，痰化咳平，其血自止。

本方的配伍特点：寓止血于清热泻火之中，虽不专用止血药，火热得清则血不妄行，为图本之法。

【使用注意】本方属寒凉降泄之剂，故肺肾阴虚及脾虚便溏者，不宜使用。

【方歌】咯血方中诃子收，瓜蒌海粉栀子投，青黛蜜丸口噙化，咳嗽痰血服之瘳。

小蓟饮子《济生方》

【组成】生地黄、小蓟、滑石、木通、蒲黄、藕节、淡竹叶、当归、栀子、甘草各9g。

【用法】水煎服。

【功用】凉血止血，利水通淋。

【主治】热结下焦之血淋、尿血。尿中带血，小便频数，赤涩热痛，舌红，脉数。

【方解】本方证因下焦瘀热，损伤膀胱血络，气化失司所致。方中小蓟甘凉入血分，功擅清热凉血止血，又可利尿通淋，尤宜于尿血、血淋之症，是为君药。生地黄甘苦性寒，凉血止血，养阴清热；蒲黄、藕节助君药凉血止血，并能消瘀，共为臣药。君臣相配，使血止而不留瘀。热在下焦，宜因势利导，故以滑石、竹叶、木通清热利水通淋；栀子清泄三焦之火，导热从下而出；当归养血和血，引血归经，尚有防诸药寒凉滞血之功，合而为佐。使以甘草缓急止痛，和中调药。诸药合用，共成凉血止血为主，利水通淋为辅之方。

【使用注意】本方属寒凉通利之品，只宜于实热证。若血淋、尿血日久兼寒或阴虚火动或气虚不摄者，均不宜使用。

【方歌】小蓟饮子藕蒲黄，木通滑石生地襄，归草黑栀淡竹叶，血淋热结服之良。

黄土汤《金匮要略》

【组成】甘草、干地黄、白术、炮附子、阿胶(烊化)、黄芩各9g，灶心土(包)30g。

【用法】先将灶心土水煎过滤取汤，再煎余药，阿胶烊化冲服。

【功用】温阳健脾，养血止血。

【主治】治脾虚阳衰，大便下血，及吐血、衄血、妇人血崩，血色黯淡，四肢不温，面色萎黄，舌淡苔白，脉沉细无力。

【方解】本方证因脾阳不足，统摄无权所致。脾主统血，脾阳不足失去统摄之权，则血从上溢而为吐血、衄血；血从下走则为便血、崩漏。血色暗淡、四肢不温、面色萎黄、舌淡苔白、脉沉细无力等皆为中焦虚寒，阴血不足之象。治宜温阳止血为主，兼以健脾养血。方中灶心土，辛温而涩，温中止血，用以为君。白术、附子温阳健脾，助君药以复脾土统血之权，共为臣药。然辛温之术、附易耗血动血，且出血者，阴血每亦亏耗，故以生地黄、阿胶滋阴养血止血；与苦寒之黄芩合用，又能制约术、附过于温燥之性；而生地黄、阿胶得术、附则滋而不腻，避免了呆滞碍脾之弊，均为佐药。甘草调药和中为使。诸药合用，共呈寒热并用，标本兼顾，刚柔相济的配伍特点。此方为温中健脾，养血止血之良剂，故吴瑭称本方为"甘苦合用，刚柔互济法"(《温病条辨》)。

【使用注意】凡热迫血妄行所致出血者忌用。

【方歌】黄土汤用芩地黄，术附阿胶甘草尝，温阳健脾能摄血，便血崩漏服之康。

第十四节 化痰止咳平喘药与方剂

一、化痰止咳平喘药

凡能化除痰涎，制止咳嗽、平定气喘的药物，称为化痰止咳平喘药。痰涎与咳嗽、气喘有一定的关系，一般咳喘每多夹痰，而痰多亦每致咳喘，故将化痰、止咳、平喘合并阐述。化痰药不仅用于因痰饮引起的咳嗽、气喘，并可用于瘰疬、瘿瘤、癫痫、惊厥等症。

临床使用化痰止咳药时，应注意：如有外感的配合解表药同用，虚劳的配合补虚药同用。咳嗽而咯血时，不宜用燥烈的化痰药，以免引起大量出血。本类药物分为清化热痰、温化寒痰、止咳平喘三种。

半 夏

【药用】天南星科草本植物半夏的块茎。

【性味归经】辛,温。有毒。归脾、胃、肺经。

【功效】燥湿化痰,消痞散结,降逆止呕。

【临床应用】

1. 用于痰多咳嗽。半夏性燥而能化痰,为治湿痰的要药,适用于痰湿壅滞、咳嗽气逆等,常与陈皮、茯苓等配伍;治痰多咳嗽,与贝母配伍应用。用治寒痰,宜与白芥子、生姜等同用;治热痰可与瓜蒌、黄芩等配伍;治风痰,宜与天南星等同用。

2. 用于胸脘痞闷,胸痹,结胸等症。用于痰湿内阻、胸脘痞闷症,可配陈皮、茯苓等;如寒热互结,可配黄芩、黄连、干姜等,如半夏泻心汤。用于胸痹疼痛,配瓜蒌、薤白等;治结胸症,可与瓜蒌、黄连等。

3. 用于瘿瘤、瘰疬、疮疡肿痛、梅核气等。用治瘿瘤、瘰疬、痰核,可与海藻、黄药子、贝母等配用。痈疽未溃者,可用生半夏配生南星等同研,调醋外敷。用治梅核气,可配厚朴、紫苏等。

4. 用于胃气上逆、恶心呕吐。如治胃寒呕吐,可配生姜或藿香、丁香等;治胃热呕吐,可配黄连、竹茹等;治妊娠呕吐,可配灶心土等;治胃虚呕吐,可配人参、白蜜同用。

此外,配秫米同用,可治胃不和而卧不安;配硫黄而治肾阳不足、大便失调之症。

【用量与用法】3~9g,煎服。外用适量。

【使用注意】半夏生用有毒,生姜、明矾能制其毒;阴虚津少者应慎用。

天 南 星

【药用】天南星科植物天南星、异叶天南星或东北天南星的球状块茎。

【性味归经】苦、辛,温。有毒。归肺、肝、脾经。

【功效】燥湿化痰,祛风解痉。

【临床应用】

1. 用于顽痰咳嗽,胸膈胀闷等症。常与半夏配合应用。

2. 用于风痰眩晕、癫痫、中风及破伤风、口噤强直等症。治风痰眩晕、目眩、呕逆、胸闷少食等症,常与半夏、天麻、生姜等配伍;治风痰壅盛、呕吐涎沫、口眼斜等,常与半夏、白附子、川乌等配伍;治破伤风,常与白附子、天麻、防风、白芷、羌活等同用。

此外,本品生用外敷痈肿、跌扑损伤,有消肿定痛作用。

【用量与用法】3~9g,煎服。

【使用注意】天南星有毒,内服须经炮制。

紫 苏 子

【药用】唇形科一年生草本植物紫苏的果实。

【性味与归经】辛,温。入肺、大肠经。

【功效】降气消痰,止咳平喘,滑肠。

【临床应用】

1. 用于痰壅气逆,咳嗽气喘。用于咳嗽痰喘的症候,常与莱菔子、白芥子配伍;也可与前胡、厚朴、陈皮、半夏等同用。

2. 用于肠燥便秘。用于肠燥便秘,可与火麻仁、瓜蒌仁、杏仁等同用。

【用量与用法】6~9g,煎服。

白芥子

【药用】十字花科植物白芥的成熟种子。

【性味归经】辛,温。入肺经。

【功效】化痰利气,散结消肿。

【临床应用】

1. 用于寒痰壅滞、胸满胁痛、咳嗽气逆痰多等症。可配紫苏子、莱菔子,用于痰多咳嗽;如配甘遂、大戟,可治痰涎停留胸膈。

2. 用于痰注肢体、关节疼痛及流注阴疽等症。可与肉桂、没药、木香等配伍;治流注阴疽,可与麻黄、肉桂、熟地黄、炮姜、鹿角胶、甘草等同用。

此外,本品捣烂外敷,有活血消肿、散寒逐饮的功效,可用于胸胁刺痛、寒痰哮喘的轻症。

【用量与用法】3~9g,煎服。外用适量。

【使用注意】肺虚久咳、阴虚火旺及胃火炽盛者忌用。

桔梗

【药用】桔梗科植物桔梗的根。

【性味与归经】苦、辛,平。入肺经。

【功效】宣肺,化痰,排脓。

【临床应用】

1. 用于咳嗽痰多及咽痛音哑等症。如外感风寒者,可与荆芥、防风、紫苏叶、杏仁等配伍;外感风热,可与前胡、牛蒡子、菊花、桑叶等配伍应用。如咽喉肿痛、声音嘶哑,可与牛蒡子、甘草、山豆根、射干等同用。

2. 用于肺痈及咽喉肿痛等症。治肺痈,可与生薏苡仁、冬瓜子、桃仁、鲜芦根、鱼腥草等配伍;治咽喉痈肿,可与板蓝根、牛蒡子、马勃、白僵蚕、甘草等同用。

【用量与用法】3~6g,煎服。

旋覆花

【药用】菊科植物线叶旋覆花或旋覆花的头状花序。

【性味归经】苦、辛、咸,微温。入肺、脾、胃、大肠经。

【功效】消痰平喘,降逆下气。

【临床应用】

1. 用于喘咳多痰。用于痰壅气逆及痰饮蓄结所致的咳嗽痰多之症,可与桑白皮、葶苈子、陈皮、半夏等配伍;如有表证者,当配解表药同用。

2. 用于嗳气,呕吐。用于脾胃虚寒或痰湿内聚所致的嗳气或呕吐等症,常与代赭石、半夏、生姜等配伍。

【用量与用法】3~9g,包煎。

白 前

【药用】萝藦科植物白前的根状茎及根。

【性味与归经】辛、甘,微温。入肺经。

【功效】化痰,降气,止咳。

【临床应用】用于咳嗽痰多,气逆喘促等症。用于痰多壅肺、咳嗽气促等症,可与紫菀、半夏等同用。

【用量与用法】3~6g,煎服。

【按语】素有胃病者,用量不宜过多;肺虚干咳者,慎用。

贝 母

【药用】百合科多年生植物川贝母(卷叶贝母)以及浙贝母等的鳞茎。

【性味归经】川贝母:苦、甘,微寒。浙贝母:苦,寒。入心、肺经。

【功效】止咳化痰,清热散结。

【临床应用】

1. 用于肺虚久咳、痰少咽燥及外感风热咳嗽,郁火痰结咳嗽、咯痰黄稠等症。川贝与浙贝皆属性寒而有苦味,都能清肺化痰而止咳,可用于痰热咳嗽等症。然川贝性凉而有甘味,兼有润肺之功,而清火散结之力则不及浙贝母,故宜用于肺虚久咳、痰少咽燥等症,可与沙参、麦冬、天冬等品配伍;浙贝母苦寒之性较重,开泄力胜,大多用于外感风邪、痰热郁肺所引起的咳嗽,常与桑叶、杏仁、牛蒡子、前胡等同用。

2. 用于瘰疬、疮痈肿毒及肺痈、乳痈等症。二贝都有清热散结的功效,可用于瘰疬、疮痈、乳痈及肺痈等症。然浙贝偏于苦寒,长于清火散结,故一般认为用浙贝较佳。在临床应用方面,治瘰疬可与玄参、牡蛎配伍;治疮痈可与连翘、蒲公英、天花粉等配伍;治肺痈,可与鲜芦根、生薏苡仁、冬瓜子、鱼腥草等同用。

【用量与用法】3~9g,煎服。川贝母研粉吞服,每次吞服0.9~1.5g。

瓜 蒌

【药用】葫芦科植物瓜蒌的果实。

【性味归经】甘,寒。入肺、胃、大肠经。

【功效】清肺化痰,宽胸散结,润燥滑肠。

【临床应用】

1. 用于痰热咳嗽、咯痰稠厚、咳吐不利及肺痈等症,常与知母、浙贝母、生薏苡仁、冬瓜子等配伍同用。

2. 用于治胸痹胁痛,常与薤白配伍。用于乳痈初起、肿痛而未成脓者,与蒲公英、乳香等合用。

3. 用于肠燥便秘等症,常与火麻仁、郁李仁等配伍。

【用量与用法】9~15g,煎服。

竹 茹

【药用】禾本科植物常绿乔木或灌木淡竹等竹类的茎刮去外皮后剩下的中间层。

【性味与归经】甘，微寒。入肺、胃经。

【功效】清热化痰，除烦止呕。

【临床应用】

1. 用于肺热咳嗽，咯痰稠厚，常与黄芩、瓜蒌等药同用。

2. 用于胃热呕吐、呃逆。常与橘皮、半夏等药同用；对妊娠呕吐之症，本品也可应用。

【用量与用法】3~9g，煎服。

竹 沥

【药用】新鲜淡竹经火烧后，流出的淡黄色汁液。

【性味归经】甘，寒。入肺、心、肝经。

【功效】清热化痰。

【临床应用】用于肺热咳嗽、气喘胸闷、中风昏迷、癫痫、惊厥等痰涎壅塞等症。常与生姜汁同用。痰留经络，肢体麻木，拘急之证，亦可使用。

【用量与用法】30~60g，单独饮服或用药汁冲服。

【使用注意】咳嗽便溏者忌服。

天 竺 黄

【药用】禾本科植物淡竹等因病而生成在节内的块状物。

【性味与归经】甘，寒。入心、肝经。

【功效】清化热痰，凉心定惊。

【临床应用】

1. 用于痰热壅滞所致的咳喘气急、烦躁不安等症。常配朱砂、黄连、僵蚕等同用，如天竺丹。

2. 用于痰热蒙蔽清窍或肝热动风所致的小儿惊风抽搐、中风痰壅等症。常配朱砂、牛黄、钩藤等同用。

【用量与用法】3~9g，煎服。如研粉吞服，每次0.6~0.9g。

葶 苈 子

【药用】十字花科植物独行菜的成熟种子。

【性味与归经】辛、苦，大寒。入肺、膀胱经。

【功效】泻肺定喘，利水消肿。

【临床应用】

1. 用于痰涎壅肺、咳嗽痰喘、喉中有痰声如拉锯，可与桑白皮、旋覆花等同用。

2. 用于面目水肿，胸腹积水而小便不利者，常与防已、椒目、大黄等配伍。

【用量与用法】3~9g，包煎。

【使用注意】肺虚喘促、脾虚肿满等慎用。

杏 仁

【药用】蔷薇科植物杏、山杏等的种仁。

【性味与归经】苦，温。有小毒。入肺、大肠经。

【功效】止咳化痰,润肠通便。

【临床应用】

1. 用于咳嗽气喘,常与麻黄、甘草,或贝母、前胡等配伍。

2. 用于肠燥便秘,可与火麻仁、瓜蒌仁等配伍。

【用量与用法】3~9,煎服。

枇杷叶

【药用】蔷薇科植物枇杷的叶。

【性味与归经】苦,平。入肺、胃经。

【功效】清肺止咳,和胃降逆。

【临床应用】

1. 用于肺热咳嗽、气逆喘息等症,可与桑白皮、杏仁、马兜铃等同用。

2. 用于呕吐呃逆症,常与半夏、茅根、竹茹等配伍;用治口渴症,可与鲜芦根、麦冬、天花粉等同用。

【用量与用法】3~9g,包煎。

款冬花

【药用】菊科植物款冬的未开放的头状花序。

【性味与归经】辛,微苦,温。入肺经。

【功效】润肺下气,止咳化痰。

【临床应用】用于咳嗽气喘,肺虚久咳等症时,往往与紫菀同用,可收消痰下气之效。用于痰嗽气喘,遇冷即发者,可配麻黄、杏仁、苏子等;用于痰嗽带血等症,可与百合研末蜜丸服,如百花丸。

【用量与用法】3~9g,水煎服。

紫菀

【药用】菊科紫菀的根及根茎。

【性味与归经】辛、苦,温。入肺经。

【功效】化痰止咳。

【临床应用】用于咳嗽气逆,咯痰不爽,肺虚久咳,痰中带血等症。本品温而不热,质润而不燥,为化痰止咳要药。治咳嗽气逆、咯痰不爽,可与白前、桔梗、甘草等配伍;治肺虚久咳、痰中带血,常与款冬花、川贝、麦冬、阿胶等同用。

【用量与用法】3~9g,煎服。

百部

【药用】百部科植物蔓生百部、直立百部或对叶百部等的块根。

【性味与归经】甘、苦,微湿。入肺经。

【功效】润肺止咳,灭虱杀虫。

【临床应用】

1. 为治肺痨咳嗽的要药,且能用于一般咳嗽,尤以久咳为良,用治顿咳,也有很好疗效。

临床常配合紫菀、款冬花、黄芩、白及等同用。

2. 用于蛲虫病，每天用生百部30g，加水煎取浓汁30ml，在晚上9~10时做保留灌肠，连用5天，为一疗程。又用本品制成20%的醇浸液或50%的水煎液涂搽，对人畜的头虱、体虱及虱卵都有强烈的杀灭力。此外，可用以杀灭农作物虫害。

【用量与用法】3~9g，煎服。外用适量。

二、化痰止咳平喘剂

凡以止咳化痰平喘药为主组成，具有祛痰饮、止咳平喘作用，治疗各种痰饮、咳喘病证的方剂，称为止咳化痰平喘方剂。

二陈汤《太平惠民和剂局方》

【组成】半夏、橘红各15g，白茯苓9g，炙甘草4.5g，生姜7片，乌梅1个。

【用法】水煎温服。

【功用】燥湿化痰，理气和中。

【主治】用于治湿痰咳嗽、痰多色白易咯，胸膈痞闷，恶心呕吐、肢体困倦，或头眩心悸，舌苔白润，脉滑。

【方解】本方证多由脾失健运，湿无以化，湿聚成痰。方中半夏辛温性燥，善能燥湿化痰，且又和胃降逆，为君药。橘红为臣，既可理气行滞，又能燥湿化痰。君臣相配，寓意有二：一为等量合用，不仅相辅相成，增强燥湿化痰之力，而且体现治痰先理气，气顺则痰消之意；二为半夏、橘红皆以陈久者良，而无过燥之弊，故方名"二陈"。佐以茯苓健脾渗湿，渗湿以助化痰之力，健脾以杜生痰之源。生姜既能制半夏之毒，又能助半夏化痰降逆、和胃止呕；乌梅收敛肺气，与半夏、橘红相伍，散中兼收，防其燥散伤正之虞，均为佐药。以甘草为佐使，健脾和中，调和诸药。本方标本兼顾，燥湿理气祛已生之痰，健脾渗湿杜生痰之源，共奏燥湿化痰，理气和中之功。

【使用注意】因本方性燥，故燥痰者慎用；吐血、消渴、阴虚、血虚者忌用。

【方歌】二陈汤用半夏陈，益以茯苓甘草臣，利气和中燥湿痰，煎加生姜与乌梅。

清气化痰丸《医方考》

【组成】陈皮、杏仁、枳实、黄芩、瓜蒌仁、茯苓各30g，胆南星、制半夏各45g。

【用法】姜汁为丸。每服6g，温开水送下。

【功用】清热化痰，理气止咳。

【主治】用于痰热咳嗽证。咳嗽气喘，咯痰黄稠，胸膈痞闷，甚则气急呕恶，烦躁不宁，舌质红，苔黄腻，脉滑数。

【方解】本方证因痰阻气滞，气郁化火，痰热互结所致。方中胆南星苦凉、瓜蒌仁甘寒，均长于清热化痰，瓜蒌仁尚能导痰热从大便而下，二者共为君药。制半夏虽属辛温之品，但与苦寒之黄芩相配，一化痰散结，一清热降火，既相辅相成，又相制相成，共为臣药。治痰者当须降其火，治火者必须顺其气，故佐以杏仁降利肺气以宣上，陈皮理气化痰以畅中，枳实破气化痰以宽胸，并佐茯苓健脾渗湿以杜生痰之源。以姜汁为丸，用为开痰之先导。诸药合用，化痰与清热、理气并进，俾气顺则火降，火清则痰消，痰消则火无所附，诸症悉除。

【方歌】清气化痰星夏橘，杏仁枳实瓜蒌实，芩苓姜汁糊为丸，气顺火消痰自失。

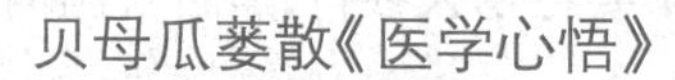

贝母瓜蒌散《医学心悟》

【组成】贝母 4.5g，瓜蒌 3g，天花粉、茯苓、橘红、桔梗各 2.5g。

【用法】水煎服。

【功效】润燥清肺，理气化痰。

【主治】燥痰咳嗽。咳嗽呛急，咯痰不爽，涩而难出，咽喉干燥哽痛，苔白而干。

【方解】本方证多由燥热伤肺，灼津成痰所致。方中贝母苦甘微寒，润肺清热，化痰止咳；瓜蒌甘寒微苦，清肺润燥，开结涤痰，与贝母相须为用，共为君药。臣以天花粉，既清降肺热，又生津润燥，可助君药之力。橘红理气化痰、茯苓健脾渗湿，但橘红温燥、茯苓渗利，故用量颇轻，少佐贝母、瓜蒌、天花粉于寒性药中，则可去性存用，并能加强脾运，输津以润肺燥。桔梗宣肺化痰，且引诸药入肺经，为佐使药。全方润肺而不留痰，化痰又不伤津，则肺得清润而燥痰自化，宣降有权而咳逆自平。

【使用注意】肺肾阴虚，虚火上炎之咳嗽者慎用。

【方歌】贝母瓜蒌花粉研，橘红桔梗茯苓添，呛咳咽干痰难出，润燥化痰病自安。

半夏白术天麻汤《医学心悟》

【组成】半夏 4.5g，天麻、茯苓、橘红各 3g，白术 9g，甘草 1.5g。

【用法】加生姜 1 片，大枣 2 枚，水煎服。

【功用】健脾化痰，平肝息风。

【主治】用于风痰上扰证。眩晕，头痛，胸膈痞闷，恶心呕吐，舌苔白腻，脉弦滑。

【方解】本方证由脾湿生痰，湿痰壅遏，引动肝风，风痰上扰清空所致。方中半夏燥湿化痰，降逆止呕；天麻平肝息风，而止头眩，为治风痰眩晕头痛之要药。李东垣在《脾胃论》说："足太阴痰厥头痛，非半夏不能疗；眼黑头眩，风虚内作，非天麻不能除。"故以两味为君药。以白术、茯苓为臣，健脾祛湿，能治生痰之源。佐以橘红理气化痰，使气顺则痰消。使以甘草和中调药；煎加姜、枣调和脾胃，生姜兼制半夏之毒。综观全方，风痰并治，标本兼顾，但以化痰息风治标为主，健脾祛湿治本为辅。

【使用注意】阴虚阳亢，气血不足所致之眩晕，不宜使用。

【方歌】半夏白术天麻汤，苓草橘红大枣姜，眩晕头痛风痰证，热盛阴亏切莫尝。

半夏泻心汤《伤寒论》

【组成】半夏 12g，黄芩、干姜、人参、炙甘草各 9g，黄连 3g，大枣 12 枚。

【用法】水煎服。

【功用】和胃降逆，散结消痞。

【主治】主寒热中阻，胃气不和，心下痞满不痛，或干呕，或呕吐，肠鸣下利，舌苔薄黄而腻，脉弦数者。

【方解】本方证为中气受伤，脾胃、大小肠功能失调，因为寒热互结其中，清浊升降失常。其症状为心下痞满、干呕、肠鸣下利。本方是由小柴胡汤化裁得到，即去柴胡、生姜，而加黄连、干姜。本方中法半夏、干姜辛温除寒，和胃止呕；川黄连、黄芩苦寒泄降除热，清肠燥湿；人参、大枣、炙甘草补中益气，养胃。

【使用注意】气滞或食积所致的心下痞满，不宜使用。

【方歌】半夏泻心配连芩，干姜枣草人参行，辛苦甘温消虚痞，治在调阳与和阴。

杏苏散《温病条辨》

【组成】苏叶9g，半夏9g，茯苓9g，前胡9g，桔梗6g，枳壳6g，甘草3g，大枣3枚，杏仁9g，橘皮6g。

【用法】水煎温服。

【功用】轻宣凉燥，理肺化痰。

【主治】治外感凉燥，头微痛，恶寒无汗，咳嗽痰稀，鼻塞咽干，苔白脉弦。

【方解】本方证为凉燥外袭，肺失宣降，痰湿内阻所致。方中苏叶辛温不燥，发表散邪，宣发肺气，使凉燥之邪从外而散；杏仁苦温而润，降利肺气，润燥止咳，二者共为君药。前胡疏风散邪，降气化痰，既协苏叶轻宣达表，又助杏仁降气化痰；桔梗、枳壳一升一降，助杏仁、苏叶理肺化痰，共为臣药。半夏、橘皮燥湿化痰，理气行滞；茯苓渗湿健脾以杜生痰之源；生姜、大枣调和营卫以利解表，滋脾行津以润干燥，是为佐药。甘草调和诸药，合桔梗宣肺利咽，功兼佐使。本方外可轻宣发表而解凉燥，内可理肺化痰而止咳嗽，表解痰消，肺气调和，诸症自除。

【方歌】杏苏散用半夏苓，前胡枳桔橘皮从；甘草生姜与大枣，凉燥咳嗽立能停。

桑杏汤《温病条辨》

【组成】桑叶3g，杏仁4.5g，沙参6g，浙贝母3g，豆豉3g，栀子3g，梨皮3g。

【用法】水煎服。

【功用】清宣温燥，润肺止咳。

【主治】外感温燥证。身热不甚，口渴，咽干鼻燥，干咳无痰或痰少而黏，舌红，苔薄白而干，脉浮数而右脉大者。

【方解】本方证系温燥外袭，肺津受灼之轻证。方中桑叶清宣燥热，透邪外出；杏仁宣利肺气，润燥止咳，共为君药。豆豉辛凉透散，助桑叶轻宣透热；贝母清化热痰，助杏仁止咳化痰；沙参养阴生津，润肺止咳，共为臣药。栀子皮质轻而入上焦，清泄肺热；梨皮清热润燥，止咳化痰，均为佐药。本方乃辛凉甘润之法，轻宣凉润之方，使燥热除而肺津复，则诸症自愈。

【方歌】桑杏汤中浙贝宜，沙参栀豉与梨皮，外感温燥伤肺阴，辛宣凉润此方宜。

清燥救肺汤《医门法律》

【组成】桑叶9g，石膏8g(煅)，甘草3g，人参2g，胡麻仁3g，阿胶(烊化)3g，麦冬4g，杏仁2g，枇杷叶3g。

【用法】水煎，频频热服。

【功用】清燥润肺。

【主治】用于温燥伤肺，气阴两伤证。身热头痛，干咳无痰，气逆而喘，咽喉干燥，鼻燥，心烦口渴，胸满胁痛，舌干少苔，脉虚大而数。

【方解】本方所治乃温燥伤肺之重证。方中重用桑叶质轻性寒，轻宣肺燥，透邪外出，为君药。臣以石膏辛甘而寒，清泄肺热；麦冬甘寒，养阴润肺。石膏虽沉寒，但用量轻于桑叶，则不碍君药之轻宣；麦冬虽滋润，但用量不及桑叶之半，自不妨君药之外散。用杏仁、枇杷叶苦降肺气，以为佐药。甘草兼能调和诸药，是为使药。全方宣、清、润、降四法并用，气阴双补，且宣散不耗气，清热不伤中，滋润不腻膈。

【方歌】清燥救肺参草杷，石膏胶杏麦胡麻；经霜收下冬桑叶，清燥润肺效可夸。

第十五节 安神药与方剂

一、安神药

凡以镇静安神为主要功效，治疗心神不宁病症的药物，称为安神药。

（一）重镇安神药

重镇安神药，用于心神不宁、躁动不安等症。本类药物有镇静安神的功效，能镇定浮阳，但不能消除导致浮阳的其他因素，因此，在应用时应考虑配伍适当的药物。

朱 砂

【药用】三方晶系天然的辰砂矿石。

【性味归经】甘，微寒。有小毒。入心经。

【功效】镇心安神，定惊解毒。

【临床应用】

1. 用于神志不安，心悸怔忡，失眠，惊痫等症。
2. 用于疮毒肿痛，口舌生疮，咽喉肿痛等症。

【用量与用法】每次吞服0.1~0.5g，多入丸散剂。或拌其他药物，或研末冲服，一般不入汤剂煎服。外用适量。

龙 骨

【药用】古代多种哺乳动物（包括象、犀牛、马、骆驼、羚羊等）骨骼的化石。

【性味归经】甘、涩，平。归心、肝、肾经。

【功效】重镇安神，平肝潜阳，收敛固涩。

【临床应用】

1. 用于神志不安，心悸健忘，失眠多梦，惊痫，癫狂等症。
2. 用于虚阳上越、头晕目眩等症。
3. 用于遗精，滑精，崩漏，虚汗，泄泻，带下等症。本品外用，又可敛疮生肌。

【用量与用法】15~30g，生用者须先煎。

牡 蛎

【药用】牡蛎科动物长牡蛎及同属动物的贝壳。

【性味归经】咸、涩，微寒。归肝、胆、肾经。

【功效】镇静安神，益阴潜阳，收敛固涩，软坚散结。

【临床应用】

1. 用于神志不安，胆怯惊恐，心悸怔忡，失眠等症。
2. 用于肝阳上亢、头晕目眩、耳聋耳鸣，以及肝风内动、惊痫、四肢抽搐等症。
3. 用于遗精、崩漏、虚汗、泄泻、带下等症。

4. 用于瘰疬、瘿瘤等症。

5. 用于胃痛泛酸之证。

【用量与用法】15~30g,生用宜先煎。

琥 珀

【药用】古代松树、枫树等渗出的树脂,埋于地层下,经久而成的化石样物质。

【性味归经】甘,平。归心、肝、膀胱经。

【功效】镇惊安神,利水通淋,活血化瘀。

【临床应用】

1. 用于惊风、癫痫、惊悸、失眠等症。

2. 用于小便癃闭、血淋、热淋、石淋等症。本品既能利水通淋,又能活血化瘀,故适用于小便癃闭、血淋等症,可与车前子、木通等药配合应用。

3. 用于气滞血瘀、月经不通等症。

【用量与用法】1.5~3g,研粉,冲服。不入煎剂。

(二)养心安神药

养心安神药具有养心益阴、安神定志等功效,临床上长用于阴血不足所致的心悸、失眠等症。

酸 枣 仁

【药用】鼠李科落叶灌木或小乔木酸枣的成熟种子。

【性味归经】甘、酸,平。归心、脾、肝、胆经。

【功效】养肝,宁心安神,益阴敛汗。

【临床应用】

1. 用于虚烦失眠,心悸怔忡等证。

2. 用于虚汗证。

【用量与用法】9~15g,煎服。如果用治失眠,可以在临睡前吞服。

柏 子 仁

【药用】柏科常绿乔木侧柏的干燥成熟种仁。

【性味归经】甘、平。归心、肾、大肠经。

【功效】养心安神,润肠通便。

【临床应用】

1. 用于心阴不足,心血亏虚,心神失养之心悸失眠,可配人参、五味子、白术等,如柏子仁丸等。

2. 用于阴血亏虚,年老、产后等肠燥便秘等疾病,常与郁李仁、松子仁、杏仁等同用,如五仁丸等。

【用法用量】4.5~9g。

【使用注意】水煎服。便溏、滑精、咳嗽痰多、腹泻者忌用;因含油脂丰富,所以肝功能严重不良者应慎食。

远志

【药用】远志科多年生草本植物远志的根皮。

【性味归经】苦、辛，微温、归肺、心、肾经。

【功效】宁心安神，祛痰利窍，消散痈肿。

【临床应用】

1. 用于痰迷神昏，惊悸，失眠健忘，神志恍惚及癫痫等症。
2. 用于咳嗽痰多，黏稠不爽等。
3. 用治疮痈初起，乳房痈肿等。

【用量与用法】3~9g 煎服。外用适量。

合欢皮

【药用】豆科落叶乔木合欢的树皮。

【性味归经】甘，平。归心、脾、肺经。

【功效】安神解郁，活血止痛。

【临床应用】

1. 用于心烦失眠。合欢皮有安神作用，用以治疗心烦失眠，常与柏子仁、夜交藤等药配伍应用。
2. 用于跌打损伤、骨折疼痛等症。
3. 用于肺痈，疮肿等症。

【用量与用法】9~15g，煎服。外用适量。

二、安神剂

凡以重镇安神或滋养安神药物为主组成，治疗神志不安证的方剂，称为安神剂。安神剂分为两类。滋阴养血安神剂，适用于思虑过度，心血不足，心神失养；或心阴不足，虚火内扰心神之证，以酸枣仁汤为代表方。重镇安神剂，适用于肝郁化火，扰乱心神之证，以朱砂安神丸为代表方。

重镇安神剂多由金石类药物组成，此类药物易伤胃气，中病即止，不宜久服。某些安神药如朱砂具有一定毒性，久服能引起慢性中毒，亦应注意。

酸枣仁汤《金匮要略》

【组成】酸枣仁（炒）15g，甘草 3g，知母 6g，茯苓 6g，川芎 6g。

【用法】水煎服。

【功用】养血安神，清热除烦。

【主治】用于肝血不足，虚热内扰证。虚烦失眠，心悸不安，头目眩晕，咽干口燥，舌红，脉弦细。

【方解】本证皆由肝血不足，阴虚内热而致。方中重用酸枣仁为君，以其甘酸质润，入心、肝之经，养血补肝，宁心安神。茯苓宁心安神；知母苦寒质润，滋阴润燥，清热除烦，共为臣药。佐以川芎之辛散，调肝血而疏肝气，与大量之酸枣仁相伍，辛散与酸收并用，补血与行血结合，具有养血调肝之妙。甘草和中缓急，调和诸药为使。诸药相伍，标本兼治，养中兼清，补中有行，共奏养血安神、清热除烦之效。

【方歌】酸枣仁汤治失眠，川芎知草茯苓煎，养血除烦清内热，安然入睡梦乡甜。

天王补心丹《校注妇人良方》

【组成】人参（去芦）、茯苓、玄参、丹参、桔梗、远志各15g，当归（酒浸）、五味子、麦冬、天冬、柏子仁、酸枣仁各30g，生地黄120g。

【用法】共为细末，炼蜜为小丸，朱砂为衣，每服6~9g。

【功用】滋阴清热，养血安神。

【主治】用于阴虚血少，神志不安证。心悸怔忡，虚烦失眠，神疲健忘，或梦遗，手足心热，口舌生疮，大便干结，舌红少苔，脉细数。

【方解】本方证多由忧愁思虑太过，暗耗阴血，使心肾两亏，阴虚血少，虚火内扰所致。方中重用甘寒之生地黄，入心能养血，入肾能滋阴，故能滋阴养血，壮水以制虚火，为君药。天冬、麦冬滋阴清热，酸枣仁、柏子仁养心安神，当归补血润燥，共助生地滋阴补血，并养心安神，俱为臣药。玄参滋阴降火；茯苓、远志养心安神；人参补气以生血，并能安神益智；五味子之酸以敛心气，安心神；丹参清心活血，合补血药使补而不滞，则心血易生；朱砂镇心安神，以治其标，以上共为佐药。桔梗为舟楫，载药上行以使药力缓留于心经，为使药。本方滋阴补血以治本，养心安神以治标，标本兼治，心肾两顾，但以补心治本为主，共奏滋阴养血、补心安神之功。

【使用注意】本方滋阴之品较多，对脾胃虚弱、纳食欠佳、大便不实者，不宜长期服用。

【方歌】补心丹用柏枣仁，二冬生地当归身，三参桔梗朱砂味，远志茯苓共养神。

朱砂安神丸《内外伤辨惑论》

【组成】朱砂15g（水飞为衣），黄连18g，炙甘草16.5g，生地黄4.5g，当归7.5g。

【用法】上药研末，炼蜜为丸，每次6~9g，临睡前温开水送服。

【功用】镇心安神，清热养血。

【主治】心火亢盛，阴血不足证。失眠多梦，惊悸怔忡，心烦神乱：或胸中懊恼，舌尖红，脉细数。

【方解】本证乃因心火亢盛，灼伤阴血所致。方中朱砂甘寒质重，专入心经，寒能清热，重可镇怯，既能重镇安神，又可清心火，治标之中兼能治本，是为君药。黄连苦寒，入心经，清心泻火，以除烦热为臣。佐以生地黄之甘苦寒，以滋阴清热；当归之辛甘温润，以补血；合生地黄滋补阴血以养心。炙甘草调药和中，以防黄连之苦寒、朱砂之质重碍胃。合而用之，标本兼治，清中有养，使心火得清，阴血得充，心神得养，则神志安定，是以“安神”名之。

【使用注意】方中朱砂含硫化汞，不宜多服、久服，以防汞中毒；阴虚或脾弱者不宜服。

【方歌】朱砂安神东垣方，归连甘草合地黄，怔忡不寐心烦乱，养阴清热可复康。

第十六节　平肝息风药与方剂

一、平肝息风药

凡具有平降肝阳、止熄肝风作用的药物，称为平肝息风药。

平肝息风药,适用于肝阳上亢、头目眩晕,以及肝风内动、惊痫抽搐等症。如因热引起的,与清热泻火药同用;因风痰引起的,与化痰药同用;阴虚引起的,与滋阴药同用;血虚引起的,与养血药同用。有些药物药性寒凉,脾虚慢惊病患者,则非所宜;而另有一些药物又偏温燥,血虚伤阴者又宜慎用。

平肝息风药中矿石类、介贝类质坚沉重,用量应大,生用时宜先煎。钩藤有效成分易被高热破坏,入汤剂则应后下。羚羊角为贵重物品,一般入丸散服用。全蝎、蜈蚣为有毒之品,用量不宜过大。

石 决 明

【药用】鲍科软体动物九孔鲍或盘大鲍的贝壳。

【性味归经】咸,微寒。归肝经。

【功效】平肝潜阳,清热明目。

【临床应用】

1. 用于阴虚阳亢风阳上扰证之头晕目眩症。
2. 用于目赤肿痛,青盲雀目,视物模糊等症。

【用量与用法】15~30g,先煎。

天 麻

【药用】兰科多年生寄生草本植物天麻的块茎。

【性味归经】甘,微温。归肝经。

【功效】平肝息风,定惊止痉,通络止痛。

【临床应用】

1. 用于肝虚之头晕目眩症。
2. 用于热病动风、惊痫抽搐、破伤风等症。
3. 用于肢体麻木,手足不遂等症。

【用量与用法】3~9g,煎服。研末吞服每次0.9~1.5g。

钩 藤

【药用】茜草科常绿木质藤本植物钩藤或华钩藤的钩及相连的茎枝。

【性味归经】甘,微寒。归肝、心包经。

【功效】清热平肝,息风镇痉。

【临床应用】

1. 用于肝火头胀、头痛,及肝阳上亢、头晕目眩等症。
2. 用于热病高热、肝风内动、惊痫抽搐及妇女子痫等症。

【用量与用法】9~15g,煎服。煎时须后下。

地 龙

【药用】巨蚓科动物参环毛蚓或缟蚯蚓等的全体。

【性味归经】咸,寒。归胃、肺、肝、肾经。

【功效】清热息风,通经活络,平喘利尿。

【临床应用】

1. 用于高热烦躁,惊痫抽搐等症。
2. 用于风湿痹痛,半身不遂等症。
3. 用于肺热喘咳症。
4. 用于小便不利、水肿及砂淋等症。可配合车前子、冬瓜皮等同用。

【用量与用法】3~9g,煎服。研末吞服,每次4.5~9g。

代 赭 石

【药用】赤铁矿的天然矿石。

【性味归经】苦、甘,平。归肝、胃、心包经。

【功效】平肝镇逆,凉血止血。

【临床应用】用于治噫气呕逆、噎膈反胃、哮喘、惊痫及肝阳上亢之头目眩晕、耳鸣等。

【用法用量】内服9~30g;或入丸、散。

【使用注意】孕妇慎服。

珍 珠 母

【药用】蚌科动物三角帆蚌、褶纹冠蚌或珍珠贝科动物马氏珍珠贝的贝壳。

【性味归经】咸,寒。归肝、心经。

【功效】平肝潜阳,定惊明目。

【临床应用】

用于头痛眩晕,烦躁失眠,肝热目赤,肝虚目昏。

【用法用量】10~25g,先煎。

刺 蒺 藜

【药用】蒺藜科植物蒺藜的果实。

【性味归经】苦、辛,温。归肝、肺经。

【功效】散风,明目,下气,行血。

【临床应用】用于治头痛、身痒、目赤肿翳、胸满,以及肝阳上亢所致的头晕目眩症等。

【用法用量】内服:煎汤,6~9g;或入丸、散。外用:捣敷或研末撒。

【使用注意】血虚气弱及孕妇慎服。

僵 蚕

【药用】蚕蛾科昆虫家蚕的幼虫感染白僵菌而僵死的虫体。

【性味归经】咸、辛,平。归肺、肝经。

【功效】息风解痉,疏散风热,化痰散结。

【临床应用】

1. 用于惊痫抽搐。
2. 用于头痛、目赤、咽喉肿痛等症。
3. 用于风疹瘙痒。
4. 用于瘰疬结核。

【用量与用法】3~9g,煎服。研粉吞服,每次0.9~1.5g。

全　蝎

【药用】钳蝎科动物东亚钳蝎的干燥全体。

【性味归经】辛,平。有毒。归肝经。

【功效】息风解痉,祛风止痛,解毒散结。

【临床应用】

1. 用于惊痫抽搐,破伤风等病症。
2. 用于头痛,风湿痹痛等症。
3. 用于疮疡肿痛。

【用量与用法】3~6g,水煎服。

二、平肝息风剂

凡具有平肝潜阳、息风止痉等作用的方剂,称息风剂。本类方剂主要适用于肝阳上亢、肝风内动、中风、头晕目眩、惊风、癫痫和破伤内,以及热性病热极生风和子痫等病证。本类方剂多属寒凉而主沉降。

川芎茶调散《太平惠民和剂局方》

【组成】薄荷叶240g,荆芥(去梗)、川芎各120g,细辛30g(去芦),防风45g(去芦),白芷、羌活、炙甘草各60g。

【用法】共为细末,每次6g,每日2次,饭后清茶调服。

【功用】疏风止痛。

【主治】外感风邪头痛。偏正头痛,或巅顶作痛,目眩鼻塞,或恶风发热,舌苔薄白,脉浮。

【方解】本方所治之头痛,为外感风邪所致。方中川芎辛温香窜,为血中之气药,上行头目,为治诸经头痛之要药,善于祛风活血而止头痛,长于治少阳、厥阴经头痛(头顶或两侧头痛),故为君药。薄荷、荆芥辛散上行,以助君药疏风止痛,并能清利头目,共为臣药。其中薄荷用量独重,以其之凉,可制诸风药之温燥,又能兼顾风为阳邪,易于化热化燥之特点。羌活、白芷疏风止痛,其中羌活长于治太阳经头痛(后脑连项痛),白芷长于治阳明经头痛(前额及眉棱骨痛),李东垣谓“头痛须用川芎。如不愈,各加引经药,太阳羌活,阳明白芷”(《本草纲目》卷14);细辛祛风止痛,善治少阴经头痛(脑痛连齿),并能宣通鼻窍;防风辛散风邪。上述诸药共为方中佐药。甘草益气和中,调和诸药为使。服时以清茶调下,取其苦凉轻清,清上降下,既可清利头目,又能制诸风药之过于温燥与升散,使升中有降,亦为佐药之用。综合本方,集众多辛散疏风药于一方,升散中寓有清降,具有疏风止痛而不温燥的特点,共奏疏风止痛之功。

【使用注意】对于气虚、血虚、或肝肾阴虚、肝阳上亢、肝风内动等引起的头痛禁用。

【方歌】川芎茶调有荆防,辛芷薄荷甘草羌,目昏鼻塞风攻上,偏正头痛悉能康。

羚角钩藤汤《通俗伤寒论》

【组成】羚角片4.5g(先煎),霜桑叶6g,川贝12g(去心),鲜生地黄15g,钩藤9g(后入),菊花9g,茯神9g,白芍9g,生甘草2.4g,竹茹15g。

【用法】水煎服。

【功用】凉肝息风,增液舒筋。

【主治】用于热盛动风证。高热不退,烦闷躁扰,手足抽搐,痉厥,甚则神昏,舌绛而干,或舌焦起刺,脉弦而数;以及肝热风阳上逆,头晕胀痛,耳鸣心悸,面红如醉,或手足躁扰,甚则瘛疭,舌红,脉弦数。

【方解】本证为温热病邪传入厥阴,肝经热盛,热极动风所致。方中羚羊角咸寒,入肝经,善于凉肝息风;钩藤甘寒,入肝经,清热平肝,息风解痉。二药合用,共为君药。配伍桑叶、菊花清热平肝,以加强凉肝息风之效,用为臣药。风火相煽,最易耗阴劫液,故用鲜地黄凉血滋阴,白芍养阴泄热,柔肝舒筋,二药与甘草相伍,酸甘化阴,养阴增液,舒筋缓急,以加强息风解痉之力;邪热每多炼液为痰,故以川贝母、鲜竹茹以清热化痰;热扰心神,以茯神平肝宁心安神,俱为佐药。甘草调和诸药为使。综观全方,以凉肝息风为主,配伍滋阴、化痰、安神之品,标本兼治,为凉肝息风法的代表方。

【使用注意】若温病后期,热势已衰,阴液大亏,虚风内动者,不宜应用。

【方歌】俞氏羚角钩藤汤,桑菊茯神鲜地黄;贝草竹茹同芍药,肝热生风急煎尝。

镇肝熄风汤《医学衷中参西录》

【组成】怀牛膝30g,生赭石30g(轧细),生龙骨15g(捣碎),生牡蛎15g(捣碎),生龟甲15g(捣碎),生杭芍15g,玄参15g,天冬15g,川楝子6g(捣碎),生麦芽6g,茵陈6g,甘草4.5g。

【用法】水煎服。

【功用】镇肝息风,滋阴潜阳。

【主治】类中风。头目眩晕,目胀耳鸣,脑部热痛,面色如醉,心中烦热,或时常噫气,或肢体渐觉不利,口眼㖞斜;甚或眩晕颠仆,昏不知人,移时始醒,或醒后不能复原,脉弦长有力。

【方解】本方为肝肾阴虚,肝阳化风所致。方中怀牛膝归肝肾经,入血分,性善下行,故重用以引血下行,并有补益肝肾之效为君。代赭石之质重沉降,镇肝降逆,合牛膝以引气血下行,急治其标;龙骨、牡蛎、龟甲、白芍益阴潜阳,镇肝息风,共为臣药。玄参、天冬下走肾经,滋阴清热,合龟甲、白芍滋水以涵木,滋阴以柔肝;肝为刚脏,性喜条达而恶抑郁,过用重镇之品,势必影响其条达之性,故又以茵陈、川楝子、生麦芽清泄肝热,疏肝理气,以遂其性,俱为佐药。甘草调和诸药,合生麦芽能和胃安中,以防金石、介类药物碍胃为使。全方重用潜镇诸药,配伍滋阴、疏肝之品,共成标本兼治,而以治标为主的良方。

【使用注意】若属气虚血瘀之风,则不宜使用本方。

【方歌】镇肝熄风芍天冬,玄参牡蛎赭茵供,麦龟膝草龙川楝,肝风内动有奇功。

天麻钩藤饮《中医内科杂病证治新义》

【组成】天麻9g,钩藤12g(后下),生石决明18g(先煎),栀子9g,黄芩9g,川牛膝12g,杜仲9g,益母草9g,桑寄生9g,夜交藤9g,朱茯神9g。

【用法】水煎服。

【功用】平肝息风,清热活血,补益肝肾。

【主治】用于肝阳偏亢,肝风上扰证。头痛,眩晕,失眠多梦,或口苦面红,舌红苔黄,脉弦或数。

【方解】本证由肝肾不足,肝阳偏亢,生风化热所致。方中天麻、钩藤平肝息风,为君药。

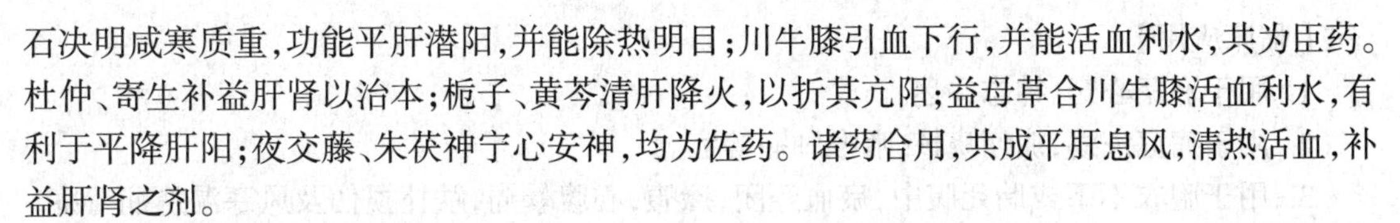

石决明咸寒质重，功能平肝潜阳，并能除热明目；川牛膝引血下行，并能活血利水，共为臣药。杜仲、寄生补益肝肾以治本；栀子、黄芩清肝降火，以折其亢阳；益母草合川牛膝活血利水，有利于平降肝阳；夜交藤、朱茯神宁心安神，均为佐药。诸药合用，共成平肝息风，清热活血，补益肝肾之剂。

【方歌】天麻钩藤石决明，杜仲牛膝桑寄生，栀子黄芩益母草，茯神夜交安神宁。

消风散《外科正宗》

【组成】当归、生地黄、防风、蝉蜕、知母、苦参、胡麻、荆芥、苍术、牛蒡子、石膏各6g，甘草、木通各3g。

【用法】水煎服。

【功用】疏风除湿，清热养血。

【主治】风疹、湿疹。皮肤瘙痒，疹出色红，或遍身云片斑点，抓破后渗出津水，苔白或黄，脉浮数。

【方解】本方所治为风疹、湿疹证。方以荆芥、防风、牛蒡子、蝉蜕之辛散透达，疏风散邪，使风去则痒止，共为君药。配伍苍术祛风燥湿，苦参清热燥湿，木通渗利湿热，是为湿邪而设；石膏、知母清热泻火，是为热邪而用，俱为臣药。湿热浸淫，易瘀阻血脉，故以当归、生地黄、胡麻仁养血活血，并寓"治风先治血，血行风自灭"之意为佐。甘草清热解毒，和中调药为使。诸药合用，以祛风为主，配伍祛湿、清热、养血之品，祛邪之中，兼顾扶正，使风邪得散、湿热得清、血脉调和，为治疗风疹、湿疹之良方。

【使用注意】若风疹属虚寒者，则不宜用。服药期间，应忌食辛辣、鱼腥、烟酒、浓茶等，以免影响疗效。

【方歌】消风散内有荆防，蝉蜕胡麻苦参苍，知膏蒡通归地草，风疹湿疹服之康。

第十七节　开窍药与方剂

一、开窍药

凡具有通关开窍回苏作用的药物，称为开窍药。

开窍药善于走窜，功能通窍开闭，苏醒神志，主要适用于热病神昏，以及惊风、癫痫、中风等病出现猝然昏厥的症候。临床常作为急救之品。

开窍药一般用于神昏闭症，闭症有寒闭、热闭之分，寒闭者多见面青身冷、苔白脉迟；热闭者多见面赤身热、苔黄脉数。治寒闭宜温开宣窍，须配祛寒药同用；治热闭宜凉开宣窍，须配清热药同用。

本类药物，只可暂用，不宜久服，久服泄人元气；而且辛香走窜，对于大汗亡阳引起的虚脱及肝阳上亢所致的昏厥，都应慎用。

麝　香

【药用】鹿科动物麝成熟雄体香囊中的干燥分泌物。

【性味归经】辛，温。归心、脾经。

【功效】开窍醒神，活血散结，催产下胎。

【临床应用】

1. 用于邪蒙心窍、神志昏迷。

2. 用于痈疽疮疡，瘰疬痰核，咽喉肿痛等症。

3. 用于胞衣不下或胎死腹中，瘀血经闭，癥瘕，心腹暴痛，跌扑损伤及风寒湿痹痛等症。又可用以催生，常与肉桂配伍同用。

【用量与用法】内服每次0.03~0.1g。本品气味芳香，内服只宜配入丸、散剂，不宜入煎剂。外用适量。

冰　片

【药用】龙脑香科植物龙脑香的树脂加工品。

【性味归经】辛、苦，微寒。归心、脾、肺经。

【功效】回苏开窍，清热止痛。

【临床应用】

1. 用于闭证神昏痉厥。

2. 用于疮疡疥癣，口疮，喉痛及眼疾等症。

【用量与用法】内服每次0.15~0.3g。本品气味芳香，内服只宜入丸、散，不入汤剂。外用适量。

石　菖　蒲

【药用】天南星科植物石菖蒲的根茎。

【性味归经】辛、苦，温。归心、肝经。

【功效】化痰湿，开窍，和中辟秽。

【临床应用】

1. 用于痰湿蒙蔽清窍，或高热引起的神昏，以及癫狂，痴呆，耳鸣耳聋等症。

2. 用于胸腹胀闷及噤口痢等症。

【用量与用法】干者3~9g，鲜者9~15g，煎服。

苏　合　香

【药用】金缕梅科植物苏合香树的树干渗出的香树脂。

【性味归经】辛，温。归心、脾经。

【功效】开窍辟秽，止痛。

【临床应用】用于气郁暴厥、猝然昏倒、心腹闷痛，以及惊风、癫痫等症。

【用量与用法】内服每次0.3~0.9g，宜作丸剂。

二、开窍剂

凡以芳香开窍药为主配伍组成，具有开窍醒神作用，治疗窍闭神昏证的方剂称为开窍剂。分凉开剂、温开剂等。

安宫牛黄丸《温病条辨》

【组成】牛黄30g，郁金30g，犀角50g（水牛角代），黄连30g，朱砂30g，冰片7.5g，麝香

7.5g,珍珠15g,栀子30g,雄黄30g,黄芩30g。

【用法】上为极细末,炼蜜为丸,每瓶装1.6g。每服1.6g,每日1次;小儿3岁以内1次0.4g,4~6岁1次0.8g,每日1次;或遵医嘱。

【功用】清热解毒,开窍醒神。

【主治】邪热内陷心包证。高热烦躁,神昏谵语,舌謇肢厥,舌红或绛,脉数有力。亦治中风昏迷,小儿惊厥属邪热内闭者。

【方解】本方证因温热邪毒内闭心包所致。方中牛黄苦凉,清心解毒,辟秽开窍;犀角咸寒,清心凉血解毒;麝香芳香开窍醒神。三药相配,是为清心开窍、凉血解毒的常用组合,共为君药。臣以大苦大寒之黄连、黄芩、栀子清热泻火解毒,合牛黄、犀角则清解心包热毒之力颇强;冰片、郁金芳香辟秽,化浊通窍,以增麝香开窍醒神之功。佐以雄黄助牛黄辟秽解毒;朱砂、珍珠镇心安神,以除烦躁不安。用炼蜜为丸,和胃调中为使药。原方以金箔为衣,取其重镇安神之效。本方清热泻火、凉血解毒与芳香开窍并用,但以清热解毒为主,意"使邪火随诸香一齐俱散也"(《温病条辨》)。

【使用注意】孕妇慎用。

【方歌】安宫牛黄犀麝香,芩连栀郁朱雄黄,冰片金箔珍珠入,解毒开窍最擅长。

紫雪丹　苏恭方,录自《外台秘要》

【组成】黄金3.1kg,寒水石、石膏、磁石、滑石各1.5kg,玄参500g,羚羊角150g,犀角(水牛角代)150g,升麻500g,沉香150g,丁香30g,青木香150g,朱砂90g,硝石2kg,芒硝5kg,麝香1.5g,炙甘草240g。

【用法】每瓶装1.5g。口服,每次1.5~3g,每日2次;周岁小儿每次0.3g,5岁以内小儿每增1岁,递增0.3g,每日1次;5岁以上小儿酌情服用。

【功用】清热开窍,息风止痉。

【主治】温热病,热闭心包及热盛动风证。高热烦躁,神昏谵语,痉厥,口渴唇焦,尿赤便闭,舌质红绛,苔黄燥,脉数有力或弦数;以及小儿热盛惊厥。

【方解】本方证因温病邪热炽盛,内闭心包,引动肝风所致。方中犀角功专清心凉血解毒,羚羊角长于凉肝息风止痉,麝香芳香开窍醒神,三药合用,清心凉肝,开窍息风,共为君药。生石膏、寒水石、滑石清热泻火,滑石且可导热从小便而出;玄参、升麻清热解毒,其中玄参养阴生津,升麻清热透邪,俱为臣药。佐以木香、丁香、沉香行气通窍,与麝香配伍,增强开窍醒神之功;朱砂、磁石重镇安神,朱砂并能清心解毒,磁石又能潜镇肝阳,与君药配合以加强除烦止痉之效;更用芒硝、硝石泄热散结以"釜底抽薪",可使邪热从肠腑下泄,原书指出服后"当利热毒"。炙甘草益气安中,调和诸药,并防寒凉伤胃之弊,为佐使药。原方应用黄金,乃取镇心安神之功。诸药合用,心肝并治,于清热开窍之中兼具息风止痉之效,既开上窍,又通下窍,是本方配伍之特点。

【使用注意】本方服用过量有损伤元气之弊,甚者可出现大汗、肢冷、心悸、气促等症,故应中病即止。孕妇禁用。

【方歌】紫雪羚牛朱朴硝,硝磁寒水滑石膏,丁沉木麝升玄草,不消赤金法亦超。

至宝丹《苏沈良方》

【组成】生乌犀(水牛角代)、生玳瑁、琥珀、朱砂、雄黄各30g,牛黄0.3g,龙脑0.3g,麝香

0.3g,安息香 45g(酒浸),金、银箔各 50 片。

【用法】每瓶装 2g。口服每次 2g,每日 1 次;小儿 3 岁以内每次 0.5g,4~6 岁小儿每次 1g,每日 1 次;或遵医嘱酌情服用。

【功用】化浊开窍,清热解毒。

【主治】痰热内闭心包证。神昏谵语,身热烦躁,痰盛气粗,舌绛苔黄垢腻,脉滑数。亦治中风、中暑、小儿惊厥属于痰热内闭者。

【方解】本方证因痰热内闭,瘀阻心窍所致。方中麝香芳香开窍醒神;牛黄豁痰开窍,合犀角清心凉血解毒,共为君药。臣以安息香、冰片(龙脑)辟秽化浊,芳香开窍,与麝香同用,为治窍闭神昏之要品;玳瑁清热解毒,镇惊安神,可增强牛黄、犀角清热解毒之力。由于痰热瘀结,痰瘀不去则热邪难清,心神不安,故佐以雄黄助牛黄豁痰解毒;琥珀助麝香通络散瘀而通心窍之瘀阻,并合朱砂镇心安神。原方用金、银二箔,意在加强琥珀、朱砂重镇安神之力。

【使用注意】本方芳香辛燥之品较多,有耗阴劫液之弊,故神昏谵语由阳盛阴虚所致者忌用;孕妇慎用。

【方歌】至宝朱砂麝息香,雄黄牛角与牛黄,金银二箔兼龙脑,琥珀还同玳瑁良。

苏合香丸《外台秘要》

【处方】白术 朱砂 麝香 诃子 香附 沉香 青木香 丁香 安息香 白檀香 荜茇 犀角(水牛角代)各 30g,熏陆香 苏合香 冰片各 15g。

【用法】上为极细末,炼蜜为丸,如梧桐子大。口服,每次 1 丸,小儿酌减,每日 1~2 次,温开水送服。昏迷不能口服者,可鼻饲给药。

【功用】芳香开窍,行气止痛。

【主治】寒闭证。突然昏倒,牙关紧闭,不省人事,苔白,脉迟。亦治心腹卒痛,甚则昏厥,属寒凝气滞者。

【方解】本方证因寒邪秽浊,闭阻机窍所致。方中苏合香、麝香、冰片、安息香芳香开窍,辟秽化浊,共为君药。臣以木香、香附、丁香、沉香、白檀香、乳香以行气解郁,散寒止痛,理气活血。佐以辛热之荜茇,温中散寒,助诸香药以增强驱寒止痛开郁之力;水牛角清心解毒,朱砂重镇安神,二者药性虽寒,但与众多温热之品相伍,则不悖温通开窍之旨;白术益气健脾、燥湿化浊,诃子收涩敛气,二药一补一敛,以防诸香辛散走窜太过,耗散真气。

【使用注意】本方药物辛香走窜,有损胎气,孕妇慎用;脱证禁用。

【方歌】苏合香丸麝息香,木丁朱乳荜檀襄,牛冰术沉诃香附,中恶急救莫彷徨。

第十八节 补益药与方剂

一、补益药

凡具有补虚扶弱作用,治疗人体虚损不足的药物,称为补益药。又称补虚药。

补益药主要用于虚证。一般虚证有气虚、阳虚、血虚、阴虚等。补益药可分为补气药、助阳药、养血药、滋阴药等。对实邪未尽的患者,补益药应慎用,以免病邪留滞。

(一) 补气药

补气药,又称益气药,就是能治疗气虚病症的药物。具有补肺气、益脾气的功效,适用于肺气虚及脾气虚等病症。

补气药又常用于血虚的病症，因为气旺可以生血。尤其在大失血时，必须运用补气药，因为“有形之血，不能速生；无形之气，所当速固”。所以，临床上有“血脱益气”的治法。

补气药如应用不当，有时也会引起胸闷腹胀、食欲减退等症，必须注意。

人　参

【药用】五加科多年生宿根草本植物人参的根。

【性味归经】甘、微苦，微温。归脾、肺、心经。

【功效】大补元气，补肺益脾，生津，安神。

【临床应用】

1. 用于气虚欲脱、脉微细等症。
2. 用于肺肾虚喘，气短喘促，行动无力，动则喘甚，自汗脉微等症。
3. 用于脾胃虚弱、倦怠乏力、食欲不振、胸腹胀满，以及久泻脱肛等症。
4. 用于消渴，热病耗伤津液等症。
5. 用于神志不安、心悸怔忡、失眠等症。

此外，人参与祛邪之药同用，可用于邪未清而正气已虚的病症，以起到扶正祛邪的功效。

【用量与用法】5~10g，单独煎取浓汁服。最多可每次用15~30g。

【使用注意】实证、热证、肝阳上亢证均忌用。反藜芦，畏五灵脂。

党　参

【药用】桔梗科多年生缠绕草本植物党参的根。

【性味归经】甘，平。归脾、肺经。

【功效】补中益气。

【临床应用】

用于气虚不足、倦怠乏力、气急喘促、脾虚食少、面目水肿、久泻脱肛等症。临床上常与黄芪、白术、山药等配伍应用；如血虚萎黄及慢性出血疾患引起的气血两亏的病症，本品又可配补血药如熟地黄、当归等同用。

【用量与用法】9~15g，水煎服。

太子参

【药用】石竹科多年生草本植物孩儿参的块根。

【性味归经】甘、微苦，平。归脾、肺经。

【功效】补气养胃，生津止渴。

【临床应用】用于病后虚弱、倦怠乏力、饮食减少、心悸、自汗、津少口渴及小儿消瘦等症。

【用量与用法】6~15g，煎服。

黄　芪

【药用】豆科多年生植物内蒙黄耆、膜荚黄耆或其他同属相近种植物的根。

【性味归经】甘，微温。归脾、肺经。

【功效】补气升阳，固表止汗，托疮生肌，利水退肿。

【临床应用】

1. 用于气虚衰弱，倦怠乏力，或中气下陷、脱肛、子宫脱垂等症。

2. 用于表虚不固的自汗症。

3. 用于气血不足、疮疡内陷、脓成不溃或久溃不敛者。

4. 用于水肿、脚气、面目水肿等症。

【用量与用法】9~30g，水煎服。

白　术

【药用】菊科多年生植物白术的根茎。

【性味归经】甘、苦，温。归脾、胃经。

【功效】补脾益气，燥湿利水，固表止汗。

【临床应用】

1. 用于脾胃虚弱，食少胀满，倦怠乏力，泄泻等症。

2. 用于水湿停留之痰饮、水肿等症。

3. 用于表虚自汗等症。

【用量与用法】6~12g，煎服。

山　药

【药用部分】薯蓣科植物山药的块根。

【性味归经】甘，平。归肺、脾、肾经。

【功效】补脾胃，益肺肾。

【临床应用】

1. 用于脾胃虚弱，食少体倦，泄泻，及妇女白带等症。

2. 用于肺虚久咳，肾虚梦遗精滑，小便频数等症。

【用量与用法】9~30g，煎服。

扁　豆

【药用】豆科植物扁豆的成熟种子。

【性味归经】甘，微温。归脾、胃经。

【功效】健脾化湿。

【临床应用】

1. 用于脾虚泄泻，妇女白带等症。

2. 用于暑湿内蕴之腹泻、呕吐等症。

【用量与用法】9~15g，煎服。

甘　草

【药用】豆科多年生植物甘草的根和根状茎。

【性味归经】甘，平。归十二经。

【功效】补中益气，泻火解毒，润肺祛痰，缓和药性，缓急定痛。

【临床应用】

1. 用于脾胃虚弱及气血不足等症。
2. 用于疮疡肿毒,咽喉肿痛等症。
3. 用于咳嗽气喘等症。
4. 用于腹中挛急作痛。

【用量与用法】1.5~9g,煎服。

紫 河 车

【药用】胎儿的胎盘。

【性味归经】甘、咸,温。归心、肺、肾经。

【功效】益气,补精,养血。

【临床应用】用于虚损瘦弱、气血两亏,及肺虚喘咳等症。

【用量与用法】3~6g,研粉吞服。或入丸、散、片剂服用。

黄 精

【药用】百合科多年生植物黄精的根状茎。

【性味归经】甘,平。归脾、肺经。

【功效】补脾润肺。

【临床应用】用于脾胃虚弱,体倦乏力,肺虚咳嗽,消渴,及病后虚羸等症。

【用量与用法】9~15g,煎服。

(二)助阳药

助阳药,又名补阳药,就是能治疗阳虚病症的药物。具有助肾阳、益心阳、补脾阳的功能,适用于肾阳不足、心阳不振、脾阳虚弱等症。肾阳为一身之元阳,肾阳虚则有畏寒、肢冷、阳痿、遗精、遗尿等症。心主血脉,心阳虚则冷汗淋漓、面色㿠白、脉细欲绝或脉结代等。脾主运化,脾阳虚则完谷不化,便溏、泄泻、食欲不振等。

淫 羊 藿

【药用】小檗科多年生植物淫羊藿及同属其他植物的全草。

【性味归经】辛,温。归肝、肾经。

【功效】补肾助阳,祛风除湿。

【临床应用】

1. 用于肾虚阳痿、遗精早泄、腰膝酸软、肢冷畏寒等症。
2. 用于寒湿痹痛或四肢拘挛麻木等症。

【用量与用法】9~15g,煎服。

补 骨 脂

【药用】豆科一年生植物补骨脂的成熟果实。

【性味归经】辛、苦,大温。归脾、肾经。

【功效】补肾壮阳。

【临床应用】

1. 用于下元虚冷、阳痿、遗精、早泄、腰部酸痛、小便频数、遗尿等症。

2. 用于虚冷泄泻。

3. 用于肾虚气喘等。

【用量与用法】6~12g,煎服。

肉 苁 蓉

【药用】列当科多年生植物肉苁蓉的带鳞片的肉质茎。

【性味归经】甘、咸,温。归肾、大肠经。

【功效】补肾助阳,润肠通便。

【临床应用】

1. 用于肾虚阳痿、遗精早泄及腰膝冷痛、筋骨痿弱等症。

2. 用于年老体弱、肾气虚弱之便秘。

【用量与用法】9~15g,煎服。

益 智 仁

【药用】姜科多年生植物益智的成熟种仁。

【性味归经】辛,温。归脾、肾经。

【功效】补肾固精,缩尿,温脾止泻,摄涎唾。

【临床应用】

1. 用于下元虚冷、不能固密所致的遗精、早泄、尿频、遗尿及白浊等症。

2. 用于脾寒泄泻,腹部冷痛及口涎自流等症。

【用量与用法】3~9g,煎服。

菟 丝 子

【药用】旋花科一年生寄生藤本植物菟丝子的成熟种子。

【性味归经】辛、甘,平。归肝、肾经。

【功效】补肾固精,养肝明目。

【临床应用】

1. 用于肾虚阳痿、遗精、早泄、耳鸣、小便频数、淋漓及肾虚腰痛、带下等症。

2. 用于肝肾不足之两目昏糊。

【用量与用法】9~15g,煎服。

续 断

【药用】山萝卜科多年生植物续断的根。

【性味归经】苦,微温。归肝、肾经。

【功效】补肝肾,强筋骨,续伤折,治崩漏。

【临床应用】

1. 用于肝肾不足、腰膝酸痛、脚软乏力等症。

2. 用于筋骨折伤等症。

3. 用于妇女经水过多，妊娠胎动漏血等症。

【用量与用法】9~15g，煎服。

杜　仲

【药用】杜仲科落叶乔木杜仲的树皮。

【性味归经】甘，温。归肝、肾经。

【功效】补肝肾，强腰膝，安胎。

【临床应用】

1. 用于肝肾不足、腰膝酸痛、乏力、眩晕、阳痿、小便频数等症。

2. 用于孕妇体虚、胎元不固、腰酸、胎动。

【用量与用法】9~15g，煎服。

（三）养血药

养血药，又称补血药，就是用于治疗血虚病症的药物。

血虚的症状，主要是面色萎黄、口唇及指甲苍白、头晕耳鸣、心悸、健忘失眠、女子月经不调等症状。

在使用养血药时，应适当配用补气药；如血虚累及阴虚的，需配用滋阴药。

养血药多兼有补阴的功效，可以作为滋阴药使用。养血药性多滋腻，凡湿浊中阻，脘腹胀满，食少便溏者忌用；脾胃虚弱者，应与健脾和胃药物同用，以免影响食欲。

熟地黄

【药用】玄参科多年生草本植物怀庆地黄经蒸制后的块状根。

【性味归经】甘，微温。归心、肝、肾经。

【功效】补血，滋阴。

【临床应用】

1. 用于血虚萎黄、眩晕、心悸、失眠及月经不调、崩漏等症。

2. 用于肾阴不足，骨蒸潮热，盗汗，遗精及消渴等症。

【用量与用法】9~30g，煎服。

何首乌

【药用】蓼科多年生缠绕草本植物何首乌的块根。

【性味归经】苦、甘、涩，微温。归肝、肾经。

【功效】补肝肾，益精血，润肠通便，解毒，截疟。

【临床应用】

1. 用于血虚萎黄，眩晕，失眠，头发早白，腰膝酸软等症。

2. 用于肠燥便秘，瘰疬，疮痈及久疟等症。

【用量与用法】9~15，煎服。

当　归

【药用】伞形科多年生草本植物当归的根。

【性味归经】甘、辛、苦，温。归肝、心、脾经。

【功效】补血调经,活血止痛,润肠通便。

【临床应用】

1. 用于月经不调、痛经、经闭、崩漏及血虚体弱等症。

2. 用于跌打损伤瘀痛,痈肿血滞疼痛,产后瘀滞腹痛,风湿痹痛及经络不利等症。

此外,本品又能润肠通便,可用于血虚肠燥便秘,常与肉苁蓉、生首乌等配伍。

【用量与用法】5~15g,煎服。

白 芍

【药用】毛茛科多年生草本植物芍药的根。

【性味归经】苦、酸,微寒。归肝、脾经。

【功效】养血敛阴,柔肝止痛。

【临床应用】

1. 用于月经不调、经行腹痛、崩漏,以及自汗、盗汗等症。

2. 用于肝气不和所致的胁痛、腹痛,以及手足拘挛疼痛等症。

3. 用于肝阳亢盛所引起的头痛、眩晕。

【用量与用法】5~15g,煎服。

阿 胶

【药用】马科动物驴皮熬制成的胶块。

【性味归经】甘,平。归肺、肝、肾经。

【功效】补血止血,滋阴润燥。

【临床应用】

1. 用于血虚萎黄,眩晕,心悸等症。

2. 用于虚劳咯血、吐血、便血、尿血、崩漏等症。

3. 用于热病伤阴,虚烦不眠等症。

此外,本品又可用于阴虚咳嗽、咯血,常与麦冬、沙参、马兜铃等配伍。

【用量与用法】9~15g。单用阿胶,或烊化后冲入药汁内服。

(四)滋阴药

滋阴药,又称养阴药或补阴药,就是能治疗阴虚病症的药物。具有滋肾阴、补肺阴、养胃阴、益肝阴等功效,适用于肾阴不足、肺阴虚弱、胃阴耗损、肝阴亏乏等病症。滋阴药多甘寒滋腻,如脾肾阳虚,痰湿内阻,胸闷食少,便溏腹胀者,不宜应用。

沙 参

【药用】伞形科多年生草本植物珊瑚菜(北沙参)或桔梗科植物杏叶沙参、轮叶沙参(均为南沙参)的根。

【性味归经】甘,微寒。归肺、胃经。

【功效】润肺止咳,养胃生津。

【临床应用】

1. 用于肺热燥咳、干咳少痰,或久咳声哑等症。

2. 用于胃阴津伤,咽干口渴等症。

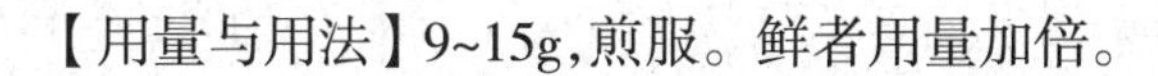

【用量与用法】9~15g，煎服。鲜者用量加倍。

天　冬

【药用】百合科多年生草本植物天冬的块根。

【性味归经】甘、苦，寒。归肺、肾经。

【功效】润肺止咳，清热养阴。

【临床应用】

1. 用于肺热阴伤，燥咳、咯血等症。
2. 用于阴虚内热，口渴等症。

【用量与用法】3~9g，煎服。

麦　冬

【药用】百合科多年生草本植物麦冬的块根。

【性味归经】甘、微苦，微寒。归心、肺、胃经。

【功效】清心润肺，养胃生津。

【临床应用】

1. 用于肺热阴伤、燥咳、咯血，以及心烦不安等症。
2. 用于津少口渴、肠燥便秘等症。

【用量与用法】3~9g，煎服。

石　斛

【药用】兰科多年生草本植物石斛的全草或干燥茎。

【性味归经】甘，微寒。归肺、胃、肾经。

【功效】滋阴，养胃，生津。

【临床应用】用于热病伤阴，口干燥渴，或病后津亏虚热，以及胃阴不足、舌绛少津等症。

【用量与用法】3~9g，煎服。鲜者用量加倍。

玉　竹

【药用】百合科多年生草本植物玉竹的根茎。

【性味归经】甘，平。归肺、胃经。

【功效】滋阴润肺，养胃生津。

【临床应用】用于肺阴受伤，肺燥咳嗽，干咳少痰，以及胃热炽盛，津伤口渴，消谷易饥等症。

【用量与用法】9~15g，煎服。

百　合

【药用】百合科多年生草本植物百合的肉质鳞片。

【性味归经】甘，苦，微寒。归心、肺经。

【功效】润肺止咳，宁心安神。

【临床应用】

1. 用于肺燥或肺热咳嗽等症。

2. 用于热病后余热未清,神思恍惚等症。

【用量与用法】9~15g,煎服。

枸杞子

【药用】茄科落叶灌木宁夏枸杞的成熟果实。

【性味归经】甘,平。归肝、肾经。

【功效】补肾益精,养肝明目。

【临床应用】用于肝肾不足、遗精、腰膝酸痛,以及头晕、目眩等症。

【用量与用法】3~9g,煎服。

女贞子

【药用】木犀科常绿大灌木或乔木植物女贞的成熟果实。

【性味归经】甘、苦,平。归肝、肾经。

【功效】补肾滋阴,养肝明目。

【临床应用】用于肝肾不足,头晕耳鸣,两目昏糊,头发早白等症。

【用量与用法】9~15g,煎服。

旱莲草

【药用】菊科一年生草本植物鳢肠的地上部分。

【性味归经】甘、酸,寒。归肝、肾经。

【功效】养阴益肾,凉血止血。

【临床应用】

1. 用于肝肾阴亏,头晕,目眩,头发早白等症。

2. 用于阴虚火旺,血热妄行所致的各种出血证,如咯血、吐血、尿血、便血以及崩漏等症。

【用量与用法】9~15g,煎服。

龟甲

【药用】龟科动物乌龟的腹甲。

【性味归经】咸、甘,平。归肾、心、肝经。

【功效】滋阴潜阳,益肾健骨。

【临床应用】

1. 用于肾阴不足、骨蒸劳热、潮热盗汗,或阴虚阳亢以及热病伤阴、阴虚风动等症。

2. 用于腰脚痿弱,筋骨不健,小儿囟门不合等症。

3. 用于血热所致的崩漏等症。

【用量与用法】9~30g,先煎。

鳖甲

【药用】鳖科动物鳖的背甲。

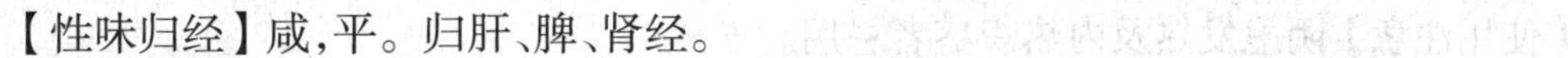

【性味归经】咸,平。归肝、脾、肾经。

【功效】滋阴潜阳,散结消痞。

【临床应用】

1. 用于肾阴不足、潮热盗汗或阴虚阳亢,以及热病伤阴、阴虚风动等症。

2. 用于久疟、疟母、胸胁作痛及月经不通,癥瘕积聚等症。

【用量与用法】9~30g,先煎。

二、补益剂

凡用补益药组成,具有补养人体气、血、阴、阳的作用,治疗各种虚证的方剂,统称补益剂。气虚证表现为气短声低,倦怠无力,面色苍白,眩晕自汗,食欲不振,大便溏薄,脱肛,脉弱等;血虚证表现为面色苍白或萎黄,头晕目眩,心悸失眠,健忘,爪甲、口唇淡白,月经量少色淡等;阴虚证表现为潮热颧红,五心烦热,失眠,盗汗,遗精,耳鸣,口干,舌红少苔,脉细数等;阳虚证表现为腰膝酸冷,面色㿠白,脘腹冷痛,体倦乏力,或阳痿早泄,女子宫寒不孕,月经不调,或小便清长,大便溏泻,舌淡有齿痕等。补益剂可分为补气剂、补血剂、气血双补剂、补阴剂、补阳剂。

四君子汤《太平惠民和剂局方》

【组成】人参　白术　茯苓各9g,炙甘草6g。

【用法】水煎服。

【功用】益气健脾。

【主治】脾胃气虚证。面色萎白,语声低微,气短乏力,食少便溏,舌淡苔白,脉虚弱。

【方解】本方证由脾胃气虚,运化乏力所致。方中人参为君,甘温益气,健脾养胃。臣以苦温之白术,健脾燥湿,加强益气助运之力;佐以甘淡茯苓,健脾渗湿,苓、术相配,则健脾祛湿之功益著。使以炙甘草,益气和中,调和诸药。四药配伍,共奏益气健脾之功。

【方歌】四君子汤中和义,参术茯苓甘草比,益以夏陈名六君,祛痰补益气虚饵。

补中益气汤《脾胃论》

【组成】黄芪18g,炙甘草9g,人参6g,当归9g,橘皮6g,升麻6g,柴胡6g,白术9g。

【用法】水煎服。或作丸剂,每服10~15g,日2~3次,温开水或姜汤下。

【功用】补中益气,升阳举陷。

【主治】1. 脾虚气陷证。饮食减少,体倦肢软,少气懒言,面色萎黄,大便稀溏,舌淡脉虚;以及脱肛,子宫脱垂,久泻久痢,崩漏等。

2. 气虚发热证。身热自汗,渴喜热饮,气短乏力,舌淡,脉虚大无力。

【方解】本方治证系因饮食劳倦,损伤脾胃,以致脾胃气虚、清阳下陷所致。方中重用黄芪,补中益气,升阳固表,为君药。配伍人参、炙甘草、白术补气健脾为臣,与黄芪合用,以增强其补益中气之功。用当归养血和营,协人参、黄芪以补气养血;陈皮理气和胃,使诸药补而不滞,共为佐药。以升麻、柴胡升阳举陷,协助君药以升提下陷之中气,《本草纲目》谓:"升麻引阳明清气上升,柴胡引少阳清气上行,此乃禀赋虚弱,元气虚馁,及劳役饥饱,生冷内伤,脾胃引经最要药也",共为佐使。炙甘草调和诸药,为使药。诸药合用,使气虚得补,气陷得升,则诸症自愈。气虚发热者,亦借甘温益气而除之。

【使用注意】阴虚发热及内热炽盛者忌用。

【方歌】补中益气芪术参，炙草升柴归陈助，清阳下陷能升举，气虚发热甘温除。

四物汤《太平惠民和剂局方》

【组成】当归9g，川芎6g，白芍9g，熟地黄12g。

【用法】水煎服。

【功用】补血调血。

【主治】用于营血虚滞证。头晕目眩，心悸失眠，面色无华，妇人月经不调，量少或经闭不行，脐腹作痛，口唇、爪甲色淡，舌淡，脉细弦或细涩。

【方解】本方治证由营血亏虚，血行不畅，冲任虚损所致。方中熟地滋养阴血，补肾填精，为君药。当归补血活血，养血调经，用为臣药。佐以白芍养血益阴，川芎活血行气。四药配伍，共奏补血调血之功。

【使用注意】对于阴虚发热，以及血崩气脱之证，则非所宜。

【方歌】四物熟地归芍芎，补血调血此方宗，营血虚滞诸多症，加减运用贵变通。

归脾汤《济生方》

【组成】白术9g，当归9g，茯神9g，黄芪（炒）9g，远志9g，龙眼肉9g，酸枣仁12g，人参6g，木香3g，炙甘草3g。

【用法】加生姜2片、大枣3枚，水煎服。

【功用】健脾益气，补血养心。

【主治】

1. 心脾气血两虚证。心悸怔忡，健忘失眠，体倦食少，面色萎黄，舌淡，苔薄白，脉细弱。
2. 脾不统血证。便血，紫癜，妇女崩漏，月经超前，量多色淡，或淋漓不止，舌淡，脉细弱。

【方解】本方证因思虑过度，劳伤心脾，气血亏虚所致。方中以黄芪补脾益气，龙眼肉补脾益气，又能养心血，共为君药。人参、白术、甘草补脾益气，当归补血养营共为臣药。茯神、酸枣仁、远志宁心安神；木香使补而不滞，姜、枣调和脾胃，以资化源。全方共奏益气补血，健脾养心之功，为治疗劳伤心脾、气血两虚之良方。

【方歌】归脾汤用术参芪，归草茯神远志齐，酸枣木香龙眼肉，煎加姜枣益心脾。

逍遥散《太平惠民和剂局方》

【组成】柴胡、当归、白芍、白术、茯苓各30g，炙甘草15g。

【用法】为粗末，每服6g，加煨姜、薄荷少许同煎服。

【功用】疏肝解郁，养血健脾。

【主治】用于肝郁血虚证。两胁作痛，头痛目眩，口燥咽干，神疲食少，月经不调，乳房胀痛，脉弦而虚者。

【方解】方中柴胡疏肝解郁，使肝气条达而为君药；白芍养血敛阴，柔肝平肝，当归养血活血，理血中之气，归、芍与柴胡同用，补肝体而助肝用，使血和则肝和，血充则肝柔，共为臣药；茯苓、白术健脾和中，既可健脾补土，又可抑肝之旺；加薄荷、生姜少许助肝疏散条达，共为佐药；甘草健脾益气，调和诸药，兼为使药。诸药合用，疏肝郁，补血虚，扶脾土，气血兼顾，肝脾同调，立法周全，组方严谨，故为调肝养血之名方。

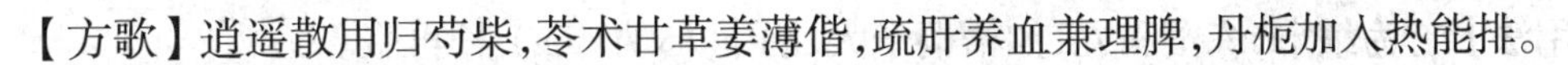

【方歌】逍遥散用归芍柴，苓术甘草姜薄偕，疏肝养血兼理脾，丹栀加入热能排。

炙甘草汤《伤寒论》

【组成】炙甘草 12g，生姜 9g，桂枝 9g，人参 6g，生地黄 30g，阿胶（烊化）6g，麦冬 10g，麻仁 10g，大枣 10 枚。

【用法】水煎服。

【功用】益气滋阴，通阳复脉。

【主治】

1. 阴血不足，阳气虚弱，心脉失养证。脉结代，心动悸，虚羸少气，舌光少苔，或质干而瘦小者。

2. 虚劳肺痿。干咳无痰，或咳吐涎沫，量少，形瘦短气，虚烦不眠，自汗盗汗，咽干舌燥，大便干结，脉虚数。

【方解】本方治疗心动悸、脉结代证。方中重用生地黄滋阴养血为君，《名医别录》曰：地黄“补五脏内伤不足，通血脉，益气力”。配伍炙甘草、人参、大枣益心气，补脾气，以资气血生化之源；阿胶、麦冬、麻仁滋心阴，养心血，充血脉，共为臣药。佐以桂枝、生姜辛散温通，温心阳，通血脉，诸厚味滋腻之品得姜、桂则滋而不腻。加清酒煎服，清酒辛热，可温通血脉，以行药力，是为使药。诸药合用，滋而不腻，温而不燥，使气血充足，阴阳调和，则心动悸、脉结代，皆得其平。

【方歌】炙甘草汤参枣施，地麦阿麻姜桂枝。心动悸兮脉结代，虚劳肺痿酒煎之。

六味地黄丸《小儿药证直诀》

【组成】熟地黄 24g，山茱萸 12g，山药 12g，牡丹皮、茯苓、泽泻各 9g。

【用法】上为末，炼蜜为丸，如梧桐子大。空心温水化下三丸。

【功用】滋补肝肾。

【主治】肝肾阴虚证。腰膝酸软，头晕目眩，耳鸣耳聋，盗汗，遗精，消渴，骨蒸潮热，手足心热，口燥咽干，牙齿动摇，足跟作痛，小便淋漓，以及小儿囟门不合，舌红少苔，脉沉细数。

【方解】本方治骨蒸潮热、消渴、盗汗、小便淋漓、舌红少苔、脉沉细数证。方中重用熟地黄滋阴补肾，填精益髓，为君药。山茱萸补养肝肾，并能涩精；山药补脾益肾，亦能固精，共为臣药。三药配合，肾肝脾三脏并补，是为“三补”，但熟地黄用量是山萸肉与山药之和，故仍以补肾为主。泽泻利湿而泄肾浊，并能减熟地黄之滋腻；茯苓淡渗脾湿，并助山药之健运，与泽泻共泻肾浊，助真阴得复其位；牡丹皮清泄虚热，并制山茱萸之温涩。三药称为“三泻”，均为佐药。六味合用，三补三泻，其中补药用量重于“泻药”，以补为主；肝、脾、肾三脏并补，以补肾阴为主，这是本方的配伍特点。

【使用注意】脾虚泄泻者慎用。

【方歌】六味地黄山药萸，泽泻苓丹“三泻”侣，三阴并补重滋肾，肾阴不足效可居；滋阴降火知柏需，养肝明目加杞菊，都气五味纳肾气，滋补肺肾麦味续。

肾气丸《金匮要略》

【组成】干地黄 240g，山药、山茱萸各 120g，泽泻、茯苓、牡丹皮各 90g，桂枝、附子各 30g。

【用法】上为细末,炼蜜和丸,如梧桐子大,酒下 15 丸(6g),日再服。

【功用】补肾助阳。

【主治】用于肾阳不足证。腰痛脚软,身半以下常有冷感,少腹拘急,小便不利,或小便反多,入夜尤甚,阳痿早泄,舌淡而胖,脉虚弱,尺部沉细,以及痰饮,水肿,消渴,脚气,转胞等。

【方解】本方证皆由肾阳不足所致。方中附子大辛大热,为温阳诸药之首;桂枝辛甘而温,乃温通阳气要药;二药相合,共为君药。用干地黄滋阴补肾;配伍山茱萸、山药补肝脾而益精血,共为臣药。以泽泻、茯苓利水渗湿,配桂枝又善温化痰饮;牡丹皮苦辛而寒,擅入血分,合桂枝则可调血分之滞,三药寓泻于补,俾邪去而补药得力,为制诸阴药可能助湿碍邪之虞。诸药合用,助阳之弱以化水,滋阴之虚以生气,使肾阳振奋,气化复常,则诸症自除。

【使用注意】如有咽干、口燥、舌红、少苔等肾阴不足,虚火上炎症状者不宜用。

【方歌】金匮肾气治肾虚,熟地怀药及山萸,丹皮苓泽加桂附,引火归原热下趋。

参苓白术散《太平惠民和剂局方》

【组成】人参 100g,茯苓 100g,白术(炒)100g,山药 100g,白扁豆(炒)75g,莲子 50g,薏苡仁(炒)50g,砂仁 50g,桔梗 50g,炒甘草 100g。

【用法】水煎服,用量按原方比例酌减,枣汤调服。

【功用】益气健脾,渗湿止泻。

【主治】用于脾虚湿盛证。饮食不化,胸脘痞闷,肠鸣泄泻,四肢乏力,形体消瘦,面色萎黄,舌淡苔白腻,脉虚缓。

【方解】本方证由脾虚湿盛所致。方中人参、白术、茯苓益气健脾渗湿为君。配伍山药、莲子肉助君药以健脾益气,兼能止泻;并用白扁豆、薏苡仁助白术、茯苓以健脾渗湿,均为臣药。用砂仁醒脾和胃,行气化滞,为佐药。桔梗宣肺利气,通调水道,又能载药上行,培土生金;炒甘草健脾和中,调和诸药,共为佐使。综观全方,补中气,渗湿浊,行气滞,使脾气健运,湿邪得去,则诸症自除。

【方歌】参苓白术扁豆陈,山药甘莲砂薏仁;桔梗上浮兼保肺,枣汤调服益脾神。

生脉散《医学启源》

【组成】人参 9g,麦冬 9g,五味子 6g。

【用法】水煎服。

【功用】补肺益气,养阴生津。

【主治】

1. 温热、暑热,耗气伤阴证。汗多神疲,体倦乏力,气短懒言,咽干口渴,舌干红少苔,脉虚数。

2. 久咳伤肺,气阴两虚证。干咳少痰,短气自汗,口干舌燥,脉虚细。

【方解】本方所治为温热、暑热之邪,耗气伤阴,或久咳伤肺,气阴两虚之证。方中人参甘温,益元气,补肺气,生津液,为君药。麦冬甘寒养阴清热,润肺生津,用以为臣。五味子酸温,敛肺止汗,生津止渴,为佐药。三药合用,一补一润一敛,益气养阴,生津止渴,敛阴止汗,使气复津生,汗止阴存,气充脉复,故名“生脉”。《医方集解》说:“人有将死脉绝者,服此能复生之,其功甚大。”

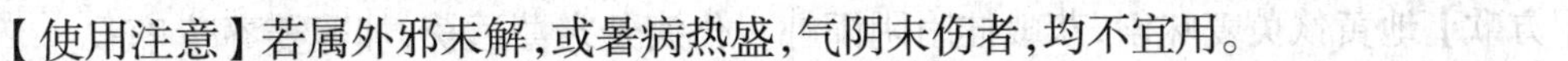

【使用注意】若属外邪未解,或暑病热盛,气阴未伤者,均不宜用。

【方歌】生脉麦味与人参,保肺清心治暑淫,气少汗多兼口渴,病危脉绝急煎斟。

百合固金汤《慎斋遗书》

【组成】熟地黄、生地黄、当归身各9g,白芍6g,甘草3g,桔梗6g,元参3g,贝母6g,麦冬9g,百合12g。

【用法】水煎服。

【功用】滋养肺肾,止咳化痰。

【主治】治肾水不足,虚火刑金,咳嗽气喘,咽喉燥痛,痰中带血或咯血,手足烦热,舌红少苔,脉细数。

【方解】方中百合、生熟地滋养肺肾阴液,并为君药;麦冬助百合以养肺阴,清肺热,玄参助生熟地黄以益肾阴,降虚火,共为臣药;当归、芍药养血和营,贝母、桔梗化痰止咳为佐;甘草调和诸药为使。诸药合用,使阴液恢复,肺金得固,则咳嗽、吐血诸证自愈。

【方歌】百合固金二地黄,玄参贝母桔甘藏,麦冬芍药当归配,喘咳痰血肺家伤。

麦门冬汤《金匮要略》

【组成】麦冬60g,半夏9g,人参9g,甘草6g,粳米6g,大枣12枚。

【用法】水煎服。

【功用】清养肺胃,降逆下气。

【主治】治肺痿。肺胃津伤,虚火上炎所致的咳唾涎沫,气逆而喘,咽干口燥,舌干红少苔,脉虚数。

【方解】方中重用麦冬滋养肺胃,清降虚火为君;人参益气生津为臣;半夏降逆化痰为佐;甘草、大枣、粳米益胃气,生津液为使。诸药合用,使肺胃气阴得复,则虚火平,逆气降,痰涎清,咽喉利,咳喘自愈。

【方解】麦门冬汤用人参,枣草粳米半夏存,肺痿咳逆因虚火,益胃生津此方珍。

地黄饮子《圣济总录》

【组成】熟地黄12g,巴戟天15g,山茱萸15g,石斛15g,肉苁蓉15g,附子15g,五味子15g,肉桂15g,茯苓15g,麦冬15g(去心),菖蒲15g,远志15g,生姜3片,大枣2枚。

【用法】水煎服。

【功用】滋肾阴,补肾阳,开窍化痰。

【主治】下元虚衰,痰浊上泛之喑痱证。舌强不能言,足废不能用,口干不欲饮,足冷面赤,脉沉细弱。

【方解】"喑痱"是由于下元虚衰,阴阳两亏,虚阳上浮,痰浊随之上泛,堵塞窍道所致。方用熟地黄、山茱萸滋补肾阴,肉苁蓉、巴戟天温壮肾阳,四味共为君药。配伍附子、肉桂之辛热,以助温养下元,摄纳浮阳,引火归原;石斛、麦冬、五味子滋养肺肾,金水相生,壮水以济火,均为臣药。菖蒲与远志、茯苓合用,开窍化痰,交通心肾,为佐药。姜、枣和中调药,功兼佐使。综观全方,标本兼治;阴阳并补,上下同治,而以治本为主。诸药合用,使下元得以补养,浮阳得以摄纳,水火既济,痰化窍开则"喑痱"可愈。

【使用注意】本方偏于温补,故对气火上升、肝阳偏亢者,不宜应用。

【方歌】地黄饮萸麦味斛，苁戟桂附阴阳补。化痰开窍菖远茯，加薄姜枣喑痱服。

大补阴丸《丹溪心法》

【组成】龟甲（酥炙）、熟地黄各180g，黄柏、知母各120g。

【用法】上为末，猪脊髓蒸熟，炼蜜为丸。每服6~9g，空心盐汤送服。

【功用】滋阴降火。

【主治】阴虚火旺证。骨蒸潮热，盗汗遗精，咳嗽咯血，心烦易怒，足膝疼热，舌红少苔，尺脉数而有力。

【方解】本方证由肝肾亏虚，真阴不足，虚火上炎所致。方中重用熟地黄、龟甲滋阴潜阳，壮水制火，共为君药。继以黄柏苦寒泻相火以坚阴；知母苦寒而润，上能清润肺金，下能滋清肾水，与黄柏相须为用，苦寒降火，保存阴液，平抑亢阳，均为臣药。应用猪脊髓、蜂蜜为丸，此乃血肉甘润之品，填精益髓，既能助熟地黄、龟甲以滋阴，又能制黄柏之苦燥，俱为佐使。本证若仅滋阴则虚火难清，单清热则犹恐复萌，故须培本清源，使阴复阳潜，虚火降而诸症悉除。正如《删补名医方论》曰："是方能骤补真阴，以制相火，较之六味功用尤捷。"

【使用注意】若脾胃虚弱、食少便溏，以及火热属于实证者不宜使用。

【方歌】大补阴丸知柏黄，龟甲脊髓蜜成方，咳嗽咯血骨蒸热，阴虚火旺制亢阳。

第十九节　固涩药与方剂

一、固涩药

凡以收敛固涩为主要功用，用于治疗各种耗散滑脱证候的药物，叫做固涩药。本类药物大多性味酸涩，分别具有敛汗、止泻、固精、缩尿、止带、止血、止嗽等作用，故适用于久病体虚、正气不足所致的自汗、盗汗、久泻、久痢、遗精、滑精、遗尿、尿频、久咳虚喘，以及崩漏带下等滑脱不禁的证候。

凡属外感邪实者，应当禁用或慎用，以免留邪；而虚极欲脱之证亦非收敛药所能奏效，治当求本。

五　味　子

【药用】木兰科多年生落叶藤本植物五味子的成熟果实。

【性味归经】酸、甘、温。归肺、心、肾经。

【功效】收敛固涩，益气生津，补肾养心。

【临床应用】

1. 用于气虚津伤所致的体倦汗多，气短心悸、口干等证，以及气虚喘咳等证。

2. 用于肺虚喘咳，尤适于肺肾不足之喘咳。常与山茱萸、熟地等配伍，如都气丸。

3. 用于体虚自汗、盗汗、遗精、尿频、久泄等滑脱不固的证候。如治虚汗证，常与柏子仁、牡蛎配用；治疗遗精、尿频，常与桑螵蛸、益智仁配用；治疗久泻不止，常与补骨脂，肉豆蔻配用。

【用法用量】3~9g。水煎服。

【使用注意】本品酸涩收敛，凡表邪未解，内有实热，咳嗽初起，麻疹初发均不宜用。

乌　梅

【药用】蔷薇科植物梅的干燥近成熟果实。

【性味归经】酸、涩，平。归肝、脾、肺、大肠经。

【功效】敛肺，涩肠，生津，安蛔。

【临床应用】用于肺虚久咳，久痢滑肠，虚热消渴，蛔厥呕吐腹痛，胆道蛔虫症。

【用法用量】6~12g，水煎服。

诃　子

【药用】使君子科植物诃子的成熟果实。

【性味归经】苦、酸、涩，平。归肺、大肠经。

【功效】涩肠止泻，敛肺利咽。

【临床应用】

1. 本品煨用能涩肠止泻，治疗久痢不止、滑泄不固之证。

2. 用于肺虚喘咳，或久嗽失音等证。治肺虚喘咳可与党参、麦冬、五味子等配伍。治痰火壅肺，久嗽失音与瓜蒌皮。川贝母、桔梗等同用。

【用量】3~9g，水煎服。

海　螵　蛸

【药用】乌贼科动物无针乌贼或金乌贼的干燥内壳。

【性味归经】咸、涩，温。归脾、肾经。

【功效】收敛止血，涩精止带，制酸，敛疮。

【临床应用】用于胃痛吞酸，吐血衄血，崩漏便血，遗精滑精，赤白带下。外治损伤出血，溃疡多脓，久不愈合者。

【用法用量】6~12g。外用适量，研末敷患处。

芡　实

【药用】睡莲科一年生草本植物芡的成熟种仁。

【性味归经】甘、涩，平。归脾、肾经。

【功效】健脾止泻，固肾涩精，止带。

【临床应用】

1. 用于脾虚久泻不止证，常与益气健脾的党参、白术、茯苓等同用。

2. 用于肾气虚，精关不固所致的遗精，早泄，以及小便频数之证，常与菟丝子、桑螵蛸、金樱子等同用。

3. 用于湿热带下或脾肾虚弱的带下。若治湿热带下，白带色黄者，常配白果、山药、黄柏等同用。脾虚有湿，则多与白术、党参、金樱子、泽泻等配用。

【用法用量】9~15g，水煎服。

莲　子

【药用】睡莲科植物莲的干燥成熟种子。

【性味归经】甘、涩，平。归脾、肾、心经。

【功效】补脾止泻，益肾涩精，养心安神。

【临床应用】用于脾虚久泻，遗精带下，心悸失眠等。

【用法用量】6~15g，水煎服。

山茱萸

【药用】山茱萸科落叶小乔木山茱萸除去果核的果肉。

【性味归经】酸、涩、甘，微温。归肝、肾经。

【功效】补益肝肾，敛汗固脱。

【临床应用】

1. 用于肝肾亏虚，精关不固引起的遗精、盗汗、尿频、腰痛、眩晕、崩漏等证，如六味地黄丸。

2. 用于大汗亡阳，阴虚阳浮，或阴阳俱虚等引起的暴脱证。因药力较缓，重证宜用较大量，并与人参、附子、龙骨、牡蛎等同用。

【用量】6~12g，亦可重用至30g，水煎服。

桑螵蛸

【药用】螳螂科昆虫螳螂的卵鞘。

【性味归经】甘、咸，平。归肝、肾经。

【功能】补肾助阳，固精缩尿。

【临床应用】

1. 要用于肾气不固所致的遗尿，小便频数及遗精早泄等证，尤常用于小儿遗尿，常配益智仁、菟丝子、黄芪等同用。

2. 有补肾助阳作用，常配枸杞子、巴戟天、仙茅、仙灵脾等治疗肾虚阳痿之证。

【用量】3~9g，水煎服。

【使用注意】本品助阳固涩，故阴虚多火、膀胱有热而小便频数者忌服。

麻黄根

【药用】麻黄科多年生草本状小灌木麻黄、木贼麻黄的根。

【性味归经】甘、微涩，平。归肺经。

【功效】固表止汗。

【临床应用】治阴虚盗汗，常配五味子、柏子仁、牡蛎等；治产后虚汗，常配黄芪、当归等；气虚自汗则常配以黄芪、白术等。

【用量】3~9g，水煎服。

【使用注意】本品功专止汗，有表邪者忌用。

浮小麦

【药用】禾本科一年生草本植物小麦未成熟的颖果。

【性味归经】甘，凉。归心经。

【功效】止汗，除热，益气，养心安神。

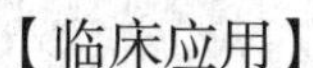

【临床应用】

1. 用于自汗、盗汗。本品甘能益气,凉可除热,有止汗功效,凡阳虚自汗,阴虚盗汗,均可应用。如本品与牡蛎、麻黄根、黄芪同用,治体虚自汗不止。

2. 用于骨蒸劳热。本品有益气,除热、止汗作用,用于退劳热,多与生地黄、麦冬、地骨皮等养阴清虚热药同用。

【用量】15~30g,煎汤服,或炒焦研末服。

肉豆蔻

【药用】肉豆蔻科植物肉豆蔻的干燥种仁。

【性味归经】辛,温。归脾、胃、大肠经。

【功效】温中行气,涩肠止泻。

【临床应用】用于脾胃虚寒,久泻不止,脘腹胀痛,食少呕吐等。

【用法用量】3~9g,水煎服。

金樱子

【药用】蔷薇科植物金樱子的干燥成熟果实。

【性味归经】酸、甘、涩,平。归肾、膀胱、大肠经。

【功效】固精缩尿,涩肠止泻。

【临床应用】用于遗精、滑精、遗尿、尿频、崩漏带下、久泻久痢等。

【用法用量】6~12g,水煎服。

二、固涩剂

凡以固涩药为主组成,具有收敛固涩作用,以治疗气、血、津、精散失滑脱之证的方剂,称为固涩剂。固涩剂分为:涩肠固脱剂,适用于久泻、久痢、内脏虚寒的滑脱证,以真人养脏汤为代表方。涩精止遗剂,适用于肾虚失藏,精关不固的遗精滑泄,以桑螵蛸散为代表方。固冲止崩用于妇女崩漏淋漓的,以固冲汤为代表方。

真人养脏汤《太平惠民和剂局方》

【组成】人参、当归、白术各18g,肉豆蔻(煨)15g,肉桂、炙甘草各24g,白芍48g,木香42g,诃子36g,罂粟壳108g。

【用法】水煎服。

【功用】涩肠固脱,温补脾肾。

【主治】用于久泻久痢,脾肾虚寒证。泻痢无度,滑脱不禁,甚至脱肛坠下,脐腹疼痛,喜温喜按,倦怠食少,舌淡苔白,脉迟细。

【方解】本方证为大便滑脱不禁,甚至中气下陷,脱肛坠下;脾肾虚寒,气血不和;脾虚气弱,运化失司,倦怠食少。方中重用罂粟壳涩肠止泻,为君药。臣以肉豆蔻温中涩肠;诃子苦酸温涩,功专涩肠止泻。以肉桂温肾暖脾,人参、白术补气健脾,三药合用温补脾肾以治本;以当归、白芍养血和血,木香调气醒脾,调气和血,既治下痢腹痛后重,又使全方涩补不滞,共为佐药。甘草益气和中,调和诸药,且合参、术补中益气,合芍药缓急止痛,为使药。综观全方,具有标本兼治,重在治标;脾肾兼顾,补脾为主;涩中寓通,补而不滞之组方特点。

【使用注意】若泻痢虽久，但湿热积滞未去者，忌用本方。

【方歌】真人养脏诃粟壳，肉蔻当归桂木香，术芍参甘为涩剂，脱肛久痢早煎尝。

桑螵蛸散《本草衍义》

【组成】桑螵蛸、远志、石菖蒲、人参、茯神、当归、龟甲（醋炙）、龙骨各30g。

【用法】除人参外，共研细末，每服6g，睡前以人参汤调下；亦作汤剂，水煎，睡前服，用量按原方比例酌定。

【功用】调补心肾，涩精止遗。

【主治】心肾两虚证。小便频数，或尿如米泔色，或遗尿，或遗精，心神恍惚，健忘，舌淡苔白，脉细弱。

【方解】本方证乃心肾两虚，水火不交所致。方中桑螵蛸甘咸平，补肾固精止遗，为君药。臣以龙骨收敛固涩，且镇心安神；龟甲滋养肾阴，补心安神。佐以人参大补元气，配茯神而益心气、宁心神；当归补心血，与人参合用，能补益气血；菖蒲、远志安神定志，交通心肾，意在补肾涩精、宁心安神，促进心肾相交。诸药相合，共奏调补心肾、交通上下、补养气血、涩精止遗之功。

【使用注意】下焦湿热或相火妄动所致之尿频、遗尿或遗精滑泄者忌用。

【方歌】桑螵蛸散用龙龟，参苓菖远及当归；尿频遗尿精不固，滋肾宁心法勿违。

固冲汤《医学衷中参西录》

【组成】白术（炒）30g，生黄芪18g，龙骨（煅）24g，牡蛎（煅）24g，山茱萸24g，生杭芍12g，海螵蛸12g，茜草9g，棕榈炭6g，五倍子1.5g。

【用法】水煎服。

【功用】固冲摄血，益气健脾。

【主治】用于脾肾亏虚，冲脉不固证。猝然血崩或月经过多，或漏下不止，色淡质稀，头晕肢冷，心悸气短，神疲乏力，腰膝酸软，舌淡，脉微弱。

【方解】本方证为肾虚不固，脾虚不摄，冲脉滑脱所致。山茱萸甘酸而温，既能补益肝肾，又能收敛固涩，故重用为君药。龙骨味甘涩，牡蛎咸涩收敛，合用以“收敛元气，固涩滑脱”（《医学衷中参西录》），共助君药固涩滑脱，均为臣药。白术补气健脾，以助健运统摄；黄芪既善补气，又善升举，尤善治流产崩漏，二药合用，亦为臣药。生白芍味酸收敛，功能补益肝肾，养血敛阴；棕榈炭、五倍子味涩收敛，善收敛止血；海螵蛸、茜草固摄下焦，既能止血，又能化瘀，使血止而无留瘀之弊，共为佐药。诸药合用，共奏固冲摄血，益气健脾之功。

【使用注意】血热妄行崩漏者忌用。

【方歌】固冲芪术山萸芍，龙牡倍榈茜海蛸，益气健脾固摄血，脾虚冲脉不固疗。

（热孜也木·肉孜）

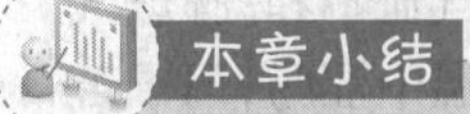

主要介绍了中药的性味、归经、功效、适应证、用量用法，以及炮制特点、配伍宜忌等内容，阐述了方剂的君、臣、佐、使组方原则和方剂的功能、适用证、使用注意事项，以及方歌等。中药与方剂是联系最为紧密的基础学科，中药是组成方剂的基石，方剂是中

药与临床各科联系的桥梁与纽带。因此,必须在学好中药的基础上,进一步学习方剂,才能融会贯通,游刃有余。同时,在临床上,必须认真辨证,规范组方,合理用药,尤其注意毒、副作用较强的品种,要达到良好的临床效果,其临床用量与中毒剂量比较接近,故必须保证用药安全。

目标测试

A1 型题

1. 藿香正气散的功用为( )
   A. 祛暑解表,化湿和中　B. 宣畅气机,清利湿热　C. 清暑益气,养阴生津
   D. 清暑益气,养阴生津　E. 解表化湿,理气和中
2. 香薷散的证治要点不包括( )
   A. 恶寒发热　B. 苔白腻　C. 胸闷　D. 脉虚数　E. 头重身痛
3. 真武汤的功效是
   A. 温阳利水　B. 健脾利湿　C. 利水消肿　D. 清热利湿　E. 利水渗湿
4. 具有利水渗湿,温阳化气功用的方剂是( )
   A. 苓桂术甘汤　B. 五苓散　C. 猪苓汤
   D. 真武汤　E. 八正散
5. 小建中汤的功效是( )
   A. 温中补虚,和里缓急　B. 温中补虚,调和营卫　C. 温中补虚,降逆止痛
   D. 温中补虚,理气和胃　E. 温中补虚,降逆止呕
6. 当归四逆汤的主治证是( )
   A. 虚劳里急证　B. 脾胃虚寒证　C. 寒虚腹痛证
   D. 血虚寒厥证　E. 血痹证
7. 越鞠丸所治“六郁”证不包括( )
   A. 湿郁　B. 火郁　C. 寒郁　D. 痰郁　E. 食郁
8. 半夏厚朴汤的功效是
   A. 疏肝行气,活血止痛　B. 降逆化痰,益气和胃　C. 通阳散结,行气祛痰
   D. 宣降肺气,清热化痰　E. 行气散结,降逆化痰
9. 保和丸中用量最重的药是( )
   A. 山楂　B. 茯苓　C. 神曲　D. 连翘　E. 陈皮
10. 健脾丸中用量最重的药是( )
   A. 山药　B. 人参　C. 茯苓　D. 肉豆蔻　E. 白术
11. 血府逐瘀汤善于治疗( )
   A. 头部血瘀证　B. 胸中血瘀证　C. 膈下血瘀证
   D. 少腹血瘀证　E. 两胁血瘀证
12. 补阳还五汤的功效是( )
   A. 活血祛瘀,行气止痛　B. 活血化瘀,行气通络　C. 活血祛瘀,疏肝通络
   D. 补气、活血、通络　E. 养血、活血、通络

A2 型题

13. 患者，男，52 岁，四肢乏力，皮肤发黄，腹满腹胀、食欲减退，大便溏，舌苔腻微黄，脉弦数。宜选（　　）

A. 茵陈　B. 石韦　C. 灯心草　D. 茯苓　E. 泽泻

14. 患者蒋某，男，20 岁，食少，便溏腹胀，面浮气短，四肢痿软无力，苔薄白，脉细，宜选（　　）

A. 泽泻　B. 茯苓　C. 通草　D. 木通　E. 猪苓

15. 患者杨某，男，50 岁，身体困重，麻木，下肢水肿，四肢痿软，小便短赤涩痛，苔黄腻，脉细数，宜选（　　）

A. 白术　B. 苍术　C. 茯苓　D. 薏苡仁　E. 猪苓

16. 患者男，27 岁，过食生冷瓜果，而致寒湿内生，胸腹闷胀，泛恶欲吐，口淡不渴，腹痛溏泄，头重身重如裹，苔白腻，脉濡缓，宜选（　　）

A. 厚朴　B. 香薷　C. 苏叶　D. 甘草　E. 山药

17. 患者李某，女，51 岁，咳而气怯，痰多，喘促动则为甚，气短，食少胸闷，怯寒肢冷，神疲，小腹拘急不仁，脐下悸动，足跗水肿，头目眩昏，舌苔白润，舌质胖，脉沉细兼滑，宜选（　　）

A. 高良姜　B. 附子　C. 小茴香　D. 干姜　E. 茯苓

18. 患者许某，女，49 岁，巅顶头痛，干呕吐涎沫，甚则四肢厥冷，苔白，脉弦。宜选（　　）

A. 附子　B. 肉桂　C. 干姜　D. 吴茱萸　E. 细辛

19. 患者梁某，女，28 岁，胁肋疼痛，往来寒热，嗳气太息，食欲不振，苔薄脉弦，宜选用（　　）

A. 煨姜　B. 香附　C. 川芎　D. 猪苓　E. 延胡索

20. 患者赵某，男，26 岁。胃脘疼痛，脘腹胀满，嗳腐吞酸，呕吐不消化食物，大便不爽，舌苔厚腻，脉滑。用消积导滞法治疗，应首选（　　）

A. 麦芽　B. 陈皮　C. 木香　D. 枳实　E. 谷芽

21. 患者魏某，男，37 岁，昨晚赴宴，饱食油腻之品，夜半忽觉腹痛难忍，随后出现腹泻、里急后重，最宜用的药物是（　　）

A. 橘皮　B. 山楂　C. 鸡内金　D. 薤白　E. 谷芽

22. 患者严某，女，26 岁，湿热痢疾、腹痛腹泻、脓血相兼、里急后重、苔微黄而腻、脉滑。宜选用（　　）

A. 木香　B. 高良姜　C. 生姜　D. 枳实　E. 檀香

23. 患者梁某，女，27 岁，胁胀痛、腹痛、攻窜不定、时轻时重，生气之后加重，苔白，脉弦。宜选（　　）

A. 延胡索　B. 沉香　C. 木香　D. 青木香　E. 青皮

24. 患者赵某，女，51 岁，大便秘结，小便清长，腰膝酸软，舌淡苔白，脉沉迟，宜选（　　）

A. 五灵脂　B. 乳香　C. 牛膝　D. 桃仁　E. 红花

B1 型题

A. 行气，燥湿，消积，平喘　B. 化湿，解暑，止呕
C. 芳香化浊，和中止呕，发表解暑　D. 燥湿健脾，祛风湿
E. 化湿行气，温中止呕

25. 藿香的功效是( )
26. 厚朴的功效是( )
    A. 利水渗湿泄热
    B. 利尿通淋,清热解暑,外用祛湿敛疮
    C. 利水渗湿、健脾安神
    D. 利水渗湿,健脾止泻,除痹,解毒排脓
    E. 利水消肿
27. 滑石的功效是( )
28. 薏苡仁的功效是 ( )
    A. 元气暴脱、大汗淋漓　B. 亡阳欲脱、四肢厥逆　C. 神志昏迷、不省人事
    D. 气虚不足、倦怠乏力　E. 肾阳不足、畏寒肢冷
29. 附子、干姜都可治疗的病证是( )
30. 附子、肉桂都可治疗的病证是( )
    A. 行气止痛、杀虫　B. 行气止痛、化痰　C. 行气导滞、利水
    D. 行气止痛、调经　E. 行气散结、消食
31. 香附的功效是( )
32. 川楝子的功效是( )
    A. 消食和中、健脾开胃　B. 消食化积、降气化痰　C. 运脾消食、固精止遗
    D. 消食化积、活血散瘀　E. 消食和中、回乳
33. 鸡内金的功效是( )
34. 谷芽的功效是( )
    A. 当归　B. 黄芪　C. 赤芍药　D. 川芎　E. 桃仁
35. 补阳还五汤中君药是( )
36. 血府逐瘀汤中君药是( )

第四章　中医常见病防治基础

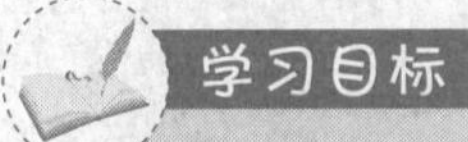

1. 掌握常见病的辨证要点和治法方药。
2. 熟悉常见病的病因病机和鉴别诊断。
3. 了解常见病的诊断要点和预防调护。

在临床上，内、外、妇、儿科疾病种类繁多，临床表现千差万别，本章精选一部分运用中医药治疗效果确切的常见病、多发病，采取深入浅出、循循善诱的方法，详细阐述其概念、临床表现、辅助检查、鉴别诊断、辨证施治、预防调护等临床学科知识和技能，为学生将来从事临床工作提供必要的知识与技能基础。

第一节　感　　冒

病例

钱某，女，26岁。发热，恶风，汗出不畅，咳嗽，咳吐黄黏痰，口渴。查体：体温38.5℃，咽喉红肿，舌苔微黄，脉浮数。

请问：1. 本病例的中医诊断及证候分型是什么？
2. 本病的治法为何？
3. 该患者可用什么方剂治疗及何法调护？

感冒是感受风邪或时行疫毒，出现鼻塞，流涕，喷嚏，头痛，恶寒，发热，全身不适等临床表现的一种外感疾病。感冒一年四季均可发病，以冬春季为多。重症感冒甚至可危及小儿、老年体弱者的生命，尤其是时行感冒暴发时，迅速流行，症状严重，甚至导致死亡。而且，感冒也是咳嗽、心悸、水肿、痹证等病发生和加重的因素。

一、病因病机

1. 六淫病邪　六淫之邪可单独致感冒，但常常是互相兼夹为病，以风邪为首，冬季夹寒，春季夹热，夏季夹暑湿，秋季夹燥，梅雨季节夹湿邪等。临床上以风寒、风热之证多见。

2. 时行疫毒　因岁时不和，温凉失节，人感乖戾之气而生病者，多相染易，为疫疠之气，人感时行疫毒而病感冒则为时行感冒。

3. 正气不足　正气素虚，或素有肺疾，或生活起居不慎，使正气失调，腠理不密，邪气得

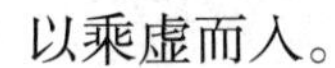

以乘虚而入。

二、临床表现

本病四季皆有，以冬春季多见。多有伤风受凉，或时行感冒流行。感冒起病急，无潜伏期。一般病程3~7天。早期有鼻咽部痒，干燥，不适，继则喷嚏，鼻塞，鼻涕，神疲乏力等，轻者易愈；重则高热、咳嗽、胸痛等。时行感冒起病急，全身症状较重，高热，体温39~40℃，全身酸痛。重者高热不退，喘促气急，唇甲青紫，甚则咯血，部分患者出现神昏谵妄，小儿可发生惊厥等。

三、辅助检查

血常规检查：病毒性感冒白细胞计数多为正常或偏低，淋巴细胞相对增加；细菌性感冒白细胞计数与中性粒细胞增多或核左移。

四、鉴别诊断

风温早期　多病势急骤，寒战发热甚至高热，汗出后热虽暂降，但脉数不静，身热旋即复起，咳嗽胸痛，头痛较剧，甚至昏迷、惊厥、谵妄，病情较重。

五、辨证论治

1. 风寒感冒

证候：恶寒重，发热轻，无汗，头痛，肢节酸疼，鼻塞声重，时流清涕，喉痒。咳嗽，咯痰稀薄色白，渴喜热饮。舌苔薄白而润，脉浮紧。

治法：辛温解表，宣肺散寒。

方药：荆防败毒散加减。风寒重，恶寒甚者，加麻黄、桂枝；头痛加白芷；项背强痛加葛根。

2. 风热感冒

证候：发热，微恶风，或有汗，鼻塞喷嚏，流稠涕。头胀痛，咽喉疼痛，咳嗽痰稠。舌边尖红，舌苔薄黄，脉浮数。

治法：辛凉解表，宣肺清热。

方药：银翘散加减。发热甚者，加黄芩、石膏、大青叶清热；头痛重者，加桑叶、菊花、蔓荆子清利头目；咽喉肿痛者，加板蓝根、玄参利咽解毒。

3. 暑湿感冒

证候：多发于夏季。身热，微恶风，汗出不畅，身重倦怠，头昏重痛，鼻流浊涕。咳嗽痰黄，心烦口渴，或口中黏腻，胸闷欲呕，小便短赤，大便溏。舌苔黄腻，脉濡数。

治法：清暑祛湿解表。

方药：新加香薷饮加减。暑热偏盛，加黄连、青蒿、鲜荷叶、鲜芦根清暑泄热；湿困卫表，身重，少汗，恶风者，加藿香、佩兰芳香化湿宣表；小便短赤，加六一散、赤茯苓清热利湿。

4. 体虚感冒

（1）气虚感冒

证候：易反复感冒。恶寒较重，发热，热势不高，鼻塞流涕。头痛，汗出，倦怠乏力，气短，咳嗽咯痰无力。舌质淡，苔薄白，脉浮无力。

治法：益气解表。

方药:参苏饮加减。表虚自汗者,加黄芪、白术、防风益气固表。

(2)阴虚感冒

证候:微恶风寒,少汗,身热。头昏心烦,口干,干咳少痰。舌红少苔,脉细数。

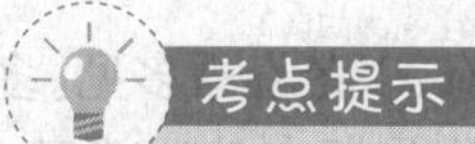

感冒的辨证分型及治法方药

治法:滋阴解表。

方药:加减葳蕤汤加减。若口渴心烦者,加沙参、麦冬、黄连、天花粉清润生津除烦。

六、预防与调护

1. 加强体育锻炼,在气候变化时适时增减衣服,注意防寒保暖。尤其是时行感冒的流行季节,注意预防感冒的发生。

2. 感冒患者应适当休息,多饮水,饮食以素食流质为宜,慎食油腻难消化之物。卧室空气应流通,但不可直接吹风。

七、结语

感冒是以恶寒发热,头身疼痛,鼻塞流涕,喷嚏咳嗽,全身不适为特征的常见外感病证。治疗以解表宣肺为原则,但应分清风寒、风热与暑湿及兼夹病邪的不同,而分别治法祛除表邪;时行感冒以清热解毒为治疗重点。感冒的预防很重要,尤其是对有时行感冒流行趋势的地区,应尽早采取措施,以免成蔓延之势。

第二节 咳 嗽

曹某,男,42岁。咳嗽气粗,咳大量白黏痰,声哑,口干咽燥,神疲乏力。舌红,苔少,脉细数。

请问:1. 本病例的中医诊断及证候分型是什么?

2. 本病的治法为何?

3. 该患者可用什么方剂治疗及何法调护?

咳嗽是指肺失宣肃,肺气上逆,发生咳嗽、咯痰为特征的一种病证。历代将有声无痰称为咳,有痰无声称为嗽,有痰有声谓之咳嗽,临床上多为痰声并见,故以咳嗽并称。咳嗽既是独立的病证,又是肺系多种病证的一个症状。慢性咳嗽的发病率为3%~5%,老年人的发病率10%~15%,尤以寒冷地区发病率更高。西医学的上呼吸道感染、支气管炎、支气管扩张、肺炎等以咳嗽为主症者可参考本病证治疗。

一、病因病机

1. 外感病因 风为六淫之首,其他外邪多随风邪侵袭人体,或夹寒,或夹热,或夹燥,尤以风邪夹寒者居多。外感六淫从口鼻或皮毛侵入,使肺气被束,肺失肃降而发病。

2. 饮食失调 饮食不当,嗜烟好酒,内生火热,熏灼肺胃,灼津生痰;或生冷不节,肥甘厚味,损伤脾胃,致痰浊内生,上扰于肺,阻塞气道,致肺气上逆而作咳。

3. 内伤情志 情志刺激,肝失调达,气郁化火,上逆犯肺,致肺失肃降而作咳。肺脏自病,耗气伤阴,肺失肃降,肺气上逆作咳;或肺气虚不能布津而成痰,肺阴虚而虚火灼津为痰,痰浊阻滞,肺气不降而作咳。

咳嗽的病位在肺,外感六淫及内伤所生的病邪,皆可侵及于肺而致咳嗽。因为肺主气,为五脏之华盖,肺开窍于鼻,外合皮毛;故肺最易受外感、内伤之邪。而肺为娇脏,不耐邪侵,邪侵则肺气不清,失于肃降,迫气上逆而作咳。凡脏腑功能失调影响及肺,皆可为咳嗽。

二、临床表现

咳嗽可分为急性和慢性,有白日咳嗽甚于夜间者,有午后、夜间咳嗽较甚者。咳嗽有时作咳者,有时时咳嗽者,有咳逆阵作、连声不断者。咳嗽有干咳者,有咳嗽吐痰量多者。咳痰色有白色、黄色、灰色甚至铁锈色、粉红色等,痰稀薄、黏稠等。痰有气味腥臭者。咳嗽有咳声洪亮有力者,有咳声低怯者,有咳声重浊者,有咳声嘶哑者。听诊可闻及两肺野呼吸音增粗,或伴散在干湿性啰音。

三、辅助检查

1. 血常规检查 细菌感染较重时,白细胞计数与中性粒细胞增多。
2. 痰细菌培养 感染明显时可发现致病菌。
3. X线片检查 正常或仅有肺纹理增粗。

四、鉴别诊断

1. 喘证 主要为呼吸困难,甚至张口抬肩,鼻翼煽动,不能平卧,兼见咳嗽。

2. 肺胀 有久患咳、哮、喘等病证的病史,有胸部膨满,喘逆上气,烦躁心慌,甚至颜面紫黯,肢体水肿等症,常伴有咳嗽,病情缠绵,经久难愈。

3. 肺痨 咳嗽,咯血,潮热,盗汗,身体消瘦等,具有传染性。X线胸部检查有密度不均匀,边缘较清楚的阴影等。

4. 肺癌 多发于40岁以上吸烟男性,以咳嗽或咯血为主要症状,咳嗽多为刺激性呛咳,病情发展迅速,呈恶病质,肺部X线检查及痰细胞学检查有助于确诊。

五、辨证论治

咳嗽的治疗应分清邪正虚实。外感咳嗽,为邪气壅肺,多为实证,以祛邪利肺为治疗原则。内伤咳嗽,多属邪实正虚,以祛邪扶正,标本兼治为治疗原则。咳嗽的治疗,还应注意调理脏腑,顾护正气。

考点提示

外感与内伤咳嗽的主证、治法、方药

(一)外感咳嗽

1. 风寒袭肺

证候:咳声重浊,气急,喉痒,咯痰稀薄色白。常伴鼻塞,流清涕,头痛,肢体酸楚,恶寒发热,无汗等。舌苔薄白,脉浮或浮紧。

治法:疏风散寒,宣肺止咳。

方药:三拗汤合止嗽散加减。咳嗽较甚者加矮地茶、金沸草祛痰止咳;咽喉痒甚者,加牛蒡子、蝉蜕祛风止痒;鼻塞声重加辛夷花、苍耳子宣通鼻窍。

2. 风热犯肺

证候:咳嗽频剧,气粗或咳声嘶哑,咳痰不爽,痰黄或稠黏,喉燥咽痛。伴恶风,身热,头痛肢楚,鼻流黄涕,口渴等。舌苔薄黄,脉浮数。

治法:疏风清热,宣肺止咳。

方药:桑菊饮加减。咳嗽甚者,加前胡、枇杷叶、浙贝母清宣肺气,化痰止咳;表热甚者,加金银花、荆芥、防风疏风清热;咽喉疼痛,声音嘶哑,加射干、牛蒡子、山豆根、板蓝根清热利咽。

3. 风燥伤肺

证候:喉痒干咳,或咳痰不爽,或痰中有血丝,咽喉干痛。唇鼻干燥,口干,鼻塞,头痛,微寒,身热。舌质红干而少津,苔薄白或薄黄,脉浮数。

治法:疏风清肺,润燥止咳。

方药:桑杏汤加减。若津伤较甚者,加麦冬、玉竹滋养肺阴;肺热重者,酌加生石膏、知母清肺泄热;痰中带血丝者,加生地黄、白茅根清热凉血止血。

(二)内伤咳嗽

1. 痰湿蕴肺

证候:咳嗽反复发作,尤以晨起咳甚,咳声重浊,痰多而黏腻成块,色白或带灰色,胸闷气憋。伴体倦,脘痞,腹胀,大便时溏。舌苔白腻,脉濡滑。

治法:燥湿化痰,理气止咳。

方药:二陈汤合三子养亲汤加减。可加桔梗、杏仁、枳壳以宣降肺气;胸闷脘痞者,加苍术、厚朴健脾燥湿化痰。

2. 痰热郁肺

证候:咳嗽,气息急促,或喉有痰声,痰多稠黏或为黄稠,咳吐不爽,或有热腥味,或咳吐血痰。胸胁胀满,或咳引胸痛,面赤,或身热,口干而黏。舌质红,苔薄黄腻,脉滑数。

治法:清热肃肺,化痰止咳。

方药:清金化痰汤加减。若痰黄如脓或有热腥味,加鱼腥草、金荞麦根、浙贝母、冬瓜仁等清化痰热;胸满咳逆,痰涌,便秘者,加葶苈子、芒硝泻肺通腑化痰;咳痰不爽,加北沙参、麦冬、天花粉养阴生津。

3. 肝火犯肺

证候:咳逆阵作,咳时面赤,常感痰滞咽喉,咯之难出,量少质黏,或痰如絮状。胸胁胀痛,可随情绪波动而增减,咽干口苦。舌红或舌边尖红,苔薄黄少津,脉弦数。

治法:清肝泻火,化痰止咳。

方药:黛蛤散合黄芩泻白散加减。火旺者加栀子、牡丹皮清肝泻火;胸闷气逆者加葶苈子、瓜蒌、枳壳利气降逆;咳引胁痛者,加郁金、丝瓜络理气和络。

4. 肺阴亏耗

证候:干咳,咳声短促,或痰带血丝,或声音嘶哑,口干咽燥。伴午后潮热,颧红,手足心热,夜寐盗汗,口干,神疲,消瘦。舌红少苔,脉细数。

治法:滋阴润肺,化痰止咳。

方药:沙参麦冬汤加减。咳剧者加川贝母、杏仁、百部润肺止咳;咳吐黄痰者,加海蛤粉、知母、瓜蒌、竹茹、黄芩清热化痰。

六、预防与调护

1. 注意提高机体卫外功能，增强适应气候变化的能力。咳痰不爽时，可轻拍其背促痰咳出。

2. 慎食肥甘厚腻之品，以免碍脾助湿生痰；忌食辛辣动火食品。严格戒烟，避免接触烟尘刺激。

七、结语

咳嗽分外感与内伤两型。外感咳嗽系外感六淫致肺气壅遏不宜；内伤咳嗽或由肺脏肃降无权，或因肝、脾、肾等脏腑功能失调。共同病机是肺失宣肃，肺气上逆。外感咳嗽属实，内伤咳嗽则虚实兼见。故外感咳嗽以祛邪利肺为治疗原则，内伤咳嗽祛邪扶正为治疗原则。

第三节 哮 喘

一、喘证

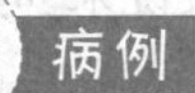

病例

周某，女，54岁。久喘之人，出现喘促短气，气怯声低，喉有鼾声，咳声低弱，痰吐稀薄，自汗畏风，舌淡，苔白，脉弱。

请问：1. 本病例的中医诊断及证候分型是什么？

2. 本病的治法为何？

3. 该患者可用什么方剂治疗及何法调护？

喘证是指肺失宣降，或肾失摄纳，以致呼吸困难，甚则张口抬肩，鼻翼煽动，不能平卧等为特征的一种病证。严重者可出现喘脱之危重证候。喘证可见于多种急、慢性疾病过程中。西医学的喘息性支气管炎、肺炎、肺气肿、肺源性心脏病、心源性哮喘、肺结核、矽肺以及癔症等发生呼吸困难者，可参照本病进行治疗。

（一）病因病机

1. 外邪侵袭　外感风寒或风热之邪，邪蕴于肺，壅阻肺气，肺气失宣，而上逆作喘。

2. 饮食不当　恣食生冷、肥甘，或嗜酒伤中，脾失健运，痰浊内生；或肺气受阻，气津失布，津凝痰生，痰浊内蕴，上阻肺气，肃降失常，发为喘促。

3. 情志失调　情志不遂，忧思气结，肝失调达，气失疏泄，肺气痹阻，或郁怒伤肝，肝气上逆于肺，肺气不降，气逆而喘。

4. 劳欲久病　大病久病，咳伤肺气，或脾气虚弱，肺失充养，以致气失所主而喘促。若久病迁延，由肺及肾，或劳欲伤肾，精气内夺，肺之气阴亏耗，不能下荫于肾，肾之真元伤损，则气失摄纳，肺气上逆为喘。若肾阳衰弱，肾不主水，水邪上犯，干肺凌心，肺气上逆，心阳不振，亦可致喘。

喘证的病位在肺和肾，与肝、脾、心有关。实喘在肺，为外邪、痰浊、肝郁气逆，肺气宣降不利所致；虚喘当责之肺、肾，因精气不足，气阴亏耗而致肺不主气，肾不纳气，基本病机是气机的升降出纳失常。

（二）临床表现

本病多有慢性咳嗽、哮病、肺痨、心悸等病史，每遇外感及劳累而诱发。以喘促气逆，呼吸困难，甚至张口抬肩，鼻翼煽动，不能平卧，口唇发绀为特征。两肺可闻及干湿性啰音或哮鸣音。呼吸困难为喘病的特征，轻者仅呼吸急迫，呼气吸气深长，一般尚能平卧。重者可见鼻翼煽动，张口抬肩，摇身撷肚，端坐呼吸，面唇发绀。急性发作者，多呼吸深长费力，以呼出为快，胸满闷塞，甚则胸盈仰息，声高气涌，与劳动及体位无关。缓发者多表现呼吸微弱而浅表无力，以深吸为快，声低息短，动则加重，气喘与劳动及体位明显相关。若病情危笃，喘促持续不已，可见肢冷汗出，心悸，面青唇紫等喘脱危象。

（三）辅助检查

1. 血常规检查　血白细胞总数及中性粒细胞升高。

2. 痰液培养　镜下可见较多嗜酸性粒细胞。

3. X线摄片　胸片肺纹理增多或有片状阴影等。

（四）鉴别诊断

1. 气短　呼吸微弱而浅促，或短气不足以息，似喘而无声，不抬肩撷肚，无喘病呼吸困难之甚，但气短进一步加重，可呈虚喘表现。

2. 哮病　哮为喉中有哮鸣音，伴有呼吸困难，是一种反复发作的疾病；一般说来，哮必兼喘，喘未必兼哮。

（五）辨证论治

喘病的治疗原则是实喘治肺，以祛邪利气为主。虚喘治在肺、肾，以肾为主，以培补摄纳为用。针对病机虚实夹杂、下虚上实之特性，当分清主次，权衡标本，适当处理。

1. 风寒闭肺

证候：喘息咳逆，呼吸气促，胸部胀闷，咳嗽，痰多稀薄而带泡沫，色白质黏。伴头痛，无汗，恶寒，发热，口不渴。苔薄白而滑，脉浮紧。

治法：散寒宣肺。

方药：麻黄汤合华盖散加减。喘重者，加苏子、前胡降逆平喘；若寒痰阻肺，见痰白清稀，量多有泡沫者，加细辛、干姜、半夏、陈皮温肺化痰，利气平喘。

2. 表寒肺热

证候：喘逆上气，胸部胀痛，息粗，鼻煽，痰多黏稠。伴形寒，胸中烦闷，身热，身痛，汗出，口渴喜饮，咽干，尿赤，或大便秘结。苔薄黄，脉浮数或滑。

治法：解表清里，化痰平喘。

方药：麻杏石甘汤加减。若痰多黏稠，加瓜蒌、海蛤粉清化痰热；喘不得卧，痰涌便秘，加葶苈子、大黄涤痰通腑。

3. 痰浊阻肺

证候：喘而胸满闷窒，甚则胸盈仰息，咳嗽痰多，黏腻色白，咯吐不利。兼呕恶纳呆，口黏不渴。苔厚腻色白，脉滑或濡。

治法：化痰降逆，宣肺平喘。

方药：二陈汤合三子养亲汤加苍术、厚朴、杏仁、旋覆花等。痰浊壅盛，气喘难平者，加皂荚、葶苈子涤痰除壅以平喘。

4. 肺气郁闭

证候：每遇情志刺激而诱发。突然呼吸短促，息粗气憋，胸闷胸痛，咽中如窒，但喉中痰鸣不著，或无痰声。平素忧思抑郁，失眠，心悸。舌质淡，苔薄，脉弦。

治法：开郁降气平喘。

方药：五磨饮子加减。若肝郁气滞较甚者，加柴胡、郁金、青皮；若有心悸、失眠者，加百合、合欢皮、酸枣仁、远志等宁心安神。

5. 肺气虚耗

证候：喘促短气，气怯声低，喉有鼾声，咳声低弱，咳痰稀薄，自汗畏风，或见呛咳痰少质黏，面颧潮红，烦躁，口咽干燥，咽喉不利。舌质淡红，或有苔剥，脉软弱或细数。

治法：补肺益气养阴。

方药：生脉散合补肺汤加减。若肺气虚耗，咳逆，咳痰稀薄者，加紫苑、冬花、苏子、钟乳石等。如咳痰稠黏者，加川贝母、百部、桑白皮等化痰肃肺；偏阴虚者，宜用沙参、麦冬、玉竹、百合、诃子等，以滋阴纳气。

6. 肾不纳气

证候：喘促日久，动则喘甚，气息短促，呼多吸少，气不得续，形瘦神疲，面青肢冷，或有跗肿，舌淡，苔白或黑而润滑，脉微细或沉弱；或见喘咳，面红烦躁，口咽干燥，足冷，汗出如油，舌红少津，脉细数。

治法：补肾纳气。

方药：金匮肾气丸合参蛤散加仙茅、仙灵脾、紫石英、沉香等。如面、唇、爪甲、舌质黯黑，舌下青筋显露者，加桃仁、红花、川芎等活血化瘀；若肾阴虚者，宜用七味都气丸合生脉散加减以滋阴纳气。

7. 喘脱

证候：喘逆甚剧，张口抬肩，鼻翼煽动，端坐不能平卧，稍动则喘剧欲绝，或有痰鸣，咳吐泡沫痰。心悸，烦躁不安，面青唇紫，汗出如珠，肢冷。脉浮大无根，或见歇止。

治法：扶阳固脱，震慑肾气。

方药：参附汤合黑锡丹加龙骨、牡蛎、山萸肉、蛤蚧粉等。若出现阴竭阳脱者，加附子、肉桂急救回阳。

考点提示

肺气虚耗、肾不纳气等证的主症、治法、方药

（六）预防与调护

1. 慎风寒，做好防寒保暖。戒烟酒，饮食宜清淡，忌食辛辣刺激及甜黏肥腻之品。

2. 宜调畅情志，避免不良情志刺激。加强体育锻炼，提高机体的抗病能力。

3. 喘证发生时，患者应半卧位休息，保持室内空气新鲜，避免理化因素刺激，消除紧张情绪。

（七）结语

喘病是呼吸困难，甚至张口抬肩，鼻翼煽动，不能平卧的一种病证，严重者可致喘脱。为外感六淫，内伤饮食、情志以及久病体虚所致。其病主要在肺、肾、肝、脾等脏。实喘为邪气壅肺，气失宣降，治予祛邪利气。虚喘为精气不足，肺不主气，肾不纳气所致，治予培补摄纳之法。若见喘脱者，急当扶正固脱，震慑潜纳，及时救治。

二、哮病

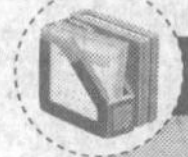

病例

林某，女，32岁，工人。哮喘反复发作4年，近1个月频繁发作。发作时，喉中痰鸣如水鸡声，喘咳气急，咳黄色黏痰，咳吐不利，胸部闷痛，咳则尤甚，咽干而痒，口干，烦热，面赤自汗，口唇、指端微绀。舌质红，舌苔黄腻，脉滑数。

请问：1. 本病例的中医诊断及证候分型是什么？

2. 本病的治法为何？

3. 该患者可用什么方剂治疗？

哮证是由于痰阻气道，肺失肃降，痰气相搏所引起的一种发作性痰鸣气喘疾患。发作时，以喉中哮鸣有声，呼吸气促困难，甚至喘息不得平卧为主要表现。哮病是内科常见病证之一，在我国北方发病率较高，一般认为本病发病率约占人口的2%。西医学的支气管哮喘、哮喘性支气管炎、嗜酸性粒细胞增多症，或其他急性肺部过敏性疾患所致的哮喘均可参考本病治疗。

（一）病因病机

哮病的发生，为宿痰内伏于肺，每因外感、饮食、情志、劳倦等诱因而引发，以致痰阻气道，肺失肃降，肺气上逆，痰气搏击而发出痰鸣气喘声。

1. 外邪侵袭　外感风寒或风热之邪，失于表散，邪蕴于肺，壅阻肺气，气不布津，聚液生痰。或吸入花粉、烟尘、动物毛屑、异味气体等，影响肺气的宣降，津液凝聚，痰浊内生而为哮病。

2. 饮食不当　常因过食生冷，或嗜食酸咸肥甘，积痰蕴热，或进食海鲜膻腥发物，而致脾失健运，痰浊内生，上扰于肺，壅塞气道而发哮病。

3. 体虚久病　后天有幼儿因先天禀赋不足而发哮病者。如《临证指南医案·哮》曰：“幼稚天哮”。若病后体弱，如幼年患麻疹、顿咳，或反复感冒，咳嗽日久，以致肺气亏虚，气不化津，痰饮内生；或病后阴虚火旺，热蒸液聚，痰热胶固而病哮。一般体虚不足者多以肾虚为主，而病后所致者多以肺虚脾虚为主。

本病多由气候等因素诱发，病理因素以痰为主。肺不能布散津液，脾不能运化精微，肾不能蒸化水液，以致津液凝聚成痰，伏藏于肺。基本病理为邪气触动停积之痰，痰随气升，阻于气道，肺失宣降而喘促，痰气搏击而痰鸣有声。故哮病发作时为痰阻气闭，以邪实为主。由于病因及体质差异，有寒哮、热哮之分。若哮病反复发作，寒痰伤及脾肾之阳，痰热伤及肺肾之阴，则可从实转虚。肺虚宣发无力，气不布津，则痰浊内蕴，以及肺卫不固，易受外邪侵袭诱发；脾失运化，不能转输水津于肺，而积湿生痰；肾精亏乏，摄纳失常，则阳虚水泛为痰，或阴虚火旺，灼津生痰，故肺、脾、肾之虚所生之痰上贮于肺，使肺失宣降。因此，哮病为本虚标实之病，标实为痰浊，本虚为肺、脾、肾虚。本虚与标实互为因果，相互影响。发作时以标实为主，表现为痰鸣气喘；在间歇期以肺、脾、肾虚弱之候为主，表现为短气、疲乏，常有轻度哮症。若哮病发作呈持续状态，邪实与正虚并见，肺肾虚弱且痰浊壅盛；严重者，肺失治节，心血运行阻滞，命门之火不能上济于心，则心阳受累，甚至发生“喘脱”危候。

（二）临床表现

哮病以喉中哮鸣有声，呼吸急促困难，甚则喘息不能平卧为基本证候特征。大多起于幼

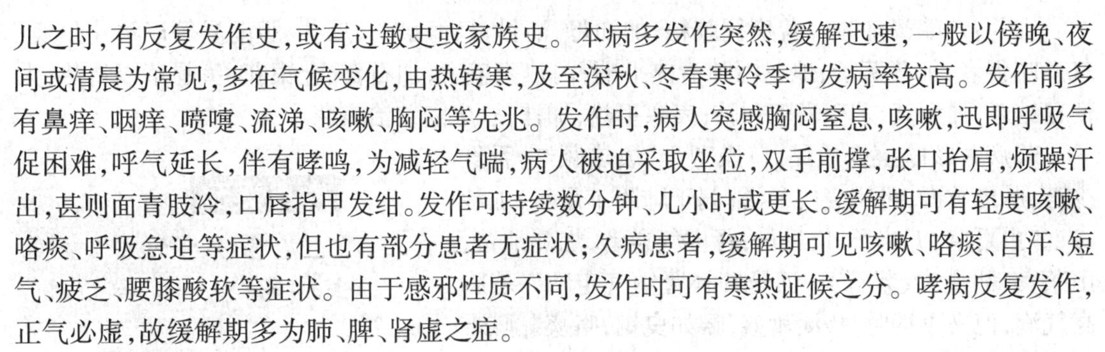

儿之时，有反复发作史，或有过敏史或家族史。本病多发作突然，缓解迅速，一般以傍晚、夜间或清晨为常见，多在气候变化，由热转寒，及至深秋、冬春寒冷季节发病率较高。发作前多有鼻痒、咽痒、喷嚏、流涕、咳嗽、胸闷等先兆。发作时，病人突感胸闷窒息，咳嗽，迅即呼吸气促困难，呼气延长，伴有哮鸣，为减轻气喘，病人被迫采取坐位，双手前撑，张口抬肩，烦躁汗出，甚则面青肢冷，口唇指甲发绀。发作可持续数分钟、几小时或更长。缓解期可有轻度咳嗽、咯痰、呼吸急迫等症状，但也有部分患者无症状；久病患者，缓解期可见咳嗽、咯痰、自汗、短气、疲乏、腰膝酸软等症状。由于感邪性质不同，发作时可有寒热证候之分。哮病反复发作，正气必虚，故缓解期多为肺、脾、肾虚之症。

（三）辅助检查

1. 血常规检查　血液嗜酸性粒细胞可增高。

2. 痰液检查　痰液涂片可见嗜酸性细胞。

3. X线检查　一般无特殊改变，久病者可见肺气肿影像改变。

（四）鉴别诊断

1. 喘病　可发于急慢性疾病过程中，以呼吸急促，呼吸困难为主要特征，哮必兼喘，而喘未必兼哮。

2. 支饮　多系部分慢性咳嗽经久不愈，逐渐加重而成，病势时轻时重，发作与间歇界限不清。多有痰鸣气喘的症状。

（五）辨证论治

本病属邪实正虚病证，发作时以邪实为主，缓解时以正虚为主；久病正虚者，发作时每多虚实错杂，故当辨明虚实主次。虚证当明确虚证之阴阳属性和脏腑所在。实证需分清痰之寒热以及是否兼有表证。治疗以发作时治标，平时治本为原则。发作时以祛邪治标，豁痰利气，寒痰则温化宣肺，热痰则清化肃肺，表证明显者兼以解表。平时以正虚为主，故治以扶正固本，阳气虚者予以温补，阴虚者予以滋养，肺虚者补肺，脾虚者健脾，肾虚者益肾，以达控制发作之目的。若病深日久，发作时虚实兼见，寒热错杂者，不可拘泥于常法，当标本兼顾，攻补兼施，温清并用。

1. 发作期

（1）寒哮

证候：天冷或遇寒而发。呼吸急促，喉中哮鸣有声，胸膈满闷如窒，咳痰量少，或咳吐不爽，白色黏痰。渴喜热饮，形寒怕冷，或有恶寒，喷嚏，流涕等。舌苔白滑，脉弦紧或浮紧。

治法：温肺散寒，化痰平喘。

方药：射干麻黄汤加减。若痰涌喘逆不能平卧者，加葶苈子、苏子、杏仁泻肺降逆平喘。若表寒里饮，寒象较甚者，可用小青龙汤解表化痰，温肺平喘。若痰稠胶固难出，哮病持续难平者，加皂角、白芥子豁痰利窍以平喘。

病久阳虚，发作频繁，发作时喉中痰鸣如鼾，声低，气短不足以息，咯痰清稀，面色苍白，汗出肢冷，舌淡苔白，脉沉细者，当标本同治，温阳补虚，降气化痰，用苏子降气汤，酌配黄芪、山茱萸、紫石英、沉香、诃子等；阳虚者，加附子、补骨脂、钟乳石等温补肾阳。

（2）热哮

证候：气粗息涌，喉中痰鸣如吼，胸高胁胀，张口抬肩，咳呛阵作，咯痰色黄或白，粘浊稠厚，咯吐不利。烦闷不安，汗出，面赤，口苦，口渴喜饮。舌质红，苔黄腻，脉滑数。

治法：清热宣肺，化痰定喘。

方药：定喘汤加减。若痰稠胶粘，加知母、浙贝母、海蛤粉、瓜蒌、胆南星等以清化热痰；气息喘促者，加葶苈子、地龙泻肺清热平喘；内热壅盛者，加石膏、金银花、鱼腥草以清热；大便秘结者，加大黄、芒硝通腑利肺；表寒里热，加桂枝、生姜兼治表寒。

若病久咳呛痰少质黏，口燥咽干，烦热颧红，舌红少苔，脉细数者，可用麦门冬汤；偏于肺阴不足者，加沙参、冬虫夏草、五味子、川贝母；肾虚气逆者，加熟地黄、山茱萸、胡桃肉、紫石英、诃子等补肾纳气定喘。若胸高气满，但坐不得卧，痰涎壅盛，喉如曳锯，咯痰黏腻难出，舌苔厚浊，脉滑实者，用三子养亲汤，加葶苈子、厚朴、杏仁，另吞皂荚丸以利气涤痰，必要时可加大黄、芒硝以通腑泻实。

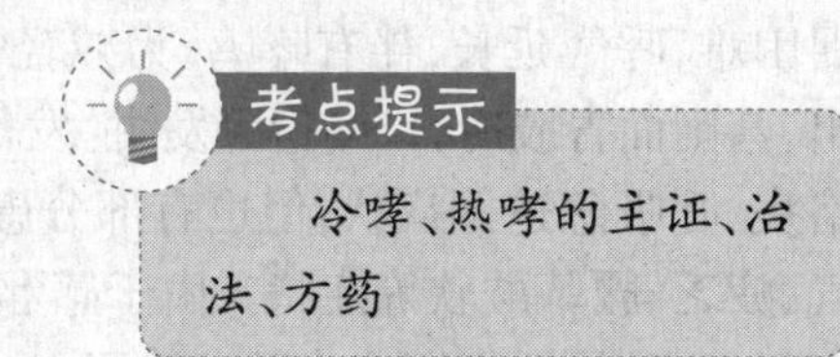

2. 缓解期

(1) 肺脾气虚

证候：气短声低，动则尤甚，或喉有哮鸣声，痰多清稀，色白。自汗畏风，易感冒，倦怠乏力，食少便溏。舌淡，苔白，脉细弱或虚大。

治法：健脾益气，补肺固卫。

方药：六君子汤加减。若表虚自汗者，加黄芪、浮小麦、大枣；怕冷、畏风、易感冒者，加桂枝、白芍、附子等；若痰多者，可加前胡、杏仁等。

(2) 肺肾两虚

证候：平素短气息促，动则尤甚，吸气不利，或喉有哮鸣。腰膝酸软，脑转耳鸣，心慌，不耐劳累。畏寒肢冷，面色苍白。舌淡苔白，质胖嫩，脉沉细。或颧红，五心烦热，口干。舌红苔少，脉细数。

治法：补肺益肾。

方药：生脉地黄汤合金水六君煎加减。阳虚明显者，加补骨脂、仙灵脾、鹿角片、制附片、肉桂；阴虚明显者，加麦冬、当归、龟胶；肾虚不能纳气者，加胡桃肉、冬虫夏草、紫石英等，喘甚时予人参蛤蚧散。在缓解期，症状不明显者，可加党参、黄芪、五味子、胡桃肉、冬虫夏草、紫河车等。

白芥子糊三伏敷贴法：将白芥子 20g，延胡索 20g，甘遂 10g，细辛 10g，共为末，加麝香 0.6g，和匀，在夏季三伏中，用姜汁调糊。分三次敷贴肺俞、膏肓、百劳等穴，约 1~2 小时去之，每隔 10 日敷贴 1 次。对减少和控制哮病的发作有一定疗效。

本病经常反复发作，病情顽固，迁延难愈，尤其中老年、体弱久病者，可发展为肺胀。部分幼儿至成年时，肾气日盛，辅以药物治疗，可以终止发作。若哮喘发作，持续不解，可能转为喘脱或内闭外脱，预后较差，应中西医结合及时救治。

(六) 预防与调护

1. 应做好防寒保暖，防止外邪诱发。避免接触刺激性气体及易致过敏的灰尘、花粉、食物、药物等。

2. 宜戒烟酒，饮食宜清淡而富营养，忌生冷、肥甘、辛辣、海膻发物等，以免伤脾生痰。

3. 防止过度疲劳和情志刺激。鼓励患者选择太极拳、八段锦、散步、体操等进行锻炼，增强体质，预防感冒。

4. 哮病发作时，应密切观察病情变化，可用拍背、雾化吸入等加以缓解。喘息性哮鸣患者伴心悸者，应限制活动，以防喘脱发生。

（七）结语

哮病是一种发作性的痰鸣气喘疾病。病理因素以痰为主，痰伏于内，因感引发。发作时，痰阻气道，痰气相搏，肺气失于肃降，表现为邪实之证；反复久发，气阴耗损，肺、脾、肾渐虚，则在平时表现为正虚之证，发作时可见邪实正虚的错杂表现。故辨治原则是应区别邪正缓急，虚实主次治疗。发作时以祛邪利肺为主，但要注意证候的寒热之分，寒热相兼，虚实错杂等。缓解时以扶正为主，但要注意肺、脾、肾三脏的气阴之异，适当兼顾。其中以补肾为要。补肺可加强卫外功能，防止外邪入侵。补脾可杜绝生痰之源。因此治本可以控制哮病发作。

第四节 心 悸

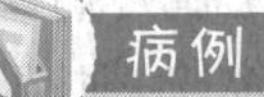

病例

陶某，男，62岁。心悸眩晕，形体肥胖，胸闷痞满，渴不欲饮，恶心欲吐，多涎，下肢水肿，舌淡胖，苔白滑，脉滑。

请问：1. 本病例的中医诊断及证候分型是什么？

2. 本病的治法为何？

3. 该患者可用什么方剂治疗及何法调护？

心悸是指患者自觉心中急剧跳动，惊慌不安，甚则不能自主的一种病证。心悸因惊恐、劳累而发，时作时止，止如常人者为惊悸；若终日悸动，稍劳尤甚，病情较重者为怔忡。怔忡多伴惊悸，惊悸日久亦可转为怔忡。心悸是心脏常见病证，也可由他脏病变波及于心而致。如胸痹、心痛、失眠、健忘、眩晕、水肿、喘证等出现心悸时，应主要针对原发病进行治疗。

西医学的各种心律失常如心动过速、心动过缓、期前收缩、心房颤动或扑动、房室传导阻滞、病态窦房结综合征、预激综合征及心功能不全、神经官能症等，如有心悸表现者，可参考本病辨证论治。

一、病因病机

1. 体虚久病　禀赋不足，素体虚弱，或久病失养，劳欲过度，气血阴阳亏虚，以致心失所养，发为心悸。

2. 饮食劳倦　嗜食膏粱厚味，蕴热化火生痰，或伤脾滋生痰浊，痰火扰心而致心悸。或久坐、久卧，劳倦伤脾，引起生化乏源，而致心失所养，而发为心悸。

3. 七情所伤　平素心虚胆怯，突遇惊恐或情怀不适，悲哀过极，忧思不解等七情扰动，忤犯心神，心神动摇，不能自主而心悸。

4. 感受外邪　风、寒、湿三气杂至，合而为痹，痹证日久，复感外邪，内舍于心，痹阻心脉，气血受阻，发为心悸；或风寒湿热之邪，内侵于心，耗伤心之气血阴阳，亦可引起心悸。如温病、疫毒均可灼伤营阴，心失所养而发为心悸。

5. 药物中毒　药物过量或毒性较剧，损害心气，甚则引起心悸，如附子、乌头，或西药锑剂、洋地黄、奎尼丁、肾上腺素、阿托品等。当用药过量或不当时，均能引发心悸。

心悸的病位在心，与脾、肾、肺、肝相关。心悸虚者为气血阴阳亏损，心神失养而致。实者多由痰火扰心，水饮凌心及瘀血阻脉而引起。虚实之间可以相互夹杂或转化。本病为本

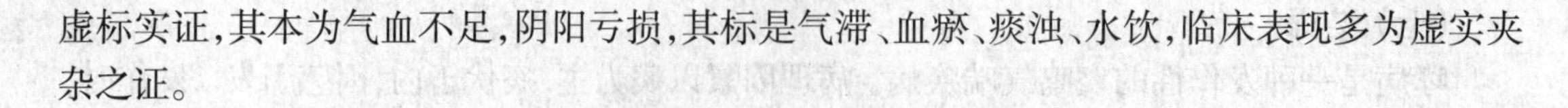

虚标实证，其本为气血不足，阴阳亏损，其标是气滞、血瘀、痰浊、水饮，临床表现多为虚实夹杂之证。

二、临床表现

常由情志刺激、惊恐、紧张、劳倦过度、饮酒饱食等原因诱发。心悸的基本特点是发作性心慌不安，心跳剧烈，不能自主，或持续时间较长，或一日数作，或数日一作。常兼胸闷气短，神疲乏力，头晕喘促，甚至不能平卧，甚至出现晕厥。其脉象或数或迟，或乍疏乍数，并以结脉、代脉、促脉、涩脉为常见。

若心悸兼见水肿尿少，形寒肢冷，坐卧不安，动则气喘，脉疾数微，此为心悸重症之心肾阳虚、水饮凌心。若心悸突发，喘促，不得平卧，咯吐泡沫痰，或为粉红色痰涎，或夜间阵发咳嗽，尿少肢肿，脉数细微，此为心悸危证之水饮凌心射肺。中老年发作频繁，可伴有心胸疼痛，甚至喘促，肢冷汗出，或见晕厥。若心悸突见面色苍白，大汗淋漓，四肢厥冷，喘促欲脱，神志淡漠，此为心阳欲脱之危证。若心悸脉象散乱，极疾或极迟，面色苍白，口唇发绀，突发意识丧失，肢体抽搐，短暂即恢复而无后遗症，或一厥不醒，为心悸危症之晕厥。

三、辅助检查

1. 心电图检查　应观察心房与心室节律是否规则，PR 间期是否恒定，P 波与 QRS 波群形态是否正常等。

2. 运动试验　患者在运动时出现心悸有助于明确诊断。

四、鉴别诊断

心痛　患者常因劳累、感寒、饱餐、情绪波动等诱发。以心前区或胸骨后刺痛，牵及肩胛两背为主，甚者疼痛剧烈，唇甲发绀或手足青冷至节，呼吸急促，大汗淋漓，脉微欲绝，直到晕厥，病情危笃。常伴较突出的心悸症状，脉或数，或迟，或脉律不齐，多呈短暂发作。

五、辨证论治

心悸虚证治当补益气血，调理阴阳，以求气血调畅，阴平阳秘。实证常因痰饮、瘀血等所致，治当化痰涤饮、活血化瘀，并用重镇安神之品。

1. 心虚胆怯

证候：心悸不宁，善惊易恐，坐卧不安，少寐多梦而易惊醒，恶闻声响。食少纳呆。苔薄白，脉细数或细弦。

治法：镇惊定志，养心安神。

方药：安神定志丸加减。可加琥珀、磁石重镇安神。

2. 心血不足

证候：心悸气短，头晕目眩，少寐多梦，健忘。面色无华，神疲乏力，纳呆食少。舌淡红，脉细弱。

治法：补血养心，益气安神。

方药：归脾汤加减。气虚甚者，加黄芪、党参；血虚甚者，加当归、熟地；阳虚甚，汗出肢冷，脉结或代者，加附片、肉桂、黄芪、龙骨、牡蛎；阴虚甚者，加麦冬、熟地黄、阿胶、沙参、玉竹、石斛；自汗、盗汗者，加麻黄根、浮小麦、山茱萸等。

3. 阴虚火旺

证候:心悸易惊,心烦失眠。伴五心烦热,口干,盗汗,耳鸣,腰酸,头晕目眩。舌红少津,苔薄黄或少苔,脉细数。

治法:滋阴清火,养心安神。

方药:黄连阿胶汤加减。常加酸枣仁、珍珠母、生牡蛎等以加强安神定悸之功。遗精腰酸者,加龟甲、熟地黄、知母、黄柏;若阴虚夹有瘀热者,加丹参、赤芍、牡丹皮等清热凉血,活血化瘀。

4. 心阳不振

证候:心悸不安,胸闷气短,动则尤甚。面色苍白,形寒肢冷。舌淡苔白,脉虚弱,或沉细无力。

治法:温补心阳,安神定悸。

方药:桂枝甘草龙骨牡蛎汤加减。大汗出者,重用桂枝,加人参、黄芪、山萸肉,或用独参汤煎服;心阳不足、寒象突出者,加黄芪、人参、附子益气温阳;夹有瘀血者,加丹参、赤芍、桃仁、红花等。

5. 水饮凌心

证候:心悸,胸闷痞满,下肢水肿,形寒肢冷。伴眩晕,渴不欲饮,恶心呕吐,流涎,小便短少。舌淡苔白,脉滑或沉细而滑。

治法:振奋心阳,化气利水。

方药:苓桂术甘汤加减。兼见恶心呕吐,加半夏、陈皮、生姜皮和胃降逆止呕;尿少肢肿,加泽泻、猪苓、防己、大腹皮、车前子利水渗湿;兼咳喘者,加杏仁、桔梗以开宣肺气,葶苈子、五加皮、防已以泻肺利水;兼瘀血者,加当归、川芎、丹参活血化瘀。

6. 心血瘀阻

证候:心悸,胸闷不适,心痛时作,痛如针刺,唇甲青紫。舌质紫黯或有瘀斑,脉涩或结或代。

治法:活血化瘀,理气通络。

方药:桃仁红花煎加减。胸部窒闷不适,去生地之滋腻,加沉香、檀香、降香利气宽胸;胸痛甚,加乳香、没药、五灵脂、蒲黄、三七粉等活血化瘀,通络定痛。

7. 痰火扰心

证候:心悸时发时止,受惊易作,胸闷烦躁。失眠多梦,口干苦,大便秘结,小便短赤。舌红苔黄腻,脉弦滑。

治法:清热化痰,宁心安神。

方药:黄连温胆汤加减。可加栀子、黄芩、全瓜蒌,以加强清火化痰之功;可加生龙骨、生牡蛎、珍珠母、石决明镇心安神。若大便秘结者,加生大黄泻热通腑。

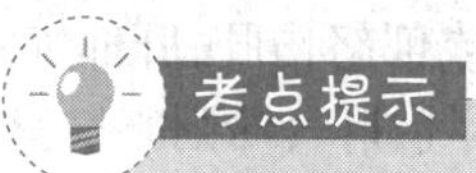

心悸各种证型的主症、治法、方药

六、预防与调护

1. 患者应保持精神乐观,情绪稳定,坚定治疗信心。应避免惊恐刺激及忧思恼怒等。
2. 饮食有节,宜进食营养丰富而易消化吸收的食物,宜低脂、低盐饮食,忌烟酒、浓茶。
3. 生活作息要有规律。轻症可从事适当体力活动,以不觉劳累为度。重症应卧床休息,注意临床观察。

七、结语

心悸多由体虚久病，饮食劳倦，情志所伤，感受外邪，药物中毒等，导致脏腑功能失调而发病。病位在心，与脾、肾、肝、肺有关，多为虚实夹杂之证。虚证主要是气、血、阴、阳亏损，心神失养；实证主要有气滞、血瘀、痰浊、水饮扰动心神，心神不宁。虚者治以补气血，调阴阳，辅以养心安神之品；实者，或行气化瘀，或化痰逐饮，或清热泻火，并配以重镇安神之品。

第五节 胸 痹

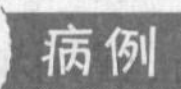

病例

杨某，男，56岁。胸闷反复发作3年，今日加重，胸闷如窒，气短喘促，头晕头沉如裹，咳白痰，肢体沉重。苔腻，脉沉滑。

请问：1. 本病例的中医诊断及证候分型是什么？

2. 本病的治法为何？

3. 该患者可用什么方剂治疗及何法调护？

胸痹是由于心脉痹阻，出现膻中或左胸部发作性憋闷、疼痛为主要表现的一种病证。轻者偶发短暂轻微的胸部沉闷或隐痛，或不适感；重者疼痛剧烈，或呈压榨样绞痛。常伴有心悸，气短，呼吸不畅，甚至喘促，惊恐不安等。胸痹是中老年人的常见病证，发病有逐渐增加的趋势。西医学的缺血性心脏病心绞痛、心肌梗死等病，可参照本证治疗。

一、病因病机

1. 年老体虚　年老体衰，肾阳虚则不能鼓动五脏之阳，引起心气不足或心阳不振，血脉失于温煦，则气血运行不畅而发病；若肾阴亏虚，则不能滋养五脏，阴亏火旺，灼津为痰，痰热犯心，心脉痹阻所致。

2. 饮食不当　恣食肥甘厚味或饱餐过度，损伤脾胃，运化失司，聚湿生痰，上犯心胸，清阳不展，心脉痹阻而成本病；或痰郁化火，灼血为瘀，痰瘀交阻，痹阻心脉而病。

3. 情志失调　忧思伤脾，运化失司，津液聚而为痰，痰阻气机，气血运行不畅，心脉痹阻，发为胸痹。或郁怒伤肝，肝郁气滞，郁久化火，灼津成痰，气滞痰浊痹阻心脉，而成胸痹。由于肝气通于心气，肝气滞则心气涩，所以七情太过，是引发本病的重要原因。

4. 寒邪内侵　素体阳虚，阴寒之邪乘虚而入，寒凝气滞，胸阳不展，血行不畅，而发本病。

二、临床表现

多见于40岁以上中年老年人，常因情志波动，气候变化，多饮暴食，劳累过度等诱发。突然发病，一般几秒至数十分钟，经休息或服药后可迅速缓解。左侧胸膺或膻中处突发憋闷而痛，多为灼痛、绞痛、刺痛或隐痛或不适感等，疼痛常可窜及肩背、前臂、咽喉、胃脘部等，甚者可沿手少阴、手厥阴经循行部位窜至中指或小指。常兼心悸，短气乏力，自汗，甚至喘促，脉结代。若疼痛剧烈，持续时间达30分钟以上，休息或服药后仍不能缓解，伴有面色苍白，

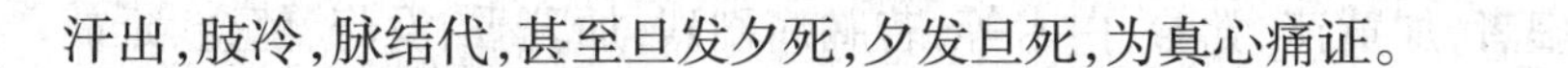

汗出，肢冷，脉结代，甚至旦发夕死，夕发旦死，为真心痛证。

三、辅助检查

1. 心电图检查　休息时心电图显示心肌缺血，可有助于诊断。

2. 冠状动脉造影　评价冠状动脉狭窄的程度，以便进一步明确诊断和治疗。

四、鉴别诊断

1. 胃痛　常因饮食不当而诱发。上腹胃脘部可有压痛，以胀痛、灼痛为主，持续时间较长。多伴有泛酸嘈杂、嗳气、恶心、呕吐、纳呆等。

2. 胸痛　胸部疼痛，随呼吸、运动、转侧而加剧，常合并咳嗽、咯痰、喘息等。胸部X线检查等可助鉴别。

3. 胁痛　常因情志不舒而诱发。右胁部肋缘下可有压痛，伴有厌油、黄疸、发热等。可做胆囊造影、肝功能、淀粉酶检查等有助于鉴别。

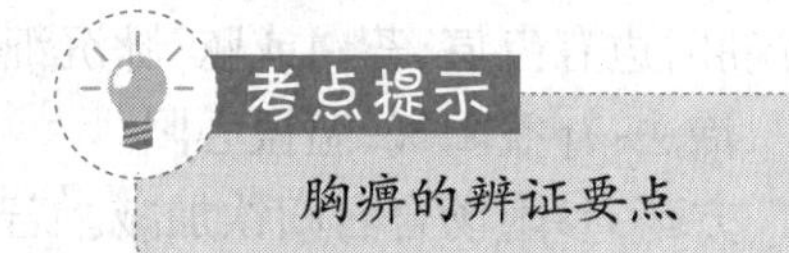

五、辨证论治

1. 寒凝心脉

证候：猝然心痛如绞，或心痛彻背，背痛彻心，或感寒痛甚。心悸气短，形寒肢冷，冷汗自出。苔薄白，脉沉紧或促。

治法：温经散寒，活血通痹。

方药：当归四逆汤加瓜蒌、薤白等。疼痛较著者，可加延胡索、郁金活血理气定痛。

2. 气滞心胸

证候：心胸满闷不适，隐痛阵发，痛无定处，时欲太息。脘腹胀闷，得嗳气或矢气则舒。苔薄或薄腻，脉细弦。

治法：疏调气机，和血舒脉。

方药：柴胡疏肝散加减。如胸闷、心痛明显者，可合用失笑散以活血行瘀、散结止痛。气滞心胸者，用木香、沉香、降香、檀香、延胡索、厚朴、枳实等；如气滞兼见阴虚者，可用佛手、香橼等。

3. 痰浊闭阻

证候：胸闷重而心痛轻，形体肥胖，痰多气短。伴倦怠乏力，纳呆便溏，口黏，恶心，咯吐痰涎。苔白腻或白滑，脉滑。

治法：通阳泄浊，豁痰开结。

方药：瓜蒌薤白半夏汤加减。若血脉滞涩者，常用郁金、川芎理气活血，化瘀通脉；痰浊闭阻明显者，用天竺黄、天南星、半夏、茯苓、竹茹、苍术、桔梗、莱菔子、浙贝母等化痰散结之品。

4. 心血瘀阻

证候：心胸疼痛剧烈，如刺如绞，痛有定处，甚则心痛彻背，背痛彻心。伴胸闷，日久不愈，可因暴怒而加重。舌质紫黯、有瘀斑，舌下瘀筋，苔薄，脉涩或结、代、促。

治法：活血化瘀，通脉止痛。

方药：血府逐瘀汤加减。兼寒者，可加细辛、桂枝等温通散寒之品；兼气滞者，可加沉香、檀香理气止痛之品；兼气虚者，加黄芪、党参、白术等；若胸痛剧烈，加乳香、没药、郁金、延胡索、降香、丹参等加强活血理气止痛的作用。

5. 气阴两虚

证候：心胸隐痛，时作时休，心悸气短，动则益甚。倦怠乏力，声低息微，面色㿠白，或出汗。舌质淡红，舌体胖且边有齿痕，苔薄白，脉虚细缓或结代。

治法：养阴益气，活血通脉。

方药：生脉散合人参养荣汤加减。若气滞血瘀者，常用川芎、郁金等；如气虚显著者，可少佐肉桂，补少火而生气，亦可用玉竹、黄精等益气养阴之品；兼见痰浊者，加茯苓、白术、白蔻仁等；如见纳呆、失眠者，加茯神、远志、半夏曲、酸枣仁、柏子仁等。

6. 心肾阳虚

证候：心悸而痛，胸闷气短，自汗，动则更甚。神倦怯寒，面色㿠白，四肢欠温或肿胀。舌质淡胖，边有齿痕，苔白或腻，脉沉细迟。

治法：补益阳气，温振心阳。

方药：参附汤合右归饮加减。若阳虚寒凝，心痛较剧者，可酌加鹿角片、吴茱萸、细辛、川乌；若气滞血瘀者，可选用薤白、沉香、降香、檀香、延胡索、乳香、没药等；若心肾阳虚，虚阳欲脱而厥逆者，用四逆加人参汤，温阳益气，回阳救逆。

六、预防与调护

1. 必须高度重视精神调摄，避免过于激动或喜怒忧思无度，保持心情平静愉快。

2. 应戒烟限酒，饮食宜清淡，不宜过食肥甘，宜低盐饮食，多吃水果及富含纤维食物，食勿过饱，保持大便通畅。

3. 本病发作时，患者应立即卧床休息。缓解期要坚持力所能及的活动，做到动中有静，保证充足的睡眠。

七、结语

胸痹病位在心，与肝、脾、肾关系密切，病机为本虚（气虚、阳虚多见）标实（血瘀、痰浊多见），心脉痹阻是病机关键。急性发作期以标实为主，缓解期多表现为本虚，但胸痹多为虚实夹杂，寒凝、气滞、痰浊、瘀血等可相互兼杂或互相转化，心之气、血、阴、阳的亏虚也可相互兼见，并可合并他脏亏虚之证，又可变生瘀血闭阻心脉、水饮凌心射肺、阳虚欲脱等危重证候。临床上必须严密观察病情，灵活掌握，辨证论治。

第六节 眩 晕

史某，男，53岁。头晕耳鸣，头痛且胀，每因烦劳或恼怒头晕、头痛加剧，面时潮红，急躁易怒，失眠多梦。舌红，苔黄，脉弦。

请问：1. 本病例的中医诊断及证候分型是什么？

2. 本病的治法为何？

3. 该患者可用什么方剂治疗及何法调护？

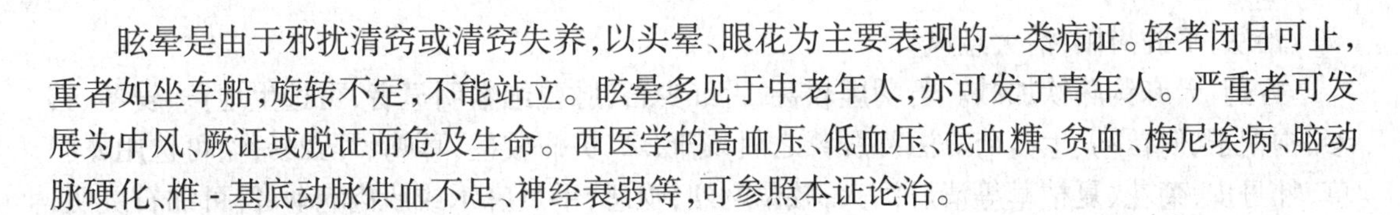

眩晕是由于邪扰清窍或清窍失养,以头晕、眼花为主要表现的一类病证。轻者闭目可止,重者如坐车船,旋转不定,不能站立。眩晕多见于中老年人,亦可发于青年人。严重者可发展为中风、厥证或脱证而危及生命。西医学的高血压、低血压、低血糖、贫血、梅尼埃病、脑动脉硬化、椎-基底动脉供血不足、神经衰弱等,可参照本证论治。

一、病因病机

1. 情志内伤 素体阳盛,恼怒过度,肝阳上亢,阳升风动,发为眩晕;或因长期忧郁恼怒,气郁化火,暗耗肝阴,肝阳上亢,阳升风动,上扰清窍,发为眩晕。

2. 饮食不节 损伤脾胃,气血生化无源,清窍失养而作眩晕;或嗜酒肥甘,饥饱劳倦,伤于脾胃,健运失司,聚湿生痰,痰湿中阻,浊阴不降,引起眩晕。

3. 跌仆损伤、头脑外伤,气滞血瘀,痹阻清窍,发为眩晕。

4. 体虚劳倦 若先天不足,肾精不充,或年老肾亏,或久病伤肾,或房劳过度,导致肾精亏虚,不能生髓,脑海失养,而发生眩晕。或肾阴素亏,肝阴失养,阴不制阳,肝阳上亢,发为眩晕。大病久病或失血之后,或劳倦过度,气血衰少,气虚则清阳不展,血虚则脑失所养,发生眩晕。

二、临床表现

本病的特征是头晕目眩,轻者仅眼花,头重脚轻,或摇晃浮沉感,闭目即止;重则如坐车船,视物旋转,甚则欲仆。或兼目涩,耳鸣耳聋,少寐健忘,腰膝酸软;或恶心呕吐,面色苍白,汗出肢冷等。发作可为数月一发,亦有一月数发。常有情志不舒的诱因,但也可突然起病,并逐渐加重。眩晕若兼头胀而痛,心烦易怒,肢麻震颤者,应警惕发生中风。

三、辅助检查

1. 常规检查 尿常规、血糖、血胆固醇、血甘油三酯、肾功能等。

2. X线摄片、CT检查 必要时对颈椎、头部进行检查,有助于明确诊断。

四、鉴别诊断

1. 中风 以猝然昏仆,不省人事,伴有口眼歪斜,半身不遂,失语;或不经昏仆,仅以口眼㖞斜为特征。

2. 厥证 以突然昏仆,不省人事,伴有四肢厥冷为特点。发作后,一般在短时间内苏醒,醒后无后遗症。严重者也可一厥不醒而死亡。

3. 痫病 以突然仆倒,昏不知人,口吐涎沫,两目上视,四肢抽搐,或口作异声,移时苏醒,醒后一如常人为特点。

五、辨证论治

眩晕的治疗主要是补虚而泻实,调整阴阳。虚证以肾精亏虚、气血衰少居多,精虚者填精生髓,滋补肝肾;气血虚者宜益气养血,调补脾肾。实证则以潜阳、泻火、化痰、逐瘀为治。

1. 肝阳上亢

证候:遇劳累、恼怒加重或诱发。眩晕耳鸣,头痛且胀。颜面潮红,肢麻震颤,失眠多梦,急躁易怒。舌红苔黄,脉弦或数。

治法:平肝潜阳,清火息风。

方药:天麻钩藤饮加减。若阴虚较甚,舌红少苔,脉弦细数明显者,可选生地黄、麦冬、玄参、枸杞子、何首乌、生白芍等滋补肝肾之阴;若眩晕、头痛较甚,耳鸣、耳聋暴作,可选用龙胆草、牡丹皮、菊花、夏枯草等清肝泻火;眩晕剧烈,呕恶,手足麻木或肌肉瞤动者,可加石决明、全蝎、蜈蚣、珍珠母、生龙骨、生牡蛎等镇肝息风。

2. 肝火上炎

证候:头晕且痛,其势较剧。目赤口苦,胸胁胀痛,烦躁易怒,寐少多梦,小便短黄,大便干结。舌红苔黄,脉弦数。

治法:清肝泻火,清利湿热。

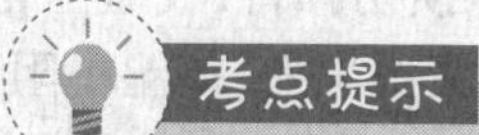

肝阳上亢和肝火上炎的主症、治法和方药

方药:龙胆泻肝汤加减。若失眠、烦躁者,加磁石、龙齿、珍珠母、琥珀,清肝热且安神。若肢体麻木、震颤,欲发中风病者,加全蝎、蜈蚣、地龙、僵蚕,平肝息风,清热止痉。

3. 痰浊上蒙

证候:眩晕,头重如蒙,视物旋转。胸闷作恶,呕吐痰涎,食少多寐。苔白腻,脉弦滑。

治法:燥湿祛痰,健脾和胃。

方药:半夏白术天麻汤加减。头晕头胀,多寐,苔腻者,加藿香、佩兰、石菖蒲等醒脾化湿开窍;耳鸣、重听者,加葱白、郁金、石菖蒲等通阳开窍。若眩晕,头目胀痛,心烦口苦,渴不欲饮,苔黄腻,脉弦滑,用黄连温胆汤清化痰热。

4. 瘀血阻窍

证候:眩晕头痛,耳鸣耳聋。兼见健忘,失眠,心悸,精神不振。面唇紫黯,舌有瘀点或瘀斑,脉弦涩或细涩。

治法:活血化瘀,通窍活络。

方药:通窍活血汤加减。若有神疲乏力,少气,自汗等气虚证者,重用黄芪,以补气固表,益气行血;若畏寒肢冷,感寒加重者,加附子、桂枝温经活血。

5. 气血亏虚

证候:头晕目眩,动则加剧,遇劳则发。面色㿠白,爪甲不荣,神疲乏力,心悸少寐,纳差食少,便溏。舌淡苔薄白,脉细弱。

治法:补养气血,健运脾胃。

方药:归脾汤加减。血虚较甚,面白无华,加熟地黄、阿胶、紫河车粉(冲服)等养血补血,并重用参、芪以补气生血;若时时眩晕,气短乏力,纳差神疲,便溏下坠,脉象无力者,用补中益气汤补中益气,升清降浊。

6. 肾精不足

证候:眩晕久发不已,视力减退,两目干涩。少寐健忘,心烦口干,耳鸣齿摇,神疲乏力,腰酸膝软,遗精滑泄;或颧红咽干,五心烦热,舌红少苔,脉细数;或面色㿠白,形寒肢冷,舌淡嫩,苔白,脉弱尺甚。

治法:滋养肝肾,益精填精。

方药:左归丸加减。若失眠、多梦、健忘者,加阿胶、鸡子黄、酸枣仁、柏子仁等交通心肾,养心安神;若水不涵木,肝阳上亢者,可加龙胆草、柴胡、天麻等。

六、预防与调护

1. 保持心情开朗愉悦，增强战胜疾病的信心。注意养生保护阴精，保证充足的睡眠。

2. 眩晕发作时，患者应卧床休息，闭目养神，少作或不作旋转、弯腰等动作，以免诱发或加重病情。

3. 饮食以清淡易消化为宜，多吃蔬菜、水果，忌油腻、辛辣之品，少食海腥发物。

七、结语

本病多由情志、饮食所伤，以及失血、外伤、劳倦过度所致。其病位在清窍，由脑髓空虚、清窍失养及痰火、瘀血上犯清窍所致，与肝、脾、肾有关，其发病以虚证居多。由于眩晕之虚证与实证的相互转化，或虚实夹杂，故一般急者多为实证，可选用息风潜阳、清火化痰、活血化瘀等法以治标为主；缓者多偏虚，当用补养气血、益肾、养肝、健脾等法以治本为主。

第七节 失 眠

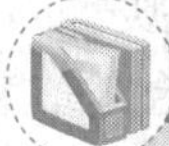

病例

杜某，男，58岁。失眠多梦2周。症见夜难入眠，头痛如裹，头晕目眩，胸脘满闷，心烦口苦，痰多质黏，大便不爽。舌红，苔黄腻，脉滑数。

请问：1. 本病例的中医诊断及证候分型是什么？

2. 本病的治法为何？

3. 该患者可用什么方剂治疗及何法调护？

失眠是由心神失养或心神不安，导致患者经常不能获得正常睡眠的一种病证。失眠是临床常见病证，主要表现为睡眠时间、深度的不足，轻者入睡困难，或寐而不酣，时寐时醒，或醒后不能再寐，重则彻夜不眠。失眠还可加重或诱发心悸、胸痹、眩晕、头痛、中风等病证。西医学的神经官能症、更年期综合征、慢性消化不良、贫血、动脉粥样硬化症等，以失眠为主要临床表现时，可参考本证论治。

一、病因病机

1. 情志所伤　情志不遂，肝气郁结，肝郁化火，上扰神明而不寐。或由五志过极，心火内炽，心神扰动而不寐。或思虑太过，损伤心脾，心血暗耗，神不守舍；脾虚生化乏源，营血亏虚，不能奉养心神而不寐。

2. 饮食不节　宿食停滞，胃气失和，阳气浮越而卧寐不安。或过食肥甘厚味，酿生痰热，扰动心神而不眠。或由饮食不节，脾失健运，气血生化不足，心血不足，心失所养而失眠。

3. 年迈久病　产后失血，年迈血少等，引起心血不足，心失所养，心神不安而不寐。

4. 禀赋不足　心虚胆怯，素体阴虚，兼因房劳过度，肾阴耗伤，水火不济，心火独亢；或肝肾阴虚，肝阳偏亢，火盛神动而神志不宁而不眠。

失眠的病因以情志、饮食或气血亏虚等居多，基本病机以心血虚、胆虚、脾虚、肾阴亏虚，导致心失所养及由心火偏亢、肝郁、痰热、胃失和降而致心神不安。其病位在心,但与肝、胆、脾、胃、肾关系密切。

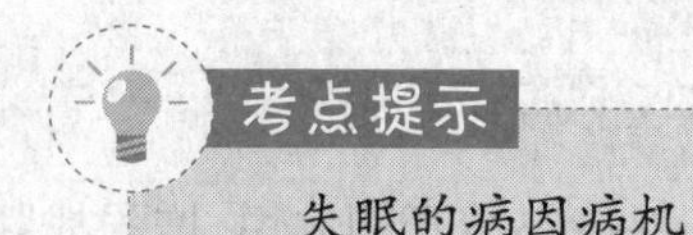

二、临床表现

失眠以睡眠时间不足,睡眠深度不够及不能消除疲劳、恢复体力与精力为主要特征。可表现为入睡困难,夜寐易醒,醒后难以再睡,严重者甚至彻夜不寐。或夜间时醒时寐,寐则不酣,或夜寐梦多,致使醒后不能消除疲劳,表现为头晕、头痛、神疲乏力、心悸、健忘,甚至心神不宁等。临床判断失眠不仅要根据睡眠的时间和质量,更重要的是以能否消除疲劳、恢复体力与精力为依据。

三、辅助检查

1. 脑电图检查　如失眠反复发作,可选择进行检查。

2. CT 检查　如病情较重时,可对头部进行检查,以明确诊断。

四、辨证论治

失眠以调整气血阴阳,安神定志为基本治法。实证宜泻其有余,如疏肝解郁,降火涤痰。虚证宜补其不足,如益气养血,健脾、补肝、益肾。实证日久,可转为虚证,虚实夹杂者,治宜攻补兼施。安神定志法应配合精神治疗,以消除紧张焦虑,保持精神舒畅。

1. 肝火上炎

证候:难以入眠,夜梦纷纭,甚至彻夜不眠。伴急躁易怒,头晕头胀,目赤耳鸣,口干而苦,便秘溲赤。舌红苔黄,脉弦而数。

治法:清肝泻火,镇心安神。

方药:龙胆泻肝汤加减。可加朱茯神、生龙骨、生牡蛎镇心安神。若胸闷胁胀,善太息者,加香附、郁金以疏肝解郁。

2. 痰热扰心

证候:不寐,胸闷心烦。伴有头重目眩,泛恶,嗳气,口苦。舌红苔黄腻,脉滑数。

治法:清化痰热,和中安神。

方药:黄连温胆汤加减。若心悸动甚,惊惕不安,加珍珠母、朱砂以镇惊安神定志。若经久不寐,或彻夜不寐,大便秘结者,可用礞石滚痰丸降火泻热,逐痰安神。

3. 心肾不交

证候:心烦不寐,入睡困难,心悸多梦。伴头晕耳鸣,健忘,腰酸足软,男子遗精,女子月经不调,口干津少,潮热盗汗,五心烦热。舌红少苔,脉细而数。

治法:滋阴降火,交通心肾。

方药:六味地黄丸合交泰丸加减。若心烦,心悸,梦遗失精,可加龙齿、芡实、莲子心清泻心火。

4. 心脾两虚

证候:多梦易醒,心悸健忘。伴有神疲食少,头晕目眩,四肢倦怠,面色少华。舌淡苔薄,脉细无力。

治法:补益心脾,养心安神。

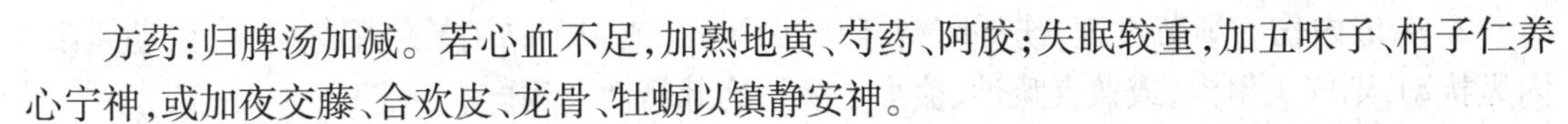

方药：归脾汤加减。若心血不足，加熟地黄、芍药、阿胶；失眠较重，加五味子、柏子仁养心宁神，或加夜交藤、合欢皮、龙骨、牡蛎以镇静安神。

5. 心胆气虚

证候：心烦不寐，多梦易醒，胆怯心悸，触事易惊。伴有气短自汗，倦怠乏力。舌淡，脉弦细。

治法：益气镇惊，安神定志。

方药：安神定志丸合酸枣仁汤加减。若心悸甚，惊惕不安者，加生龙骨、生牡蛎、朱砂。

五、预防与调护

1. 要按时睡觉，养成按时就寝的习惯。晚餐宜清淡，不宜过饱，睡前不饮浓茶、咖啡和抽烟等。劳逸结合，改善体质，提高工作、学习效率。

2. 应注意精神调摄，做到喜恶有节，解除忧思焦虑，尽量以放松的、顺其自然的心态入眠。睡前避免从事过度紧张或兴奋的活动，去除影响睡眠的外界因素，改善睡眠环境，提高睡眠质量。

六、结语

失眠多为情志所伤，久病体虚，饮食不节，劳逸失度等引起，病位在心，涉及肝、胆、脾、胃、肾。病性虚多实少，其实证者，多因心火偏亢，肝郁化火，痰热内扰，胃气失和，治当清心泻火，清肝泻火，清化痰热，和中导滞，佐以安神宁心。其虚证者，多由阴虚火旺，心脾两虚，心胆气虚，治当滋阴降火，补益心脾，益气镇惊，佐以养心安神等。

第八节 中　　风

病例

高某，男，68岁。恼怒后突然昏倒，不省人事，牙关紧闭，口噤不开，大小便闭，肢体强痉。伴面赤身热，气粗口臭，躁扰不宁。舌红，苔黄腻，脉弦滑而数。

请问：1. 本病例的中医诊断及证候分型是什么？

2. 本病的治法为何？

3. 该患者可用什么方剂治疗及何法调护？

中风是由气血逆乱，风、火、痰、瘀导致脑脉痹阻或血溢脑脉所致，以突然昏倒、不省人事，伴半身不遂、口眼㖞斜、言语不利、偏身麻木为主的病证。临床上有中经络、中脏腑之分，多见于中老年人，以冬、春季节最为多见。中风死亡率、致残率均高，为发达国家人口前三位死因之一。西医学的缺血性和出血性脑血管病如短暂性脑缺血发作、局限性脑梗死、原发性脑出血、蛛网膜下腔出血等，可参考本证论治。

一、病因病机

1. 积损正衰　年老体弱，或久病气血亏损，脑脉失养。气虚则运血无力，血流不畅，而致脑脉瘀滞不通；阴血亏虚则阴不制阳，内风动越，携痰浊、瘀血上扰清窍，突发本病。

2. 劳倦内伤　烦劳过度，伤耗阴精，阴虚而火旺，或阴不制阳易使阳气鸱张，引动风阳，内风扰动，则气火俱浮，或兼夹痰浊、瘀血上壅清窍脉络而发病。

3. 脾失健运　过食肥甘醇酒，痰浊内生，或肝气郁结，克伐脾土，痰郁化火，窜扰经脉而发病。饮食不节，脾失健运，气血生化无源，脑脉失养而发中风。

4. 情志过极　七情所伤，肝气郁滞，血行不畅，瘀结脑脉；暴怒伤肝，肝阳暴张，或心火暴盛，风火相煽，血随气逆，上冲犯脑而发中风。尤以暴怒发病者最为多见。

本病多由脏腑功能失调，气血素虚，痰浊、瘀血内生，加之劳倦内伤、忧思恼怒、饮酒饱食、劳力过度、气候骤变等诱因，致瘀血阻滞、痰热内蕴，或阳化风动、血随气逆而致脑脉痹阻或血溢脉外。其病位在脑，与心、肾、肝、脾密切相关。病性多为本虚标实，上盛下虚。在本为肝肾阴虚，气血衰少，在标为风火相煽，痰湿壅盛，瘀血阻滞，气血逆乱。其基本病机为气血逆乱，上犯于脑，脑神失用。

二、临床表现

本病好发于 40 岁以上中老年人。发病前常有头晕、头痛、肢体麻木、力弱等先兆。急性期可出现呕血、便血、壮热、喘促、顽固性呃逆，甚至厥而不复，瞳孔或大或小。轻者神思恍惚、迷蒙、嗜睡。重者昏迷。多数神昏病人伴有谵妄、躁扰不宁等。患者起病可仅为偏身力弱，进行性加重，直至瘫痪不遂或起病即偏身瘫痪。急性期，多见患肢松懈瘫软，少数为肢体强痉拘急。后遗症期，多有患肢强痉挛缩，尤以手指关节僵硬、屈伸不利为严重。口舌歪斜，伸舌时多向瘫痪侧，常伴流涎。轻者言语迟缓不利，吐字不清，舌体发僵；重者不语。舌象为舌强、舌歪、舌卷，舌质红绛或有瘀点、瘀斑；苔白腻或黄腻；脉弦细，或结或代等。中风的急性期是指发病后两周以内，中脏腑者可至 1 个月；恢复期是发病 1 个月至半年以内；后遗症期系发病半年以上者。

三、辅助检查

1. CT 检查　如脑血管出血可显示圆形或卵圆形均匀高密度影，边缘清晰。

2. MRI 检查　有助于陈旧性脑出血与脑梗死的鉴别。

四、鉴别诊断

1. 口僻　各年龄期均可罹患。主要是口眼㖞斜，多伴有耳后疼痛，有时伴流涎、言语不清。

2. 痫病　发病以青少年为多。猝然昏仆，昏迷，四肢频发抽搐，口吐白沫，双目上视，或作异常叫声，醒后一如常人，或留有轻度头昏、乏力等，且肢体活动多正常。

3. 厥证　突然昏仆，不省人事，神昏时间短暂，伴有四肢逆冷，一般移时苏醒，醒后无半身不遂、口舌歪斜、言语不利等症。

五、辨证论治

中风病急性期，治疗以祛邪为主，闭、脱二证当分别治以祛邪开窍醒神和扶正固脱、救阴回阳。内闭外脱则醒神开窍与扶正固本可以兼用。在恢复期及后遗症期，多为虚实夹杂，邪实未清而正虚已现，治宜扶正祛邪，常用育阴息风、益气活血等法。

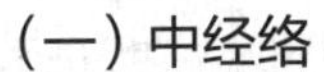

(一) 中经络

1. 风痰入络

证候:肌肤不仁,手足麻木,突然口眼㖞斜,舌强言謇或不语,口角流涎。甚至半身不遂,或手足拘挛,关节酸痛等。舌质暗淡,苔薄白或白腻,脉浮数。

治法:祛风化痰通络。

方药:真方白丸子加减。痰瘀交阻,舌质紫黯或有瘀斑,脉细涩者,可加桃仁、红花、丹参、赤芍等,以活血化瘀;风邪入中,语言不清,舌苔白腻者,加石菖蒲、远志以祛痰宣窍;若大便不通,可加大黄通腑泻热,大黄用量宜轻,以涤除痰热积滞为度。

2. 肝阳上扰

证候:平素眩晕耳鸣,头痛,突然发生舌强言謇,口眼㖞斜,或手足重滞,甚至半身不遂等。舌质红或红绛,苔黄,脉弦有力。

治法:平肝潜阳,活血通络。

方药:天麻钩藤饮加减。伴头晕、头痛加菊花、桑叶,疏风清热;心烦易怒者,加牡丹皮、郁金,凉血开郁;便秘者加生大黄。若神识恍惚,痰迷心窍者,可灌服牛黄清心丸或安宫牛黄丸以开窍醒神。

3. 阴虚风动

证候:平素头晕耳鸣,腰酸足软,突然发生口眼㖞斜,语言不利,手指瞤动,甚或半身不遂。舌质红,苔少或无苔,脉细弦或细弦数。

治法:滋阴潜阳,息风通络。

方药:镇肝熄风汤加减。可配钩藤、菊花息风清热。夹有痰热者,加天竺黄、竹沥、川贝母以清化痰热;心烦失眠者,加黄芩、栀子以清心除烦,加夜交藤、珍珠母以镇心安神;头痛重者,加生石决明、夏枯草以清肝息风。

4. 痰热腑实

证候:半身不遂,口舌歪斜,言语謇涩或不语,偏身麻木。腹胀便秘,头晕目眩,咯痰量多。舌质暗红,苔黄腻,脉弦滑或弦滑而大。

治法:通腑化痰。

方药:大承气汤加减。可加瓜蒌、胆南星清热化痰;加丹参活血通络。热象明显者,加栀子、黄芩;年老体弱津亏者,加生地黄、麦冬、玄参。

(二) 中脏腑

1. 痰热内闭(阳闭)

证候:起病急,神志昏愦,半身不遂,鼻鼾痰鸣,肢体强痉拘急,躁扰不宁,甚则手足厥冷,频繁抽搐,偶见呕血。舌质红绛,舌苔黄腻,脉弦滑数。

治法:清热化痰,醒神开窍。

方药:羚角钩藤汤,加减合鼻饲安宫牛黄丸。若痰热内盛,喉间有痰声,可加服竹沥水20~30ml,猴枣散豁痰开窍;肝火旺盛,面红目赤,脉弦有力者,可加龙胆草、栀子、夏枯草、代赭石、磁石,以清肝泻火;腹胀便秘,苔黄厚者,加生大黄、枳实、芒硝以通腑导滞,或用礞石滚痰丸清热涤痰通腑;痰热伤津,舌质干红,苔黄糙者,加沙参、麦冬、石斛、生地黄等。

2. 痰蒙神窍(阴闭)

证候:突发神昏,半身不遂,肢体瘫软,甚则四肢逆冷,痰涎壅盛,面白唇暗。舌质暗淡,舌苔白腻,脉沉滑或沉缓。

治法:温阳化痰,醒神开窍。

方药:涤痰汤,加减合鼻饲苏合香丸。寒象明显者,加桂枝温阳化饮;兼有动风者,加天麻、钩藤平肝息风;化热者,加黄芩、黄连等。

3. 元气败脱(脱证)

证候:突然神昏或昏愦,肢体瘫软,手撒肢冷汗多,重则周身湿冷,二便失禁,舌痿。舌质紫黯,苔白腻,脉沉缓或沉微。

治法:益气回阳固脱。

方药:参附汤加减。汗出不止加山萸肉、黄芪、龙骨、牡蛎以敛汗固脱;阴津耗伤,舌干,脉微者,加玉竹、黄精,以救阴护津;兼有瘀象者,加丹参、红花等。

中风病属内科急症,发病急,变化快,急性发作期之中脏腑的闭证与脱证,要以开闭、固脱为要,病情严重者应积极配合西医救治。

(三)恢复期

1. 风痰瘀阻

证候:半身不遂,口眼㖞斜,舌强言謇或不语,偏身麻木。头晕目眩。舌质暗紫,苔薄白或白腻,脉弦滑。

治法:搜风化痰,化瘀通络。

方药:解语丹加减。瘀血症状突出,舌质紫黯或有瘀斑,可加重丹参、红花等药物剂量,以增强活血化瘀之力;烦躁不安者,舌苔黄腻,加黄芩、山栀以清热泻火;头晕、头痛加菊花、夏枯草以平肝息风。

2. 气虚络瘀

证候:半身不遂,口舌歪斜,口角流涎,言语不利。面色苍白,气短乏力,心悸,自汗,便溏。舌质淡紫或有瘀斑,舌苔白,脉沉细或细涩。

治法:益气养血,化瘀通络。

方药:补阳还五汤加减。气虚明显者,加党参、太子参以益气通络;言语不利,加远志、石菖蒲、郁金以祛痰利窍;肢体麻木。加木瓜、伸筋草、防己以舒筋活络;上肢偏废者,加桂枝以通络;下肢瘫软无力者,加川断、桑寄生、杜仲、牛膝以强壮筋骨;血瘀重者,加莪术、水蛭、鬼箭羽、鸡血藤等破血通络之品。

3. 肝肾亏虚

证候:半身不遂,患肢僵硬,拘挛变形,口舌歪斜,舌强不语,偏瘫,肌肉萎缩。眩晕耳鸣,手足心热。舌质红或淡红,苔少,脉沉细。

治法:滋养肝肾。

方药:左归丸合地黄饮子加减。可配钩藤、菊花息风清热。夹有痰热者,加天竺黄、竹沥、川贝母以清化痰热。

> **考点提示**
>
> 恢复期各证型的主症、治法、方药

六、预防与调护

1. 慎起居,生活要有规律,劳逸适度,远房帏,应进行适宜的体育锻炼。
2. 节饮食,避免过食肥甘厚味、烟酒及辛辣刺激食品。
3. 经常保持心情舒畅,稳定情绪,避免七情伤害。

七、结语

中风病属危急重病，病因以积损正衰为主，病位在脑，涉及心、肝、肾、脾，多由气血逆乱，导致脑脉痹阻或血溢脑脉。临床上分为中经络与中脏腑，多为本虚标实，在本为肝肾阴虚，气血衰少；在标为风火相煽，痰湿壅盛，瘀血阻滞，气血逆乱。中风病的治疗，宜采用综合疗法，注意康复训练。发现中风先兆，必须积极防治。

第九节 胃 痛

病例

陈某，男，48岁。胃部隐隐作痛，遇寒冷、饥饿、饮食生冷则疼痛加重，按之则舒，温熨、进食可使疼痛缓解。舌淡，苔薄白，脉缓弱。

请问：1. 本病例的中医诊断及证候分型是什么？

2. 本病的治法为何？

3. 该患者可用什么方剂治疗及何法调护？

胃痛是由于胃失所养，不通则痛而致的上腹胃脘部发生疼痛为主的一种病证。本病发病率较高，西医学的急、慢性胃炎、消化性溃疡、胃痉挛、胃下垂、胃黏膜脱垂症、胃神经官能症等，以上腹部胃脘疼痛为主要表现时，可参照本证论治。

一、病因病机

1. 寒邪客胃　气候寒冷，寒邪内侵，或寒邪直中，内客于胃，或过服苦寒，或寒食伤中，致使寒凝气滞，胃气阻滞，不通则痛。

2. 饮食伤胃　暴饮暴食，损伤脾胃，胃气阻滞，不通则痛；或五味过极，辛辣无度，或恣食肥甘厚味，或饮酒如浆，则伤脾碍胃，蕴湿生热，阻滞气机，不通则痛。

3. 肝气犯胃　忧思恼怒，肝失疏泄，横逆犯胃，胃气阻滞，即发为胃痛。或肝郁化火，邪热犯胃，导致胃痛。若肝气不畅，血行瘀滞，而致瘀血胃痛。若胆失疏泄，胆气不降，逆行犯胃，致胃气阻滞，发生胃痛。

4. 脾胃虚弱　若素体不足，或劳倦过度，或饮食所伤，或久病脾胃受损，均可致中焦虚寒，胃失温养，发生胃痛。若热病伤阴，或胃热火郁，灼伤胃阴，或久服香燥，耗伤胃阴，胃失濡养，引起胃痛。

5. 肾精亏损　若肾阳不足，火不暖土，可致脾肾阳虚，胃失温养而致胃痛；若肾阴亏虚，肾水不济胃阴，而成胃肾阴虚，胃失濡养而致胃痛。

本病初则多由外邪、饮食、情志不遂所致，表现为实证；久则常见由实转虚，则属虚证。因实致虚，或因虚致实，皆可形成虚实并见证。病位在胃，与肝、脾、胆、肾有关。基本病机为胃气阻滞，胃络瘀阻，胃失所养，不通则痛。

二、临床表现

发病常由饮食不节，情志不遂，劳累，受寒等诱因引起。胃痛的部位在上腹部胃脘处。

其表现为胀痛、隐痛、刺痛、灼痛、闷痛、绞痛等,其中尤以胀痛、隐痛、刺痛常见。可有压痛,按之其痛或增或减,但无反跳痛。其痛呈持续性者,也有时作时止者。常伴有食欲不振,恶心呕吐,吞酸嘈杂等症状。

三、辅助检查

1. X线钡餐检查　发现胃、十二指肠黏膜炎症或溃疡等表现。

2. 纤维胃镜检查　观察上消化道黏膜变化,必要时取材做病理组织学检查。

四、鉴别诊断

1. 心痛　多发于中老年人,其痛在胸膺部或左前胸,多为刺痛、绞痛,有时剧痛,且痛引肩背及手少阴循行部位,痛势较急。常伴心悸,短气,汗出肢冷,脉结代等,病情危急。心电图检查可发现异常变化。

2. 胁痛　部位在上腹两侧胁肋部,常伴恶心,口苦等。B超检查多见肝胆疾病。

3. 腹痛　在胃脘以下,耻骨毛际以上的部位。腹痛常伴有腹胀、矢气、大便性状改变等。相关部位的X线检查、肠镜检查、B超检查等有助于鉴别诊断。

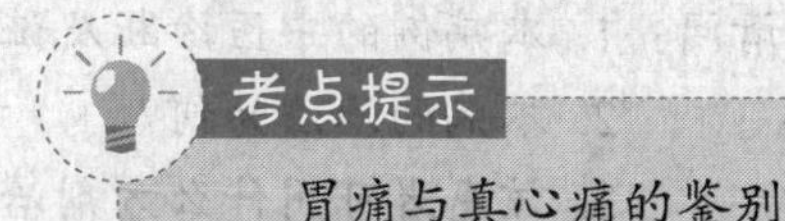

五、辨证论治

胃痛的治疗,以理气和胃止痛为原则。以疏通气机,恢复胃腑和顺通降之性。胃痛属实者,治以祛邪为主;属虚者,治以扶正为主,虚实并见者,则扶正祛邪之法兼而用之。

1. 寒邪客胃

证候:胃痛暴作,甚则拘急作痛,得热痛减,遇寒痛增。口淡不渴,或喜热饮。苔薄白,脉弦紧。

治法:温胃散寒,理气止痛。

方药:良附丸加减。若胃脘突然拘急掣痛拒按,甚则隆起如拳者,可加吴茱萸、干姜、丁香、桂枝;气滞重者,可加木香、陈皮;若胸脘痞闷不食,嗳气呕吐者,可加枳壳、神曲、鸡内金、半夏以消食导滞,温胃降逆。

2. 饮食伤胃

证候:胃脘疼痛,胀满不消,疼痛拒按。嗳腐吞酸,或呕吐不消化食物,其味腐臭,厌食,大便不爽。舌苔厚腻,脉滑有力。

治法:消食导滞,和胃止痛。

方药:保和丸加减。可加入谷芽、麦芽、鸡内金等。若脘腹胀甚者,可加枳实、厚朴、槟榔行气消滞;若食积化热者,可加黄芩、黄连清热泻火。

3. 肝气犯胃

证候:遇烦恼郁怒则痛作或痛甚。胃脘胀满,攻撑作痛,脘痛连胁。胸闷嗳气,喜长叹息,大便不畅。苔薄白,脉弦。

治法:疏肝理气,和胃止痛。

方药:柴胡疏肝散加减。若胀重可加青皮、郁金、木香助理气解郁之功;若痛甚者,可加川楝子、延胡索理气止痛;嗳气频作者,可加半夏、旋覆花。

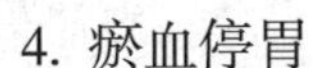

4. 瘀血停胃

证候:胃脘疼痛,痛如针刺刀割,痛有定处,按之痛甚,食后加剧,入夜尤甚。或见吐血、黑便。舌质紫黯或有瘀斑,脉涩。

治法:活血化瘀,理气止痛。

方药:失笑散合丹参饮加减。如痛甚可加延胡索、三七粉、三棱、莪术,并加理气之品,如枳壳,木香、郁金。

5. 脾胃湿热

证候:胃脘灼热疼痛,痛势急迫。口干口苦,渴不欲饮,口甜黏浊,纳呆恶心,身重肢倦,小便色黄,大便不畅。舌苔黄腻,脉滑数。

治法:清热化湿,理气和中。

方药:清中汤加减。热盛便秘者,加大黄、枳实;气滞腹胀者,加厚朴、大腹皮。若寒热互结,心下痞硬,可用半夏泻心汤加减。

6. 胃阴亏虚

证候:胃脘隐隐灼痛,似饥而不欲食。口燥咽干,口渴思饮,消瘦乏力,大便干结。舌红少津或光剥无苔,脉细数。

治法:养阴益胃,和中止痛。

方药:一贯煎合芍药甘草汤加减。若兼饮食停滞,可加神曲、山楂等消食和胃;若痛甚者可加香橼、佛手;若脘腹灼痛,嘈杂反酸,可加左金丸;若日久肝肾阴虚,可加山茱萸、玄参滋补肝肾;若日久胃阴虚难复,可加乌梅、山楂肉、木瓜等酸甘化阴。

7. 脾胃虚寒

证候:胃痛隐隐,绵绵不休,喜温喜按,空腹痛甚,得食则缓。泛吐清水,食少,神疲乏力,手足不温,大便溏薄。舌淡苔白,脉虚弱。

治法:温中健脾,和胃止痛。

方药:黄芪建中汤加减。泛吐清水较重者,可加干姜、吴茱萸、半夏、茯苓等温胃化饮;如胃脘冷痛,呕吐肢冷者,可用理中汤;若形寒肢冷,腰膝酸软者,可加附子、肉桂、巴戟天、仙茅,以助肾阳而温脾和胃。

六、预防与调护

1. 以少食多餐,营养丰富,清淡易消化为原则,不宜饮酒及过食生冷、辛辣食物,切忌粗硬饮食,暴饮暴食,或饥饱无常。

2. 应保持精神愉快,避免忧思恼怒及情绪紧张。注意劳逸结合,避免劳累。

3. 慎用水杨酸、肾上腺皮质激素等药物,以免加重或诱发胃痛。病情较重时,需适当休息,可减轻和减少胃痛发作。

七、结语

胃痛以上腹胃脘部疼痛为主要临床特征。常由外感寒邪,饮食伤胃,情志不遂,脾胃虚弱,以及气滞、瘀血、痰饮等病因所致。基本病机为胃气阻滞,胃络瘀阻,胃失所养,不通则痛。以辨寒、热、虚、实,以及在气、在血为辨证要点,治法以理气和胃止痛为原则。本病预后一般较好,转归主要有胃脘积块和便血、吐血等。胃痛患者,要特别强调饮食和精神的调护,这是治疗及预防胃痛的重要措施。

第十节 泄 泻

王某，男，62岁。泄泻20余年，稍进油腻之品，大便次数增多，脘腹胀闷不舒，面色萎黄，肢倦乏力，纳食减少，舌淡，苔白，脉细弱。

请问：1. 本病例的中医诊断及证候分型是什么？

2. 本病的治法为何？

3. 该患者可用什么方剂治疗及何法调护？

泄泻是以大便次数增多，粪质稀薄，甚至泻出如水样为特征的一种病证。泄泻一年四季均可发生，但以夏秋两季较为多见。西医学的急、慢性肠炎、肠结核、肠易激综合征、吸收不良综合征等，均可参考本证论治。

一、病因病机

1. 感受外邪　以暑、湿、寒、热常见，其中又以湿邪致病者最多。外来湿邪，最易困阻脾土，以致升降失调，清浊不分而发生泄泻。寒邪和暑热之邪，直接损伤脾、胃、肠，引起泄泻。

2. 饮食所伤　饮食过量，停滞肠胃；或恣食肥甘，湿热内生；或过食生冷，寒邪伤中；或误食腐馊不洁，食伤脾、胃、肠，化生食滞、寒湿、湿热之邪，致运化失职，升降失调，清浊不分而发生泄泻。

3. 情志失调　烦恼郁怒，横逆克脾，脾失健运，升降失调；或忧郁思虑，脾气不运，土虚木乘，升降失职；或素体脾虚，逢怒进食，更伤脾土，引起脾失健运，升降失调，清浊不分而成泄泻。

4. 脾胃虚弱　饮食不节，饥饱失调，或劳倦内伤，或素体脾胃肠虚弱，使胃肠功能减退，不能受纳水谷，也不能运化精微，反聚水成湿，积谷为滞，升降失司，清浊不分，遂成泄泻。

5. 命门火衰　若年老体弱，肾气不足；或久病之后，肾阳受损；或房事无度，命门火衰，致脾失温煦，运化失职，升降失调，清浊不分，而成泄泻。若肾气不足，关门不利，则可发生大便滑泄、洞泄。

二、临床表现

常因外感寒热湿邪，内伤饮食情志，劳倦，脏腑功能失调等诱发或加重。起病或缓或急，常有反复发作史。泄泻以大便清稀为临床特征，或大便次数增多，粪质清稀；或便次不多，但粪质清稀，甚至如水状；或大便溏薄，完谷不化，便中无脓血。泄泻之量或多或少，泄泻之势或缓或急。常兼有脘腹不适，腹胀腹痛肠鸣，食少纳呆，小便不利等症状。

三、辅助检查

1. 大便常规检查　可见红细胞和脓细胞，急性期还可见巨噬细胞。必要时做大便细菌培养。

2. X线检查　结肠黏膜紊乱及(或)颗粒样变。

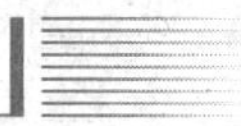

3. 结肠镜检查　结肠黏膜粗糙呈颗粒样分布，弥漫性充血、水肿，血管纹理模糊，质脆易出血等。

四、鉴别诊断

1. 痢疾　以腹痛，里急后重，便下赤白脓血为主症，伴有大便次数增多，粪质稀薄。

2. 霍乱　突然腹痛，吐泻交作，呕吐为未化之物，气味酸腐热臭，所泻多为黄色粪水，或如米泔。伴恶寒发热，吐泻后发生转筋，腹中绞痛。若吐泻剧烈，则见面色苍白，迅速消瘦，目眶凹陷，汗出肢冷等。本病具有强烈的传染性。

五、辨证论治

泄泻治疗应以运脾祛湿为原则。急性泄泻以湿盛为主，重用祛湿，辅以分利。慢性泄泻以脾虚为主，当予运脾补虚，辅以祛湿。同时，应注意急性泄泻不可骤用补涩，以免闭留邪气；慢性泄泻不可分利太过，以防耗伤津气；清热不可过用苦寒，以免损伤脾阳；补虚不可纯用甘温，以免助湿。若病情处于寒热虚实兼夹或互相转化时，当随证而施治。

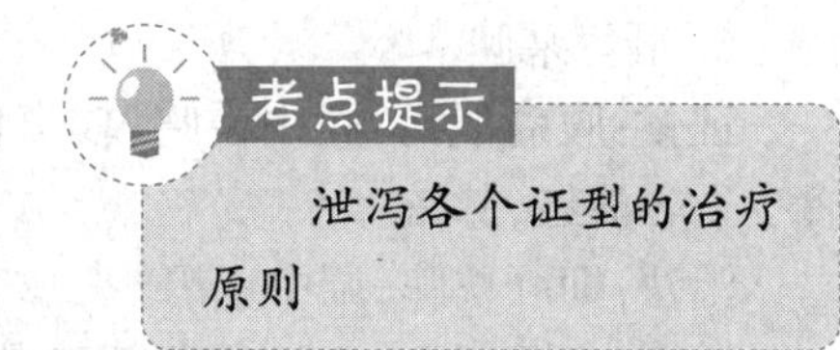

1. 寒湿泄泻

证候：泄泻清稀，甚则如水样。腹痛肠鸣，脘闷食少。苔白腻，脉濡缓。

治法：芳香化湿，解表散寒。

方药：藿香正气散加减。若表邪偏重，寒热身痛，可加荆芥、防风；若湿邪偏重，或寒湿在里，腹胀肠鸣，小便不利，苔白厚腻，可用胃苓汤健脾燥湿；若寒重于湿，腹胀冷痛者，可用理中丸加味。

2. 湿热泄泻

证候：泄泻腹痛，泻下急迫，或泻而不爽，粪色黄褐，气味臭秽，肛门灼热。伴身热口渴，小便短黄。苔黄腻，脉滑数或濡数。

治法：清肠利湿。

方药：葛根黄芩黄连汤加减。若热偏重，可加金银花、马齿苋以增清热解毒之力；若湿偏重，症见胸脘满闷，口不渴，苔黄厚腻者，可加薏苡仁、厚朴、茯苓、泽泻、车前子以增清热利湿之力；夹食者，可加神曲、山楂、麦芽；如有发热头痛，脉浮等，可加金银花、连翘、薄荷；如夏暑期间，症见发热头重，烦渴自汗，小便短赤，脉濡数等，可用新加香薷饮合六一散以解暑清热，利湿止泻。

3. 伤食泄泻

证候：泻下稀便，臭如败卵，伴有不消化食物。脘腹胀满，腹痛肠鸣，泻后痛减，嗳腐酸臭，不思饮食。苔垢浊或厚腻，脉滑。

治法：消食导滞。

方药：保和丸加减。若食滞较重，脘腹胀满，泻而不畅者，加大黄、枳实、槟榔，或用枳实导滞丸，推荡积滞。

4. 脾虚泄泻

证候：泄泻，伴有不化之物，大便时溏时泻，迁延反复。饮食减少，食后脘闷不舒，面色萎黄，神疲倦怠。舌淡苔白，脉细弱。

治法：健脾益气，和胃渗湿。

方药：参苓白术散加减。若腹中冷痛，喜温喜按，手足不温，大便腥秽者，可用附子理中汤以温中散寒；若见短气肛坠，时时欲便，解时快利，甚则脱肛者，可用补中益气汤，减当归，并重用黄芪、党参以益气升清，健脾止泻。

5. 肾虚泄泻

证候：黎明之前脐腹作痛，肠鸣即泻，泻下完谷，泻后即安。小腹冷痛，形寒肢冷，腰膝酸软。舌淡苔白，脉细弱。

治法：温补脾肾，固涩止泻。

方药：四神丸加减。可加附子、炮姜，或合金匮肾气丸温补脾肾。若年老体弱，久泻不止，中气下陷，加黄芪、党参、白术益气升阳健脾，亦可合桃花汤固涩止泻。

6. 肝气乘脾

证候：腹痛泄泻，腹中雷鸣，攻窜作痛，矢气频作，腹痛即泻，泻后痛减。胸胁胀闷，嗳气食少。舌淡红，脉弦。

治法：抑肝扶脾，调中止泻。

方药：痛泻要方加减。若肝郁气滞，胸胁脘腹胀痛，可加柴胡、枳壳、香附；若神疲食少者，加黄芪、党参、扁豆；若久泻不止，可加乌梅、五倍子、石榴皮等。

六、预防与调护

1. 平时要养成良好的卫生习惯，不饮生水，忌食腐馊变质饮食，少食生冷瓜果；居处冷暖适宜。

2. 急性泄泻患者须暂禁饮食，以利于病情的恢复；对重度泄泻者，应及时补充体液，以流质或半流质饮食为宜。

七、结语

泄泻是以大便次数增多，粪质稀薄，甚至泻出如水样为临床特征的一种病证。临床以感受外邪，饮食所伤，情志失调，脾胃虚弱，命门火衰为因。病位在脾、胃、肠。辨证要点以辨寒热虚实、泻下缓急为主。治疗应以运脾祛湿为原则。急性泄泻重用祛湿，辅以健脾；慢性泄泻以脾虚为主，当予运脾补虚，辅以祛湿。同时还应注意急性泄泻不可骤用补涩，以免闭留邪气；慢性泄泻不可分利太过，以防耗其津气；清热不可过用苦寒，以免损伤脾阳；补虚不可纯用甘温，以免助湿。

第十一节　便　　秘

病例

田某，男，68岁。久患便秘，屡用番泻叶治疗。主诉虽有便意，临厕努挣乏力，甚至汗出淋漓，大便不硬，神疲气怯，舌淡，苔薄，脉虚无力。

请问：1. 本病例的中医诊断及证候分型是什么？

2. 本病的治法为何？

3. 该患者可用什么方剂治疗及何法调护？

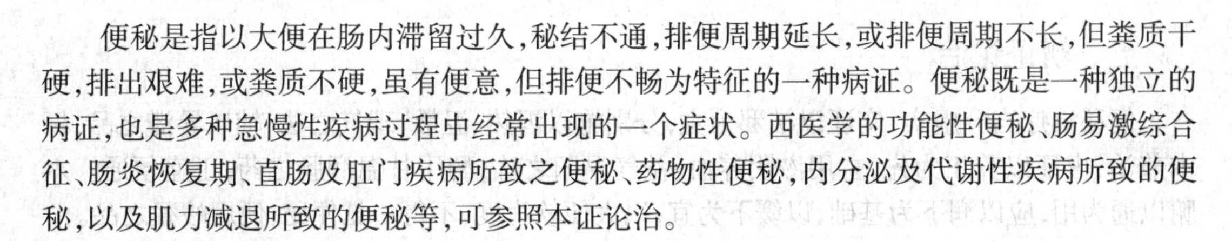

便秘是指以大便在肠内滞留过久,秘结不通,排便周期延长,或排便周期不长,但粪质干硬,排出艰难,或粪质不硬,虽有便意,但排便不畅为特征的一种病证。便秘既是一种独立的病证,也是多种急慢性疾病过程中经常出现的一个症状。西医学的功能性便秘、肠易激综合征、肠炎恢复期、直肠及肛门疾病所致之便秘、药物性便秘,内分泌及代谢性疾病所致的便秘,以及肌力减退所致的便秘等,可参照本证论治。

一、病因病机

1. 肠胃积热　素体阳盛,或热病之后,余热留恋,或肺热肺燥,下移大肠,或过食醇酒厚味,或过食辛辣,或过服热药,均可致肠胃积热,耗伤津液,肠道干涩失润,粪质干燥,难于排出,而成便秘。

2. 气机郁滞　忧愁思虑,脾伤气结;或抑郁恼怒,肝郁气滞;或久坐少动,气机不利,均可致腑气郁滞,通降失常,传导失职,糟粕内停,或欲便不出,或出而不畅,或大便干结而成便秘。

3. 阴寒积滞　恣食生冷,凝滞胃肠;或外感寒邪,直中肠胃;或过服寒凉,阴寒内结,均可导致阴寒内盛,凝滞胃肠,传导失常,糟粕不行,而成便秘。

4. 气虚阳衰　饮食劳倦,脾胃受损;或素体虚弱,阳气不足;或年老体弱,气虚阳衰;或久病产后,正气未复;或过食生冷,损伤阳气;或苦寒攻伐,伤阳耗气,均可导致气虚阳衰,气虚则大肠传导无力,阳虚则肠道失于温煦,阴寒内结,便下无力,使排便时间延长,形成便秘。

5. 阴亏血少　素体阴虚;津亏血少;或病后产后,阴血虚少;或失血夺汗,伤津亡血;或年高体弱,阴血亏虚;或过食辛香燥热,损耗阴血,均可导致阴亏血少,血虚则大肠不荣,阴亏则大肠干涩,肠道失润,大便干结,便下困难,而成便秘。

便秘以虚实为纲,冷秘、热秘、气秘属实,阴阳气血不足所致者属虚秘。虚实之间可由虚转实,可因虚致实,而虚实并见。便秘的基本病机是邪滞大肠,腑气闭塞不通或肠失温润,推动无力,导致大肠传导功能失常。

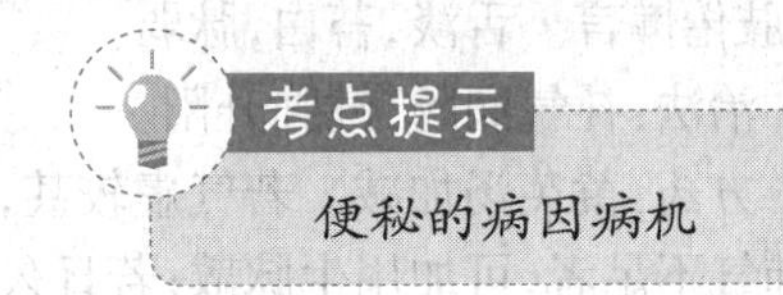

二、临床表现

多发于中老年和女性,起病缓慢,多属慢性病变过程。主要特征为大便排出困难,排便时间和(或)排便间隔时间延长,粪质干硬,大便次数减少,常三、五日,甚至更长时间解一次大便,每次解大便时间较长,常伴腹胀腹痛,头晕头胀,嗳气食少,心烦失眠等;或粪质干燥坚硬,排出困难,由于排便努挣导致肛裂、出血,日久还可引起痔疮;或粪质不硬,也有便意,但排便无力,排出不畅,常需努挣,排便时间延长,多伴有汗出、气短乏力、心悸、头晕等。由于燥屎内结,可在左下腹扪及质地较硬的条索状包块,排便后消失。

三、辅助检查

结肠镜检查:排除结核、溃疡、肿瘤等疾病,常有助于鉴别诊断。

四、鉴别诊断

肠结:多为急性发病,腹部疼痛拒按,大便完全不通,且无矢气与肠鸣音,严重者可吐出粪便。本病多为大肠通降受阻所致。

五、辨证论治

便秘治疗当分虚实，实证以祛邪为主，分别施以泻热、温散、理气之法，辅以导滞之品，标本兼治；虚证以养正为先，主用滋阴养血、益气温阳之法，酌用甘温润肠之药，正盛便通。六腑以通为用，应以润下为基础，以缓下为宜，以大便软为度，不得一见便秘，便用峻猛之品。

1. 肠胃积热

证候：大便干结，腹胀腹痛。面红身热，口干口臭，心烦不安，小便短赤。舌红，苔黄燥，脉滑数。

治法：泻热导滞，润肠通便。

方药：麻子仁丸加减。若津液已伤，可加生地黄、玄参、麦冬以养阴生津；若兼郁怒伤肝，易怒目赤者，加服更衣丸以清肝通便。

2. 气机郁滞

证候：大便干结，或不甚干结，欲便不出，或便而不畅，肠鸣矢气。腹中胀痛，胸胁满闷，嗳气频作，饮食减少。舌苔薄腻，脉弦。

治法：顺气导滞。

方药：六磨汤加减。可加厚朴、香附、柴胡、莱菔子、炙枇杷叶以助理气之功。若气郁日久，郁而化火，可加黄芩、栀子、龙胆草清肝泻火；若气逆呕吐者，可加半夏、旋覆花、代赭石；若七情郁结，忧郁寡言者，加白芍、柴胡、合欢皮疏肝解郁；若跌仆损伤，腹部术后，便秘不通，属气滞血瘀者，可加桃仁、红花、赤芍之类活血化瘀。

3. 气虚便秘

证候：粪质不硬，也有便意，但临厕排便困难，需努挣方出。汗出短气，便后乏力，面白神疲，肢倦懒言。舌淡，苔白，脉弱。

治法：补气润肠，健脾升阳。

方药：黄芪汤加减。若气虚较甚，可加人参、白术；若气虚下陷脱肛者，则用补中益气汤；若肺气不足者，可加用生脉散；若日久肾气不足，可用大补元煎。

4. 血虚便秘

证候：大便干结，排出困难。面色无华，心悸气短，健忘，口唇色淡。舌淡，苔白，脉细。

治法：养血润肠。

方药：润肠丸加减。可加玄参、何首乌、枸杞子养血润肠。若兼气虚，可加白术、党参、黄芪益气生血。

5. 阴虚便秘

证候：大便干结，如羊屎状。形体消瘦，头晕耳鸣，心烦失眠，潮热盗汗，腰酸膝软。舌红少苔，脉细数。

治法：滋阴润肠通便。

方药：增液汤加减。可加芍药、玉竹、石斛以助养阴之力，加火麻仁、柏子仁、瓜蒌仁以增润肠之效。若胃阴不足，口干口渴者，可用益胃汤；若肾阴不足，腰酸膝软者，可用六味地黄丸。

6. 阳虚便秘

证候：大便干或不干，皆排出困难。小便清长，面色㿠白，四肢不温，腹中冷痛，得热痛减，腰膝冷痛。舌淡，苔白，脉沉迟。

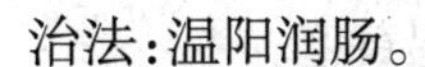

治法:温阳润肠。

方药:济川煎加减。可加肉桂以增温阳之力。若老人虚冷便秘,可用半硫丸;若脾阳不足,中焦虚寒,可用理中汤加当归、芍药;若肾阳不足,可用金匮肾气丸或右归丸。

六、预防与调护

1. 应注意饮食调节,适当多食富含纤维素的粗粮、蔬菜、水果、避免辛辣燥火之食。
2. 增加体力活动,加强腹肌锻炼,避免久坐少动,养成定时排便的习惯。
3. 应保持心情舒畅,戒忧思恼怒。

七、结语

便秘是临床上的常见病证,病位在大肠,与脾、胃、肺、肝、肾密切相关。基本病机是邪滞大肠,腑气闭塞不通或肠失温润,推动无力,导致大肠传导功能失常。辨证以寒、热、虚、实为要点。治疗原则是实证以祛邪为主,分别施以泻热、温散、理气之法,辅以导滞之品;虚证以养正为先,主用滋阴养血,益气温阳之法,酌用甘温润肠之药。大便干结,解便困难,应以润下为基础,以大便松软为度,以防愈下愈结。

第十二节 黄 疸

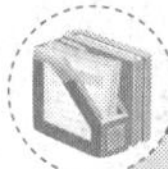

病例

刘某,男,54岁,1个月前劳累过度,出现神疲畏寒,纳食不佳,口淡不渴,1周后出现双目黄染,随后皮肤亦黄,黄色晦暗。伴脘胀,四肢不温,大便稀溏,舌淡,苔腻,脉濡。

请问:1. 本病例的中医诊断及证候分型是什么?

2. 本病的治法为何?

3. 该患者可用什么方剂治疗及何法调护?

黄疸是由于胆液不循常道,随血泛溢引起的以目黄、身黄、尿黄为主要表现的一种病证。男女老少皆可罹患,但以青壮年居多。西医学的肝细胞性黄疸、阻塞性黄疸、溶血性黄疸、病毒性肝炎、肝硬化、胆石症、胆囊炎、钩端螺旋体病、消化系统肿瘤,以及出现黄疸的败血症等,以黄疸为主要表现者,可参照本证论治。

一、病因病机

1. 外感时邪　外感湿浊、湿热、疫毒等时邪,蕴结中焦,脾胃运化失常,湿热熏蒸,累及肝胆,以致肝失疏泄,胆液不循常道,随血泛溢,外溢肌肤,上注眼目,下流膀胱,使身目小便俱黄,而成黄疸。若疫毒较重者,可伤及营血,内陷心包,发为急黄。

2. 饮食所伤　饥饱失常或嗜酒过度,损伤脾胃,运化失职,湿浊内生,或从热化或从寒化,熏蒸或阻滞于脾胃肝胆,致肝失疏泄,胆液不循常道,随血泛溢,浸淫肌肤而发黄。

3. 脾胃虚弱　素体虚弱,或劳倦过度,气血亏虚,肝失所养,疏泄失职,而致胆液随血泛溢,浸淫肌肤,发为黄疸。若素体脾阳不足,或脾阳受伤,湿从寒化,寒湿阻滞,胆液受阻,随血泛溢,浸淫肌肤,发为黄疸。

4. 肝胆结石、积块　瘀阻胆道,胆液不循常道,随血泛溢,也可引起黄疸。

黄疸的病位在脾、胃、肝、胆。由于内外之湿阻滞于脾胃肝胆,导致脾胃运化功能失常,肝失疏泄,或结石、积块瘀阻胆道,胆液不循常道,随血泛溢而成。急黄则为湿热夹时邪疫毒所致,与脾胃阳气盛衰相关。临床以湿从热化的阳黄居多。阳黄和阴黄在一定条件下也可相互转化,阳黄日久,热泄湿留,或过用寒凉之剂,损伤脾阳,则湿从寒化而转为阴黄;阴黄重感湿热之邪,又可发为阳黄。

二、临床表现

常有饮食不节,与肝炎病人接触,或服用损害肝脏的药物等病史,及过度疲劳等诱因。特征是目黄、身黄、小便黄,其中以目黄为主。患病初起,恶寒发热,食欲不振,恶心呕吐,腹胀肠鸣,肢体困重,三五日后,逐渐出现目黄,随之出现尿黄与身黄。亦有胁肋剧痛后发黄者。发黄程度或浅或深,其色或鲜明或晦暗。急黄者其色如金,还可出现壮热,神昏,衄血吐血等。

三、辅助检查

1. 肝功能检查　血清总胆红素、直接胆红素、尿胆红素、尿胆原、血清丙氨酸转氨酶、天冬氨酸转氨酶。

2. B超、CT、胆囊造影等检查　有助于鉴别诊断。

四、鉴别诊断

1. 萎黄病　多为大失血,久病脾虚后,出现身面发黄,干萎不泽,伴有眩晕耳鸣,心悸少寐等。而双目和小便不黄。

2. 黄胖病　多与虫证有关,尤其是钩虫居于肠内,而引起面部肿胖色黄,身黄带白,但眼目不黄,呕吐黄水,毛发皆直,或好食生米、茶叶、土炭之类。

五、辨证论治

黄疸治法为祛湿利小便,健脾疏肝利胆。化湿可以退黄,如属湿热,当清热化湿,必要时通利腑气,使湿热下泄;如属寒湿,应予健脾温化。利小便,主要是通过淡渗利湿,达到退黄的目的。急黄则热毒炽盛,邪入心营,当用清热解毒,凉血开窍之法;黄疸久病应注意扶助正气,如滋补脾肾,健脾益气等。

1. 阳黄

(1) 热重于湿

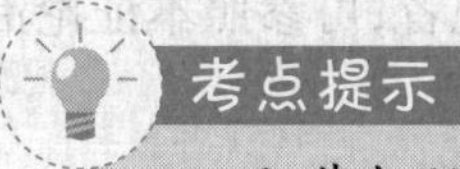

阳黄与阴黄的治法特点

证候:初起白睛发黄,继而全身发黄,色泽鲜明。壮热口渴,心中懊恼,口干口苦,恶心呕吐,脘腹胀满,大便秘结,小便赤黄、短少。舌红,苔黄腻或黄糙,脉滑数。

治法:清热通腑,利湿退黄。

方药:茵陈蒿汤加减。可加升麻、连翘、大青叶、虎杖、田基黄、板蓝根等清热解毒;郁金、金钱草、丹参以疏肝利胆化瘀;车前子、猪苓、泽泻等以渗利湿邪,使湿热分消,从二便而去。

(2) 湿重于热

证候:全身发黄,色泽不鲜。食欲减退,恶心呕吐,头身困重,脘腹痞满,大便溏垢。舌苔厚腻微黄,脉濡数或濡缓。

治法:利湿化浊健脾,佐以清热。

方药:茵陈五苓散合甘露消毒丹加减。可加郁金、金钱草、丹参以疏肝利胆化瘀;猪苓、泽泻等以渗利湿邪,使湿热分消,从二便而去。

(3) 胆腑郁热

证候:身目发黄,黄色鲜明。右胁部胀闷疼痛,牵引肩背,身热不退,或寒热往来,口苦咽干,呃逆呕吐,大便秘结,小便赤黄。舌红,苔黄腻,脉弦滑数。

治法:疏肝清热,利胆退黄。

方药:大柴胡汤加减。若砂石阻滞,可加金钱草、海金沙、玄明粉等利胆化石;恶心呕逆明显者,加厚朴、竹茹、陈皮和胃降逆。

(4) 疫毒发黄

证候:起病急,身目黄色如金,皮肤瘙痒。胁痛,脘腹胀满,疼痛拒按,壮热烦渴,呕吐频作,尿少便结,烦躁不安,甚则神昏谵语,或衄血尿血,皮下紫斑,或有腹水,继之嗜睡昏迷。舌质红绛,苔黄褐干燥,脉洪大或弦滑。

治法:清热解毒,凉血开窍。

方药:《千金》犀角散加减。可加生地黄、玄参、石斛、牡丹皮清热解毒,养阴凉血;若热毒炽盛,急加金银花、连翘、土茯苓、蒲公英、大青叶、黄柏,重用生大黄。如躁扰不宁,或伴出血倾向,加神犀丹之类;如躁扰不宁,肝风内动者用紫雪丹;热邪内陷心包,谵语或昏愦不语者用至宝丹;热毒炽盛,湿热蒙蔽心神,神志时清时昧者,急用安宫牛黄丸。

2. 阴黄

(1) 寒湿阻遏

证候:身目俱黄,黄色晦暗,或如烟熏。右胁疼痛,痞满食少,神疲畏寒,腹胀便溏,口淡不渴。舌淡,苔白腻,脉濡缓或沉迟。

治法:温中化湿,健脾利胆。

方药:茵陈术附汤加减。胁痛或胁下积块者,可加柴胡、丹参、泽兰、郁金、赤芍以疏肝利胆,活血化瘀;便溏者加茯苓、泽泻、车前子。黄疸日久,身倦乏力者加党参、黄芪。

(2) 脾虚湿滞

证候:面目及肌肤淡黄,甚则晦暗不泽。肢软乏力,心悸气短,大便溏薄。舌淡,苔薄,脉濡细。

治法:健脾益气,利湿退黄。

方药:黄芪建中汤加减。如气虚乏力者,可加党参、白术以增加补气作用;畏寒、肢冷、舌淡者,加附子以温阳祛寒;心悸不宁,脉细弱者,加熟地黄、何首乌、酸枣仁等补血养心。

六、预防与调护

1. 患者思想顾虑较重,多虑善怒,故应讲清病理,使患者树立战胜疾病的信心。

2. 患者要进食高糖、高蛋白、高热量、低脂肪饮食,以保证营养供应。阳黄患者适合软食或半流饮食;禁食酒、辛热及油腻之品。阴黄患者禁食生冷、油腻、辛辣之品,不吃油炸、坚硬的食物。黄疸恢复期,忌暴饮暴食,以防重伤脾胃,加重病情。

3. 在急性期或慢性活动期应适当卧床休息,以利整体功能的恢复;急性期后,适当参加体育锻炼,如练太极拳、气功之类。

七、结语

黄疸的病因主要责之于湿邪，病位在脾、胃、肝、胆，基本病机是湿浊阻滞，脾胃肝胆功能失常，或结石、积块瘀阻胆道，致胆液不循常道，随血泛溢而成。急黄则为湿热夹时邪疫毒所致。阳黄和阴黄之间在一定条件下可以相互转化。辨证要点是辨阳黄与阴黄、阳黄湿与热的偏重及急黄。治法为化湿利小便，健脾疏肝利胆。并根据湿从热化、寒化的区别，分别施以清热利湿和温中化湿之法；急黄则在清热利湿基础上，合用解毒凉血开窍之法。黄疸反复发作，应注意扶助正气，如滋补脾肾、健脾益气等，并配伍活血化瘀之品。同时，应注意清热应护阳，不可过用苦寒；温阳应护阴，不可过用辛燥；黄疸消退之后，仍需善后治疗，做到除邪务尽。

第十三节 水 肿

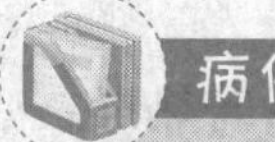
病例

陈某，男，38岁。初起恶寒发热，咽痛，眼睑水肿，小便不利，经治后，表随解，但肿势未退，身重困倦，胸闷纳呆，泛恶，苔白腻，脉沉缓。

请问：1. 本病例的中医诊断及证候分型是什么？

2. 本病的治法为何？

3. 该患者可用什么方剂治疗及何法调护？

水肿是指体内水液潴留，泛滥肌肤，出现头面、眼睑、四肢、腹背，甚至全身水肿为特征的一类病证。本病发病率较高。西医学的急慢性肾小球肾炎，肾病综合征，充血性心力衰竭，内分泌失调，以及营养障碍等疾病出现的水肿，可参考本证论治。

一、病因病机

1. 风邪外袭　风邪袭肺，肺失宣降，上则津液不能宣发外达以营养肌肤，下则不能通调水道而将废物变化为尿，以致风遏水阻，风水相搏，泛滥肌肤，发为水肿。

2. 湿毒浸淫　痈疡疮毒生于肌肤，毒邪侵袭肺脾，脾不升津，肺失宣降，以致水液潴留体内，泛滥肌肤，发为水肿。

3. 水湿浸渍　久居湿地，或冒雨涉水，或过食生冷，脾为湿困，运化失职，致水湿停聚，潴留体内，泛滥肌肤，发为水肿。

4. 湿热内盛　湿热内侵，或湿郁化热，使脾胃升降失职，三焦壅滞，水道不通，以致水液潴留体内，泛滥肌肤，发为水肿。

5. 饮食劳倦　饮食失调，或劳倦过度，或久病伤脾，脾气受损，运化失司，代谢失常，引起水液潴留体内，泛滥肌肤，而成水肿。

6. 肾气虚衰　生育不节，房劳过度，或久病伤肾，肾气虚衰，不能化气行水，膀胱气化失常，开合不利，引起水液潴留体内，泛滥肌肤，而成水肿。此外，瘀血阻滞，三焦水道不利，可使水肿顽固难愈。

二、临床表现

多有乳蛾、心悸、疮毒、紫癜,感受外邪,以及久病体虚的病史。水肿初起多从眼睑开始,继则延及头面、四肢、腹背,甚者肿遍全身;也有的水肿先从下肢足胫开始,然后及于全身。轻者仅眼睑或足胫水肿,重者全身皆肿,肿处皮肤绷急光亮,按之凹陷即起,或皮肤松弛,按之凹陷不易恢复,甚则按之如泥。如肿势严重,可伴有胸、腹水而见腹部膨胀,胸闷心悸,气喘不能平卧,唇黑,缺盆平、脐突、背平等。

三、辅助检查

1. 尿液检查　尿液中有红细胞、白细胞和上皮细胞,颗粒管型、红细胞管型,以及蛋白尿等。

2. 肾功能检查　尿素氮、肌酐等异常。

四、鉴别诊断

鼓胀　以腹水为主,先出现腹部胀大,腹壁青筋暴露,面色苍黄,四肢不肿,反见瘦削。病情严重者可见下肢水肿,甚至全身水肿。

五、辨证论治

本病以阳水、阴水为纲,应注意阳水和阴水在一定条件下,可互相转化。如阳水久延不退,正气日虚,水邪日盛,可转为阴水;若阴水复感外邪,肺失宣降,脾失健运,肿势剧增,又可表现为实证、热证,可按阳水论治。水肿的治疗原则:阳水治以发汗、利小便、宣肺健脾,水势壅盛则可酌情攻逐,以祛邪为主;阴水治以温阳益气、健脾、益肾、补心,兼利小便,酌情化瘀,以扶正助气化为治。虚实并见者,则攻补兼施。

(一)阳水

1. 风水泛滥

证候:水肿起于眼睑,继则四肢及全身皆肿,来势迅速。恶风发热,肢节酸痛,咽喉红肿疼痛,口渴,小便短少。舌质红,脉浮滑数。

治法:疏风清热,宣肺行水。

方药:越婢加术汤加减。若风热偏盛,可加连翘、桔梗、板蓝根、鲜白茅根以清热利咽,解毒散结,凉血止血;若风寒偏盛,去石膏,加苏叶、桂枝、防风,以助麻黄辛温解表之力;若咳喘较甚,可加杏仁、前胡,以降气定喘。

2. 湿毒浸淫

证候:身发疮痍,或咽喉红肿,或乳蛾肿大疼痛,继则眼睑水肿,延及全身。小便不利,恶风发热。舌质红,苔薄黄,脉浮数或滑数。

治法:宣肺解毒,利尿消肿。

方药:麻黄连翘赤小豆汤合五味消毒饮加减。若脓毒甚者,重用蒲公英、紫花地丁;若湿盛糜烂而分泌物多者,加苦参、土茯苓、黄柏;若风盛而瘙痒者,加白鲜皮、地肤子;若血热而红肿,加牡丹皮、赤芍。

3. 水湿浸渍

证候:起病较缓。全身水肿,按之没指。小便短少,身体困重,胸闷腹胀,纳呆,泛恶。苔白腻,脉沉缓。

治法:健脾化湿,通阳利水。

方药:胃苓汤合五皮饮加减。若上半身肿甚而喘,可加麻黄、杏仁、葶苈子宣肺泻水而平喘。

4. 湿热壅盛

证候:全身水肿,皮肤绷急光亮。胸脘痞闷,烦热口渴,或口苦口黏,小便短赤,或大便干结。舌红,苔黄腻,脉滑数或沉数。

治法:分利湿热。

方药:疏凿饮子加减。若腹满不减,大便不通者,可合己椒苈黄丸;若尿痛、尿血,可加大蓟、小蓟、白茅根等;若肿势严重,兼气粗喘满,倚息不得平卧,脉弦有力,可用葶苈大枣泻肺汤合五苓散,加杏仁、防己、木通;若口燥咽干,大便干结,可用猪苓汤以滋阴利水。

(二)阴水

1. 脾阳虚衰

证候:身肿,腰以下为甚,按之凹陷。脘腹胀闷,纳减便溏,食少,面色不华,神倦肢冷,小便短少。舌质淡,苔白腻,脉沉缓或沉弱。

治法:温阳健脾,化气利水。

方药:实脾饮加减。若腹胀大,小便短少,可加苍术、桂枝、猪苓、泽泻,以增化气利水之力。若身倦气短,气虚甚者,可加生黄芪、人参以健脾益气。尚有水肿,面色萎黄,遍体轻度水肿,晨起头面肿甚,久坐下肢肿甚,能食而倦怠无力,大便或溏,小便正常或反多,脉软弱。治宜益气升阳,健脾化湿,可用参苓白术散加减。阳虚者加附子、补骨脂温肾助阳。

2. 肾阳衰微

证候:面浮身肿,腰以下为甚,按之凹陷。心悸,气促,腰部冷痛酸重,尿量减少,四肢厥冷,怯寒神疲,面色皖白或灰滞。舌质淡胖,苔白,脉沉细或沉迟无力。

治法:温肾助阳,化气行水。

方药:济生肾气丸合真武汤加减。若心悸,唇绀,脉虚或结或代,宜重用附子,再加桂枝、炙甘草、丹参、泽兰;若心悸,气短神疲,形寒肢冷,自汗,舌紫黯,脉虚数或结或代等,以真武汤为主,加人参、桂枝、丹参、泽兰等;若喘促,呼多吸少,汗出,脉虚浮而数,宜重用人参、蛤蚧、五味子、山茱萸、牡蛎、龙骨。

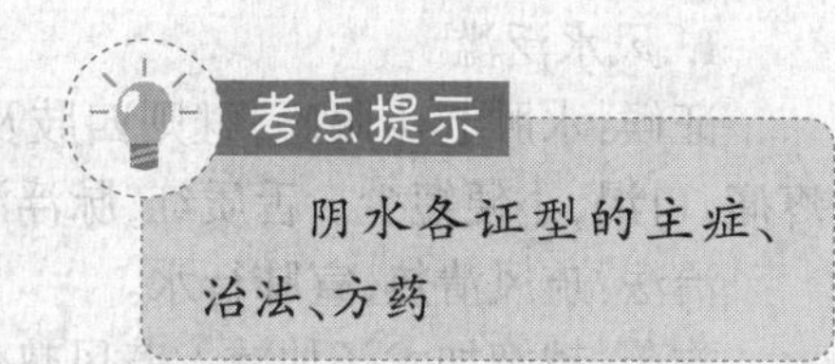

若病至后期,因阳损及阴,肾阴亏虚,水肿反复发作,精神疲惫,腰酸遗精,口燥咽干,五心烦热,舌红少苔,脉细数,治宜滋补肾阴,兼利水湿,可用左归丸加泽泻、茯苓等治疗。若肾阴久亏,水不涵木,肝阳上亢,症见面色潮红,头晕头痛,心悸失眠,腰酸遗精,步履飘浮无力,或肢体微颤等,治宜育阴潜阳,用左归丸加珍珠母、牡蛎、龙骨、鳖甲等治疗。水肿日久,瘀血阻滞,治以活血化瘀,常用益母草、泽兰、桃仁、红花等。

六、预防与调护

1. 应吃无盐饮食,待肿势渐退后,逐步改为低盐饮食,最后恢复普通饮食。若因营养障碍导致水肿者,不必过于强调忌盐。

2. 应适量进食富于营养之蛋白质类饮食。忌食辛辣、烟酒等刺激性食物。

3. 不宜过度疲劳,尤应节制房事,以防斫伤肾精;应起居有时,预防外感。

七、结语

水肿病位在肺、脾、肾三脏,肺失宣降,脾失健运,肾失开合,以致体内水液潴留,泛滥肌肤,而成本病,其中以肾脏为本。辨证以阴阳为纲,表实、热证多为阳水,里虚寒证多为阴水,但要注意二者的转化。治疗原则是阳水治以发汗,利小便,宣肺健脾,水势壅盛则可暂行攻逐,以祛邪为主;阴水则治以温阳益气、健脾、益肾、补心,兼利小便,酌情化瘀,以扶正为法。虚实并见者,则攻补兼施。应特别注意忌盐,预防外感,避免过劳等。水肿消退后,还要谨守病机以固本,健脾益气补肾,以绝其复发。

第十四节 淋 证

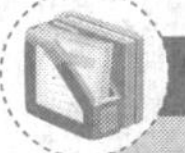

病例

赵某,男,48岁。自述尿痛、淋漓不尽半年,加重2周。现见小便不甚赤涩,尿痛不甚,但淋漓不已,时作时止,遇劳即发。伴腰膝酸软,神疲乏力,舌淡,脉细弱。

请问:1. 本病例的中医诊断及证候分型是什么?

2. 本病的治法为何?

3. 该患者可用什么方剂治疗及何法调护?

淋证是指以小便频急,滴沥不尽,尿道涩痛,小腹拘急,痛引腰腹为主要表现的一类病证。西医学的泌尿系感染、泌尿系结石、泌尿系肿瘤、乳糜尿等,当表现为淋证时,可参考本证论治。

一、病因病机

1. 膀胱湿热 嗜食辛热肥甘,或嗜酒过度,酿成湿热,或下阴不洁,湿热秽毒侵入膀胱,酿成湿热,或肝胆湿热下注,蕴结下焦,膀胱气化不利,发为热淋;若热灼脉络,迫血妄行,血随尿出,则为血淋;若湿热久蕴,煎熬尿液,结成砂石,则为石淋;若湿热蕴结,气化不利,清浊不分,脂液随小便而出,则为膏淋。

2. 肝郁气滞 恼怒伤肝,肝失疏泄,气滞下焦,膀胱气化不利,发为气淋。

3. 脾肾亏虚 久淋不愈,耗伤正气,或劳累过度,房事不节,或年老体弱,皆可致脾肾亏虚。脾虚而中气不足,气虚下陷,则为气淋;若下元不固,肾失固摄,脂液下注,随尿而出,则为膏淋;若阴虚火旺,灼伤脉络,血随尿出,则发为血淋;病久伤正,遇劳即发者,则为劳淋。

淋证的病位在肾、膀胱、肝、脾。病机主要是肾虚,膀胱湿热,气化失司。淋证日久不愈,热伤阴,湿伤阳,易致肾虚;肾虚日久,湿热秽浊邪毒易侵膀胱,引起淋证的反复发作。淋证初病多实,久病多虚。实证多在膀胱和肝,虚证多在肾和脾。

二、临床表现

多见于已婚女性,每因劳累过度,情志变化,感受外邪而诱发。淋证以小便频急,滴沥不尽，尿道涩痛，小腹拘急，痛引腰腹为基本特征。起病或急或缓，其病程长者久淋不已，时作时止，遇劳即发。小便频急者每日小便数十次，而每次尿量较少，或伴有发热，小便热赤；或小便排出砂石，排尿时尿流中断，腰腹绞痛难忍；或尿中带血或夹有血块；或小便浑浊如米泔或滑腻如脂膏等。病久或反复发作，常伴低热、腰痛、小腹坠胀、疲劳等。

三、辅助检查

1. 尿常规检查　可见白细胞尿、血尿、蛋白尿。
2. X线摄片检查　以便发现结石，为治疗提供条件。
3. 膀胱镜检查　以区别结石与肿瘤，以进一步明确诊断。

四、鉴别诊断

1. 癃闭　以小便量少，点滴而出，排尿困难为主，甚则小便闭塞不通。但排尿不痛，
2. 尿血　小便出血，尿色红赤，甚至尿出纯血，亦间有轻微的胀痛或热痛等症状。
3. 尿浊　小便浑浊，白如泔浆，但排尿自如，无疼痛滞涩感。

五、辨证论治

治疗淋证的基本原则是实则清利，虚则补益。实证以膀胱湿热为主，治宜清热利湿；热灼血络者，以凉血止血为治；砂石结聚为主者，治以通淋排石；以气滞不利为主者，以利气疏导为治；以脾虚为主者，以健脾益气为治；肾虚为主者，治宜补虚益肾为主。

1. 热淋

证候：小便频急短涩，尿道灼热刺痛，尿色黄赤。少腹拘急胀痛，或寒热，口苦，呕恶，或腰痛拒按，或大便秘结。苔黄腻，脉滑数。

治法：清热解毒，利湿通淋。

方药：八正散加减。若大便秘结，腹胀者，可重用生大黄，并加枳实以通腑泄热；若腹满便溏，则去大黄；若湿热伤阴者，去大黄，加生地黄、牛膝、白茅根以养阴清热；若小腹胀满，加乌药、川楝子行气止痛；若头身疼痛，恶寒发热，鼻塞流涕者，加柴胡、金银花、连翘。

2. 石淋

证候：尿中时夹砂石，小便艰涩，或排尿时突然中断，尿道窘迫疼痛。少腹拘急，或腰腹绞痛难忍，痛引少腹，尿中带血。舌红，苔薄黄，脉弦。

治法：清热利尿，通淋排石。

方药：石韦散加减。若腰腹绞痛者，可加芍药、甘草以缓急止痛；若尿中带血，可加小蓟、生地黄、藕节以凉血止血；尿中有瘀血块者，加川牛膝、赤芍、血竭以活血祛瘀；若发热，可加蒲公英、黄柏、大黄以清热泻火。

3. 气淋

证候：实证为小便涩痛，淋漓不尽，小腹胀满疼痛，苔薄白，脉沉弦。虚证为尿时涩滞，小腹坠胀，尿有余沥，面白不华，舌质淡，脉虚细无力。

治法：实证宜利气疏导，虚证宜补中益气。

方药：实证用沉香散加减，虚证用补中益气汤加减。若胸闷胁胀者，可加青皮、乌药、小茴香以疏肝理气；日久气滞血瘀者，可加红花、赤芍、川牛膝以活血化瘀。若小便涩痛，可加车前草、白茅根、滑石以清热利湿；若血虚肾亏者，可用八珍汤倍茯苓，加杜仲、枸杞子、怀

牛膝。

4. 血淋

证候:实证为小便热涩刺痛,尿色深红,或夹有血块,疼痛满急加剧,或见心烦,舌苔黄,脉滑数。虚证表现为尿色淡红,尿痛涩滞,腰酸膝软,神疲乏力,舌淡红,脉细数。

治法:实证宜清热通淋,凉血止血;虚证宜滋阴清热,补虚止血。

方药:实证用小蓟饮子加减,虚证用知柏地黄丸加减。若热重出血多者,可加黄芩、白茅根,重用生地;若血多痛甚者,可另服参三七、琥珀粉,以化瘀通淋止血。阴虚火旺者,加旱莲草、阿胶、小蓟、地榆等。

5. 膏淋

证候:实证为小便浑浊如米泔水,沉淀如絮状,上有浮油如脂,或夹有凝块,或混有血液,尿道热涩疼痛,舌红,苔黄腻,脉濡数。病久反复发作,淋出如脂,小便涩痛,形体日渐消瘦,头昏无力,腰酸膝软。舌淡,苔腻,脉细弱无力。

治法:实证宜清热利湿,分清泄浊;虚证宜补虚固涩。

方药:实证用程氏萆薢分清饮加减;虚证用膏淋汤加减。若小腹胀,尿涩不畅者,加乌药、青皮;小便夹血者,加小蓟、蒲黄、藕节、白茅根。若脾肾两虚,肾失固涩者,可用补中益气汤合七味都气丸。

6. 劳淋

证候:小便不甚赤涩,但淋漓不已,时作时止,遇劳即发。腰酸膝软,神疲乏力。舌质淡,脉细弱。

治法:健脾益肾。

方药:无比山药丸加减。若小腹坠胀,小便点滴而出者,可与补中益气汤同用;若面色潮红,五心烦热,舌红少苔,脉细数者,可与知柏地黄丸同用;若面色少华,畏寒怯冷,四肢欠温,舌淡,苔薄白,脉沉细者,可合右归丸以温补肾阳。

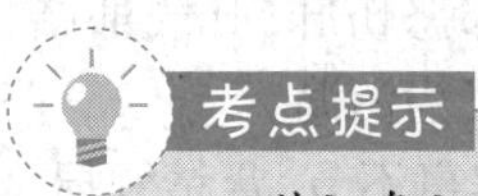

淋证各证型的治法、方药

六、预防与调护

1. 防止情志内伤,保持心情舒畅;增强体质,消除各种外邪入侵因素。

2. 注意妊娠期及产褥期卫生,禁房事,避免纵欲过劳;禁止不必要的导尿及泌尿道器械操作;积极治疗消渴、肺痨等疾病。

3. 应多喝水,饮食宜清淡,忌肥腻香燥、辛辣之品,有助于早日恢复健康。

七、结语

淋证是以小便频急,滴沥不尽,尿道涩痛,小腹拘急,痛引腰腹为主的一类病证。病因以饮食劳倦,湿热侵袭为主,病位在肾与膀胱,主要病机是肾虚、膀胱湿热,气化失司。本病初起多实,久则由实转虚,亦可虚实并见。在辨证时,除要辨别淋证的不同类别,还要详审证候的虚实。实则清利,虚则补益,是治疗淋证的基本原则。在治疗淋证时,要谨守病机,辨证论治。

第十五节 消 渴

病例

张某,男,58岁,糖尿病史15年。现见小便频多,混浊如膏,夜尿尤多。伴腰膝酸软,形寒畏冷,阳痿不举,双下肢轻度水肿,舌淡有齿痕,苔白,脉沉细无力。

请问:1. 本病例的中医诊断及证候分型是什么?

2. 本病的治法为何?

3. 该患者可用什么方剂治疗及何法调护?

消渴是以阴虚燥热所致的以多尿、多饮、多食、乏力、消瘦,或尿有甜味为表现的一种疾病。其发病率较高,近年来更有增高的趋势,病程长,并发症多,严重危害人类健康。西医学糖尿病、尿崩症等,具有多食、多饮、多尿、烦渴临床特点者,可参考本证论治。

一、病因病机

1. 禀赋不足 先天禀赋不足,是引起消渴病的重要因素。患者五脏皆柔弱,善病消疸,其中尤以阴虚者最易罹患。

2. 饮食失节 过食肥甘,醇酒厚味,辛辣香燥,损伤脾胃,致脾胃运化失职,积热内蕴,化燥伤津,消谷耗液,发为消渴。

3. 情志失调 郁怒伤肝,肝气郁结,或劳心竭虑,营谋强思等,以致郁久化火,火热内燔,消灼肺胃阴津而发为消渴。

4. 劳欲过度 房事不节,肾精亏损,虚火内生,则火因水竭益烈,水因火烈而益干,终致肾虚肺燥胃热俱现,发为消渴。

消渴病的病机主要在于阴津亏损,燥热偏盛,而以阴虚为本,燥热为标,阴愈虚则燥热愈盛,燥热愈盛则阴愈虚。消渴病位在肺、胃、肾,尤以肾为关键。

二、临床表现

多发于中年以后,以及嗜食膏粱厚味、醇酒炙煿之人。若青少年期即罹患本病者,一般病情较重。消渴病起病缓慢,病程漫长。以多尿、多饮、多食、倦怠乏力,形体消瘦,或尿有甜味为特征。消渴病的多尿,表现为排尿次数增多,尿量增加。饮水量及次数明显增多,多食易饥,食量超出常人,但患者常感疲乏无力,日久形体消瘦。但现代消渴病患者,有的较长时间内表现为形体肥胖。病久常并发眩晕、肺痨、胸痹、中风、雀目、疮痈等。严重者可见烦渴、头痛、呕吐、腹痛、呼吸短促,甚或昏迷厥脱危象。消渴病的家族史可供诊断参考。

三、辅助检查

1. 空腹血糖和尿糖检查 必要时做葡萄糖耐量试验,有助于确定诊断。

2. 生化检查 必要时查尿酮体,血尿素氮,肌酐,二氧化碳结合力及血钾、钠、钙、氯化物等,以明确全身情况。

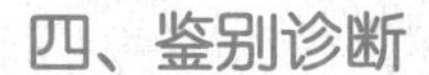

四、鉴别诊断

1. 口渴症　可见于多种疾病中，尤以外感热病多见。高热，汗出，口渴欲饮，小便短赤，大便干结，但不伴多食、多尿、尿甜、瘦削等。

2. 瘿病　颈部一侧或两侧肿大，眼睛突出，急躁易怒，心悸，多食易饥，多汗，手颤，形体日渐消瘦。

五、辨证论治

本病以阴虚为本，燥热为标，治法为清热润燥、养阴生津。《医学心悟·三消》曰："治上消者，宜润其肺，兼清其胃"；"治中消者，宜清其胃，兼滋其肾"；"治下消者，宜滋其肾，兼补其肺"。由于本病常并发痈疽、眼疾、劳嗽等症，故应选用活血化瘀、清热解毒、健脾益气、滋补肾阴、温补肾阳等治法。

1. 肺热津伤（上消）

证候：烦渴多饮，口干舌燥，尿频量多。舌边尖红，苔薄黄，脉洪数。

治法：清热润肺，生津止渴。

方药：消渴方加葛根、麦冬等。若烦渴不止，小便频数，脉数乏力者，可用玉泉丸或二冬汤。

2. 胃热炽盛（中消）

证候：多食易饥，口渴，尿多，形体消瘦。大便干燥。苔黄，脉滑实有力。

治法：清胃泻火，养阴增液。

方药：玉女煎或白虎加人参汤加减。若口渴引饮，多食、便溏，或饮食减少，精神不振，四肢乏力，舌淡，苔白而干，脉弱者，可用七味白术散。

3. 肾阴亏虚（下消）

证候：尿频量多，混浊如脂膏，或尿甜。腰膝酸软，乏力，头晕耳鸣，口干唇燥，皮肤干燥、瘙痒。舌红苔少，脉细数。

治法：滋阴补肾，润燥止渴。

方药：六味地黄丸加减。若烦躁，五心烦热，盗汗，失眠者，加知母、黄柏清泻虚火；尿量多而混浊者，加益智仁、桑螵蛸、五味子等益肾缩泉；伴困倦，气短乏力，舌质淡红者，加党参、黄芪、黄精补益正气。

4. 阴阳两虚

证候：小便频数，混浊如膏，甚至饮一溲一。面容憔悴，耳轮干枯，腰膝酸软，四肢欠温，畏寒肢冷，阳痿或月经不调。舌苔淡白而干，脉沉细无力。

治法：滋阴温阳，补肾固涩。

方药：金匮肾气丸加减。若阳虚畏寒者，可加鹿茸粉 0.5g；阴阳气血俱虚者，可用鹿茸丸以温肾滋阴，补益气血。均可酌加覆盆子、桑螵蛸、金樱子等以补肾固摄。

消渴伴瘀血证，如舌质紫黯，或有瘀点瘀斑，脉涩或结或代者，可加丹参、川芎、郁金、红花、山楂等活血化瘀。

六、预防与调护

1. 节制饮食，在保证生理需要的情况下，应限制面食、油脂的摄入，忌食糖类，饮食宜以适量米、杂粮，配以蔬菜、豆类、瘦肉、鸡蛋等，坚持定时定量进餐。

2. 保持情志平和，生活起居规律。戒烟酒、浓茶及咖啡等。

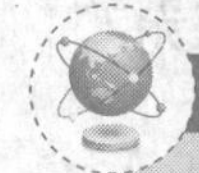

知识链接

糖尿病患者的健康教育

根据糖尿病的发病特点和治疗要求，必须对糖尿病患者进行必要的健康教育。使其认识到糖尿病是一种终身疾病，治疗需要持之以恒。使患者了解糖尿病的基础知识和治疗控制要求，学会测定尿糖及正确使用便携式血糖仪，掌握医学营养的具体措施和体育锻炼的具体要求，使用降糖药物的注意事项，学会胰岛素注射技术。

七、结语

消渴病是以多饮、多食、多尿及消瘦为特征的慢性病。病位主要与肺、胃(脾)、肾有关，尤与肾的关系最为密切。在治疗上，以清热润燥、养阴生津为基本治则，对上、中、下消有侧重润肺、养胃(脾)、益肾之别。但上、中、下三消之间有着密切的内在联系，其病机性质是一致的。由于消渴易发生血脉瘀滞、阴损及阳的病变，故应及时诊断和治疗。

(孙治安)

第十六节 痈

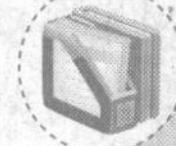

病例

王某，男，7.5 岁。患儿发热 4 天，伴颈部两侧肿大。自述咽痛，轻咳少痰，食欲欠佳，大便干。查体可见颈两侧淋巴结肿大，直径约 3cm×3cm，局部皮色不变，压痛明显，质地较硬，推之能动，无波动感，咽部充血，扁桃体Ⅰ度肿大，舌红，苔薄黄，脉滑数。结核菌素试验阴性。

请问：1. 本病例的中医诊断及证候分型是什么？

2. 本病的治法为何？

3. 该患者可用什么方剂治疗？

痈是指发生于体表皮肉之间的急性化脓性疾病。在中医文献中痈有“内痈”、“外痈”之分，本节仅叙述外痈。其特点是局部光软无头，红肿疼痛(少数初起皮色不变)，结块范围多在 6~9cm 左右，发病迅速，易肿、易脓、易溃、易敛，或伴有恶寒、发热、口渴等全身症状，一般不会损伤筋骨，也不易造成内陷。相当于西医学的皮肤浅表脓肿、急性化脓性淋巴结炎等。

一、病因病机

外感六淫邪毒，或皮肤受外来伤害感染毒邪，或过食膏粱厚味，聚湿生浊，邪毒湿浊留阻肌肤，郁结不散，可使营卫不和，气血凝滞，经络壅遏，化火成毒而成痈肿。

二、临床表现

本病可发生于体表的任何部位。初起患处突然肿胀，光软无头，迅速结块，表皮焮红，少数患者初起皮色不变，酿脓时转为红色，灼热疼痛。轻者无全身症状；重者可伴恶寒发热、头痛、泛恶、口渴、舌苔黄腻、脉弦滑或洪数等。约在发病后 7 天左右成脓，即使体质较差者，亦不超过 2 周。局部肿势逐渐高突，疼痛加剧，痛如鸡啄。若按之中软有波动感者，为脓已成熟，多伴有发热持续不退等全身症状。溃后脓出多稠厚、色黄白；若为外伤血肿化脓，则可夹杂赤紫色血块。若疮口过小或袋脓，可致脓流不畅，影响愈合。若气血虚弱者，则脓水稀薄，疮面新肉难生，不易收口。

三、辅助检查

血常规检查：血液白细胞总数及中性粒细胞比例可增高。

四、鉴别诊断

1. 脂瘤　平素患处有结块，推之可动，其中心皮肤可见粗大黑色毛孔，可挤出粉脂样物，且有臭味。染毒后红肿局限，10 天左右化脓，脓出夹有粉渣样物，愈合较缓慢。

2. 有头疽　多发于项背部肌肉丰厚处。初起有一粟米样疮头，之后肿势逐渐扩大，形成多个脓头，红肿范围往往超过 9~12cm，溃后如蜂窝状，全身症状明显，病程较长。

3. 发　在皮肤疏松部位突然红肿蔓延成片，灼热疼痛，边界不清，范围较痈大，3~5 日皮肤湿烂，随即腐溃、色黑，或中软而不溃，伴有明显的全身症状。

五、辨证论治

治疗以清热解毒、和营消肿为主，可结合发病部位辨证用药。

（一）内治法

1. 火毒凝结

证候：突然肿胀，光软无头，迅速结块，皮肤焮红，灼热疼痛，逐渐扩大，高肿发硬。恶寒发热，头痛，泛恶，口渴。舌苔黄腻，脉弦滑或洪数。

治法：清热解毒，行瘀活血。

方药：仙方活命饮加减。

2. 热盛肉腐

证候：红热明显，肿势高突，疼痛剧烈，痛如鸡啄，溃后脓出则肿痛消退。舌红，苔黄，脉数。

治法：和营清热，透脓托毒。

方药：仙方活命饮合五味消毒饮加减。

3. 气血两虚

证候：脓水稀薄，疮面新肉不生，色淡红而不鲜或暗红，愈合缓慢。伴面色无华，神疲乏力，纳少。舌质淡胖，苔少，脉沉细无力。

治法：益气养血，托毒生肌。

方药：托里消毒散加减。

(二)外治法

1. 初期　用金黄膏外敷;热盛者,可用玉露膏或太乙膏外敷,掺药均可用红灵丹或阳毒内消散。

2. 成脓期　切开排脓,保持引流通畅。

3. 溃后期　先用药线蘸八二丹插入疮口,3~5 日后改用九一丹,外盖金黄膏或玉露膏。待肿势消退,改用红油膏盖贴。脓腐已尽,改用生肌散、太乙膏或生肌白玉膏或生肌玉红膏盖贴。有袋脓者,可用垫棉法加压包扎,必要时可扩创引流。

六、预防与调护

1. 讲究个人卫生,保持皮肤清洁,避免局部损伤。
2. 平素少食辛辣炙煿助火、肥甘厚腻之品;患病时忌烟酒及辛辣、鱼腥发物。
3. 全身症状明显者宜静卧休息,并减少患部活动。

七、结语

痈相当于西医学的皮肤浅表脓肿、急性化脓性淋巴结炎。其发病与个人生活习惯密切相关。因此,平素要养成良好的生活习惯,可以降低本病的发病率。一旦发病,本病易肿、易溃、易敛,全身症状较轻,只要规范治疗,预后颇佳。

第十七节　乳　　癖

病例

肖某,女,42 岁。左乳房胀痛、肿块半年,每在月经前加重。5 日前,患者左侧乳房胀痛,其肿块较平时增大,约 2.3cm×1.8cm,呈片状,边界清楚,扪之质韧不坚,推之可动。伴胸胁胀闷,心烦易怒,失眠多梦,小便短赤。舌质淡,苔薄黄,脉弦滑。

请问:1. 本病例的中医诊断及证候分型是什么?
2. 本病的治法为何?
3. 该患者可用什么方剂治疗?

乳癖是乳腺组织发生的非炎症性非肿瘤性的良性增生性疾病。多见于 25~45 岁的中青年妇女,其发病率约占乳房疾病的 75%。相当于西医学的乳腺增生病。临床表现为乳房出现肿块,形态多样,边界不清,肿块及乳房疼痛与月经周期和情志变化密切相关。

一、病因病机

本病多为情志不舒,郁怒伤肝,气血凝滞乳络;思虑伤脾,脾失健运,痰湿气血结聚;或冲任失调,使气血瘀滞,或阳虚痰湿内结,经脉阻滞而使乳房结块、疼痛、月经不调等。

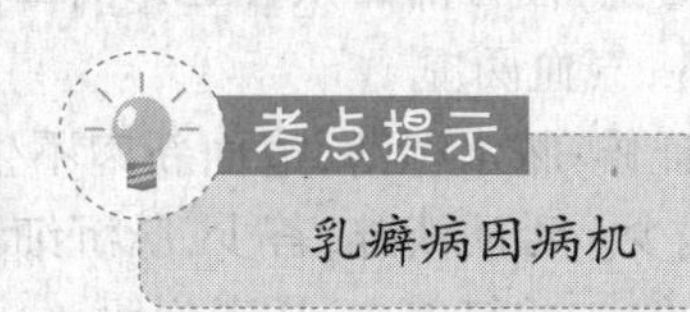
考点提示

乳癖病因病机

西医学认为,本病多为雌、孕激素比例失调,使乳腺实质增生过度和复旧不全。部分乳腺成分中雌性激素受体异常,使乳房各部分的增生程度参差不齐。

二、临床表现

本病多见于中青年妇女，特征性表现为乳房胀痛和肿块，且与月经周期和情志变化密切相关。疼痛往往在月经前加重，月经来潮后减轻或消失，有时整个月经期均有疼痛。乳房单侧或双侧出现肿块，肿块呈片块型、结节型、弥漫型，大小不等，形态不一，质韧而不硬，推之可动。少数可有乳头溢液。病程较长，发展缓慢。

三、辅助检查

1. 超声波检查　主要是鉴别肿块是囊性或实质性。

2. 组织病理学检查　对于肿块较硬或较大，或生长较快者可选择使用。

四、鉴别诊断

1. 乳岩　乳房肿块疼痛不显，逐渐长大，肿块质地坚硬，表面凹凸不平，边界不清，常与皮肤粘连，推之不移，患侧腋窝淋巴结肿大，后期溃破呈菜花状，疼痛剧烈。

2. 乳腺纤维瘤　多见于20~25岁青年妇女。肿块多发于乳房外上象限，为圆形或椭圆形，边界清楚，表面光滑，活动度较大，发展缓慢。无明显自觉症状。

五、辨证论治

乳癖治疗以消块和止痛贯穿全过程。经3个月规范辨证治疗，乳房肿块仍然继续增大，质地较硬，表面凹凸不平，边缘不清，疑有恶变者可考虑手术切除。

（一）内治法

1. 肝郁痰凝

证候：乳房结块，质韧不坚，胀疼或刺痛，随喜怒而消长。伴胸闷胁胀，善郁易怒，失眠多梦，心烦口苦。舌质淡，苔薄黄，脉弦滑。

治法：疏肝解郁，化痰散结。

方药：逍遥蒌贝散加减。

2. 冲任失调

证候：多见于中年妇女，乳房肿块在月经前加重，经后减缓，乳房疼痛不显。伴腰酸乏力，神疲倦怠，月经失调，量少色淡，或经闭。舌质淡，舌苔白，脉沉细。

治法：调理冲任。

方药：二仙汤合四物汤加减。

（二）外治法

1. 用阳和解凝膏掺黑退消或冲和膏掺桂麝散盖贴。

2. 若乳房肿块迅速增大，质地较硬，表面凹凸不平，边缘不清，疑有恶变者应考虑及时手术切除，术中须做病理组织学速冻切片，明确肿块性质，以便进一步治疗。

六、预防与调护

1. 应保持心情愉快，避免情志抑郁。

2. 适当控制脂肪摄入，及时治疗月经失调及其他妇科疾病。

3. 女性30岁后应定期进行乳房检查，及时发现乳房的异常变化。

七、结语

乳癖病是40岁以上的妇女的多发病、常见病，特别是工作和生活压力较大的城市妇女，乳癖病的发病率近年来呈明显的上升趋势。如果调养不当，随着年龄的增长，乳癖恶变的危险性亦逐年上升。一旦发生恶变，应在身体允许的条件下，首先考虑手术治疗，必要时可进行适度的化疗、放疗，中医辨证治疗应贯穿于该病的全过程，从而提高患者的生活质量，并延长寿命。

第十八节 瘾 疹

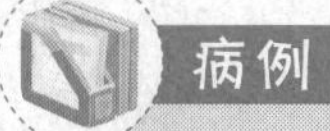

高某，女，47岁，职员。2013年5月2日初诊。患者面部风团伴瘙痒3天。颜面部风团色红，有灼热感，且有轻度水肿，胃纳可，二便调，舌淡，苔薄腻，脉缓。

请问：1. 本病例的中医诊断及证候分型是什么？

2. 本病的治法为何？

3. 该患者可用什么方剂治疗？

瘾疹是一种皮肤出现红色或苍白色风团，时隐时现的瘙痒性皮肤病。《诸病源候论·风瘙身体瘾疹候》曰："邪气客于皮肤，复逢风寒相折，则起风瘙瘾疹。"相当于西医学的荨麻疹。其特点是皮肤上出现瘙痒性风团，发无定处，骤起骤退，消退后不留痕迹，是最常见的皮肤病之一。

一、病因病机

1. 卫外不固　先天禀赋不足，卫外不固，风寒或风热外袭，客于肌表，致使营卫失调而发病。

2. 饮食不节　过食辛辣肥厚，或饮食不洁，化腐生虫，使肠胃积热，复感风邪，内不得疏泄，外不得透达，郁于皮毛腠理之间而发病。

3. 情志内伤　情志抑郁不舒，使肝失疏泄，冲任不调，肝肾亏损，血虚生风化燥，阻于肌肤也可发生。

二、临床表现

本病可以发生于任何季节、年龄、部位。发病突然，皮肤出现形态不一、大小不等的红色或白色风团，境界清楚，一般迅速消退，不留痕迹，以后不断成批出现，时隐时现。自觉灼热、瘙痒剧烈；部分患者可有怕冷、发热等症状。

瘾疹的特点

如单纯发生在眼睑、口唇、阴部等组织疏松处，出现水肿，边缘不清而无其他皮疹者，称为游风；其局部不痒或轻微痒感，或麻木胀感，水肿经2~3天消退，消退后不留痕迹。如侵犯消化道黏膜，可伴有恶心呕吐、腹痛、腹泻等症状；喉头和支气管受累时，可导致喉头水肿及呼吸困难，有明显的闷气、窒息感，甚至发生晕厥。根据病程长短，瘾疹可分为急性和慢性两

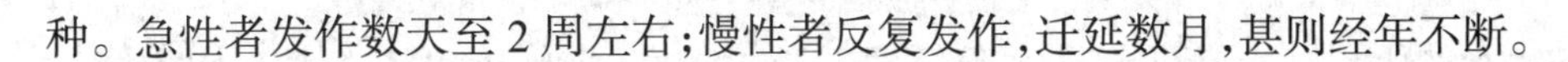

种。急性者发作数天至2周左右;慢性者反复发作,迁延数月,甚则经年不断。

三、辅助检查

血常规检查:血液中嗜酸性粒细胞升高。若伴感染时,白细胞总数增高及中性粒细胞的百分比增高。

四、鉴别诊断

1. 丘疹性荨麻疹 常见于夏季,以儿童多见。好发于四肢、臀、腰等处,为风团性丘疹或小水疱。

2. 阑尾炎 右下腹疼痛较著,有压痛及反跳痛,血液白细胞总数和中性粒细胞明显增多。应与伴有腹痛的瘾疹相区别。

五、辨证论治

首先寻找病因并予以祛除。对难于明确病因的,应进行中医辨证治疗。

(一)内治法

1. 风寒束表

证候:风团色白,遇寒加重,得暖则减。恶寒怕冷,口不渴。舌淡红,苔薄白,脉浮紧。

治法:疏风散寒止痒。

方药:桂枝汤或麻黄桂枝各半汤加减。

2. 风热犯表

证候:风团鲜红,灼热剧痒,遇热加重,得冷则减。伴有发热,恶寒,咽喉肿痛。舌质红,苔薄白或薄黄,脉浮数。

治法:疏风清热,止痒。

方药:消风散加减。风团鲜红灼热者,加牡丹皮、赤芍;口渴者,加玄参、天花粉;瘙痒剧烈者,加刺蒺藜、珍珠母。

3. 胃肠湿热

证候:风团片大,色红,瘙痒剧烈。伴脘腹疼痛,恶心呕吐,神疲纳呆,大便秘结或泄泻。舌质红,苔黄腻,脉弦滑数。

治法:疏风解表,通腑泄热。

方药:防风通圣散加减。若大便稀溏者,可去大黄,加薏苡仁;恶心呕吐者,加半夏、茯苓、竹茹;若肠道寄生虫者,加乌梅、使君子、槟榔等。

4. 血虚风燥

证候:反复发作,迁延日久,午后或夜间皮损加剧。伴心烦易怒,口干,手足心热。舌红少津,脉沉细。

治法:养血祛风,润燥止痒。

方药:当归饮子加减。心烦失眠者,加炒枣仁、夜交藤;瘙痒较甚者,加首乌、刺蒺藜。

(二)外治法

1. 炉甘石洗剂外搽。

2. 香樟木或晚蚕砂30~60g,煎汤熏洗。

六、预防与调护

1. 忌食鱼腥虾蟹、辛辣、葱、酒等食物，避免接触致敏物品，积极防治某些肠道寄生虫病。
2. 注意气温变化，及时增减衣物，加强体育锻炼。

七、结语

本病是一种变态反应性疾病，其致敏原因难以辨别，临床上治疗有一定的难度。其临床特点是皮肤上出现瘙痒性风团，发无定处，骤起骤退，消退后不留任何痕迹。发病以风邪为主，可夹寒、热、湿之邪犯表，导致营卫不和而发病，亦可因肝肾亏损、气血虚弱、冲任失调，化风生燥，肌肤失养而发病，故治疗必须明确诊断，分别证型，规范治疗。

第十九节 湿 疮

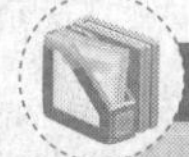

病例

柴某，男，38岁。全身泛发性湿疹3年。3年前的冬天，患者双侧小腿出现两片集簇形丘、疱疹，瘙痒，搔抓后渗水，久治不愈，皮损已至胸、腹、背部。症见胃脘疼痛，不思饮食，食后腹胀，大便完谷不化，溏薄，日解1~2次。平素不食生冷水果。检查见胸、腹及背、四肢可见成片红斑及集簇之丘、疱疹，渗水糜烂，抓痕结痂，部分呈暗褐色。舌质淡，苔白腻，脉缓滑。

请问：1. 本病例的中医诊断及证候分型是什么？
2. 本病的治法为何？
3. 该患者可用什么方剂治疗？

湿疮是一种过敏性炎症性皮肤病。相当于西医学的湿疹。其特点是：皮损对称分布，多形损害，剧烈瘙痒，有渗出倾向，反复发作，易成慢性病程等。根据病程可分为急性、亚急性、慢性三类。急性湿疮以丘、疱疹为主，炎症明显，易渗出；慢性湿疮以苔藓样变为主，易反复发作。本病男女老幼皆可发病，但以先天禀赋不耐者为多，无明显季节性，但冬季常复发。根据皮损形态不同，名称各异，如浸淫全身，滋水较多者，称为浸淫疮；以丘疹为主者，称为血风疮或粟疮。根据发病部位的不同，其名称也不同，如发于耳部者，称为旋耳疮；发于阴囊部者，称为肾囊风；发于脐部者，称为脐疮；发于肘、膝弯曲部者，称为四弯风；发于乳头者，称为乳头风。

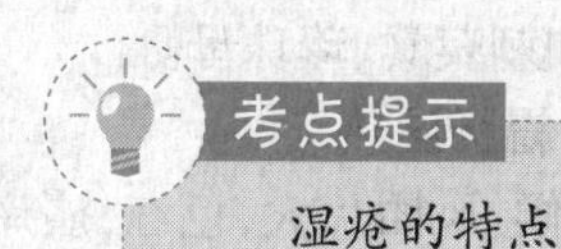

考点提示

湿疮的特点

一、病因病机

由于禀赋不耐，饮食失节，或过食辛辣刺激荤腥动风之物，脾胃受损，失其健运，湿热内生，又兼外受风邪，两邪相搏，风、湿、热邪浸淫肌肤所致。急性者以湿热为主；亚急性者多与脾虚湿恋有关；慢性者则多病久耗伤阴血，血虚风燥，乃致肌肤甲错。发于小腿者则常由经脉弛缓、青筋暴露，气血运行不畅，湿热蕴阻，肤失濡养所致。《医宗金鉴·血风疮》指出："此证由肝、脾二经湿热，外受风邪，袭于皮肤，郁于肺经，致遍身生疮。形如粟米，瘙痒无度，抓破时，津脂水浸淫成片，令人烦躁、口渴、瘙痒，日轻夜甚。”指出本病的发生与心、肺、肝、脾四经有密切的关系。

二、临床表现

1. 急性湿疮　相当于西医学的急性湿疹。

本病发病较快，皮损常为对称性、原发性和多形性（常有红斑、潮红、丘疹、丘疱疹、水疱、脓疱、流滋、结痂）。可发于身体的任何部位，但常见于头面、耳后、手足、阴囊、外阴、肛门等，多对称分布。病变常为片状或弥漫性，无明显边界。皮损为多数密集的粟粒大小的丘疹、丘疱疹，基底潮红，由于搔抓，丘疹、丘疱疹或水疱抓破后流滋、糜烂及结痂，皮损中心较重，外周有散在丘疹、红斑、丘疱疹，故边界不清。一般1~2个月脱痂而愈。自觉瘙痒剧烈，搔抓、肥皂热水烫洗、饮酒、食辛辣发物均可使皮损加重，瘙痒加剧，重者影响睡眠。搔抓染毒多致糜烂、渗液、化脓，并可发生臀核肿大等。

2. 亚急性湿疮　相当于西医学的亚急性湿疹。常由急性湿疮演变而来，亦可初发即呈亚急性湿疮。皮损较急性湿疮轻，以丘疹、结痂、鳞屑为主，仅有少量水疱及轻度糜烂。自觉剧烈瘙痒，夜间尤甚。

3. 慢性湿疮　相当于西医学的慢性湿疹。

常由急性和亚急性湿疮反复发作而成。部分患者开始即表现为慢性湿疮的症状。皮损多局限于某一部位，如小腿、手足、肘窝、腘窝、外阴、肛门等处。表现为皮肤肥厚粗糙，触之较硬，色暗红或紫褐，皮纹显著或呈苔藓样变。皮损表面常覆有鳞屑，伴抓痕、血痂、色素沉着，部分患者可出现新的丘疹或水疱，抓破后有少量流滋。发生于手足及关节部位者，易出现皲裂，自觉疼痛，影响活动。患者自觉瘙痒，呈阵发性，夜间或精神紧张、饮酒、食辛辣发物时瘙痒加剧。反复发作，时轻时重，病程较长。

湿疮由于病因、发病部位、临床表现的特异性，常见有以下几种特定部位的湿疮。

（1）耳部湿疮：又称旋耳疮。多发生在耳后皱襞处，也可见于耳轮上部及外耳道，皮损表现为红斑、流滋、结痂及皲裂，有时带脂溢性，常两侧对称。

（2）头部湿疮：多由染发剂、生发剂、洗发剂等刺激所引起。呈弥漫性，甚至累及整个头皮，可有脓性流滋，覆以或多或少的黄痂，痂多时可将头发黏结成团，或化脓染毒，发生臭味，甚至可使头发脱落。

（3）面部湿疮：常见于额部、眉部、耳前等处。皮损为淡色或微红的斑，其上有或多或少的鳞屑，常对称分布，自觉瘙痒。由于面部经常洗擦或应用化妆品刺激，病情易反复发作。

（4）乳房湿疮：多见于女性。损害局限于乳头，表现为潮湿、糜烂、流滋，上覆以鳞屑，或结黄痂，反复发作，可出现皲裂，疼痛，自觉瘙痒。

（5）脐部湿疮：皮损位于脐窝，呈鲜红或暗红色斑片，或有糜烂、流滋、结痂，边界清楚，常有臭味，自觉瘙痒，病程较长。

（6）手部湿疮：好发于手背及指端掌面，可蔓延至手背和手腕部。皮损形态多样，边界不清，表现为潮红、糜烂、流滋、结痂。至慢性时，皮肤肥厚粗糙。因手指经常活动而皲裂，病程较长，顽固难愈。

（7）阴囊湿疮：皮损局限于阴囊皮肤，有时可延至肛周，甚至阴茎。有潮湿型和干燥型两种，前者表现为阴囊肿胀、潮红、轻度糜烂、流滋、结痂，日久皮肤肥厚，皮色发亮，色素加深；后者皮肤潮红，肿胀不显，皮肤浸润变厚，上覆鳞屑，呈灰色，且有裂隙，因经常搔抓而有不规则色素消失，瘙痒剧烈，夜间更甚，常影响睡眠和工作。

（8）小腿湿疮：好发于小腿下 1/3 内侧，常伴有青筋暴露，皮损呈暗红色，弥漫性密集丘疹、丘疱疹，糜烂、流滋，日久皮肤变厚，色素沉着。常伴发小腿溃疡。部分患者皮损中心色素减退，可形成继发性白癜风。

（9）钱币状湿疮：因其皮损类似钱币而得名。常见于冬季，多发于手足背、四肢伸侧、肩、臀、乳房等处。皮损为红色小丘疹或丘疱疹，密集而呈钱币状，滋水较多。慢性者皮肤肥厚，表面有结痂及鳞屑，皮损周围散发丘疹、水疱，常呈“卫星状”。自觉瘙痒剧烈，反复发作，不易治愈。

三、鉴别诊断

1. 接触性皮炎　常有明显的接触史，皮损局限于接触部位，形态较单一，有水肿、水疱，边界清楚，有明显的瘙痒、灼热感，祛除病因可较快痊愈，不接触致敏源即不再复发。

2. 牛皮癣　好发于患者的颈项、肘、尾骶部，皮损常对称分布，有典型的苔藓样变，皮损倾向干燥，无多形性损害。

四、辨证论治

本病以清热利湿止痒为主要治法。急性者以清热利湿为主，慢性者以养血润肤为主。外治宜用温和的药物，以免加重病情。

（一）内治法

1. 湿热蕴肤

证候：皮损潮红，有丘疱疹，灼热瘙痒无休，抓破渗液流脂水。伴心烦口渴，身热不扬，大便干，小便短赤。舌红，苔薄白或黄，脉滑或数。

治法：清热利湿止痒。

方药：龙胆泻肝汤合萆薢渗湿汤加减。水疱多，搔破流滋较多者，加土茯苓、鱼腥草；热盛者，加黄连解毒汤；瘙痒重者，加紫荆皮、地肤子、白鲜皮等。

2. 脾虚湿蕴

证候：皮损潮红，有丘疹，瘙痒，抓后糜烂渗出，可见鳞屑。伴纳少，腹胀便溏，神疲乏力。舌淡胖，苔白腻，脉濡缓。

治法：健脾利湿止痒。

方药：参苓白术散加紫荆皮、地肤子、白鲜皮。

3. 血虚风燥

证候：反复发作，皮损色暗或色素沉着，或皮损粗糙肥厚，剧痒难忍。伴口干不欲饮，纳差，腹胀。舌淡，苔白，脉弦细。

治法：养血润肤，祛风止痒。

方药：四物消风饮加丹参、鸡血藤、乌梢蛇。瘙痒难眠者，加珍珠母（先煎）、徐长卿、夜交藤、酸枣仁。

（二）外治法

1. 急性湿疮　初起无渗液时，可用三黄洗剂、炉甘石洗剂外搽。若水疱糜烂、渗出明显时，可用黄柏、生地榆、马齿苋、野菊花等煎汤，或 10% 黄柏溶液、2%~3% 硼酸水冷敷。再用青黛膏外搽；后期滋水减少，可选黄连膏、青黛膏外搽。

2. 亚急性湿疮　外治原则为止痒、燥湿、收敛，选用青黛膏、3% 黑豆馏油、5% 黑豆馏油软膏外搽。

3. 慢性湿疮　外治原则以止痒、润肤为主，一般可外搽 5% 硫黄软膏、10%~20% 黑豆馏油软膏。

五、预防与调护

1. 急性湿疮忌用热水及肥皂等刺激物洗患处。避免过度搔抓，以防感染。
2. 忌食辛辣刺激、肥甘厚腻之品。
3. 患湿疮期间，应暂缓预防注射各种疫苗。

六、结语

湿疮相当于西医学的湿疹。临床特点是多形性皮损，对称分布，易于渗出，自觉瘙痒，反复发作和慢性化。应与接触性皮炎、牛皮癣相鉴别。本病以湿邪为主，外感湿邪可与热邪、寒邪相合致病，内生湿邪主要以脾虚失运，水湿内聚而致病，病程较长者，多为血虚化燥，肌肤失养所致。故在治疗上，应辨清致病性质、临床特点，分别给予清热利湿、健脾利湿、养血润燥、祛风止痒等法治疗。外治初起以清热利湿为原则，中期以收敛清热止痒为主，后期以养血润肤为治。同时，要注意养生调养，避免接触致敏原性物质，杜绝湿疮的加重与复发。

第二十节　痔　　疮

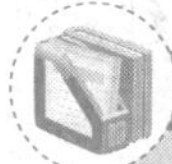

病例

张某，男，45岁。肛门处有一赘生物1年余，肿痛1个月。自诉：1年来，患者肛门处有一赘生物，时常肿痛，大便时可脱出肛外，便后自行回缩，便血鲜红，曾以痔疮对症治疗。平素嗜好烟酒。1个月来发作频繁，故入院治疗。查见舌质淡红，舌体胖大，舌苔黄腻，脉弦数。专科检查：截石位3点处，肛缘有一花生米大赘生物，质软，压痛不明显；肛镜见齿线上7点处有一栗子大肿物，色紫黯，表面有糜烂及出血点。

请问：1. 本病例的中医诊断及证候分型是什么？
2. 本病的治法为何？
3. 该患者可用什么方剂治疗？

痔是直肠末端黏膜下和肛管皮肤下的直肠静脉丛发生扩大、曲张所形成的柔软静脉团，或肛缘皮肤结缔组织增生或肛管皮下静脉曲张破裂形成的隆起物。男女老幼皆可患病，其中以青壮年为多。根据发病部位不同，痔分为内痔、外痔及混合痔。

一、内痔

发生于肛门齿线以上，直肠末端黏膜下的痔内静脉丛扩大、曲张形成的柔软静脉团，称为内痔。内痔是肛门直肠疾病中最常见的疾病，与西医病名相同。内痔好发于截石位3、7、11点处，其主要临床表现有便

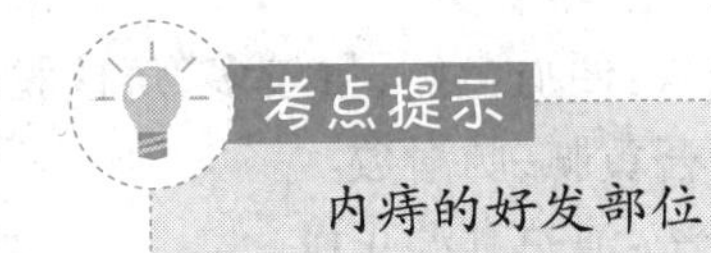

考点提示

内痔的好发部位

血、痔核脱出、肛门不适感。

(一) 病因病机

本病多因脏腑本虚,静脉壁薄弱,兼因久坐,负重远行,或长期便秘,或泻痢日久,或临厕久蹲努责,或饮食不节,过食辛辣肥甘之品,导致脏腑功能失调,风燥湿热下迫,气血瘀滞不行,阻于魄门,结而不散,筋脉横解面生痔。或因气血亏虚,摄纳无力,气虚下陷,则痔核脱出。

(二) 临床表现

内痔多发于成年人,初发常以无痛性便血为主要症状,多在排便时滴血或射血。出血呈间歇性,每因饮酒、过劳、便秘或腹泻时,便血复发和加重。出血严重时可引起贫血。肛门检查时见齿线上黏膜呈半球状隆起,色鲜红、暗红或灰白。随着痔核增大,在排便或咳嗽时可脱出肛外,若不及时回纳,可形成内痔嵌顿,并有分泌物溢出,肛门坠胀。指诊检查可触及柔软、表面光滑、无压痛的黏膜隆起。

根据内痔病情轻重程度,可分为三期:

Ⅰ期:痔核较小,如黄豆或蚕豆大,色鲜红,质柔软,不脱出肛外,大便带血或滴血。

Ⅱ期:痔核较大,形似红枣,色暗红,大便时脱出肛外,便后能自行还纳,大便滴血较多或射血一线如箭。

Ⅲ期:痔核更大,如鸡蛋或更大,色灰白,大便时或行走时脱出肛外,不能自行还纳,一般不出血,一旦出血则呈喷射状,痔核脱出后如不尽快还纳,则易嵌顿而绞窄肿胀、糜烂坏死。

(三) 辅助检查

肛镜检查:可见齿线上黏膜隆起,呈暗紫色或深红色。

(四) 鉴别诊断

1. 直肠脱垂　脱出物呈环状或螺旋状,长度 2~10cm 或更长,表面光滑,色淡红或鲜红,无静脉曲张,一般无出血。

2. 直肠息肉　多见于儿童,可有大便带血或少量滴血,而无射血,脱出物为单个带蒂,表面光滑,质地较痔核硬的肿物。

3. 直肠癌　多见于中年以上的成年人,常在粪便中夹有脓血、黏液,便次增多,大便变形,肛门指检时触及菜花状肿块或凹凸不平的溃疡,质地坚硬,推之不移。

4. 肛乳头肥大　为齿线附近的锥形、灰白色的表皮隆起,质地较硬,一般不出血。肛乳头过度肥大时,便后可脱出肛门外。

(五) 辨证论治

1. 内治法　适用于Ⅰ期、Ⅱ期内痔,或痔核嵌顿继发感染,或年老体弱的内痔患者,或兼有其他慢性病,不宜手术者。

(1) 风热肠燥

证候:大便带血,滴血或喷射而出,血色鲜红。伴口干,大便秘结或肛门瘙痒。舌红,苔黄,脉数。

治法:清热凉血祛风。

方药:凉血地黄汤加减。

(2) 湿热下注

证候:便血色鲜,量较多,痔核脱出嵌顿,肿胀疼痛,或糜烂坏死。口干不欲饮,口苦,小便黄。苔黄腻,脉滑数。

治法:清热利湿止血。

方药：止痛如神汤加减。

（3）脾虚气陷

证候：病程日久，肛门坠胀，痔核脱出，需用手托还，大便带血，色鲜红或淡红。面色少华，神疲乏力，纳少便溏。舌质淡，苔白，脉弱。

治法：健脾益气。

方药：补中益气汤加减。

2. 外治法

（1）熏洗法：适用于各期内痔及内痔脱出时，将五倍子汤或苦参汤等煎汤，先熏后洗，或湿敷，以收敛止痛消肿。

（2）敷药法：适用于各期内痔及手术后，将马应龙痔疮膏、桃花散、生肌玉红膏等敷于患处，具有消肿止痛、收敛止血、生肌收口等作用。

（3）塞药法：适用于各期内痔，将化痔栓等栓剂塞入肛内，具有消肿止痛、止血的作用。

3. 其他疗法

（1）插药疗法（枯痔钉疗法）：将药物粉碎后与糯米粉混合后，制成两头尖、形如钉子的药条，插入痔核内，使痔核产生无菌性炎症反应，纤维组织增生或干枯坏死，从而使痔核萎缩或脱落。本法有操作简便、痛苦少等优点，但对痔核表面呈灰白色（纤维化）、质较硬的Ⅲ期内痔疗效较差。

适应证：各期内痔及混合痔的内痔部分。

禁忌证：各种急性疾病，严重的慢性疾病，肛门直肠急性炎症，腹泻，恶性肿瘤，有出血倾向者。

操作方法：术前嘱患者排空大便或灌肠1次。然后取侧卧位或截石位，充分暴露肛门，术者左手中、示指在患者肛缘处按压向外牵拉，使内痔暴露固定于肛外，作痔表面消毒。右手拇、示指持枯痔钉尾段，距齿线上0.3~0.5cm处，沿肠壁纵轴成25°~35°方向旋转插入痔核中心，深约1cm，以不插入肌层为度。插钉多少视痔核大小而定，一般每痔1次插4~6根，间距0.3~0.5cm。剪去多余的药钉，但应使钉外露1mm，才能保持固定和防止插口出血。药钉插毕后，即将痔核推回肛门内。同时塞入黄连膏，约7天左右痔核萎缩脱落。

注意事项：①插钉不要重叠，深浅要适当，过深可引起括约肌坏死、感染、疼痛；太浅则药钉易脱落引起插口出血；②先插小的痔核，后插大的痔核；若有出血者，可先在出血点插钉一根即可止血；③一次插钉数量不宜超过20根。

（2）注射法：注射法是目前治疗内痔的常用方法。根据其药理作用，分为硬化萎缩和坏死枯脱两种方法。由于坏死枯脱疗法术后常有大出血、感染、直肠狭窄等并发症，故目前临床上普遍采用内痔硬化剂注射疗法。

适应证：Ⅰ、Ⅱ、Ⅲ期内痔，内痔兼有贫血者，混合痔的内痔部分。

禁忌证：外痔、内痔伴肛门周围急、慢性炎症或腹泻；内痔伴有严重肺结核或高血压，以及肝、肾疾病或血液病患者；因腹腔肿瘤引起的内痔和临产期孕妇。

常用药物：5%~10%苯酚甘油、5%鱼肝油酸钠、4%~6%明矾液、消痔灵（硬化萎缩剂）、枯痔液、新六号枯痔注射液（坏死枯脱剂）等。

操作方法：①硬化萎缩注射法：病人侧卧位，一般不用麻醉，在肛门镜直视下用碘伏或络合碘作局部消毒，以皮试针筒（5号针头）抽取5%碳酸甘油或4%~6%明矾液，在齿线上0.5cm的痔核上进针，刺至黏膜下层，针头斜15°向上注射，每个痔核注射0.3~0.5ml，一般每次注射不超过3个痔核。注射后当天避免活动，不宜排便，相隔7天后再进行注射，一般需要3~4次治疗；防止注射部位过浅，以免引起黏膜溃烂，过深则易引起肌层组织发生硬化；②消痔灵注射法：适用于各期内痔及混合痔的内痔部分；局部消毒麻醉后，在肛门镜下或将痔核暴露于肛外，检查内痔的部位、数目，并作直肠指检，确定母痔区有无动脉搏动；黏膜消毒后用消痔灵液分4步注射：第一步为痔核上方的痔上动脉区注射，用1:1浓度（即消痔灵液用1%普鲁卡因稀释1倍）注射1~2ml。第二步为痔黏膜下层注射，用1:1浓度在痔核中部进针，刺入黏膜下层后行扇形注射，使药液尽量充满黏膜下层血管丛中；注入药量以痔核弥漫肿胀为度，一般为3~5ml；第三步为痔核黏膜固有层注射，当第二步注射完毕后，缓慢退针，多数病例有落空感，可作为针尖退到黏膜肌板上的标志，注药后黏膜呈水泡状，一般注射1~2ml。第四步为洞状静脉区注射，用1:1浓度的药液在齿线上0.1cm处进针，刺入痔体的斜上方0.5~1cm呈扇形注射，一般注药1~3ml，1次注射总量15~30ml。注射完毕，肛内放入凡士林纱条，外盖纱布，胶布固定。

（3）坏死枯脱注射法：患者取截石位，在腰俞穴或局部麻醉下，使肛门部充分暴露，用碘伏或络合碘液消毒，将内痔脱出肛门外，用蚊式止血钳于齿线上方将痔核夹住一部分拉出固定，右手持注射器，在齿线上0.3~0.5cm处刺入痔核黏膜下层，缓缓将药液由低向高呈柱状注入痔核内，使痔核略微膨大变色为度。如此法逐个将所有的内痔进行注射后，将痔核推回肛门内。

注意事项：注射时必须注意严格消毒，必须用5号针头进行注射，否则针孔过大，进针处容易出血。进针后应先作回血试验，注射药液宜缓慢进行。进针时宜注意力度和方向，以免损伤痔内血管，引起出血，致使痔核肿大，增加局部的液体渗出，延长痔核的枯脱时间。勿将药液注入外痔区，或注射位置过低使药液向肛管扩散，造成肛门周围水肿和疼痛。操作时应先注射小的痔核，再注射大的痔核，以免小痔核被大痔核挤压、遮盖，造成遗漏或增加操作困难。便时内痔脱出后及时托回以免嵌顿肿痛。7天左右为痔核脱落时期，防止便秘努挣撕脱痔核而引起大出血。

（4）结扎疗法：用丝线或药制丝线、纸裹药线缠扎在痔核根部，阻断痔核的气血流通，使痔核坏死脱落，创面经修复而愈的治疗方法。目前常用的有贯穿结扎法和胶圈套扎法两种。

1）贯穿结扎法

适应证：Ⅱ~Ⅳ期内痔，对纤维型内痔更为适宜。

禁忌证：肛门周围有急性脓肿或湿疮者；内痔伴痢疾或腹泻患者，因腹腔肿瘤引起的内痔；内痔伴有严重肺结核、高血压、肝脏及肾脏疾患或血液病患者；临产期孕妇。

术前准备：清洁灌肠。患者取侧卧位（患侧在下）或截石位。肛周剃毛，用1:5000的高锰酸钾溶液冲洗清洁。肛周消毒后铺消毒巾。

操作方法：局麻或腰俞穴位麻醉后，消毒肛管及直肠下段，再用双手示指扩肛，使痔核暴露，用弯血管钳夹住痔核基底部，用左手向肛外同一方向牵引，右手将穿有丝线的缝针从痔核基底部中央稍偏上穿过，贯穿痔核的双线交叉放置，并用剪刀沿齿线剪一浅表裂口，再分端进行“8”字形结扎。结扎完毕后，用弯血管钳挤压被结扎的痔核，亦可在被结扎的痔核内注射6%明矾溶液，加速痔核的坏死。最后将存留在肛外的线端剪去，再将痔核送回肛内，并用红油膏涂肛内，用纱布橡皮膏固定。

环形内痔宜采用分段结扎法，先以根部相连环形内痔隆起最明显处为重点，划分为几个痔块，在所划分的痔块的一侧用两把止血钳夹住黏膜，于中间剪开，同法处理痔块的另一侧。

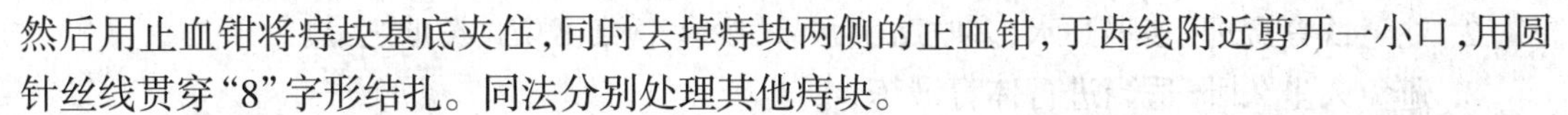

然后用止血钳将痔块基底夹住,同时去掉痔块两侧的止血钳,于齿线附近剪开一小口,用圆针丝线贯穿“8”字形结扎。同法分别处理其他痔块。

注意事项:结扎内痔时,宜先小后大,依次进行。缝针贯穿不可穿入痔核基底肌层。否则,可引起肌层坏死,或并发肛周脓肿。结扎紧线时,夹持痔核的止血钳要随紧线缓慢放松退出,否则,易过多结扎到直肠黏膜。过早松开,则线易向外滑,仅结扎住痔的半截。术后当天不宜大便,若便后痔核脱出,应立即将痔核送回肛内,以免发生水肿,加重疼痛反应。痔下端的结扎线要嵌入小切口内,否则扎到肛管皮肤会引起剧痛。结扎后7天左右,为痔核脱落阶段,嘱患者减少活动,大便时不宜用力努责,以免术后大出血。

2)胶圈套扎法:通过套扎器或双钳将小乳胶圈套扎在痔核基底部,利用胶圈较强的弹力阻止血循环,致使痔核缺血、坏死、脱落,治愈内痔的方法。

适应证:Ⅱ~Ⅳ期内痔及混合痔的内痔部分。

禁忌证:同贯穿结扎法。

操作方法:常用的有套扎器套扎和双钳套扎法。

套扎器套扎法:患者取膝胸位或侧卧位。直肠指检排除其他病变。插入肛门镜,检查痔核位置与数目,选定套扎部位。痔核区域消毒,助手固定肛门镜并充分暴露痔核区。术者左手持套扎器套住痔核,右手持组织钳,经套扎圈钳夹痔核根部,将痔核牵拉入套扎器内,按压套扎器柄,使套圈的外套向痔核根部移动,将胶圈推出扎到痔核根部。然后松开组织钳,与套扎器一并取出,最后退出肛门镜。

双钳套扎法:局部消毒、麻醉,待肛门松弛痔核显露后,将乳胶圈套在一把止血钳的根部,用此钳夹住痔核基底部,用另一止血钳夹住乳胶圈的一侧,将乳胶圈拉长绕过痔核上端套扎在痔核基底部,放松血管钳退出即可。术后处理同贯穿结扎法。

(5)吻合器痔上黏膜环切钉合术(PPH术),又称吻合器痔固定术。

适应证:以脱出为主要症状的痔,尤以环形脱出内痔为宜。

操作方法:麻醉并适当扩肛后,放入扩张器,于齿线上3~4cm左右黏膜下缝一荷包,放置痔疮吻合器钉头,收紧荷包线,旋紧吻合器,并击发后环形切除痔上黏膜。

手术后,常见病理反应及处理方法:

1)疼痛:术后用1%盐酸普鲁卡因10ml在中髎或下髎穴封闭(每侧5ml),或口服去痛片,必要时肌注苯巴比妥钠0.1g或盐酸哌替啶50~100mg。

2)小便困难:首先消除患者紧张心理;其次,进行下腹部热敷或针刺三阴交、关元、中极等穴,留针15~30分钟;或用1%盐酸普鲁卡因10ml长强穴封闭;因肛门敷料过多或压迫过紧引起者,可适当放松敷料;必要时采用导尿术。

3)出血:内痔结扎不牢而脱落,或内痔枯萎脱落时,可出现创面出血,甚至小动脉出血。对于创面渗血,可用凡士林纱条填塞压迫止血;小动脉出血者,必须显露出血点,进行缝合结扎,彻底止血;如出血过多,面色苍白,血压下降者,给快速补液、输血,以抗休克。

4)发热:因组织坏死、吸收而引起的发热,一般不超过38℃,可加强护理观察,无需特殊处理。局部感染引起的发热,可应用清热解毒药或抗生素等治疗。

5)水肿:以朴硝30g煎水熏洗,每日1~2次,或用1∶5000高锰酸钾溶液温水坐浴,然后外敷消痔膏。

(六)预防与调护

1. 保持大便通畅,养成定时排便的生活习惯,临厕不宜久蹲努责。

2. 注意饮食调理,多喝开水,多吃蔬菜水果,少食辛辣、醇酒、炙煿之品。

3. 避免久坐久卧,适当进行体育锻炼。

二、外痔

外痔是指发生于齿线以下的肛管痔外静脉丛扩张、破裂,或肛门皮肤增生所产生的赘生物。其临床特点是肛门坠胀、疼痛、异物感。根据临床表现和病理特点可分为静脉曲张性外痔、血栓性外痔、结缔组织外痔。

(一) 结缔组织外痔

结缔组织外痔是指肛缘皮肤(皱襞)发生结缔组织增生、肥大形成的赘生物。包括哨兵痔和赘皮外痔。其主要临床表现为肛门异物感。

1. 病因病机 肛门裂伤,邪毒外侵,或大便努责、产育努力,以致气血瘀滞,加之外邪入侵,日久不散,则肌肤增生形成赘生物。

2. 临床表现 肛门边缘生皮赘,逐渐增大,质地柔软,一般无出血,仅觉肛门异物感,染毒肿胀时,可发生疼痛。发生于截石位 6、12 点处的外痔,常由肛裂引起。发生于 3、7、11 点处的外痔,多伴内痔。

3. 鉴别诊断

(1) 血栓外痔:多发生于肛门左右两侧,先有静脉曲张性外痔,突然肿起,形如葡萄,初起暗红,渐变青紫,按之较硬,光滑,疼痛剧烈。

(2) 静脉曲张性外痔:齿线下肛管静脉曲张,触之柔软,色紫黯,肿物呈椭圆形,当腹压增大时,肿物可稍增大变硬,局部按摩时肿物可变小柔软。

4. 辨证论治

(1) 内治法:当外痔染毒肿痛时,可用清热利湿法,方用止痛如神汤或五神汤加减。

(2) 外治法:可用苦参汤煎水清洗,以防感染。外痔肿痛时,用痔疮膏或黄连膏外涂。

(二) 静脉曲张性外痔

静脉曲张性外痔是指痔外静脉丛发生瘀血扩大曲张、成团状而形成的圆形或椭圆形的肿物。

1. 病因病机 多因Ⅱ、Ⅲ期内痔反复脱出,或经产、负重远行,以致筋脉横解、气血瘀滞而成。

2. 临床表现 发生于齿线以下的肛管,局部有椭圆形或长形肿物,触之柔软,在排便或负重远行时肿物增大,并呈紫黯色,按之较硬,平时有异物感,染毒时可肿大疼痛。

3. 鉴别诊断

(1) 血栓外痔:多发生于肛门的左右两侧,突然肿起,疼痛剧烈,形如葡萄,颜色青紫,按之较硬。

(2) 结缔组织外痔:皮赘逐渐增大,按之柔软,排便或负重远行时皮赘无明显变化。

4. 辨证论治

(1) 内治法

湿热下注

证候:肛缘肿物隆起,肿胀疼痛,甚则渗流滋水。舌红,苔黄腻,脉滑数。

治法:清热利湿,理气活血。

方药:五神汤合活血散瘀汤加减。

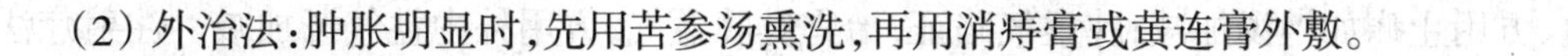

(2) 外治法:肿胀明显时,先用苦参汤熏洗,再用消痔膏或黄连膏外敷。

(三) 血栓性外痔

血栓性外痔是由痔外静脉破裂,血溢脉外,瘀于皮下,凝结成块所致。其特点是肛门边缘突然剧烈疼痛,并有暗紫色肿块。

1. 病因病机　内有血热,或本有外痔,加之便时努挣,或负重远行,以致肛门痔外静脉破裂,血溢脉外,瘀于皮下,凝结成块。

2. 临床表现　好发于夏季,多发生在肛缘截石位 3、9 点处,起病时肛门部突然剧烈疼痛,肛缘皮下可见紫黯圆形肿块,触痛明显,分界清楚,待 3~5 天后疼痛缓解,有时小血块可自行吸收。

3. 鉴别诊断

内痔嵌顿:内痔脱出嵌顿,肿块较大,甚至绕肛周 3~5 颗,疼痛逐渐加重,久则糜烂坏死,渗流滋水,坐卧不宁。

4. 辨证论治

(1) 内治法

血热瘀阻

证候:肛缘肿物突起,呈圆形,色紫黯,疼痛剧烈,质地较硬,触痛明显。口干欲饮,大便秘结。舌质红,舌苔黄,脉弦。

治法:清热凉血,消肿止痛。

方药:凉血地黄汤加减。

(2) 外治法:先用苦参汤煎水熏洗肛门,再外涂痔疮膏,每天 1 次。

(四) 混合痔

混合痔是指内、外痔静脉丛曲张,相互沟通吻合,使内痔部分和外痔部分形成一个整体。混合痔兼有内外痔的双重表现。

1. 病因病机　多因Ⅱ、Ⅲ期内痔未及时治疗,反复脱出,复因妊娠分娩,负重远行,以致筋脉横解,气血瘀滞不散,导致本病发生。

2. 临床表现　大便时滴血或射血,出血量较多,便时肛门有肿物脱出,如果合并染毒则嵌顿肿痛,不能还纳,肛门有异物感,肛门检查可见混合痔多生于肛门截石位 3、7、11 点处。内、外痔在同一时位跨越齿线连成一个整体,内痔部分如成人拇指头或更大,色紫黯或灰白。

3. 辨证论治　参照内痔和外痔。

4. 预防与调护

(1) 保持大便通畅,定时排便,大便时不要久蹲努责。

(2) 保持肛门部清洁,坚持便后用温开水坐浴。及时治疗肠道急、慢性炎症。

(3) 少食辛辣刺激之品,多吃蔬菜水果。

结语

痔是直肠末端黏膜下和肛管皮肤下静脉丛扩张形成的静脉团,或痔外静脉破裂或肛缘皮肤因炎症增生所形成的肿物。痔分内痔、外痔和混合痔。

内痔是齿线上直肠末端黏膜下的痔内静脉扩张所形成的柔软静脉团,好发于齿线上 3、7、11 点处。其临床特点:便血、痔核脱出、肛门不适。内痔分三期,应与直肠脱垂、直肠息肉、直肠癌相鉴别。风湿肠燥证,治宜清热凉血祛风,方用凉血地黄汤;湿热下注证,治宜清热利湿止血，方用止痛如神汤加减；脾虚气陷证，治宜健脾益气，方用补中益气汤加减。注射疗法与结扎疗法是内痔的重要治法。

外痔是发生于肛管齿线以下的痔外静脉丛扩张，或痔外静脉破裂或肛缘皮肤因炎症增生而形成的肿物。分为静脉曲张性外痔、结缔组织外痔和血栓外痔。其临床特点为：肛门异物感及肛门坠胀、疼痛。静脉曲张性外痔多发生在3、7、11点处，结缔组织外痔好发于6、12点处，血栓性外痔好发于3、9点处。手术是彻底治疗外痔的根本方法。

混合痔是指内、外痔静脉丛相互沟通、吻合使内痔和外痔部分形成一个整体。混合痔兼有内痔、外痔的双重表现。外剥内扎术是治疗混合痔的重要方法。

（赵学军）

第二十一节 月经不调

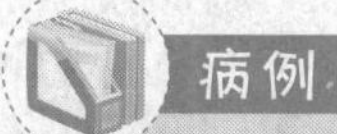

刘某，女，18岁，学生。主诉：月经先期6个月。患者13岁月经初潮，每次经量偏多。1年前高考落榜后，情志不舒，急躁易怒。半年前月经提前来潮，每次提前7~12天。两月前月经提前10天，且血来如涌。某院诊为“功能性子宫出血”，用丙睾、卡巴克络等治疗后，阴道流血减少。本次月经周期仍提前，故来就诊。自述经色鲜红，夹有少量小血块，头晕，心烦易怒，少腹时痛，偶有乳房胀痛，口苦咽干，大便偏干，尿黄。舌红，苔淡，脉数。

请问：1. 本病例的中医诊断及证候分型是什么？

2. 本病的治法为何？

3. 该患者可用什么方剂治疗及何法调护？

一、概述

月经不调是指月经周期、经期、经量、经色和经质等异常改变而发生的疾病，是妇科最常见的一种病证。包括月经先期、月经后期、月经先后无定期，以及月经过多和月经过少等。本病相当于西医学的功能失调性子宫出血。凡外感六淫、内伤七情、房事不节、饮食劳倦，或受其他疾病的影响，均可引起月经不调。

二、月经先期

月经周期提前7天以上，甚至10余日一行，并连续两个周期以上者，称为“月经先期”。西医学的功能失调性子宫出血和盆腔炎等出现月经提前者，可参考本病证治疗。

（一）病因病机

月经先期主要由血热妄行或气虚不固等引起。

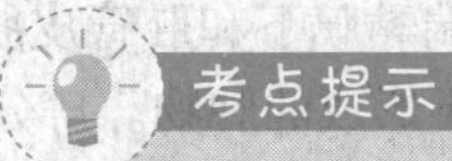

月经先期病因病机。

1. 血热妄行　嗜食辛辣或外感邪热致阳盛血热；或情志不遂，肝气郁结，气郁化火，热迫冲任，致经血先期而下。

2. 气虚不固　素体虚弱，或劳倦过度，或饮食失调，或忧思伤脾，使脾气虚弱，统摄无权，冲任不固，以致月经先期而下；也可因产育过多或房事过劳，肾气不固，冲任失约而为月经先期。

西医学认为，本病是黄体功能不全导致的月经周期缩短。

（二）临床表现

月经提前来潮，周期不足 21 天，且连续出现两个月经周期以上，或伴有月经过多者。

妇科检查：若盆腔无明显器质性病变者，多属黄体功能不足之排卵性月经失调；若有盆腔炎体征者应属盆腔炎引起的月经先期。

（三）辅助检查

1. 基础体温测定（BBT） 呈双相型，但黄体期少于 12 日。

2. 刮宫检查 子宫内膜显示分泌反应不良。

（四）鉴别诊断

经间期出血 在两次正常月经之间期的子宫出血，常在月经周期第 12~16 天出现规律性的阴道出血，出血时间较短，常反复发生，结合基础体温测定即可确诊，西医学称为排卵期出血。

（五）辨证论治

本病辨证应从月经的经期提前及经量、经色、经质的变化入手，辨别疾病属实、属虚、属热。治疗原则重在恢复正常的月经周期，按其证候属性，具体采取补法、清法。

1. 血热内扰

证候：月经先期，量多质稠，色红夹有小血块。伴面红唇赤，烦热口干，尿黄便艰。舌质红，舌苔黄，脉滑数。

治法：清热泻火，凉血调经。

方药：清经散加减。

2. 气不摄血

证候：月经提前，色淡质稀。伴神疲乏力，气短懒言，小腹空痛，纳少，便溏。舌质淡，脉虚弱。

治法：健脾益气，固摄冲任。

方药：补中益气汤加减。

（六）预防与调护

1. 避免生育过多（含人工流产），注意经期、产褥期卫生。

2. 注意饮食卫生，禁食辛辣助火之品。

3. 保持心情舒畅，避免忧思郁怒，损伤肝脾。

三、月经后期

月经周期延后 7 天以上，甚至每隔 3~5 个月一行的，称为月经后期。如仅延后 3~5 天，并无其他不适的，或偶见一次经期延后，不属于月经后期范围。西医学的功能失调性子宫出血，出现月经延后者可参照本病治疗。

（一）病因病机

月经后期主要是机体营血不足或气血运行受阻所致。常见的有血虚、血寒和气滞三种。

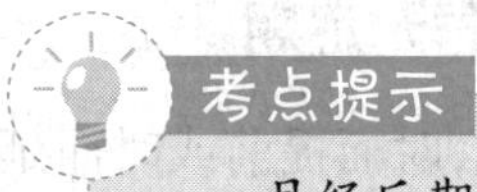

月经后期的病因病机。

1. 血虚 体质虚弱，或长期失血，或大病久病之后，阴血亏虚，冲任不足，经血不能按期来潮。

2. 血寒　素体阳气虚弱，寒自内生；经期过食生冷，或冒雨涉水，寒邪入侵，乘虚客于胞中，血为寒凝以致月经后延。

3. 气滞　情志不舒，气机不畅，气滞则血运不畅，冲任受阻，血海不能按时满溢而致月经后期。

（二）临床表现

月经周期延后7天以上，甚至每隔40~50天一行，可伴有经量及经期的异常，需连续出现两个月经周期以上。妇科检查：子宫大小正常或略小。

（三）辅助检查

1. 基础体温及内分泌性激素测定　以了解性腺功能。

2. B超检查　可了解子宫、卵巢的发育和病变。

（四）鉴别诊断

1. 月经先后无定期　月经周期提前或延后7天以上，连续3个周期以上者。

2. 早孕　既往月经正常，突然停经，有早孕反应；妇科检查宫颈着色，子宫体增大、变软；妊娠试验呈阳性；B超检查可见子宫腔内有孕囊。

（五）辨证论治

本病治疗应以调理月经周期为主，按“虚者补之，实则泻之”原则分别施治。

1. 血虚后期

证候：月经周期延后，色淡量少，小腹绵绵作痛。面色萎黄，头晕心悸，失眠多梦。舌质淡，脉细弱。

治法：补血养营，益气调经。

方药：人参养荣汤加减。

2. 血寒后期

证候：经行后期，量少色暗红，小腹冷痛，得热则减。畏寒肢冷，面色苍白。舌质黯，苔白，脉沉紧。

治法：温经散寒。

方药：温经汤加减。

3. 气滞后期

证候：月经后期，量少色暗，经前或经期乳房或小腹胀痛。胸闷不舒，精神抑郁。舌质淡，苔薄白，脉弦涩。

治法：行气解郁。

方药：柴胡疏肝散加减。

（六）预防与调护

1. 经前及经期注意调摄寒温，避免受寒、冒雨涉水等。

2. 经期不宜过食寒凉冰冷之物，保持心情愉快。

3. 选择切实可行的避孕措施，以防产育或人工流产过多。

四、月经先后无定期

月经周期紊乱，时而提前或时而延后7天以上，连续3个周期以上者，称为月经先后无定期。西医学的功能失调性子宫出血出现月经先后无定期者可按本病治疗。

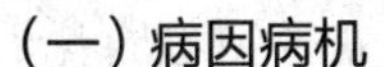

（一）病因病机

月经先后无定期是由于肝肾失调，冲任功能紊乱，以致血海蓄溢失常所致。

1. 肝气郁结　素性抑郁，郁怒伤肝，肝气逆乱，疏泄失职，冲任不调，血海蓄溢失常，而致月经先后无定期。

2. 肾气亏损　素体肾气不充，或生育过多，或房事不节，损伤肾气，冲任失调，则出现月经先后无定期。

西医学认为本病多与因卵泡发育缓慢，或黄体发育不全，或月经周期中不排卵等有关。

（二）临床表现

月经不按正常周期来潮，提前或延后 7 天以上，并连续出现 3 个周期以上，一般经期正常，经量不多。妇科检查：子宫大小正常或偏小。

（三）辅助检查

内分泌激素测定　常可表现为黄体功能不全。

（四）鉴别诊断

崩漏　经血非时暴下不止或淋漓不尽，前者谓之崩中，后者称之漏下。崩漏发生时，月经的周期、经期、经量均发生异常。

（五）辨证论治

本病主要表现为肝郁气滞、肾气亏损，故治疗以疏肝解郁，补肾调经为法。

1. 肝郁气滞

证候：经期或前或后，经量或多或少，色紫红有血块，经行不畅。胸胁胀闷，乳房及少腹胀痛，时叹息。舌苔薄白或薄黄，脉弦。

治法：疏肝解郁，理气调经。

方药：逍遥散加减。

2. 肾气亏损

证候：经期或先或后，量少色淡。伴头晕耳鸣，腰部酸痛，小腹空坠。舌淡苔薄，脉细弱。

治法：补肾益气，养血调经。

方药：固阴煎加减。

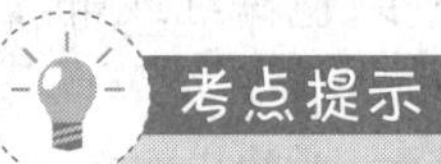

考点提示

月经先后无定期的辨证论治内容

（六）预防与调护

1. 避免强烈的精神刺激，保持心情舒畅。

2. 避免房劳多产伤肾。

五、月经过多

月经周期基本正常，月经量明显多于正常者，称为月经过多。正常月经量为 30~50ml，超过 80ml 者为月经过多。西医学的功能失调性子宫出血、子宫肌瘤、子宫肥大症、盆腔炎、子宫内膜异位症等疾病引起的月经过多，可参考本病治疗。

（一）病因病机

本病主要是由于冲任损伤，不能固摄所致。有气虚、血热两种。

1. 气虚　素体虚弱，思虑过度，饮食不节，或久病体虚，脾气不足，统摄乏权，冲任不固而致月经过多。

2. 血热　素体阳盛，内热偏重，或过食辛辣助热之品，或情志不遂，气郁化火，热伏冲任,迫血妄行而致月经量多。

(二)临床表现

月经量明显比正常增多,但月经周期、经期一般正常,可伴见月经提前或延后,或行经时间延长,而且连续两个月经周期以上,病程较长者可有血虚之象。

妇科检查:盆腔器官可无明显器质性病变。若是子宫肌瘤者,患者子宫体增大,质较硬,形态不规则,或触及肿瘤结节。若是盆腔炎者,患者可有宫体压痛,附件增粗、压痛或有炎性包块存在。

(三)辅助检查

1. 卵巢功能测定及子宫内膜病理检查　有助于功能失调性子宫出血的诊断。

2. B 超检查　可发现盆腔器质性病变。

(四)鉴别诊断

崩漏　阴道突然大量出血,且无周期性,或者出血时间较长,淋漓不尽,日久不能自止。

(五)辨证论治

本病经期以止血固冲为主,目的在于减少出血量,防止失血伤阴。平时应根据辨证分型,采用益气养血、清热养阴等以治本。

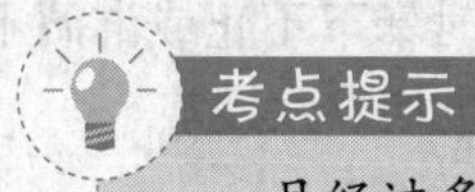

月经过多的辨证论治

1. 气不摄血

证候:月经量多,经期延长,色淡红,质稀薄。伴面色苍白,气短懒言,肢软无力,小腹空痛。舌淡苔薄,脉细弱。

治法:补气摄血,固冲调经。

方药:归脾汤加减。

2. 血热内扰

证候:经来量多,色深红或鲜红,质偏黏稠。腰腹胀痛,心烦口干,小便短赤,大便秘结。舌红苔黄,脉滑数。

治法:清热凉血,固冲止血。

方药:保阴煎加减。

(六)预防与调护

1. 调畅情志,避免精神刺激。

2. 注意饮食调理,少食辛辣温燥之品。

3. 经期要注意卫生保健,避免过度劳累。

六、月经过少

月经周期基本正常,而经量减少,或行经时间不足 2 天,甚或点滴即净者,称为月经过少。一般认为月经量少于 20ml 为月经过少。西医学子宫发育不良、性腺功能低下等导致的月经过少可参考本病治疗。

(一)病因病机

1. 肾虚　先天禀赋不足,或少年肾气未充,或房劳多产,伤精耗气,冲任亏虚,血海不盈,而致月经过少。

2. 血虚　久病或失血之后阴血亏虚,或饮食劳倦,思虑过度,损伤脾气,脾虚生化之源不足,血海空虚而致月经过少。

3. 血瘀　多因七情内伤，肝郁气滞，或经期产后，寒客胞宫，经脉阻滞，血行不畅而经量减少。

4. 痰湿　素体多痰，或脾虚湿聚，痰阻冲任，血行受阻，导致月经过少。

西医学认为，本病主要与子宫发育不良、子宫内膜结核、子宫内膜炎、单纯性性腺发育不良、人流术损伤子宫内膜、长期服用避孕药等因素有关。

（二）临床表现

经量明显减少，甚或点滴即净，月经周期可正常，或周期异常，或与月经后期并见。妇科检查：盆腔器官基本正常或子宫体偏小。

（三）辅助检查

1. 内分泌激素测定　可了解性腺功能状态。

2. B超检查、宫腔镜检查、子宫碘油造影检查　对子宫发育不良、子宫内膜结核、子宫内膜炎或宫腔粘连等有诊断意义。

（四）鉴别诊断

经间期出血　一般发生在两次月经之间（即排卵期），出血量较月经量少，可结合BBT测定予以鉴别。

（五）辨证论治

本病虚者重在补肾健脾，或濡养精血以调经；实者宜活血通利，佐以化痰、行气。

1. 肾虚

证候：经量过少，不日即净，或点滴即止，经血黯淡、质稀。头晕目眩，耳鸣，腰膝酸软，小便清长。舌淡，苔薄，脉沉细。

治法：补肾益精，养血调经。

方药：归肾丸加减。

2. 血虚

证候：经来量少，经血色淡、质稀。面色萎黄，皮肤不泽，头晕眼花，心悸失眠。舌质淡，苔薄白，脉细无力。

治法：补血益气调经。

方药：滋血汤加减。

3. 血瘀内停

证候：经行涩少，色黯有块。小腹刺痛拒按，乳房、胸胁胀痛。舌质紫黯或有瘀点，舌苔薄，脉沉涩或沉弦。

治法：活血化瘀，养血调经。

方药：桃红四物汤加减。

4. 痰湿阻滞

证候：经血量少，经血色淡、质黏，白带量多。形体肥胖，胸脘痞闷，呕恶痰多，纳呆食少，大便溏薄。舌体胖大，苔白腻，脉滑或弦滑。

考点提示

月经过少的辨证论治

治法：燥湿化痰，理气调经。

方药：苍附导痰丸加减。

（六）预防与调护

1. 注意经期保健，经期不宜贪凉饮冷，保持心情舒畅。

2. 采取器械避孕措施，避免长期口服避孕药物，有效防止多次人工流产。

七、结语

月经不调是妇科临床常见病、多发病，可根据临床出现的月经周期、月经血量的变化，以明确疾病诊断。辨证主要根据月经的期、量、色、质和全身表现来区分寒、热、虚、实。月经不调的治疗原则重在治本以调经。治本即是消除导致月经不调的病因病机，调经使月经恢复正常。具体采用补肾、健脾、疏肝、调理气血、调理冲任等治法。重视经期调护，对于预防和减少月经不调，保护妇女的生殖健康极为重要。

第二十二节 带下病

潘某，女，30岁，已婚。主诉：带下量多半年余。半年来，患者白带绵绵不断，曾服清热除湿方药十余剂。现症见带下量多，色白质稀，无臭味。面色萎黄，神倦乏力，少气懒言，纳少腹胀。舌淡，苔白，脉缓弱。

请问：1. 本病例的中医诊断及证候分型是什么？

2. 本病的治法为何？

3. 该患者可用什么方剂治疗及何法调护？

带下明显增多，色、质、气味发生异常，或伴全身症状者，称为带下病。妇女在月经期前后、排卵期、妊娠期带下量增多而无其他不适者，为生理性带下。本病相当于西医学的阴道炎、子宫颈炎、盆腔炎、子宫颈癌等疾病引起的带下增多。

一、病因病机

本病的主要病因是湿邪，湿有内外之别。病机是湿邪伤及任带二脉，使任脉不固，带脉失约。

1. 脾虚　饮食不节，劳倦过度，或忧思气结，损伤脾气，运化失职，湿浊停聚，流注下焦，伤及任带而为带下过多。

2. 肾虚　素体阳虚，或房劳多产，或年老体虚，肾阳虚损，气化失常，水湿内停，下注冲任，损及任带，而致带下病。

3. 阴虚夹湿　素体阴虚或久病伤阴，年老阴虚，复感湿邪，损及任带而为带下病。

4. 湿热下注　脾虚湿盛，郁久化热，或情志不畅，肝郁化火，肝热脾湿，湿热互结，流注下焦，损及任带而成带下病。

5. 热毒蕴结　经期产后，胞脉空虚，或房事不禁，或手术损伤，以致感染湿毒，损伤任带而成带下病。

西医学认为，女性生殖系统炎症是导致带下病的重要原因。

二、临床表现

带下量增多，且有带下的色、质、气味异常，或伴有外阴瘙痒、灼热、疼痛，或兼有尿频、尿痛等症状。妇科检查:可见各类阴道炎、宫颈炎、盆腔炎的体征。

三、辅助检查

1. 阴道分泌物检查 阴道清洁度Ⅲ度以上,或可查到滴虫、白色念珠菌及其他病原体。

2. B超检查 对盆腔炎症及盆腔肿瘤有诊断意义。

四、鉴别诊断

1. 阴疮 溃破时虽可出现赤白样分泌物,但伴有阴户红、肿、热、痛。

2. 白浊 尿道流出混浊如米泔样物,多随小便排出,可伴有小便淋漓涩痛。

五、辨证论治

本病的辨证是根据带下的量、色、质,气味的异常以区别寒、热、虚、实。治疗以除湿为主,虚实夹杂证及实证治疗还可配合外治法。

(一)内治法

1. 脾虚带下

证候:带下量多,色白或淡黄,质稀薄,无臭味,绵绵不断。神疲倦怠,少气懒言,纳少便溏。舌质淡,苔白或腻,脉缓弱。

治法:健脾益气,升阳除湿。

方药:完带汤加减。

2. 肾阳虚

证候:带下量多,色白清冷,稀薄如水。头晕耳鸣,腰痛如折,畏寒肢冷,小腹冷感,大便溏薄,面色晦黯。舌淡润,苔薄白,脉沉细而迟。

治法:温肾助阳,固涩止带。

方药:内补丸加减。

3. 阴虚夹湿

证候:带下量多,色黄或赤白相兼,质稠或有臭味,阴部干涩不适,或有灼热感。腰膝酸软,头晕耳鸣,五心烦热,失眠多梦。舌红,苔少或黄腻,脉细数。

治法:滋肾益阴,清热利湿。

方药:知柏地黄汤加减。

4. 湿热下注

证候:带下量多,色黄或呈脓性,质黏稠,有臭味,或带下色白质黏,呈豆渣样,外阴瘙痒。口苦口腻,纳差,小腹作痛,小便短赤。舌质红,苔黄腻,脉濡数。

治法:清热利湿止带。

方药:止带方加减。

5. 热毒蕴结

证候:带下量多,黄绿如脓,或赤白相兼,或五色杂下,质黏腻,臭秽难闻。小腹疼痛,腰骶酸痛,口苦咽干,小便短赤,大便干结。舌红,苔黄腻,脉滑数。

治法:清热解毒。

方药:五味消毒饮加减。

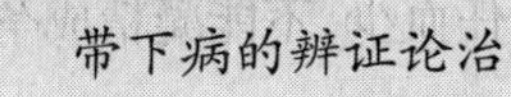

考点提示

带下病的辨证论治

(二)外治法

1. 外洗法　用蛇床子散煎汤,趁热先熏后坐浴,每日1次,10次为1疗程。

2. 阴道纳药法　洁尔阴泡腾片、保妇康栓等,适用于阴道炎;珍珠层粉等适用于宫颈糜烂及老年性阴道炎。

六、预防与调护

1. 保持外阴部清洁干爽,勤换内裤。注意经期、产褥期卫生,禁止盆浴。

2. 经期勿冒雨涉水和久居潮湿之地,以免感受湿邪。

3. 定期进行妇科普查,发现病变及时治疗。进行妇科诊治时,应严格执行无菌操作,防止交叉感染。

七、结语

带下病是以湿邪为主的疾病,病机为任脉不固,带脉失约,涉及肝、脾、肾三脏。带下过多是许多疾病的一种症状,因此应尽快明确诊断,排除恶性肿瘤。辨证要依据带下的量、色、质、气味分清脏腑的虚、实及内湿与外湿。除湿为治疗本病的主要原则。治法应包括清热解毒,健脾祛湿,止带。若带下病日久不愈,且五色带下臭秽伴癥瘕或形瘦者,要注意排除宫颈及宫内膜恶性病变。

第二十三节　不　孕　症

病例

李某,女,30岁,工人。患者婚后6年未孕。月经初潮16岁,月经后期,周期40~45天,经量少,且色黯,经来少腹冷痛,手足欠温,腰腿酸软,头晕耳鸣,大便稀溏,小便清长。舌淡,苔薄白,脉沉细。

请问:1. 本病例的中医诊断及证候分型是什么?
2. 本病的治法为何?
3. 该患者可用什么方剂治疗及何法调护?

女子婚后夫妇同居2年以上,配偶生殖功能正常,未避孕而未受孕者,或曾孕育过,未避孕又2年以上未再受孕者,称为不孕症,前者称为原发性不孕症,后者称为继发性不孕症。

西医学认为不孕症,主要与排卵功能障碍、盆腔炎症、盆腔肿瘤和生殖器官畸形等有关。

一、病因病机

1. 肾虚　先天禀赋不足,或房事不节,损伤肾气,冲任虚衰,胞脉失于温煦,不能摄精成孕;或损伤肾阳,命门火衰,不能化气行水,寒湿滞于冲任,湿壅胞脉,不能摄精成孕;或经期涉水感寒,寒邪伤肾,损及冲任,寒客胞中,不能摄精成孕;或房事不节,耗伤精血,肾阴亏损,以致冲任血少,不能凝精成孕,甚则阴血不足,阴虚内热,热伏冲任,热扰血海,以致不能凝精成孕。

2. 肝气郁结　情志不畅,肝气郁结,疏泄失常,气血不和,冲任失调,以致不能摄精成孕。

3. 痰湿内阻　素体肥胖,或恣食膏粱厚味,痰湿内盛,阻塞气机,冲任失司,躯脂满溢,闭塞胞宫,或脾失健运,饮食不节,痰湿内生,湿浊流注下焦,滞于冲任,湿壅胞脉,不能摄精成孕。

4. 瘀滞胞宫　经期、产后余血未净之际,涉水感寒,或不禁房事,邪与血结,瘀阻胞脉,以致不能摄精成孕。

考点提示

不孕症的主要病因病机

二、临床表现

婚后夫妇同居2年以上,配偶生殖功能正常,未避孕而未受孕者,或曾孕育过,未避孕又2年以上未再受孕者。妇科检查:内外生殖器官的发育,有无畸形、炎症、包块及溢乳等。

三、辅助检查

1. 卵巢功能检查　了解卵巢有无排卵及黄体功能状态。

2. 输卵管通畅试验　常用输卵管通液术、子宫输卵管碘液造影及B超下输卵管过氧化氢等显影术。

3. 免疫因素检查　如抗精子抗体、抗内膜抗体等。

4. 宫腔镜检查　检查宫腔或宫内膜病变。

四、鉴别诊断

暗产　胚胎初结而自然流产者。此时孕妇尚未有明显的妊娠反应,一般不易觉察而误认为不孕。通过BBT、早孕试验可明确。

五、辨证论治

不孕症的辨证要点在于辨明脏腑、气血、寒热、虚实,治疗重在温养肾气,调理气血,使经调病除,则胎孕可成。此外,还须情志舒畅,房事有节,选择适当日期性生活(排卵前2~3天,排卵日和排卵后24小时内),以利于成孕。

1. 肾虚

(1) 肾气虚

证候:婚久不孕,月经不调,经量或多或少。头晕耳鸣,腰酸腿软,精神疲倦,小便清长。舌淡,苔薄,脉沉细,两尺尤甚。

治法:补肾益气,填精益髓。

方药:毓麟珠加减。

(2) 肾阳虚

证候:婚久不孕,月经后期,量少色淡,甚则闭经,平时性欲淡漠,白带量多。腰痛如折,腹冷肢寒,小便频数或失禁,面色晦黯。舌淡,苔白滑,脉沉细而迟或沉迟无力。

治法:温肾暖宫,调补冲任。

方药:温胞饮或右归丸加减。

（3）肾阴虚

证候：婚久不孕，月经常提前，经量少或月经停闭，甚则崩中或漏下不止。形体消瘦，腰膝酸软，五心烦热，失眠多梦。舌质稍红，苔少，脉细或细数。

治法：滋肾养血，调补冲任。

方药：养精种玉汤加减。

2. 肝气郁结

证候：多年不孕，月经或先或后，量多少不定。经前乳房胀痛，胸胁不舒，小腹胀痛，精神抑郁，或烦躁易怒。舌红，苔薄，脉弦。

治法：疏肝解郁，理血调经。

方药：开郁种玉汤加减。

3. 痰湿内阻

证候：婚久不孕，月经常延后、甚或闭经，带下量多，色白质黏无臭。形体肥胖，头晕心悸，胸闷泛恶，面色㿠白。舌质淡，苔白腻，脉滑。

治法：燥湿化痰，理气调经。

方药：苍附导痰丸加减。

4. 瘀滞胞宫

证候：多年不孕，月经后期，量多少不定，色紫黑，有血块，或经行不畅，甚则漏下不止。少腹疼痛拒按，经前痛剧。舌紫黯，或舌边有瘀点，脉弦涩。

治法：活血化瘀，调经助孕。

方药：少腹逐瘀汤加减。

六、预防与调护

1. 加强性生理知识的宣传，普及优生优育教育。增强生殖卫生意识，防止泌尿生殖器官感染。

2. 及时治疗劳伤痼疾，积极治疗带下病，保持月经正常。

3. 舒畅情志，合理营养，禁忌辛辣刺激之饮食，戒除烟酒嗜好。

七、结语

不孕症是一个涉及多系统器官的复杂疾病，临床表现各有特点，治疗周期较长，必须因人施治，长期坚持。临证时要抓住主诉，分析病位，辨明虚实。辨证论治尤其要调经以种子，重在补肾疏肝，祛瘀化痰。不孕症的治疗，还要结合西医的检查方法，及时明确是否存在器质性疾病，做到有的放矢。

第二十四节 绝经前后诸症

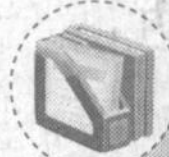

病例

张某，女，50岁，已婚。月经紊乱1年余，半月至2月一行。现停经半年余，头晕耳鸣，腰膝酸软，烘热汗出，五心烦热，失眠多梦，口燥咽干，皮肤干燥。舌红少苔，脉细数。

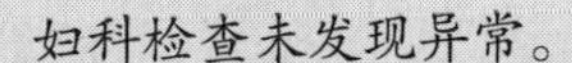

妇科检查未发现异常。

请问：1. 本病例的中医诊断及证候分型是什么？

2. 本病的治法为何？

3. 该患者可用什么方剂治疗及何法调护？

妇女在绝经前后，围绕月经紊乱或绝经出现烘热汗出，烦躁易怒，头晕目眩，耳鸣心悸，失眠健忘，腰背酸痛，手足心热等不适证候，称“绝经前后诸症”。这些证候，发作次数和时间无规律性，病程长短不一，短者数月，长者可迁延数年。

西医学的“围绝经期综合征”，或双侧卵巢切除或放射治疗后，或早发绝经卵巢功能衰竭，卵巢分泌的雌激素减少，引发的器官和组织发生退行性变化等可参考本病证治疗。

一、病因病机

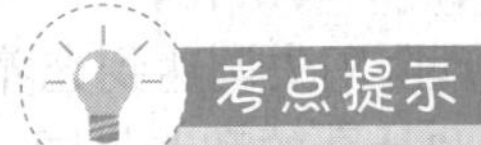

考点提示

绝经前后诸症的病因病机

1. 肾阴虚　素体阴虚血少或天癸渐竭，精血衰少，复加忧思失眠，营阴暗损，或房事不节，精血耗伤，或失血大病，阴血耗伤，肾阴亏损，脏腑失养，遂致本证发生。

2. 肾阳虚　素体虚弱，肾阳虚衰，经断前后，肾气虚弱，复加大惊卒恐，或房事不节，损伤肾气，命门火衰，脏腑失煦，遂致经断前后诸证发生。

二、临床表现

月经紊乱或停闭，随之出现烘热汗出，烦躁易怒，头晕目眩，耳鸣心悸，失眠健忘，腰背酸痛，手足心热等症状。妇科检查：子宫大小正常或偏小。

三、辅助检查

1. 血清查激素 E2（雌二醇）、LH（促黄体生成激素）、FSH（促卵泡生成激素）等，出现 LH、FSH 增高，E2 与孕酮水平下降。

2. B 超检查　可排除子宫、卵巢肿瘤，了解子宫内膜厚度。

四、鉴别诊断

甲状腺功能亢进症　男女均可发病，可见于任何年龄阶段的女性。多有颈部结喉肿块，触之柔韧，伴有性情急躁，胸闷，怕热，易汗，心悸，失眠，脉数，手颤，能食善饥、形体消瘦、月经不调，便溏等。

五、辨证论治

本病以肾虚为本，治疗以调治肾阴阳为法；若涉及他脏者，则兼而治之。

1. 肾阴虚

证候：绝经前后，月经紊乱。头晕耳鸣，腰酸腿软，烘热汗出，五心烦热，失眠多梦，口燥咽干，或皮肤瘙痒。舌红少苔，脉细数。

治法：滋阴潜阳。

方药:左归丸合二至丸加制何首乌、龟甲。

2. 肾阳虚

证候:绝经前后,经行量多,经色淡黯,或崩中漏下。头晕耳鸣,腰背冷痛,小便清长,夜尿频数,精神萎靡,面色晦黯。舌淡,苔白滑,脉沉细而迟。

治法:温肾扶阳。

方药:右归丸加减。

六、预防与调护

1. 注意劳逸结合,生活规律,睡眠充足,避免过度疲劳。

2. 注重体育锻炼,增强体质,调畅情志。

七、结语

随着社会人群的高龄化,绝经前后诸症的发生已成为人们关注的热点。中医从调理脏腑入手,尤以调理阴阳失调达到充养天癸的目的,具有良好的临床治疗作用。同时配合心理疏导,营造家庭和社会的和谐氛围,运用生活调摄等辅助疗法,对改善围绝经期前后女性的生活状况,具有重要的作用。

第二十五节 小儿咳嗽

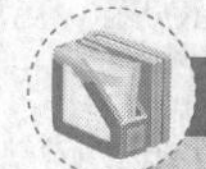
病例

患儿,男,3岁。其母代诉:咳嗽3天。3天前,患儿受凉后咳嗽,自服感冒药。症见咳嗽,咳声重浊,痰薄稀白,伴恶寒无汗,发热,头痛不适,鼻塞流清涕。舌苔薄白,脉浮,指纹浮红。

请问:1. 本病例的中医诊断及证候分型是什么?

2. 本病的治法为何?

3. 该患儿可用什么方剂治疗及何法调护?

凡因感受外邪或脏腑功能失调,影响肺的正常宣肃功能,造成肺气上逆作咳,咯吐痰涎者,即称“咳嗽”。相当于西医学的气管炎、支气管炎。咳嗽在冬、春季节多见,尤多发于婴幼儿。咳嗽既可是诸多疾病的一个症状,也可以是一个独立的疾病,当咳嗽症状突出时,当参照本节治疗。

一、病因病机

咳嗽的病因主要是感受外邪,尤以风邪为主,肺脾虚弱是内因。病位主要在肺。咳嗽主要因肺气上逆而致。

1. 外感咳嗽 小儿卫外功能虚弱,易感受外邪(常见风寒、风热),致肺气宣降失常,肺气上逆发为咳嗽。

2. 内伤咳嗽 小儿肺脾两虚,气不化津,痰湿滋生,痰阻气道,影响肺气出入,致气逆作咳。若痰湿蕴肺,日久化热,则可出现痰热咳嗽。小儿禀赋不足,素体虚弱,外感咳嗽,日久不愈,可耗伤气阴,发展为肺阴耗伤或肺脾气虚之证。

西医学认为,咳嗽主要为病毒或细菌的反复感染,形成的气管或支气管的慢性非特异性炎症。

二、临床表现

常因气候变化而发生感冒,之后出现咳嗽,咳痰稀薄色白或稠厚色黄,甚则喘息急促等。肺部听诊呼吸音正常,或可闻及散在性干、湿啰音,部位不固定。

三、辅助检查

X 线摄片或透视检查,示肺纹理增粗。

四、鉴别诊断

顿咳　为阵发性痉挛性咳嗽,咳后有鸡鸣样吼声,并吐出痰涎,病程迁延日久。

五、辨证论治

咳嗽辨证主要分为外感咳嗽、内伤咳嗽,治疗以宣肺降逆为主。

(一) 外感咳嗽

1. 风寒咳嗽

证候:咳嗽频作,咽痒声重,痰白清稀。伴鼻塞流涕,恶寒发热,无汗,头痛,头身痛等症。舌苔薄白,脉浮紧,指纹浮红。

治法:疏风散寒,宣肺止咳。

方药:金沸草散加减。

2. 风热咳嗽

证候:咳嗽不爽,痰黄黏稠,不易咯出,色白或黄。伴发热,恶风,口渴咽痛,鼻流浊涕,头痛,微汗出。舌质红,苔薄黄,脉浮数,指纹红紫。

治法:疏风清热,宣肺止咳。

方药:桑菊饮加减。

(二) 内伤咳嗽

1. 痰热咳嗽

证候:咳嗽痰黄,稠黏难咯。面赤唇红,口渴,或有发热、烦躁不宁,尿少色黄。舌红,苔黄腻,脉滑数,指纹色紫。

治法:清热化痰。

方药:清宁散加减。

2. 痰湿咳嗽

证候:咳嗽重浊,痰多色白而稀,易于咯出。伴胸闷纳呆,神疲体倦。舌淡红,苔白腻,脉濡。

治法:燥湿化痰。

方药:二陈汤合三子养亲汤加减。

3. 阴虚咳嗽

证候:干咳无痰,或痰少而黏,不易咯出,或咳嗽带血。伴口渴咽干,喉痒声嘶,手足心热,午后潮热。舌红少苔,脉细数无力。

治法:滋阴润肺止咳。

方药:清燥救肺汤加减。

4. 肺虚久咳

证候:咳嗽无力,痰白清稀。面色苍白,气短懒言,语声低微,喜温畏寒,体虚多汗。舌质淡嫩,脉细少力。

治法:补益脾肺。

方药:六君子汤加减。

考点提示

小儿咳嗽的辨证论治

六、预防与调护

1. 注意气候变化,特别是秋、冬季节,及时增添衣物保暖,以防外感。
2. 保持室内空气流通新鲜,避免煤气、烟尘等污染。
3. 咳嗽期间,多饮水,饮食宜清淡,避免油腻之品。

七、结语

咳嗽是小儿呼吸系统常见病、多发病,一年四季均有发生,尤以冬、春两季多见。可见于各个年龄小儿,尤以3岁以下的婴幼儿多发。临床上应根据咳声、痰液、病程等进行辨证,主要分为外感咳嗽、内伤咳嗽。外感咳嗽,治宜疏散外邪,宣通肺气为主;内伤咳嗽,则应辨明由何脏累及,随证立法。痰盛者化痰以宣肃肺气,依痰热、痰湿之不同,分别予以清热化痰或燥湿化痰。小儿咳嗽由外感引起者常易发易愈,由内伤引起者,则病程较长,且易反复发作。

第二十六节 小儿积滞

病例

患儿,女,2岁。不思乳食2天。素体消瘦,面色萎黄,食少,精神不振,少动。2天前过食甜点后,不思饮食,且稍食则饱胀,腹胀喜按,大便溏薄酸臭,夹有不消化乳食。唇舌色淡,舌苔白腻,指纹紫滞。

请问:1. 本病例的中医诊断及证候分型是什么?

2. 本病的治法为何?

3. 该患儿可用什么方剂治疗及何法调护?

积滞是指小儿伤于乳食,积而不化,气滞不行所形成的一种脾胃病症。积滞又称食积。临床以不思乳食,食而不化,脘腹胀满,大便不调等为特征。本病一年四季皆可发生,尤其是夏秋季节,暑湿易于困遏脾气,发病率较高。小儿各年龄阶段皆可发病,但以婴幼儿多见。

一、病因病机

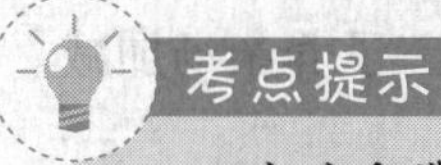

考点提示

小儿积滞的病因病机

小儿积滞产生的原因,主要在于乳食不节,壅滞于中,素体脾胃虚弱的儿童更易发病。

1. 乳食内积　小儿脾胃虚弱，若婴幼儿哺乳过多，或小儿饮食不节，壅积胃肠，不能运化，酿成积滞，多为实证。

2. 脾虚夹积　先天禀赋不足，或后天失于调养，致脾胃虚弱，运化失职，乳食稍有不慎，则停积不化，形成虚实夹杂之证。

二、临床表现

本病以不思乳食，腹部胀满，嗳气，呕吐乳食，大便酸臭为主要临床表现。

三、辅助检查

便常规检查：有不消化食物残渣或脂肪球。

四、鉴别诊断

厌食症：长期食欲不振，厌恶进食，形体消瘦，一般无嗳气酸腐，大便酸臭，脘腹胀痛之症。

五、辨证论治

乳食内积之实证以消食导滞为主。脾虚夹积证以健脾消食，消补兼施为法。

1. 乳食内积

证候：乳食不思，食欲不振或拒食，脘腹胀满，疼痛拒按。或有嗳腐，恶心，呕吐酸馊乳食，烦躁哭闹，夜卧不安，低热，肚腹热甚，大便秽臭。舌红苔腻，脉滑数，指纹紫滞。

治法：消乳消食，化积导滞。

方药：乳积用消乳丸加减；食积用保和丸加减。

2. 脾虚夹积

证候：不思乳食，食则饱胀，腹满喜按，呕吐酸馊乳食，大便溏薄、夹有乳凝块或食物残渣，神倦乏力，面色萎黄，形体消瘦，夜寐不安。舌淡红，苔白腻，脉沉细而滑，指纹紫滞。

治法：健脾助运，消补兼施。

方药：健脾丸加减。

六、预防与调护

1. 提倡母乳喂养，宜定时定量，饥饱适宜。食品宜新鲜清洁，不应过食生冷、肥腻之物。

2. 随年龄的增长，应添加适宜主食，及时纠正小儿偏食的不良习惯。

3. 患者要适当控制乳食，必要时暂停进食。腹胀腹痛者，可做适宜的腹部按摩，以促进胃肠蠕动。

七、结语

积滞是小儿常见的一种脾胃疾病。主要是乳食不化，停积胃肠，脾运失常，气滞不行所致。食积可分为伤乳和伤食。辨证时应明确伤乳、伤食及病证的虚实，治疗乳食内积之实证以消食导滞为主。脾虚夹积证以健脾消食，消补兼施为法。幼儿不能自节饮食，且脾胃薄弱，积滞发病率较高。因此，必须注意适当饮食，合理喂养，防患于未然。

第二十七节 小儿泄泻

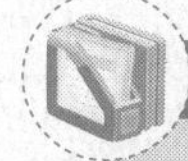

病例

患儿，女，3岁。腹泻3天，日十余次。患儿泻下急迫，大便呈水样，色黄浊而臭，伴少量黏液。肛门发红，小便短少而黄，口渴，食少，困倦，时有腹痛，呕吐。舌质红，苔黄腻，指纹紫。

请问：1. 本病例的中医诊断及证候分型是什么？

2. 本病的治法为何？

3. 该患儿可用什么方剂治疗及何法调护？

泄泻是以大便次数增多，粪质稀薄或如水样为特征的一种小儿常见病。本病以2岁以下的小儿最多见。一年四季均可发生，但以夏秋季节多发，秋冬季节发生的泄泻，容易引起流行。小儿泄泻具有发病快、病情复杂、预后较成人严重等特点。本病相当于西医学婴幼儿腹泻。

一、病因病机

小儿泄泻的原因，以伤于乳食、感受外邪、脾胃虚弱常见；其病变在脾胃；病机是脾胃失调，湿邪不化，水谷不分，精华之气不能转输，乃合污而下发为泄泻。

1. 伤于乳食　小儿脾胃功能未完善，若乳食不当，损伤脾胃，运化失职，清浊不分，并走大肠而致泄泻。

2. 感受外邪　外感风、寒、暑、湿、热邪均易引起泄泻。夏秋多见暑湿、湿热和腹部受凉、贪食生冷所致之泄泻；其他季节则多见风热、风寒所致之泄泻。

3. 脾胃虚弱　脾胃腐熟、运化水谷之功能受损，清浊不分，混杂而下以致泄泻。

4. 脾肾阳虚　脾阳虚则运化之功失职，肾阳虚则不能温养脾土及大小肠，以致水谷不化、清浊不分而致泄泻。

西医学认为，婴幼儿腹泻的主要原因有体质因素、感染因素及消化功能紊乱等。

二、临床表现

本病以大便次数增多、便质稀薄或呈水样或完谷不化为主要特征。病轻者，大便次数稍多，大便稀薄或如蛋花样，或带食物残渣，或夹少许黏液，便量不多，偶有呕吐，精神尚好；重者每日大便可达10余次或数十次，便如水样或带黏液，不能进食，精神萎靡或烦躁，或有发热。甚则可出现烦渴，囟门、目眶凹陷，皮肤弹性减低，四肢冷，尿少，或有呼吸深长或加快，昏迷、抽搐等症状。

三、辅助检查

1. 血常规检查　感染因素引起者可见异常。

2. 便常规检查　消化不良者有脂肪滴或少量黏液，肠炎者有白细胞及偶见红细胞和吞噬细胞，真菌性肠炎可见真菌孢子及菌丝，培养可分离出致病菌。

四、鉴别诊断

痢疾：大便稀薄，有黏冻或脓血，便次增多，里急后重，腹痛明显。大便常规检查红细胞、白细胞均多，可找到吞噬细胞；大便培养有痢疾杆菌生长。

五、辨证论治

辨证时应根据病史和病程的长短、大便的性状以及伴有的临床症状，辨清其寒热虚实。治疗当以调理脾胃功能为主，并视邪气性质而施以除湿、消导、散寒、清热、温阳、益气等法。

1. 伤食泄泻

证候：多有伤食史，大便稀溏，夹有乳凝块或食物残渣，气味酸臭，或如败卵。脘腹胀满，便前腹痛，泻后痛减，腹痛拒按，嗳气酸馊，或有呕吐，不思乳食，夜卧不安。舌苔厚腻，指纹紫滞。

治法：消食和中。

方药：保和丸加减。

2. 风寒泄泻

证候：大便清稀，多泡沫或如水样，臭气不甚。肠鸣腹痛，或伴恶寒发热，鼻流清涕，咳嗽。舌淡，苔薄白。

治法：疏风散寒，化湿和中。

方药：藿香正气散加减。

3. 湿热泄泻

证候：大便水样，或如蛋花汤样，泻下急迫，量多次频，气味秽臭，或见少许黏液。腹痛时作，食欲不振，或伴呕恶，神疲乏力，或发热烦闹，口渴，小便短黄。舌红，苔黄腻，脉滑数，指纹紫。

治法：清热除湿。

方药：葛根芩连汤加减。

4. 脾虚泄泻

证候：大便稀溏或夹不消化食物，色淡黄不臭，多于食后作泻，时泻时止，或久泻不愈。面色萎黄，形体消瘦，神疲倦怠，食欲不振。舌淡苔白，脉缓弱，指纹淡红。

治法：健脾益气，助运止泻。

方药：参苓白术散加减。

5. 脾肾阳虚

证候：久泻不止，大便清稀，完谷不化，或见脱肛。形寒肢冷，面色㿠白，精神萎靡，睡时露睛。舌淡苔白，脉细弱。

治法：补脾温肾，固涩止泻。

方药：附子理中汤合四神丸加减。

6. 气阴两伤

证候：泻下无度，质稀如水。精神萎靡或烦躁不安，目眶及前囟凹陷，皮肤干燥或枯瘪，啼哭无泪，口渴引饮，小便短少，甚至无尿。唇红而干，舌红少津，苔少或无苔，脉细数。

治法：益气养阴，固涩止泻。

方药：人参乌梅汤加减。

7. 阴竭阳脱

证候：泻下不止，精神萎靡，表情淡漠，面色苍白，哭声微弱，啼哭无泪，尿少或无，四肢厥冷，神疲嗜睡，舌晦暗，脉沉细欲绝。

治法：挽阴回阳，救逆固脱。

方药：生脉散合参附龙牡救逆汤加减。

考点提示

小儿泄泻的辨证论治

六、预防与调护

1. 注意饮食卫生，食品应新鲜、清洁，不吃变质食品，不暴饮暴食。饭前、便后要洗手，保持餐具要卫生。

2. 提倡母乳喂养，幼儿不宜在夏季及有病时断奶，合理添加辅食，注意科学喂养。

3. 加强户外活动，注意气候变化，及时增减衣服，防止腹部受凉。

4. 患儿吐泻严重及伤食泄泻时，可暂禁食6~8小时，以后随着病情好转，逐渐增加乳食。

七、结语

泄泻是小儿最常见的疾病之一，多发生于2岁以下的婴幼儿。本病四季皆可发生，但以夏秋季节发病较多。伤于乳食、感受外邪、脾胃虚弱是小儿泄泻的主要原因，其病变在脾胃，病机是脾胃失调、湿邪下注、水谷不分。治疗以调理脾胃为主，并视邪气性质而施以除湿、消导、散寒、清热、温阳、益气等法。小儿泄泻具有发病快、病情复杂、预后较成人严重等特点。预防小儿泄泻，应鼓励母乳喂养，注意饮食和餐具的卫生，合理添加辅食，饮食应定时定量，食物要新鲜、清洁，加强体质锻炼。

第二十八节 小儿手足口病

病例

患儿，女，5岁。口腔溃疡4天。4天前，患儿发生口腔黏膜溃疡，疼痛明显，哭闹不食。继而手掌、足底出现红色斑疹，瘙痒。舌质红，苔薄黄，脉浮数。查体：体温37.2℃，上腭、下唇均见散在米粒大小溃疡面，覆有黄色假膜，周边红润。颌下两侧淋巴结肿大。

请问：1. 本病例的中医诊断及证候分型是什么？

2. 本病的治法为何？

3. 该患儿可用什么方剂治疗及何法调护？

小儿手足口病是由感受疫毒时邪引起的一种急性疱疹性传染病，临床以手足掌蹠、臀及口腔疱疹，伴发热为特征。本病一年四季均可发生，但以夏秋季节多见，临床多见于5岁以下小儿。本病可经消化道、呼吸道传播，传染性较强，易引起流行。一般预后较好，经数天到一周痊愈，少数重症患儿可因邪毒留滞，或内陷心肝而出现变证，甚或危及生命。

西医学认为，本病是由多种肠道病毒感染引起的急性传染病。

一、病因病机

本病由外感时行邪毒所致，病变脏腑主要在肺脾。时行邪毒由口鼻而入，内犯于肺，下

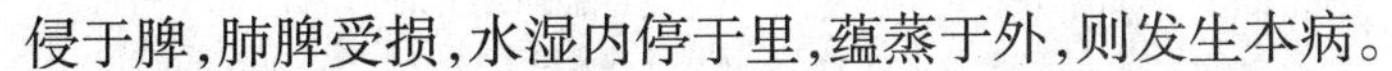

侵于脾，肺脾受损，水湿内停于里，蕴蒸于外，则发生本病。

1. 邪犯肺脾　小儿肺脏娇嫩，不耐邪扰；脾常不足，易受损伤。若调护失宜，时行邪毒由口鼻而入，则伤及肺脾。肺气失宣，卫阳被遏，则发热、咳嗽、流涕；脾气失健，胃失和降，则纳呆、恶心、呕吐，或泄泻。肺脾受损，水湿内停，与时行邪毒相搏，熏灼口腔则口咽部发生疱疹，甚或破溃疼痛、流涎拒食；湿热蕴蒸肌肤则发为疱疹。因邪毒初犯，病势轻浅，故疱疹仅见于手足肌肤及口咽部，分布稀疏，全身症状轻浅。

2. 湿热壅盛　若素体虚弱，或感邪较重，邪盛正衰，湿热壅盛，内燔气营，外灼肌肤，则壮热，口渴，面赤心烦，溲赤便结，疱疹稠密，波及四肢、臀部，甚或邪毒内陷而见神昏谵语、抽搐等。若湿热滞留不去，内犯于心，气阴暗耗，心神被扰，则出现心悸气短、胸闷乏力、虚烦不眠等，严重者可因阴损及阳，心阳虚脱而危及生命。

二、临床表现

多有手足口病接触史。潜伏期2~7天，多数患儿突然发病，出现发热，38℃左右，伴头痛、咳嗽、流涕、口痛、纳差、恶心、呕吐、泄泻等症状。一般体温越高，病程越长，则病情越重。主要表现为口腔及手足部疱疹。口腔疱疹多发于硬腭、颊部、齿龈、唇内及舌部，破溃后形成小的溃疡，疼痛较剧。幼儿常表现烦躁、哭闹、流涎、拒食等。口腔疱疹出现后1~2天，可见皮肤斑丘疹，呈离心性分布，以手足部多见，并很快变为疱疹，疱疹呈圆形或椭圆形，扁平凸起，如米粒至绿豆大小，质地较硬，多不破溃，内有混浊液体，周围绕以红晕，其数目少则几个，多则百余个。疱疹长轴与指、趾皮纹走向一致。少数患儿臂、腿、臀等处也可出现，但躯干及颜面部极少。疱疹一般7~10天消退，疹退后无瘢痕及色素沉着。

三、辅助检查

血常规检查　白细胞计数正常，淋巴细胞和单核细胞比值相对增高。

四、鉴别诊断

1. 水痘　多在冬春季节发病，以6~9岁小儿多见。皮肤黏膜出现丘疹、疱疹，疱疹多呈椭圆形，疱壁薄，易破溃结痂，其长轴与躯体的纵轴垂直。呈向心性分布，躯干、头面分布多，四肢少。在同一时期、同一部位斑丘疹、疱疹、结痂三形并见为其特点。

2. 疱疹性咽峡炎　多发于夏秋季节，多见于5岁以下小儿。起病急，常突发高热，咽痛，流涕，头痛，体检见软腭、悬雍垂、舌腭弓、扁桃体、咽后壁等处，出现灰白色小疱疹，周围红赤，1~2天内疱疹破溃形成溃疡，皮疹很少累及颊黏膜、舌、齿龈以及口腔以外部位，疼痛明显，伴流涎，拒食，呕吐等。

五、辨证论治

本病辨证应根据病程、疱疹特点以及临床伴随症状，以判定病情轻重，区别病变脏腑等。轻证病程短，疱疹仅现于手足掌心及口腔部，稀疏散在，疹色红润，根盘红晕不著，疱液清亮。全身症状轻微。重证病程长，疱疹除见于手足掌心及口腔部外，四肢、臀部等其他部位也常累及，且分布稠密，或成簇出现，疹色紫黯，根盘红晕显著，疱液混浊，全身症状较重。严重者可邪陷心肝，或邪毒犯心而出现心经、肝经证候。治疗以清热、祛湿、解毒为基本原则。

1. 邪犯肺脾

证候:口腔内疱疹,破溃后的溃疡疼痛流涎,手足掌心部斑丘疹、疱疹,疹色红润。发热轻,流涕咳嗽,咽红疼痛,或纳差,恶心呕吐,泄泻。舌质红,苔薄或黄腻,脉浮数。

治法:宣肺解表,清热化湿。

方药:甘露消毒丹加减

2. 湿热蕴盛

证候:口腔、手足、臀部疱疹,分布稠密,或疹色紫黯,根盘红晕显著,疱液混浊。身热持续,热势较高,烦躁口渴,口臭流涎,灼热疼痛,甚或拒食,小便黄赤,大便秘结。舌质红绛,苔黄厚腻或黄燥,脉滑数。

治法:清热凉营,解毒祛湿。

方药:清瘟败毒饮加减。

考点提示

小儿手足口病的辨证论治

六、预防与调护

1. 注意搞好个人卫生,养成饭前便后洗手的习惯。对污染的日常用品、餐具等应及时消毒处理,患儿衣物置阳光下曝晒。

2. 患病期间,应注意卧床休息,房间空气流通,定期开窗透气,保持空气新鲜。

3. 给予清淡、富含维生素的流质或软食,多饮温开水。进食前后可用生理盐水或温开水漱口,以清洁口腔。

七、结语

手足口病是近年来小儿常见的一种急性传染性疾病。尤多见于5岁以下小儿。本病可经消化道、呼吸道传播,传染性较强,易引起流行。一般预后较好,少数重症患儿可因调护不当,合并感染,而致病情迁延,严重者可因邪毒留滞,或内陷心肝而出现变证,甚或危及生命。治疗应采用解毒化湿为主,佐以疏风、清热、凉血,或益气养阴之法。

(邹符平)

本章小结

本章主要从疾病的概念、病因病机、临床表现、辅助检查、鉴别诊断、辨证分型、治则治法、方药运用、预防与调护等方面,介绍了临床内、外、妇、儿科的常见病、多发病,力求为广大学生从事临床防治工作形成基本的思路,为将来进一步深入学习中医临床辨证施治奠定一定的基础。中医临床学科是一个系统的复杂工程,必须学好中医学的基础课,以整体观念、辨证施治理论为指导,详细收集临床资料,为临床辨证提供客观依据,依证立法,合理用药,确保疗效。

目标测试

A1 型题

1. 风寒感冒风寒束表证的代表方是( )

A. 荆防败毒散　　B. 葱豉桔梗汤　　C. 新加香薷饮

D. 参苏饮　　E. 加减葳蕤汤

2. 痰湿蕴肺证咳嗽的主证特点是(　　)
A. 咳声气粗,痰多质黏　　B. 咳声重浊,痰黄量少
C. 咳嗽频剧,痰少而黏　　D. 咳声重浊,痰多胸闷
E. 咳嗽气粗,痰黄稠厚

3. 冷哮咳痰特点是(　　)
A. 稠浓痰　　B. 痰稠黄胶粘　　C. 痰稀薄多沫,咳吐不爽
D. 痰如白沫量多　　E. 痰黄白相间

4. 解表清里,化痰平喘用于喘证的证型是(　　)
A. 风寒袭肺　　B. 表寒肺热　　C. 痰热蕴肺
D. 痰浊阻肺　　E. 肺气郁闭

5. 心悸心虚胆怯证的代表方是(　　)
A. 安神定志丸　　B. 归脾汤
C. 天王补心丹合朱砂安神丸　　D. 桂枝甘草龙骨牡蛎汤合参附汤
E. 黄连温胆汤

6. 寒凝心脉证胸痹的代表方是(　　)
A. 当归四逆汤　　B. 血府逐瘀汤　　C. 冠心苏合丸
D. 瓜蒌薤白半夏汤　　E. 天王补心丹

7. 失眠痰热扰心证的代表方是(　　)
A. 温胆汤　　B. 龙胆泻肝汤　　C. 半夏秫米汤
D. 朱砂安神丸　　E. 黄连温胆汤

8. 胃阴亏耗证胃痛的主证是(　　)
A. 胃脘隐隐灼痛　　B. 胃脘部疼痛急迫
C. 胃脘疼痛,痛连两胁　　D. 胃痛暴作
E. 胃痛如刺,固定不移

9. 湿热泄泻证中泻下粪便的特点是(　　)
A. 粪便清稀甚至如水样
B. 粪便色黄褐而臭
C. 泄泻如水
D. 泻下粪便臭如败卵,伴有不消化之物
E. 时溏时泄,水谷不化

10. 便秘的基本病机是(　　)
A. 肠胃不和　　B. 肝气郁结　　C. 湿热下注
D. 肺失肃降　　E. 大肠传导失常

11. 茵陈术附汤适用于黄疸的证型是(　　)
A. 湿重于热证　　B. 胆腑郁热证　　C. 热重于湿证
D. 寒湿阻遏证　　E. 脾虚湿滞证

12. 眩晕气血亏虚证的主方是(　　)
A. 炙甘草汤　　B. 归脾汤　　C. 加味四物汤
D. 当归补血汤　　E. 人参养荣汤

13. 补阳还五汤适用于中风的证型是(　　)
A. 气血亏虚　　B. 肝肾阴虚　　C. 气虚络瘀
D. 风痰阻络　　E. 肾虚精亏
14. 阳水中风水相搏证的最佳选方是(　　)
A. 麻黄汤　　B. 五苓散　　C. 五皮饮
D. 越婢加术汤　　E. 麻黄连翘赤小豆汤
15. 血淋与尿血的主要鉴别是(　　)
A. 小便血色是鲜红或是紫黯　　B. 尿量的多少
C. 尿液有无浑浊　　D. 小便是否通畅
E. 小便时有无疼痛
16. 消渴"上消"突出的症状是(　　)
A. 消谷善饥　　B. 烦躁不安　　C. 形体消瘦
D. 烦渴引饮　　E. 小便频而量多
17. 治疗风热痰毒型颈痈的内服方剂是(　　)
A. 牛蒡解肌汤　　B. 五味消毒饮　　C. 黄连解毒汤
D. 普济消毒饮　　E. 仙方活命饮
18. 下列哪项不是颈痈初起的临床特点(　　)
A. 局部皮色潮红　　B. 肿胀　　C. 灼热
D. 疼痛　　E. 肿块边界清楚
19. 痈的成脓期大约是
A. 3天　　B. 4~5天　　C. 9~12天　　D. 10天以上　　E. 7天
20. 下列哪项不是月经后期的病因
A. 血热　　B. 肾虚　　C. 血虚　　D. 气滞　　E. 血寒
21. 月经先后无定期的重要发病机制是(　　)
A. 寒凝血瘀,冲任不畅　　B. 气虚统摄无权
C. 阴虚火旺,热扰冲任　　D. 痰阻经脉,血行不畅
E. 气血失于调节,血海蓄溢失常
22. 带下病的主要发病机制是(　　)
A. 外感湿邪,损及任带,约固无力
B. 肾气不足,封藏失职,阴液滑脱而下
C. 湿邪影响任带,任脉不固,带脉失约
D. 脾虚生湿,流注下焦,伤及任带
E. 肝经湿热,流注下焦,伤及任带
23. 导致带下病发生的邪气是(　　)
A. 湿邪　　B. 寒邪　　C. 湿热邪气　　D. 风邪　　E. 热毒
24. 下列哪项不是不孕症的病因(　　)
A. 肾虚　　B. 肝气郁结　　C. 脾气虚　　D. 血瘀　　E. 痰湿内阻
25. 不孕症肾气虚证的首选方是(　　)
A. 开郁种玉汤　　B. 毓麟珠　　C. 右归丸
D. 养精种玉汤　　E. 少腹逐瘀汤

26. 绝经前后诸症的主要病机是( )

A. 肝肾阴虚　B. 气血虚弱　C. 肾阴阳失调
D. 肾阴虚　E. 气滞血瘀

27. 治疗绝经前后诸症肾阳虚证,应首选( )

A. 右归丸　B. 左归丸　C. 六味地黄丸
D. 二至丸　E. 知柏地黄丸

28. 小儿外感风热咳嗽的主要特点是( )

A. 咳嗽频作,声重咽痒,咳痰清稀　B. 咳嗽不爽,痰黄黏稠
C. 咳声重浊,痰多壅盛,色白而稀　D. 咳而无力,痰白清稀
E. 干咳无痰,咽痒声嘶

29. 患儿咳嗽频作,咽痒声重,咳痰稀薄,舌苔薄白,脉浮紧。其证型是( )

A. 风热咳嗽　B. 风寒咳嗽　C. 痰热咳嗽
D. 阴虚咳嗽　E. 痰湿咳嗽

30. 小儿积滞的治疗原则是( )

A. 清热通腑　B. 消食导滞　C. 健脾益气
D. 和胃运脾　E. 调和肝脾

31. 下列哪项不是积滞的病因病机( )

A. 乳食不化,壅积胃肠　B. 乳食内积,损伤脾胃
C. 哺乳不节,食物过度　D. 脾胃虚弱,积滞内停
E. 脾胃阴虚,津液内耗

32. 治疗小儿伤食泄泻的主方是( )

A. 藿香正气散　B. 保和丸　C. 枳实导滞丸
D. 参苓白术散　E. 葛根芩连汤

33. 风寒泻的大便特点是( )

A. 大便臭如败卵　B. 大便质稀,夹有泡沫,臭气不甚
C. 大便稀溏,时轻时重,色淡不臭　D. 泻下如注,便色深黄夹黏液
E. 久泻不愈,大便色黄,有黏液

34. 小儿手足口病的主要特征是( )

A. 口腔、舌面布满白屑　B. 口腔内有红色溃烂
C. 咽喉部有白色假膜　D. 手足口腔疱疹,或伴发热
E. 齿龈白色小疱疹

A2 型题

35. 赵某,女,32 岁,已婚。身热恶风,汗出不畅,咳嗽,咳吐黄黏痰,咽喉肿痛,口渴,舌苔微黄,脉浮数。治疗应首选( )

A. 桑菊饮　B. 香薷饮　C. 加减葳蕤汤
D. 银翘散　E. 止嗽散

36. 患者张某,男,32 岁。咳嗽气粗,咳吐大量白黏痰,胸胁胀满而痛,面赤身热,口干欲饮,舌质红,苔黄厚腻,脉数。其治疗方法是( )

A. 清肺平肝降火　B. 清热化痰肃肺　C. 疏风清热肃肺
D. 健脾燥湿化痰　E. 温化痰湿宣肺

37. 患者杨某,女,62岁。久喘不愈,平素短气息粗,动则为甚,吸气不利,心慌,脑转耳鸣,腰酸膝软,劳累后哮喘易发。其治疗方法是(　　)

A. 温补肾阳　　B. 健脾益肾　　C. 滋阴益肾
D. 益肾纳气　　E. 补益精血

38. 患者李某,男,65岁。咳喘多年,入冬加重,痰多色白,胸闷如塞,腰膝酸冷,动则心悸汗出,舌体略胖,苔白腻,脉沉细而滑。其病机是(　　)

A. 痰浊阻肺　　B. 寒饮伏肺　　C. 肺肾气虚
D. 肾不纳气　　E. 上盛下虚

39. 患者王某,男,59岁。心悸眩晕,形体肥胖,胸闷痞满,渴不欲饮,下肢水肿,恶心欲吐,多涎,舌淡胖,苔白滑,脉滑。该病证属于心悸的(　　)

A. 痰热扰心　　B. 水饮凌心　　C. 心阳虚衰
D. 阴虚火旺　　E. 心神不宁

40. 患者王某,男,52岁。既往有"冠心病"史,正月发病,症见心痛如绞,手足不温,冷汗出,心悸气短,舌苔薄白,脉沉紧。其治疗方法是(　　)

A. 辛温散寒,宣通心阳　　B. 疏调气机,和血舒脉
C. 通阳泄浊,豁痰开窍　　D. 活血化瘀,通脉止痛
E. 温振心阳,补益阳气

41. 患者张某,男,58岁。失眠多梦2周。现夜难入眠,头重如裹,胸脘满闷,心烦口苦,头晕目眩,痰多质黏,大便不爽,舌质红,苔黄腻,脉滑。其治疗方法是(　　)

A. 疏肝泻热,佐以安神　　B. 补养心脾,以生气血
C. 化痰清热,和中安神　　D. 化痰理气,宁心安神
E. 滋阴降火,养心安神

42. 患者钱某,男,26岁。近日饮酒饱食后,出现胃脘胀满而痛,嗳腐吞酸,大便不通,舌苔厚腻,脉滑。其治疗方法是(　　)

A. 疏肝理气,清热泻火　　B. 疏肝理气,活血通络
C. 消食导滞,通里攻下　　D. 疏散风寒,消食导滞
E. 化食清热,理气止痛

43. 患者陈某,男,24岁。夏秋季节,因饮食不慎出现泄泻腹痛,泄而不爽,胸腹胀满而闷,口干不欲饮,舌苔微黄而腻,脉濡缓。其诊断是(　　)

A. 寒湿内盛型泄泻　　B. 食滞肠胃型泄泻
C. 湿重于热型泄泻　　D. 热重于湿型泄泻
E. 脾胃虚弱型泄泻

44. 患者马某,男,37岁。平素情志抑郁,久患便秘,欲便不得,伴胸胁胀满,脘腹胀闷,食后尤甚,嗳气频作,舌苔略腻,脉弦。中医诊断是(　　)

A. 热秘　　B. 气秘　　C. 冷秘　　D. 气虚秘　　E. 血虚秘

45. 患者田某,男,53岁。1月前因劳累过度,出现神疲畏寒,纳食不佳,口淡不渴。1周后出现双目黄染,随后皮肤亦黄,黄色晦暗,脘腹胀闷,四肢不温,大便稀溏,舌淡,苔腻,脉濡。该患者中医诊断是(　　)

A. 湿热蕴蒸,热重于湿证黄疸　　B. 湿热蕴蒸,湿重于热证黄疸
C. 寒湿阻遏型黄疸　　D. 热毒炽盛型黄疸

E. 脾虚湿滞型黄疸

46. 患者乔某，女，53岁。突发眩晕，耳鸣，头目胀痛，口苦，失眠多梦，遇烦恼、郁怒而加重，甚则仆倒，颜面潮红，急躁易怒，肢麻震颤，舌红，苔黄，脉弦数。该患者中医证属(　　)

A. 肾精不足　　B. 痰湿中阻　　C. 瘀血阻窍
D. 肝阳上亢　　E. 气血亏虚

47. 患者沈某，男，53岁。高血压病史多年，今晨突然昏仆，不省人事，目合口张，鼻鼾息微，手撒肢冷，汗多，大小便自遗，肢体软瘫，舌萎，脉细弱或脉微欲绝。该患者用选用的方剂为(　　)

A. 涤痰汤合苏合香丸　　B. 羚羊钩藤汤合至宝丹
C. 参附汤合生脉散　　D. 天麻钩藤汤合镇肝熄风汤
E. 礞石滚痰丸合安宫牛黄丸

48. 患者汪某，男，25岁。长期偏食，晨起头面肿甚一年，甚则下肢肿胀，神疲乏力，纳可，便溏，小便多，舌淡胖大有齿痕，苔厚腻，脉弱。该患者应选用的方剂为(　　)

A. 真武汤　　B. 参苓白术散
C. 实脾饮　　D. 己椒苈黄丸
E. 五皮饮合葶苈大枣泻肺汤

49. 患者何某，男，58岁。患血淋2个月，症见小便涩滞不畅，尿痛不甚，但小便淋漓不尽，时作时止，遇劳即发，腰膝酸软，神疲乏力，舌淡，脉细弱。该患者应选用的方剂为(　　)

A. 无比山药丸　　B. 补中益气汤　　C. 知柏地黄丸
D. 膏淋汤　　E. 七味都气丸

50. 患者朱某，女，48岁。因口渴多饮2月就诊。症见烦渴多饮，尿频量多，口干舌燥，舌红，苔薄黄，脉洪数。该患者应选用的中医治法为(　　)

A. 清热泻肺，生津止渴　　B. 清胃泻火，生津止渴
C. 滋养肺肾，泻热生津　　D. 清泻肺胃，益气生津
E. 清泻肺胃，生津止渴

51. 某男，5岁。颈旁结块1周，红肿热痛，恶寒发热，头痛，口干，咽痛，舌红苔薄黄，脉浮数。诊断颈痈，治宜(　　)

A. 清热解毒，消肿止痛　　B. 散风清热，化痰消肿
C. 清热凉血，解毒止痛　　D. 活血凉血，疏血止痛
E. 清热通腑，消肿止痛

52. 某女，30岁。左乳红肿热痛、硬胀3天，伴有憎寒壮热，口干欲饮，小便短赤，大便秘结，脉滑数，苔薄黄而干。其病机为(　　)

A. 肝气郁滞　　B. 气血凝滞
C. 饮食不节，阳明积热　　D. 肝胃不和，胃热壅滞
E. 感染邪毒，蕴火化热

53. 患者，女，35岁，已婚。1年来月经后期，月经40~50天一行，量少、色暗，时有血块，小腹较胀，乳房胀痛，舌质暗，苔薄，脉弦。其证候是(　　)

A. 气滞　　B. 血虚　　C. 肾虚　　D. 血寒　　E. 血瘀

54. 患者，女，20岁，未婚。4个月来月经均提前8~10天，量多、色淡、质稀，神疲肢倦，小腹空坠，舌淡，脉缓弱，诊为月经先期，其证候属于(　　)

A. 气虚　B. 实热　C. 虚热　D. 肝郁血热　E. 阳盛血热

55. 患者，女，40 岁。带下量多 3 个月，色黄或白，质黏稠，有臭气，小腹作痛，或阴痒，便秘溺赤，舌红，苔黄厚腻，脉滑数。治疗应首选（　）

A. 止带方　B. 龙胆泻肝汤　C. 八正散
D. 五味消毒饮　E. 易黄汤

56. 患者，女，38 岁。白带量多半年。平时月经规律，带下量多，色黄白，有臭气，纳呆，大便黏腻不爽，舌苔黄腻，脉濡数。其证候是（　）

A. 脾虚　B. 肾阳虚　C. 肾阴虚　D. 热毒　E. 湿热

57. 患者，女，32 岁，已婚。婚后 4 年未孕，月经 3~5 月一行，经量少，形体肥胖，头晕心悸，带下量多，面色㿠白，舌苔白腻，脉滑。治疗应首选（　）

A. 苍附导痰丸　B. 二陈汤　C. 调经助孕丸
D. 温胆汤　E. 养精种玉汤

58. 患者，女，38 岁。结婚 3 年，夫妇同居未孕，月经先后不定期，经行乳房胀痛，善太息，舌淡红，苔薄白，脉弦细。其证候是（　）

A. 肝肾阴虚　B. 肝郁脾虚　C. 肝阳上亢
D. 肝气郁结　E. 气滞血瘀

59. 患者，女，49 岁。月经紊乱近一年，先后不定期，量少、色红，伴烘热汗出，头晕耳鸣，皮肤干燥，舌红少苔，脉细数。治疗应首选（　）

A. 左归丸合二至丸　B. 右归丸　C. 归肾丸
D. 知柏地黄丸　E. 二至丸

60. 患儿，2 岁，平素食少乏力，近 2 天来不思饮食，稍食则脘腹胀满，喜按，大便稀溏酸臭，夹不消化食物，舌淡红，苔白腻，指纹紫滞。治疗最佳选方是（　）

A. 保和丸　B. 消乳丸　C. 健脾丸　D. 八珍汤　E. 肥儿丸

61. 患儿，女，3 岁，腹泻 2 天，每日十余次，泻下急迫，大便色黄夹少量黏液，气味臭秽。尿少且黄，指纹紫，其首选方剂是（　）

A. 葛根芩连汤　B. 芍药汤　C. 藿香正气散
D. 保和丸　E. 参苓白术散

62. 患儿，6 岁，男，2 天前口腔内出现疱疹，现疱疹破溃后形成小溃疡，疼痛，手足掌心部也出现疱疹，分布稀疏，疹色红润，疱液清稀，舌质红，苔薄黄腻，脉数。证属（　）

A. 邪犯肺脾　B. 热毒炽盛　C. 湿热壅盛
D. 肝火亢盛　E. 湿热下注

B1 型题

A. 荆防败毒散　B. 银翘散　C. 新加香薷饮
D. 参苏饮　E. 加减葳蕤汤

63. 治疗感冒暑湿伤表证，应首选（　）

64. 治疗感冒风热犯表证，应首选（　）

A. 二陈汤合三子养亲汤　B. 清金化痰汤
C. 桑杏汤　D. 黛蛤散合加减泻白散
E. 三拗散合止嗽散

65. 治疗肝火犯肺证咳嗽的代表方首选（　）

66. 治疗痰湿蕴肺证咳嗽的代表方首选( )
A. 射干麻黄汤 B. 定喘汤 C. 小青龙汤加石膏汤
D. 三子养亲汤 E. 平喘固本汤
67. 治疗热哮证应首选( )
68. 治疗虚哮证应首选( )
A. 解表清里,化痰平喘 B. 祛痰降逆,宣肺平喘 C. 散寒解表,宣肺平喘
D. 开郁降气平喘 E. 补肾纳气
69. 喘证痰浊阻肺证应首选( )
70. 喘证肺气郁闭证应首选( )
A. 天王补心丹合朱砂安神丸 B. 桂枝甘草龙骨牡蛎汤合参附汤
C. 真武汤 D. 黄连温胆汤
E. 苓桂术甘汤
71. 治疗心悸心阳不振证应首选( )
72. 治疗心悸水饮凌心证应首选( )
A. 胸痛 B. 胃痛 C. 胸痹 D. 胁痛 E. 惊悸
73. 患者胸骨后或左胸发作性闷痛不适,甚至剧痛向左肩背沿手少阴心经循行部位放射,伴有心慌,发生在饱餐之后,该病应诊断为( )
74. 患者两胁及胸部疼痛,伴有咳嗽气喘,呼吸、运动、转侧时疼痛加剧。该病应诊断为
A. 龙胆泻肝汤 B. 半夏秫米汤 C. 琥珀多寐丸
D. 六味地黄丸合交泰丸 E. 天王补心丹
75. 患者失眠多梦,急躁易怒,目赤耳鸣,大便秘结,脉弦数,治疗应首选( )
76. 患者失眠,头晕耳鸣,腰膝酸软,潮热盗汗,五心烦热,脉细数,治疗应首选( )
A. 柴胡疏肝散加减 B. 清中汤加减 C. 四君子汤
D. 保和丸 E. 黄芪建中汤
77. 治疗肝气犯胃证胃痛应首选( )
78. 治疗湿热中阻证胃痛应首选( )
A. 黄芪汤 B. 济川煎 C. 麻子仁丸
D. 木香顺气散 E. 六磨汤
79. 治疗气虚证便秘应首选( )
80. 治疗热秘证便秘应首选( )
A. 硝石矾石散 B. 茵陈术附汤 C. 茵陈蒿汤
D. 茵陈五苓散 E. 黄芪建中汤
81. 治疗黄疸湿重于热证应首选( )
82. 治疗黄疸热重于湿证应首选( )
A. 天麻钩藤饮 B. 归脾汤 C. 左归丸
D. 半夏白术天麻汤 E. 通窍活血汤
83. 治疗眩晕肝阳上亢证应首选( )
84. 治疗眩晕痰湿中阻证应首选( )
A. 养血祛风通络 B. 滋养肝肾,潜阳息风 C. 息风泻火,豁痰开窍
D. 化痰息风,宣郁开窍 E. 回阳救阴,益气固脱

85. 治疗中脏腑脱证应首选(   )
86. 治疗中风中脏腑阳闭证应首选(   )
A. 张景岳 B. 严用和 C. 孙思邈 D. 巢元方 E. 尤在泾
87. 将水肿分为阴水、阳水两大类的医家是(   )
88. 提出水肿五不治的医家是(   )
A. 石韦散 B. 八正散 C. 二神散 D. 沉香散 E. 代抵当汤
89. 热淋的主方是(   )
90. 石淋的主方是(   )
A. 消渴方 B. 玉女煎 C. 七味白术散
D. 六味地黄丸 E. 金匮肾气丸
91. 消渴病,口渴多饮,口舌干燥,尿频良多,舌边尖红,苔薄黄,脉数。其治疗方剂是(   )
92. 消渴病,多食易饥,口渴,尿多,形体消瘦,苔黄,脉滑实有力。其治疗方剂是(   )
A. 颈痈 B. 瘀血流注 C. 髂窝流注 D. 余毒流注 E. 暑湿流注
93. 宜尽早进行肢体功能锻炼的是(   )
94. 初期宜服牛蒡解肌汤的是(   )
A. 山药、熟地黄、茯苓、黄柏、知母、牡丹皮
B. 白芍、熟地黄、茯苓、黄柏、地骨皮、牡丹皮
C. 白芍、当归、川芎、莪术、牛膝、牡丹皮
D. 赤芍、猪苓、茯苓、车前子、牛膝、牡丹皮
E. 白芍、白术、苍术、车前子、柴胡、陈皮
95. 完带汤的组成有(   )
96. 止带方的组成有(   )
A. 开郁种玉汤 B. 少腹逐瘀汤 C. 养精种玉汤
D. 左归丸 E. 右归丸
97. 治疗不孕症肾阳虚证,应首选(   )
98. 治疗不孕症肝气郁结证,应首选(   )
A. 肾气虚衰 B. 肝肾阴虚 C. 心肾不交 D. 肝气郁结 E. 冲任损伤
99. 绝经前后出现烘热汗出,烦躁易怒,月经失调,主因是(   )
100. 经行前后出现情绪不宁,胸闷胁胀,不思饮食,主因是(   )
A. 桑菊饮 B. 六君子汤 C. 清宁散
D. 二陈汤 E. 清燥救肺汤
101. 治疗小儿咳嗽风热证,应首选(   )
102. 治疗小儿咳嗽肺虚久咳证,应首选(   )
A. 面色少华,精神尚好 B. 脘腹胀满,舌苔厚腻
C. 腹部平软,无胀痛 D. 腹部胀满,嗳气泛酸
E. 神疲肢倦,大便不调
103. 积滞的主要症状有不思饮食,伴见(   )
104. 厌食的主要症状有不思饮食,伴见(   )
A. 腹泻呕吐,吐泻物酸馊 B. 大便清稀,多泡沫,臭气不甚

C. 泻下如注,大便色黄,夹有黏液
D. 大便稀薄,食后作泻,久泻不愈
E. 滑泻不止,食入即泻,完谷不化

105. 湿热泻的特点是(　　)

106. 风寒泻的特点是(　　)

A. 疏风散热,清热解毒
B. 宣肺解表,清热化湿
C. 清心凉血,泻火解毒
D. 清热生津,泻火解毒
E. 清热凉营,解毒祛湿

107. 小儿手足口病邪犯肺脾证的治法是(　　)

108. 小儿手足口病湿热壅盛证的治法是(　　)

实训指导

实训1　藏象学说

【实训目的】

1. 掌握脏腑的生理功能。
2. 熟悉脏腑的病理变化以及脏腑之间的关系。
3. 能够初步掌握脏腑的病理变化及其相互影响。

【实训准备】

1. 张某,48岁,近两日自觉头目胀痛,眩晕,面红口苦,急躁易怒,伴失眠多梦,诊见舌红,苔薄黄,脉弦有力。

(1) 根据张某的症状,请判断其病变属于哪一脏腑。

(2) 结合阴阳五行学说,说明病变的性质以及可传及的脏腑。

2. 王某,41岁。三个月来常食少腹胀,头晕乏力。近1周发现两腿皮下有大片出血紫斑,且见面色萎黄,心悸,健忘,失眠,月经量较多,大便稀溏,舌淡苔白,脉细弱。

(1) 根据王某的症状,请判断其病变的脏腑。

(2) 根据藏象学说的内容,分析脏腑的病理变化及病变脏腑之间的关系。

3. 陈某,38岁。半年来,阵发性咳逆上气,咳时满脸通红,每因情绪紧张、恼怒时发病。近1周咳时胸胁胀痛,咳痰质黏,咯之难出,舌红苔薄黄少津,脉弦数。

(1) 根据陈某的症状,请判断其病变的脏腑。

(2) 根据藏象学说的内容,分析脏腑的病理变化及病变脏腑之间的关系。

【实训学时】2学时。

【实训方法】

1. 教师提出实训要求和实训程序,及实训注意事项。
2. 学生分组讨论案例,并进行小组发言,阐述案例分析过程及结果。
3. 教师进行实训总结。

【实训结果】

1. 初步掌握脏腑的生理功能、病理变化以及脏腑之间的关系。

2. 熟悉脏腑的病理变化与临床表现的关系。
3. 能够进行初步的临床分析诊断。

实训2　常见病因的判定

【实训目的】

1. 掌握临床常见病因的特点及临床表现。
2. 熟悉常见病因的发病机制。
3. 初步学会中医病因判定的方法。

【实训准备】

1. 物品　脉枕、压舌板、消毒液、棉球等。
2. 器械　镊子、血压计、体温计。
3. 环境　实训室保持整洁、安静舒适,屏风隔离,诊断床,模拟人。

【实训学时】2学时

【实训方法】

1. 多媒体演示常见病因的分类,包括六淫、内伤七情、饮食失宜、劳倦失度、痰饮瘀血等。

2. 讨论寒邪、热邪、饮食失宜、情志内伤所致病证的临床表现。

3. 通过病例资料分析、判定其病因。

病例1　赵某,女,26岁,教师。发热恶寒,寒重热轻,怕冷,周身酸楚,鼻塞流清涕,喷嚏。

分析结果:此为风寒感冒,其病因是外感六淫的风寒之邪。

病例2　张某,男,49岁,建筑工人。发热有汗,微恶风寒,鼻塞涕浊,咽喉红肿疼痛等。

分析结果:此为风热感冒,其病因是外感六淫的风热之邪。

病例3　钱某,男,37岁,职员。主诉:胃脘部疼痛3日。3日前,因同事聚会,饮用冰镇啤酒数瓶,胃痛暴作,痛势较剧,喜温喜暖;每因暴饮暴食,胃脘胀痛,呕吐不消化食物;每因暴怒,胃脘胀满撑痛,痛连两胁,善太息。

分析结果:胃痛病因有饮食失宜的饮食偏嗜、饥饱失宜和七情内伤的暴怒。

病例4　患者欧阳某,女,24岁,舞蹈演员。因不慎腰部外伤后,腰痛如刺,痛有定处,拒按;每遇阴雨天腰部酸困重着加重。

分析结果:腰痛病因有外伤所致瘀血和外感六淫的风湿之邪。

【实训结果】

1. 初步掌握常见病因的致病特点及其临床表现。
2. 能够分析判定常见病因的发病机制。

实训3 四 诊

【实训目的】

学会运用望、闻、问、切四种基本方法收集病情资料，做到有目的、有重点地围绕主诉收集病情资料，详细而准确。

【实训准备】

1. 物品 脉冲仪、脉枕、舌象标本、压舌板、血压计、温度计、叩诊锤、皮尺、体重计等。
2. 环境 实训室内整洁安静，光照正常，诊断床、诊断桌、椅子、屏风等。

【实训学时】2学时。

【实训方法与结果】

（一）实训方法

临床见习和电教结合，边诊察边记录，并按各种症状的主次进行整理。

1. 每小组同学独立接诊患者，详细询问病史，进行望、闻、切的检查，进行接诊患者的初步训练（主要以门诊患者为主）。

2. 学会询问主要病情、发病原因、病情发展的经过及治疗情况（即主诉现病史）；追问与主诉有关的既往史、个人史、家族史等。

3. 全身望诊（以面部、四肢、胸腹部为主）和局部望诊（病患部位）：望舌的色、质、形、态。

4. 闻声音，嗅气味。

5. 辨脉的形态、部位、至数、虚实等。

（二）实训结果

1. 考核学生诊查患者的过程，观察学生的诊断方法是否正确规范。

2. 分析学生根据患者的主诉、病史和临床症状，确定的诊断结果是否正确，如果不符合临床表现，其原因是什么？

实训4 辨 证

【实训目的】

1. 掌握八纲辨证、脏腑辨证常见证型的临床表现和辨证要点。
2. 熟悉温病卫、气、营、血辨证的证候特点。
3. 能够初步运用八纲辨证、脏腑辨证、卫气营血辨证对病例进行分析和辨证。

【实训准备】

1. 沈某，男，51岁。3年前始见眼睑、面部水肿，因未及时治疗，病情迁延，逐渐出现下肢反复水肿。近2个月来，水肿加重而来就诊。症见面色苍白，形寒肢冷，精神萎靡，腹部胀

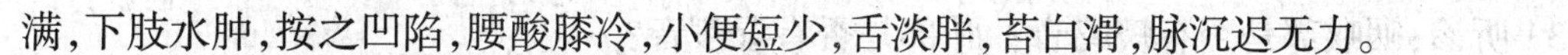

满，下肢水肿，按之凹陷，腰酸膝冷，小便短少，舌淡胖，苔白滑，脉沉迟无力。

（1）运用八纲辨证对案例作出诊断。

（2）运用脏腑辨证对案例作出诊断。

2. 胡某，女，28岁。夏季患温病，症见发热，微恶风寒，头痛，咳嗽，口干微渴，咽喉痛，舌边尖红，脉浮数。

（1）运用卫气营血辨证对案例作出诊断。

（2）对案例进行证候分析。

【实训学时】1学时。

【实训方法】

1. 教师提出案例分析的目的要求。
2. 学生分组讨论案例，并由专人做好归纳、记录。
3. 学生反馈案例分析的过程及结果。
4. 教师对案例分析进行总结。

【实训结果】

1. 初步掌握八纲辨证、脏腑辨证、卫气营血辨证常见证型的临床辨证方法。
2. 熟悉温病各型辨证的临床辨证思路，以及注意事项。

实训5 喘　病

【实训目的】

1. 掌握喘病的辨证要点和治疗方法。
2. 熟悉喘病的临床表现和诊断。
3. 了解喘病的预防与调护。

【实训准备】

1. 物品　压舌板、消毒棉签、一次性口罩、一次性手套、生理盐水等。
2. 器械　脉枕、听诊器、观片灯等。
3. 环境　实训室内整洁安静，模拟诊断人、诊断床、屏风、污桶。

【实训学时】1学时。

【实训方法与结果】

（一）实训方法

1. 喘病的诊断

（1）问诊：问现病史、既往史、个人生活史、婚姻史、职业史等。

（2）望诊：望舌质是红或是淡？舌苔是薄黄或是厚腻？面部是否水肿？

（3）听诊:咽喉部是否有痰鸣音？肺部是否有湿啰音？

（4）切诊:切脉象是浮或是沉？指压下肢是否有凹陷？

2. 辨证论治　根据四诊收集的临床资料,确定辨证分型,选择相应的治疗方法。

3. 预防调护　根据辨证分型、季节气候特点及患者性别、年龄、家族遗传、职业等确定相应的预防调护措施。

（二）实训结果

1. 诊断　病名、证型,以及西医学诊断。

2. 治疗　中医治法、方药及煎服方法。

3. 预防调护措施。

实训6　心　　悸

【实训目的】

1. 掌握心悸的辨证要点和治疗方药,急症处理。

2. 熟悉心悸的临床表现和诊断。

3. 了解心悸的预防与调护。

【实训准备】

1. 物品　压舌板、消毒棉签、一次性口罩、一次性手套、生理盐水、75%酒精等。

2. 器械　脉枕、听诊器、血压计、心电图机等。

3. 环境　实训室内整洁安静,模拟诊断人、诊断床、屏风、污桶。

【实训学时】1学时。

【实训方法与结果】

（一）实训方法

1. 心悸的诊断

（1）问诊:问现病史如是否受到惊吓？既往史如是否有心脏病？个人生活史、婚姻史等。

（2）望诊:望舌质是否黯红或瘀斑？口唇、爪甲是否青紫？面部是否水肿？心电图分析。

（3）听诊:心脏是否有杂音？

（4）切诊:切脉象是否有结脉或代脉？指压下肢是否有凹陷？

2. 辨证论治　根据四诊收集的临床资料,确定辨证分型,选择相应的治疗方法。

3. 预防调护　根据辨证分型、情志和性格特点及患者性别、年龄、先天遗传、职业等确定相应的预防调护措施。

（二）实训结果

1. 诊断　病名、证型,以及西医学诊断。

2. 治疗　中医治法、方药及煎服方法。

3. 预防调护措施。

实训7 眩 晕

【实训目的】

1. 掌握眩晕的辨证要点和治法及方药。
2. 熟悉眩晕的临床表现和鉴别诊断。
3. 了解眩晕的预防与调护。

【实训准备】

1. 物品 压舌板、消毒棉签、一次性口罩、一次性手套、生理盐水等。
2. 器械 脉枕、听诊器、血压计、心电图机、观片灯等。
3. 环境 实训室内整洁安静，模拟诊断人、诊断床、屏风、污桶。

【实训学时】1学时。

【实训方法与结果】

（一）实训方法

1. 诊断

（1）问诊：问现病史如是否有头部外伤史？既往史是否有高血压病史？个人生活史如夜晚睡眠状况如何？婚姻史、职业史等。

（2）望诊：望舌质是红或是淡？舌苔是薄黄或是厚腻？阅片：必要时做头部CT。

（3）听诊：心脏是否有杂音？

（4）切诊：切脉象是弦或是滑？指压下肢是否有凹陷？

2. 辨证论治 根据四诊收集的临床资料，确定辨证分型，选择相应的治疗方法。

3. 预防调护 根据辨证分型、季节气候特点及患者性别、年龄、家族遗传、职业等确定相应的预防调护措施。

（二）实训结果

1. 诊断 病名、证型，以及西医学诊断。
2. 治疗 中医治法、方药及煎服方法。
3. 预防调护措施。

实训8 中 风

【实训目的】

1. 掌握中风发作期、恢复期的辨证要点，特别注意中风急性发作时，应及时向上级医院转院。
2. 熟悉中风的预防措施与恢复期调护。
3. 了解中风的临床表现和鉴别诊断。

【实训准备】

1. 物品　压舌板、消毒棉签、一次性口罩、一次性手套、生理盐水等。
2. 器械　脉枕、听诊器、血压计、观片灯等。
3. 环境　实训室内整洁安静，模拟诊断人、诊断床、屏风、污桶。

【实训学时】1 学时。

【实训方法与结果】

（一）实训方法

1. 诊断

（1）问诊：问现病史高血压病史、既往史如头部外伤史、个人生活史、婚姻史、职业史等。

（2）望诊：望面部是否有口角流涎、牙关紧闭、两手握固？面部表情是否有异常？阅片：头部 CT 片示是否有出血或梗死？

（3）听诊：肺部是否有湿啰音？

（4）切诊：如果患者已经昏迷，指压后观察神经反射？

2. 辨证论治　根据四诊收集的临床资料，确定患者病情严重程度，选择相应的应急治疗方法，必要时立即转院治疗。

3. 预防调护　根据患者的恢复情况、季节气候特点及患者性别、年龄、家族遗传、职业等确定相应的调护措施，如肢体按摩、理疗、针灸等。

（二）实训结果

1. 诊断　病名、证型，以及西医学诊断。
2. 治疗　中医治法、方药及煎服方法。
3. 调护　恢复期康复治疗措施。

实训 9　泄　泻

【实训目的】

1. 掌握泄泻的辨证分型和治法、方药。
2. 熟悉泄泻的临床表现和鉴别诊断。
3. 了解泄泻的预防与调护。

【实训准备】

1. 物品　压舌板、消毒棉签、一次性口罩、一次性手套、生理盐水、75% 酒精等。
2. 器械　脉枕、听诊器、显微镜等。
3. 环境　实训室内整洁安静，模拟诊断人、诊断床、屏风、污桶。

【实训学时】1 学时。

【实训方法与结果】

（一）实训方法

1. 诊断

（1）问诊：问现病史如是否有暴饮暴食史、既往史如是否有结核病史、个人生活史是否有异地居住史、婚姻史、职业史等。

（2）望诊：望舌质是红或是淡？舌苔是薄黄或是厚腻？查大便是否细菌或阿米巴感染。

（3）听诊：听腹部肠鸣音，了解肠蠕动状况。

（4）切诊：切脉象是浮或是沉？按压腹部是否有压痛、反跳痛？是否拒按？

2. 辨证论治　根据四诊收集的临床资料，确定辨证分型，选择相应的治疗方法。

3. 调护　根据辨证分型、季节气候特点及患者性别、年龄、家族遗传、职业等确定相应的预防调护措施。

（二）实训结果

1. 诊断　病名、证型，以及西医学诊断。

2. 治疗　中医治法、方药及煎服方法。

3. 预防　调护措施。

实训10　黄　疸

【实训目的】

1. 掌握黄疸的辨证要点和治疗方法。

2. 熟悉黄疸的临床表现和鉴别诊断。

3. 了解黄疸的预防与调护。

【实训准备】

1. 物品　压舌板、消毒棉签、一次性口罩、一次性手套、生理盐水、75%酒精等。

2. 器械　脉枕、听诊器、B型超声仪等。

3. 环境　实训室内整洁安静，模拟诊断人、诊断床、屏风、污桶。

【实训学时】1学时。

【实训方法与结果】

（一）实训方法

1. 诊断

（1）问诊：问现病史如乙型肝炎史、既往史如输血史、个人生活史、婚姻生育史如高龄妊娠、职业史如急性中毒等。

（2）望诊：望面部、巩膜是否黄染？小便是否黄赤？B超观察肝脏及胆囊状况。

（3）听诊：腹部胃肠蠕动是否有异常？

（4）切诊：切脉象是否弦数？按压肝脏是否有压痛？墨菲征是否阳性？

2. 辨证论治　根据四诊收集的临床资料，确定辨证分型，选择相应的治疗方法。

3. 调护　根据辨证分型、季节气候特点及患者性别、年龄、家族遗传、职业等确定相应的预防调护措施。

(二) 实训结果

1. 诊断　病名、证型，以及西医学诊断。

2. 治疗　中医治法、方药及煎服方法。

3. 预防　调护措施。

实训11　痈

【实训目的】

1. 掌握痈的诊断和外治方法。
2. 熟悉痈各期临床表现。
3. 了解痈的预后与调护。

【实训准备】

1. 物品　利多卡因、棉球、过氧化氢、生理盐水、金黄膏、阳毒内消散、敷料、胶布等。
2. 器械　弯盘、手术刀、止血钳、镊子、5ml 注射器。
3. 环境　实训室内整洁安静，诊断床、屏风、污桶。

【实训学时】1学时。

【实训方法与结果】

(一) 实训方法

1. 痈的诊断　望诊是否红肿？触诊肿块是否有波动感？

2. 选择脓肿切开位置，切开位置宜低，以便脓液排出。

3. 手术切开　用碘伏消毒，注射利多卡因后，切开排脓入弯盘，然后分别用过氧化氢、生理盐水冲洗，最后用胶布固定敷料。

(二) 实训结果

1. 脓肿成熟顺利切开。
2. 肿块未成脓，用金黄膏掺阳毒内消散贴敷。
3. 脓肿成熟，手术切开不良，排脓不畅。

实训12　月经不调

【实训目的】

1. 掌握月经不调的辨证治疗和诊断。
2. 熟悉月经不调的鉴别诊断和病因病机。

3. 了解妇科常用检查方法及妇科病历书写规范。

【实训准备】

1. 物品　脉枕、消毒液、棉球。
2. 器械　镊子、止血钳、阴道窥器。
3. 环境　实训室保持整洁、安静舒适,屏风隔离,妇科诊断床,妇科模拟人。

【实训学时】1学时。

【实训方法与结果】

(一) 实训方法

1. 临床见习　学生分组采集病史,根据临床表现对患者进行妇科检查。各小组针对各自的病案资料进行整理分析,并通过小组发言或角色扮演等方式进行,同时做好病历书写工作。带教老师进行现场指导,并对书写病历给予评语。

2. 实训操作　首先进行多媒体演示,指导学生观看月经不调患者的临床表现、诊断、鉴别诊断及治疗方法。然后在老师的指导下,分小组对模拟人进行妇科检查。

(二) 实训结果

1. 学会病史采集和有关妇科检查。
2. 掌握妇科患者的诊断和鉴别诊断方法,能够拟订治疗方案。
3. 了解规范病历书写的方法。

实训13　带　下　病

【实训目的】

1. 掌握带下病的辨证治疗和鉴别诊断。
2. 熟悉带下病的诊断和病因病机。
3. 了解妇科常用检查方法及妇科病历书写规范。

【实训准备】

1. 物品　脉枕、消毒液、敷料、棉球、手套、口罩。
2. 器械　镊子、止血钳、阴道窥器。
3. 环境　实训室保持清洁、安静舒适,屏风隔离,妇科诊断床,妇科模拟诊断人。

【实训学时】1学时。

【实训方法与结果】

(一) 实训方法

1. 临床见习　学生分组采集病史,根据临床表现对患者进行妇科检查。各小组针对各自的病案资料进行整理分析,并通过小组发言或角色扮演等方式进行,同时做好相关病历的书写,带教老师可进行现场指导,并对书写病历给予评语。

2. 实训操作　首先进行多媒体演示,指导学生观察带下病患者的临床表现、诊断、鉴别诊断及治疗方法。然后在老师的指导下,分小组对模拟人进行妇科检查等。

(二) 实训结果

1. 学会病史采集和有关妇科检查。
2. 掌握带下病患者的诊断和鉴别诊断,能够制订治疗方案。
3. 了解带下病患者病历规范书写方法。

实训 14　不　孕　症

【实训目的】

1. 掌握不孕症的辨证治疗和鉴别诊断。
2. 熟悉不孕症的诊断和病因病机。
3. 了解不孕症常用检查方法及病历书写规范。

【实训准备】

1. 物品　脉枕、消毒液、棉球、敷料。
2. 器械　阴道窥器、镊子、止血钳、妇科模拟人。
3. 环境　实训室保持卫生整洁、安静舒适,屏风隔离,妇科诊断床,妇科模拟病人。

【实训学时】1 学时。

【实训方法与结果】

(一) 实训方法

1. 临床见习　学生分组采集病史,根据临床表现对患者进行妇科检查。各小组针对各自的病案资料进行整理分析,并通过小组发言或角色扮演等方式进行,同时规范书写病历,带教老师可在现场提出指导意见,并且对书写病历给予评语。

2. 实训操作　通过多媒体播放,指导学生观察不孕症患者的临床表现、诊断、鉴别诊断及治疗方法。然后分组指导学生对模拟病人进行妇科检查。

(二) 实训结果

1. 学会不孕症病史采集和掌握有关妇科检查方法。
2. 掌握不孕症的诊断和鉴别诊断,能够制订治疗方案。
3. 了解不孕症病历规范书写方法。

实训 15　小 儿 咳 嗽

【实训目的】

1. 掌握小儿咳嗽的辨证治疗和鉴别诊断。

2. 熟悉小儿咳嗽的诊断和病因病机。
3. 了解儿科常用检查方法、器械使用及儿科病历书写规范。

【实训准备】

1. 物品　脉枕、消毒液、镊子、棉球。
2. 环境　学校实训室保持清洁、安静、舒适，准备好屏风隔离，模拟人。
3. 多媒体教室。
4. 案例资源　临床见习者可直接到医院采集病例资料；实训室模拟者，可以教材上的案例作资源。

【实训学时】1学时。

【实训方法与结果】

（一）临床见习方法

1. 临床见习　学生分组采集病史，根据临床表现对患儿进行有重点地儿科检查。各小组针对各自的病案资料进行整理分析，并通过代表发言或角色扮演等方式进行，同时做好相关病历的书写，带教老师可在现场提出指导意见，并且对书写病历给予评语。
2. 多媒体演示　重点观察小儿咳嗽患者的临床表现、诊断、鉴别诊断及治疗原则。
3. 实训室操作　可分小组进行，在老师的指导下，对模拟人进行儿科检查。

（二）临床实训结果

1. 学会病史采集和有关儿科检查。
2. 掌握小儿咳嗽患者的诊断和鉴别诊断方法，能够制订治疗方案。
3. 了解规范病历书写的方法。

实训16　小儿积滞

【实训目的】

1. 掌握小儿积滞的辨证治疗和鉴别诊断。
2. 熟悉小儿积滞的诊断和病因病机。
3. 了解儿科常用检查方法、器械使用及儿科病历书写规范。

【实训准备】

1. 物品　脉枕、消毒液、镊子、棉球。
2. 环境　学校实训室保持清洁、安静、舒适，准备好屏风隔离，模拟人。
3. 多媒体教室。
4. 案例资源　临床见习者可直接到医院采集病例资料；实训室模拟者，可以教材上的案例作资源。

【实训学时】1 学时。

【实训方法与结果】

(一) 临床见习方法

1. 临床见习　学生分组采集病史,根据临床表现对患儿进行有重点地儿科检查。各小组针对各自的病案资料进行整理分析,并通过代表发言或角色扮演等方式进行,同时做好相关病历的书写,带教老师可在现场提出指导意见,并且对书写病历给予评语。

2. 多媒体演示　重点观察小儿积滞患者的临床表现、诊断、鉴别诊断及治疗原则。

3. 实训室操作　可分小组进行,在老师的指导下,对模拟人进行儿科检查。

(二) 临床实训结果

1. 掌握小儿积滞患者的诊断和鉴别诊断方法,能够制订治疗方案。

2. 熟悉病史采集和有关儿科检查。

3. 了解规范病历书写的方法。

实训 17　小 儿 泄 泻

【实训目的】

1. 掌握小儿泄泻的辨证治疗和鉴别诊断。

2. 熟悉小儿泄泻的诊断和病因病机。

3. 了解儿科常用检查方法、器械使用及儿科病历书写规范。

【实训准备】

1. 物品　脉枕、消毒液、镊子、棉球。

2. 环境　学校实训室保持清洁、安静、舒适,准备好屏风隔离,模拟人。

3. 多媒体教室。

4. 案例资源　临床见习者可直接到医院采集病例资料;实训室模拟者,可以教材上的案例作资源。

【实训学时】1 学时。

【实训方法与结果】

(一) 临床见习方法

1. 临床见习　学生分组采集病史,根据临床表现对患儿进行有重点地儿科检查。各小组针对各自的病案资料进行整理分析,并通过代表发言或角色扮演等方式进行,同时做好相关病历的书写,带教老师可在现场提出指导意见,并且对书写病历给予评语。

2. 多媒体演示　重点观察小儿泄泻患者的临床表现、诊断、鉴别诊断及治疗原则。

3. 实训室操作　可分小组进行,在老师的指导下,对模拟人进行儿科检查。

(二) 临床实训结果

1. 学会病史采集和有关儿科检查。

2. 掌握小儿泄泻患者的诊断和鉴别诊断方法，能够制订治疗方案。

3. 了解规范病历书写的方法。

实训 18　小儿手足口病

【实训目的】

1. 掌握小儿手足口病的辨证治疗和鉴别诊断。
2. 熟悉小儿手足口病的诊断和病因病机。
3. 了解儿科常用检查方法、器械使用及儿科病历书写规范。

【实训准备】

1. 物品　脉枕、消毒液、镊子、棉球。
2. 环境　学校实训室保持清洁、安静、舒适，准备好屏风隔离，模拟人。
3. 多媒体教室。
4. 案例资源　临床见习者可直接到医院采集病例资料；实训室模拟者，可以教材上的案例作资源。

【实训学时】1 学时。

【实训方法与结果】

（一）临床见习方法

1. 临床见习　学生分组采集病史，根据临床表现对患儿进行有重点地儿科检查。各小组针对各自的病案资料进行整理分析，并通过代表发言或角色扮演等方式进行，同时做好相关病历的书写，带教老师可在现场提出指导意见，并且对书写病历给予评语。

2. 多媒体演示　重点观察小儿手足口病患者的临床表现、诊断、鉴别诊断及治疗原则。

3. 实训室操作　可分小组进行，在老师的指导下，对模拟人进行儿科检查。

（二）临床实训结果

1. 学会病史采集和有关儿科检查。
2. 掌握小儿手足口病患者的诊断和鉴别诊断方法，能够制订治疗方法。
3. 了解规范病历书写的方法。

实训 19　中药的识别和使用

【实训目的】

1. 掌握常用中药的四气五味、功能和鉴别。
2. 熟悉中药的性状和功能鉴别。
3. 了解常用中药炮制方法、毒性作用及煎制方法。

【实训准备】

1. 物品　麻黄、桂枝、柴胡、附子、半夏、天南星、朱砂、麝香、牛黄、雄黄、琥珀、羚羊角、细辛、石膏、旋覆花、车前子、大黄、火麻仁、甘遂、乌梢蛇、蚕砂、雪上一枝蒿、狗脊、砂仁、海金沙、槟榔、三七、五灵脂、杏仁、蜈蚣、升药等。

2. 环境　学校实训室保持清洁、安静。

3. 多媒体教室。

【实训学时】2 学时。

【实训方法与结果】

(一) 实训方法

1. 实训室操作　学生分组观察药物饮片及药物实体，根据药品性能特点进行重点鉴别。各小组通过触摸、嗅闻及代表发言等方式，进一步形成中药品种的感性认识，同时做好实训报告的书写，带教老师可在现场提出指导意见，并且对实训报告给予评语。

2. 多媒体演示　重点观察药品的产地、形态特征、炮制方法、性味特点、功能使用、用法用量、近似品种鉴别等。

(二) 实训结果

1. 初步掌握常见中药的性味归经、适应证和功能特点。

2. 熟悉常用中药的煎制方法和品种鉴别。

3. 了解一些药物的特殊煎制方法及有毒药物使用方法。

实训 20　方剂的使用

【实训目的】

1. 掌握常用方剂的组方原则和功能特点、适应证。

2. 熟悉常用方剂的药品剂量和煎制方法。

3. 了解急救方剂的使用方法，以及方剂临床书写规范。

【实训准备】

1. 物品　砂锅、天然气炉灶、过滤漏斗、量杯、杯子、中药饮片等。

2. 环境　学校实训室保持清洁、安静。

3. 多媒体教室。

【实训学时】2 学时。

【实训方法与结果】

(一) 实训方法

1. 多媒体演示　根据患者的临床表现、诊断，确定治疗方法和方剂。

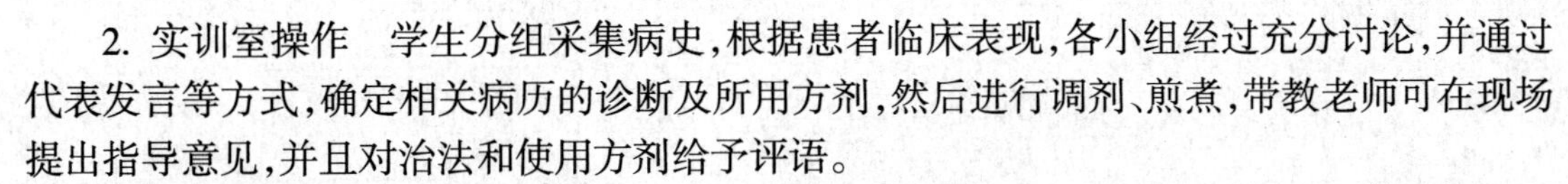

2. 实训室操作　学生分组采集病史，根据患者临床表现，各小组经过充分讨论，并通过代表发言等方式，确定相关病历的诊断及所用方剂，然后进行调剂、煎煮，带教老师可在现场提出指导意见，并且对治法和使用方剂给予评语。

（二）实训结果

1. 根据临床诊断和治法，掌握制订治疗方剂的方法。
2. 学会中药的调剂、特殊药品的煎制方法、有毒药品的使用。
3. 了解规范书写方剂的方法。

参考文献

1. 潘年松,温茂兴.中医学.第5版.北京:人民卫生出版社,2014.
2. 刘全生.中医学基础.第2版.北京:人民卫生出版社,2012.
3. 孙治安.中医外科学.北京:军事医学科学出版社,2013.
4. 朱文锋.中医诊断学.第2版.北京:中国中医药出版社,2011.
5. 卫生部,中管局.中医执业助理医师资格考试大纲.北京:中国中医药出版社,2013.
6. 汪受传,黄建业.中医儿科学.第2版.北京:中国中医药出版社,2013.
7. 王飞,谢春光.中医执业助理医师资格考试习题集.北京:中国中医药出版社,2013.
8. 高学敏.中药学.第2版.北京:中国中医药出版社,2007.
9. 邓中甲.方剂学.第2版.北京:中国中医药出版社,2010.
10. 李曰庆,何清湖.中医外科学.第3版.北京:中国中医药出版社,2013.
11. 周仲瑛.中医内科学.第2版.北京:中国中医药出版社,2007.
12. 张玉珍.中医妇科学.第2版.北京:中国中医药出版社,2014.
13. 国家药典委员会编.中华人民共和国药典.北京:中国医药科技出版社,2010.
14. 王建.中医药学概论.第7版.北京:人民卫生出版社,2014.
15. 孙广仁,中医基础理论.第2版.北京:中国中医药出版社,2013.
16. 石学敏.石学敏实用针灸学.北京:中国中医药出版社,2009.
17. 孙秋华.中医护理学.第3版.北京:人民卫生出版社,2012.
18. 李莉,孙洪波.中医护理.北京:人民卫生出版社,2014.
19. 陆再英,钟南山.内科学.第7版.北京:人民卫生出版社,2011.
20. 吴在德,吴肇汉.外科学.第7版.北京:人民卫生出版社,2008.
21. 陈文彬,潘祥林.诊断学.第6版.北京:人民卫生出版社,2004.
22. 冯亮,陈君坤等.读片指南.南京:江苏科学技术出版社,2000.
23. 傅淑清.中医妇科学.第2版.北京:人民卫生出版社,2012.
24. 吴勉华,王新月.中医内科学.第3版.北京:中国中医药出版社,2014.

附录　方剂名录

一画

一贯煎(《续名医类案》)　北沙参　麦冬　当归身　生地黄　枸杞子　川楝子

一扫光(《外科正宗》)　苦参　黄柏　烟胶　枯矾　木鳖肉　大枫子肉　蛇床子　川椒　樟脑　硫黄　明矾　水银　轻粉　白砒

一号癣药水(经验方)　土槿皮　大枫子肉　地肤子　蛇床子　硫黄　白鲜皮　枯矾　苦参　樟脑　50%酒精

二画

二仙汤(经验方)　仙茅　仙灵脾　当归　巴戟天　黄柏　知母

二至丸(《证治准绳》)　女贞子　旱莲草

二妙丸(《丹溪心法》)　苍术(米泔水浸)　黄柏(酒炒)

二陈汤(《太平惠民和剂局方》)　陈皮　半夏　茯苓　甘草

二矾汤(《外科正宗》)　白矾　皂矾　孩儿茶　侧柏叶

二味拔毒散(《医宗金鉴》)　白矾　雄黄

二母散(经验方)　贝母(去心,童尿洗)　知母　生姜

十全流气饮(《外科正宗》)　陈皮　赤茯苓　乌药　川芎　当归　白芍　香附　甘草　青皮　木香　生姜　大枣

十全大补汤(《医学发明》)　当归　白术　茯苓　甘草　熟地黄　白芍　人参　川芎　黄芪　肉桂

丁桂散(《外科传薪集》)　丁香　肉桂

七三丹(经验方)　熟石膏　升丹

七宝美髯丹(《本草纲目》)　何首乌　牛膝　补骨脂　赤茯苓　菟丝子　当归身　枸杞子

八二丹(经验方)　煅石膏　升丹

八正散(《太平惠民和剂局方》)　车前子　木通　瞿麦　萹蓄　滑石　甘草梢　栀子　大黄

八宝丹(《疡科大全》)　珍珠　牛黄　象皮　琥珀　龙骨　轻粉　冰片　炉甘石

八珍汤(《正体类要》)　人参　白术　茯苓　甘草　当归　白芍　地黄　川芎

人参养荣汤(《太平惠民和剂局方》)　党参　白术　炙黄芪　炙甘草　陈皮　肉桂心　当归　熟地黄　五味子　茯苓　远志　白芍　大枣　生姜

九一丹(《医宗金鉴》) 熟石膏 升丹

九华膏(经验方) 滑石 月石 龙骨 川贝母 冰片 朱砂

九黄丹(经验方) 制乳香 制没药 川贝母 石膏 红升丹 雄黄 朱砂 炒月石 冰片

三画

三妙丸(《医学正传》) 苍术(米泔水浸) 黄柏(酒炒) 牛膝

三黄洗剂(经验方) 大黄 黄柏 黄芩 苦参

三金排石汤(经验方) 海金沙 金钱草 鸡内金 石韦 冬葵子 滑石 车前子

三拗汤(《太平惠民和剂局方》) 麻黄 杏仁 甘草 生姜

三子养亲汤《韩氏医通》 苏子 白芥子 莱菔子

三仁汤《温病条辨》 杏仁 飞滑石 白通草 白蔻仁 竹叶 厚朴 薏苡仁 半夏

大补阴丸(《丹溪心法》) 熟地黄 龟甲 黄柏 知母 猪骨髓

大分清饮(《类证治裁》) 茯苓 猪苓 泽泻 川木通 栀子 车前子 枳壳

大承气汤(《伤寒论》) 生大黄 枳实 厚朴 芒硝

大黄牡丹汤(《金匮要略》) 大黄 牡丹皮 桃仁 冬瓜仁 芒硝

千金散(经验方) 制乳香 制没药 轻粉 飞朱砂 煅白砒 赤石脂 炒五倍子 煅雄黄 醋制蛇含石

小陷胸汤(《伤寒论》) 黄连 半夏 瓜蒌

大青龙汤(《伤寒论》) 麻黄(去节) 石膏 杏仁(去皮尖) 炙甘草 桂枝 大枣 生姜

千金苇茎汤(《外台秘要》引《古今录验方》) 苇茎 薏苡仁 冬瓜仁 桃仁

大柴胡汤(《伤寒论》) 柴胡 黄芩 芍药 半夏 生姜 枳实 大枣 大黄

川芎茶调散(《太平惠民和剂局方》) 薄荷 川芎 荆芥 细辛 防风 白芷 羌活 炙甘草

小青龙汤(《伤寒论》) 麻黄 芍药 细辛 干姜 炙甘草 桂枝 五味子 半夏

小柴胡汤(《伤寒论》) 柴胡 黄芩 人参 甘草 半夏 生姜 大枣

小蓟饮子《济生方》录自《玉机微义》生地黄 小蓟 滑石 木通 蒲黄 藕节 淡竹叶 当归 栀子 甘草

小儿化湿汤(经验方) 苍术 陈皮 茯苓 泽泻 炒麦芽 六一散

四画

开郁散(《外科秘录》) 柴胡 当归 白芍 白芥子 白术 全蝎 郁金 茯苓 香附 天葵子 炙甘草

天麻钩藤饮(《杂病证治新义》) 天麻 钩藤 生石决明 桑寄生 杜仲 牛膝 栀子 黄芩 益母草 夜交藤 茯神

木萸散(经验方) 木瓜 吴茱萸 防风 全蝎 蝉蜕 天麻 僵蚕 胆南星 藁本 桂枝 蒺藜 朱砂 雄黄 猪胆汁

五仁丸(《世医得效方》) 郁李仁 瓜蒌仁 柏子仁 火麻仁 杏仁

五虎汤(《霉疮秘录》) 全蝎 僵蚕 穿山甲 蜈蚣 斑蝥 生大黄

五苓散(《伤寒论》) 猪苓 泽泻 白术 茯苓 桂枝

五神汤(《外科真诠》) 茯苓 金银花 牛膝 车前子 紫花地丁

五倍子汤(《疡科选粹》) 五倍子 朴硝 桑寄生 莲房 荆芥

五子衍宗丸(《摄生众妙方》) 枸杞子 菟丝子 五味子 覆盆子 车前子

五味消毒饮(《医宗金鉴》) 金银花 野菊花 紫花地丁 天葵子 蒲公英

五虎追风散(《晋南史全恩家传方》) 蝉蜕 天南星 天麻 全蝎 僵蚕

止痛如神汤(《外科启玄》) 秦艽 桃仁 皂角刺 苍术 防风 黄柏 当归尾 泽泻 槟榔 熟大黄

内消瘰疬丸(《疡医大全》) 夏枯草 玄参 青盐 海藻 浙贝母 薄荷 天花粉 海蛤壳 白蔹 连翘 熟大黄 生甘草 生地 桔梗 枳壳 当归 硝石

内疏黄连汤(《医宗金鉴》) 黄连 栀子 黄芩 桔梗 木香 槟榔 连翘 芍药 薄荷 甘草 当归身 大黄

牛黄解毒丸(《中国药典》一部) 牛黄 雄黄 石膏 冰片 大黄 黄芩 桔梗 甘草

牛蒡解肌汤(《疡科心得集》) 牛蒡子 薄荷 荆芥 连翘 栀子 牡丹皮 石斛 玄参 夏枯草

化岩汤(《疡医大全》) 人参 黄芪 忍冬藤 当归 白术 茜草根 白芥子 茯苓

化斑汤(《温病条辨》) 石膏 知母 甘草 玄参 犀角(水牛角代) 粳米

化坚二陈丸(《医宗金鉴》) 陈皮 半夏 白茯苓 生甘草 川黄连 炒白僵蚕

六一散(《伤寒标本》) 滑石 甘草

六应丸(经验方) 丁香 蟾酥 腰黄 牛黄 珍珠 冰片

六味地黄丸(《小儿药证直诀》) 熟地黄 山茱萸 山药 牡丹皮 茯苓 泽泻

双柏散(经验方) 侧柏叶 大黄 黄柏 薄荷 泽兰

牛黄清心丸(《太平惠民和剂局方》) 牛黄 当归 川芎 甘草 山药 黄芩 杏仁(炒) 大豆黄卷 大枣(去核) 白术(炒) 茯苓 桔梗 防风 柴胡 阿胶 干姜 白芍 人参 六神曲(炒) 肉桂 麦冬 白薇 蒲黄(炒) 麝香 冰片 水牛角 羚羊角 朱砂 雄黄

丹栀逍遥散(《薛氏医案》) 柴胡 当归 白芍 白术 茯苓 炙甘草 生姜 薄荷 牡丹皮 栀子

化斑解毒汤(《医宗金鉴》) 升麻 石膏 连翘(去心) 牛蒡子(研炒) 人中黄 黄连 知母 玄参

水疝汤(《房芝萱外科经验》) 肉桂 当归尾 赤芍 红花 小茴香 橘核 木香 牵牛子 乌药 甘草 牛膝 桂枝 生槟榔

王氏连朴饮(《随息居重订霍乱论》) 黄连 厚朴 石菖蒲 法半夏 淡豆豉 栀子 芦根

天王补心丹(《校注妇人良方》) 人参 茯苓 玄参 丹参 桔梗 远志 当归 五味子 麦冬 天冬 柏子仁 酸枣仁 生地 朱砂

止嗽散(《医学心悟》) 桔梗(炒) 荆芥 紫菀(蒸) 百部 白前 甘草 陈皮

五画

玉枢丹(即紫金锭《鹤亭集》) 山慈菇 五倍子 大戟 朱砂 雄黄 麝香

玉真散(《外科正宗》) 生白附(漂净) 防风 白芷 生天南星

玉容散(《种福堂方》) 白僵蚕 白附子 白芷 山萘 硼砂 石膏 滑石 丁香 冰片

玉女煎(《景岳全书》) 石膏 熟地黄 麦冬 知母 牛膝

玉屏风散(《医方类聚》) 防风 黄芪 白术 大枣

平胃散(《医方类聚》引《简要济众方》) 苍术 厚朴 陈皮 甘草

平胬丹(《外科诊疗学》) 乌梅肉(煅存性) 月石 轻粉 冰片

甘露消毒丹(《温热经纬》) 滑石 茵陈 黄芩 石菖蒲 川贝母 木通 藿香 射干 连翘 薄荷 白豆蔻

左归丸(《景岳全书》) 熟地黄 山药 山茱萸 菟丝子 枸杞子 怀牛膝 鹿角胶 龟甲胶

右归丸(《景岳全书》) 熟地黄 山药 山茱萸 枸杞子 杜仲 菟丝子 制附子 肉桂 当归 鹿角胶

右归饮(《景岳全书》) 熟地黄 山药 山茱萸 枸杞 甘草 杜仲 肉桂 制附子

石韦散(《外台秘要》引《集验方》) 石韦 瞿麦 滑石 车前子 冬葵子

龙胆泻肝汤(《兰室秘藏》) 龙胆草 黄芩 栀子 泽泻 木通 车前子 当归 生地 柴胡 生甘草

四妙汤(《外科说约》) 黄芪 当归 银花 甘草

四苓散(《伤寒论》五苓散去桂枝) 茯苓 泽泻 猪苓 白术

四物汤(《太平惠民和剂局方》) 熟地黄 归身 白芍 川芎

四逆汤(《伤寒论》) 附子 干姜 炙甘草

四逆加人参汤(《伤寒论》) 甘草 附子 干姜 人参

四神丸(《内科摘要》) 肉豆蔻 补骨脂 五味子 吴茱萸 生姜 红枣

四黄散(经验方) 黄连 黄柏 黄芩 大黄 乳香 没药

四君子汤(《太平惠民和剂局方》) 人参 茯苓 白术 甘草

四磨汤(《丹溪心法》) 人参 槟榔 沉香 乌药

四妙勇安汤(《验方新编》) 玄参 当归 金银花 甘草

四物消风饮(《医宗金鉴》) 生地黄 当归 荆芥 防风 赤芍 川芎 白鲜皮 蝉蜕 薄荷 独活 柴胡 红枣

四海舒郁丸(《疡医大全》) 青木香 陈皮 海蛤粉 海带 海藻 昆布 海螵蛸

归脾汤(《济生方》) 人参 白术 黄芪 当归身 炙甘草 茯神 远志 枣仁 木香 龙眼肉 生姜 大枣

生肌散(经验方) 制炉甘石 钟乳石 滑石 琥珀 朱砂 冰片

生脉散(《内外伤辨惑论》) 人参 麦冬 五味子

生肌玉红膏(《外科正宗》) 当归 白芷 白蜡 轻粉 甘草 紫草 血竭 麻油

生肌白玉膏(经验方) 尿浸石膏 制炉甘石 麻油 凡士林

失笑散(《太平惠民和剂局方》) 五灵脂 蒲黄

代抵当丸(《证治准绳》) 大黄 当归尾 炮穿山甲 芒硝 桃仁 肉桂

仙方活命饮(《医宗金鉴》) 穿山甲 皂角刺 当归尾 甘草 金银花 赤芍 乳香 没药 天花粉 陈皮 防风 贝母 白芷

白降丹(《医宗金鉴》) 朱砂 雄黄 水银 硼砂 火硝 食盐 白矾 皂矾

白屑风酊(经验方) 蛇床子 苦参 土槿皮 薄荷脑

白虎汤(《伤寒论》) 石膏 知母 甘草 粳米

白头翁汤(《伤寒论》) 白头翁 黄柏 黄连 秦皮

瓜蒌贝母汤(《增订胎产心法》) 瓜蒌实 土贝母 甘草节

瓜蒌牛蒡汤(《医宗金鉴》) 瓜蒌仁 牛蒡子(炒研) 天花粉 黄芩 陈皮 生栀子(研) 连翘(去心) 皂角刺 金银花 生甘草 青皮 柴胡

半夏白术天麻汤(《医学心悟》) 半夏 天麻 茯苓 橘红 白术 甘草 生姜 大枣

半夏泻心汤(《伤寒论》) 半夏 黄芩 干姜 人参 黄连 大枣 甘草

半夏厚朴汤(《金匮要略》) 半夏 厚朴 茯苓 生姜 苏叶

皮脂膏(经验方) 青黛 黄柏 煅石膏 烟膏 凡士林

加减导气汤(《实用中医男科学》) 川楝子 小茴香 吴茱萸 橘核 荔枝核 苡仁 泽泻

六画

地黄饮子(《宣明论方》) 熟地黄 巴戟天 山茱萸 石斛 肉苁蓉 附子 五味子 肉桂 茯苓 麦冬 菖蒲 远志

百合固金汤(《慎斋遗书》) 熟地黄 生地 当归身 白芍 甘草 桔梗 玄参 贝母 麦冬 百合

至宝丹(《太平惠民和剂局方》) 人参 朱砂 麝香 制南星 天竺黄 犀角屑(水牛角代) 冰片 牛黄 琥珀 雄黄 玳瑁

托里消毒散(《医宗金鉴》) 人参 川芎 当归 白芍 白术 金银花 茯苓 白芷 皂角刺 甘草 桔梗 黄芪

当归饮子(《济生方》) 当归 白芍 川芎 生地黄 白蒺藜 防风 荆芥穗 何首乌 黄芪 甘草

当归四逆汤(《伤寒论》) 当归 桂枝 白芍 细辛 甘草 通草 大枣

当归龙荟丸(《丹溪心法》) 全当归 龙胆草 栀子 川黄连 黄柏 黄芩 大黄 芦荟 青黛 木香 麝香

回阳玉龙膏(《外科正宗》) 草乌 干姜 赤芍 白芷 天南星 肉桂

回阳生肌散(《赵炳南临床经验集》) 人参 鹿茸 雄黄 乳香 琥珀 京红粉

竹叶黄芪汤(《医宗金鉴》) 人参 黄芪 石膏 半夏 麦冬 白芍 川芎 当归 黄芩 生地 甘草 竹叶 生姜 灯心草

血府逐瘀汤(《医林改错》) 当归 生地黄 桃仁 红花 枳壳 赤芍 柴胡 甘草 桔梗 川芎 牛膝

冲和膏(《外科正宗》) 紫荆皮 独活 赤芍 白芷 石菖蒲

安宫牛黄丸(《温病条辨》) 牛黄 郁金 水牛角 黄芩 黄连 栀子 雄黄 朱砂

冰片　麝香　珍珠粉

冰硼散(《外科正宗》冰片　朱砂　玄明粉　硼砂

异功散(《太平惠民和剂局方》) 人参　白术　茯苓　炙甘草　陈皮

导赤散(《小儿药证直诀》) 木通　生地黄　生甘草　竹叶

阳和汤(《外科证治全生集》) 麻黄　熟地黄　白芥子(炒研) 炮姜炭　甘草　肉桂　鹿角胶

芍药汤(《素问病机气宜保命集》) 芍药　当归　黄连　槟榔　木香　甘草　大黄　黄芩　肉桂

当归六黄汤(《兰室秘藏》) 当归　生地黄　熟地黄　黄芩　川黄连　黄柏　黄芪

交泰丸(《韩氏医通》) 黄连　肉桂

阳毒内消散(《药蔹启秘》) 麝香　冰片　白及　天南星　姜黄　炒穿山甲　樟脑　轻粉　胆矾　铜绿　青黛

阴毒内消散(《药蔹启秘》) 麝香　轻粉　丁香　牙皂　樟脑　腰黄　良姜　肉桂　川乌　炒穿山甲　胡椒　制乳香　制没药　阿魏

防风通圣散(《宣明论方》 防风　荆芥　连翘　麻黄　薄荷　川芎　当归　白芍(炒) 白术　栀子　大黄(酒蒸) 芒硝　石膏　黄芩　桔梗　甘草　滑石

红灵丹(经验方) 雄黄　乳香　煅月石　青礞石　没药　冰片　火硝　朱砂　麝香

红藤煎(经验方) 红藤　地丁　乳香　没药　连翘　大黄　玄胡　牡丹皮　甘草　金银花

托里透脓汤(《医宗金鉴》) 人参　白术　穿山甲　白芷　升麻　当归　甘草　黄芪　皂角刺　青皮

七画

芩连二母丸(《外科正宗》) 黄芩　黄连　知母　贝母(去心) 当归(酒炒) 白芍(酒炒) 羚羊角(镑) 生地黄　熟地黄　蒲黄　地骨皮　川芎　生甘草

苏合香丸(《太平惠民和剂局方》) 白术　青木香　犀角屑　香附　朱砂　诃子　白檀香　安息香　沉香　麝香　丁香　荜茇　樟脑　冰片　苏合香油　乳香

苍附导痰汤(《叶氏女科》) 苍术　香附　枳壳　陈皮　茯苓　胆南星　甘草

辛夷清肺饮(《外科正宗》) 辛夷　生甘草　石膏(煅) 知母　栀子(生研) 黄芩　枇杷叶(去毛) 升麻　百合　麦冬

沙参麦冬汤(《温病条辨》) 沙参　玉竹　生甘草　冬桑叶　天花粉　麦冬

沉香散(《阎氏小儿方论》) 沉香　石韦　滑石　王不留行　当归　冬葵子　白芍　甘草　橘皮

补中益气汤(《脾胃论》) 黄芪　人参　炙甘草　当归身　橘皮　升麻　柴胡　白术

补阳还五汤(《医林改错》) 黄芪　当归尾　赤芍　地龙　川芎　桃仁　红花

附子理中汤(《阎氏小儿方论》) 附子　人参　干姜　白术　炙甘草

陈苓汤(《实用中医男科学》陈皮　茯苓　法半夏　白术　泽泻　猪苓　肉桂　川楝子　小茴香　橘核　怀牛膝　薏苡仁

苏子降气汤(《太平惠民和剂局方》) 紫苏子　半夏　当归　甘草　前胡　厚朴　肉桂　生姜　枣子　苏叶

连朴饮(《霍乱论》) 厚朴 川黄连 石菖蒲 制半夏 香豆豉 炒栀子 芦根

吴茱萸汤(《伤寒论》) 吴茱萸 人参 生姜 大枣

杏苏散(《温病条辨》) 苏叶 半夏 茯苓 前胡 桔梗 枳壳 甘草 大枣 杏仁 橘皮

八画

青黛散(经验方) 青黛 石膏 滑石 黄柏

青蒿鳖甲汤(《温病条辨》) 青蒿 鳖甲 生地黄 知母 牡丹皮

苦参汤(《疡科心得集》) 苦参 蛇床子 白芷 金银花 菊花 黄柏 地肤子 菖蒲

苓桂术甘汤(《伤寒论》) 茯苓 桂枝 白术 炙甘草

枇杷清肺饮(《医宗金鉴》) 人参 枇杷叶 生甘草 黄连 桑白皮 黄柏

知柏地黄丸(《医宗金鉴》) 熟地黄 山茱萸 山药 泽泻 茯苓 牡丹皮 知母 黄柏

和荣散坚丸(《医宗金鉴》) 川芎 白芍 当归 茯苓 熟地黄 陈皮 桔梗 香附 白术 人参 甘草 海蛤壳 昆布 贝母 升麻 红花 夏枯草

金黄散(《医宗金鉴》) 大黄 黄柏 姜黄 白芷 天南星 陈皮 苍术 厚朴 甘草 天花粉

金铃子散(《袖珍方》引《圣惠方》) 川楝子 延胡索

金锁固精丸(《医方集解》沙苑蒺藜 芡实 龙骨 牡蛎 莲须 莲子粉

炉甘石洗剂 炉甘石 氧化锌 石炭酸(苯酚) 甘油

泻热汤(《外科证治全生集》) 黄连 黄芩 连翘 甘草 木通 当归尾

参附汤(《世医得效方》) 人参 附子

参苓白术散(《太平惠民和剂局方》) 白扁豆 人参 白术 白茯苓 炙甘草 山药 莲子肉 桔梗 薏苡仁 砂仁

拔毒生肌散(经验方) 冰片 龙骨 石膏(煅) 红粉 炉甘石 血竭 轻粉 黄升丹

拔毒膏(《丹溪心法附余》 皂角 五倍子 乳香 没药 雄黄

金匮肾气丸(《金匮要略》) 熟地黄 山药 山茱萸 茯苓 牡丹皮 泽泻 附子 桂枝

治瘊方(经验方) 熟地黄 何首乌 杜仲 赤芍 白芍 牛膝 桃仁 红花 赤小豆 白术 穿山甲

京万红烫伤膏 穿山甲 地榆 当归 白芷 紫草 乳香 没药 血竭

炙甘草汤(《伤寒论》) 炙甘草 生姜 桂枝 人参 生地黄 阿胶 麦冬 麻仁 红枣

泻白散(《小儿药证直诀》) 地骨皮 桑白皮 甘草 粳米

实脾饮(《重订严氏济生方》) 厚朴 白术 木瓜 木香 草果仁 大腹子 附子 茯苓 干姜(炮) 炙甘草 生姜 大枣

定喘汤(《摄生众妙方》) 白果 麻黄 苏子 款冬花 杏仁 炙桑白皮 黄芩 制半夏 甘草

羌活胜湿汤(《脾胃论》) 羌活 独活 藁本 防风 甘草 蔓荆子 川芎

九画

珍珠散(《疡科心得集》) 珍珠 炉甘石 石膏

荆防败毒救(《医宗金鉴》) 荆芥 防风 柴胡 前胡 羌活 独活 枳壳 炒桔梗 茯苓 川芎 甘草 人参 生姜 薄荷

茵陈蒿汤(《伤寒论》) 茵陈 栀子 大黄

枯痔散(经验方) 白砒 白矾 月石 硫黄 雄黄

枸橘汤(《外科证治全生集》) 枸橘 川楝子 秦艽 陈皮 防风 泽泻 赤芍 甘草

顺气归脾丸(《外科正宗》) 陈皮 贝母 香附 乌药 当归 白术 茯神 黄芪 酸枣仁 远志 人参 木香 炙甘草

咬头膏(经验方) 铜绿 松香 乳香 没药 生木鳖 蓖麻子 杏仁 巴豆 白砒

香贝养荣汤(《医宗金鉴》) 香附 贝母 人参 茯苓 陈皮 熟地黄 川芎 当归 白芍 白术 桔梗 甘草 生姜 大枣

香砂六君子汤(《杏苑生春》) 人参 白术 茯苓 炙甘草 陈皮 半夏 木香 砂仁

复元活血汤(《医学发明》) 柴胡 天花粉 当归 红花 甘草 穿山甲(炮) 大黄(酒浸) 桃仁

复方大柴胡汤(《医学资料选编》) 柴胡 黄芩 枳壳 川楝子 大黄 延胡索 白芍 蒲公英 木香 丹参 甘草

保元汤(《外科正宗》) 人参 黄芪 白术 甘草 生姜 红枣

独活寄生汤(《备急千金要方》) 独活 桑寄生 人参 茯苓 川芎 防风 桂心 杜仲 牛膝 秦艽 细辛 当归 白芍 地黄 甘草

前列腺汤(经验方) 丹参 泽兰 桃仁 红花 赤芍 乳香 没药 王不留行 青皮 川楝子 小茴香 白芷 败酱草 蒲公英

养阴清肺汤(《重楼玉钥》) 生地黄 玄参 麦冬 贝母 牡丹皮 白芍 生甘草 薄荷

活血散瘀汤(《外科正宗》 当归尾 赤芍 桃仁(去皮尖) 大黄(酒炒) 川芎 苏木 牡丹皮 枳壳(麸炒) 瓜蒌仁 槟榔

活血通脉汤(经验方) 丹参 鸡血藤 生黄芪 蒲公英 赤芍 天葵子 天花粉 地丁 乳香 没药

济生肾气丸(《济生方》) 干地黄 山药 山茱萸 泽泻 茯苓 牡丹皮 桂枝 炮附子 牛膝 车前子

神功内托散(《外科正宗》) 当归 白术 黄芪 人参 白芍 茯苓 陈皮 附子 木香 甘草 川芎 穿山甲

神应养真丹(《外科正宗》) 羌活 木瓜 天麻 当归 白芍 菟丝子 熟地(酒蒸捣膏) 川芎

神效瓜蒌散(《外科大成》) 瓜蒌 当归 甘草 没药 乳香

除湿胃苓汤(《医宗金鉴》) 苍术(炒) 厚朴(姜炒) 陈皮 猪苓 泽泻 赤茯苓 白术(土炒) 滑石 防风 栀子(生研) 木通 肉桂 生甘草 灯心草

枳实导滞丸(《内外伤辨惑论》) 大黄 枳实 神曲 茯苓 黄芩 黄连 白术 泽泻

胃苓汤(《医方集解》引《丹溪心法》) 苍术 厚朴 陈皮 白术 茯苓 泽泻 猪苓 甘草 肉桂 生姜 大枣

保和丸(《丹溪心法》) 山楂 神曲 半夏 茯苓 陈皮 连翘 莱菔子

十画

真武汤(《伤寒论》) 茯苓 芍药 生姜 白术 炮附子

桂枝汤(《伤寒论》) 桂枝 芍药 甘草 生姜 大枣

桂枝合白虎汤(《医宗金鉴》) 桂枝 芍药 石膏(煅) 知母(生) 生甘草 粳米 生姜 大枣

桂麝散(《药蔹启秘》) 麻黄 细辛 肉桂 牙皂 生半夏 丁香 生南星 麝香 冰片

桂枝加当归汤(经验方) 桂枝 芍药 甘草 生姜 大枣 当归

桂枝麻黄各半汤(《伤寒论》) 桂枝 芍药 生姜 甘草 麻黄 大枣 杏仁

桃红四物汤(《医宗金鉴》) 当归 赤芍 生地黄 川芎 桃仁 红花

顾步汤(《外科真诠》) 黄芪 石斛 当归 牛膝 紫花地丁 人参 甘草 金银花 蒲公英 菊花

柴胡清肝汤(《医宗金鉴》) 生地黄 当归 白芍 川芎 柴胡 黄芩 栀子 天花粉 防风 牛蒡子 连翘 甘草

柴胡疏肝散(《证治准绳》引《统旨》) 柴胡 陈皮 川芎 芍药 枳壳 甘草 香附

逍遥散(《太平圣惠和剂局方》) 柴胡 白芍 当归 白术 茯苓 炙甘草 生姜 薄荷

逍遥蒌贝散(经验方) 柴胡 当归 白芍 茯苓 白术 瓜蒌 贝母 半夏 天南星 生牡蛎 山慈菇

透脓散(《外科正宗》) 当归 生黄芪 炒穿山甲 川芎 皂角刺

益胃汤(《温病条辨》) 沙参 麦冬 细生地黄 玉竹 冰糖

凉膈散(《太平圣惠和剂局方》) 连翘 大黄(酒浸) 芒硝 甘草 栀子(炒黑) 黄芩(酒炒) 薄荷

凉血四物汤(《医宗金鉴》) 当归 生地黄 川芎 赤芍 黄芩(酒炒) 赤茯苓 陈皮 红花(酒洗) 生甘草

凉血地黄汤(《外科大成》) 生地黄 当归尾 地榆 槐角 黄连 天花粉 生甘草 升麻 赤芍 枳壳 黄芩 荆芥

凉血消风散(《朱仁康临床经验集》) 生地黄 当归 荆芥 蝉蜕 苦参 白蒺藜 知母 生石膏 生甘草

消风散(《医宗金鉴》) 荆芥 防风 当归 生地黄 苦参 苍术(炒) 蝉蜕 胡麻仁 牛蒡子(炒研) 知母(生) 石膏(煅) 生甘草 木通

消疬丸(《外科真诠》) 玄参 牡蛎(煅) 川贝母

消痔散(经验方) 煅田螺 橄榄核 冰片

消风导赤汤(经验方) 生地黄 赤芍 牛蒡子 白鲜皮 金银花 薄荷 木通 黄

连　甘草

海藻玉壶汤(《医宗金鉴》) 海藻　陈皮　贝母　连翘(去心)　昆布　半夏(制)　青皮　独活　川芎　当归　甘草　海带

润肠汤(《证治准绳》) 当归　甘草　生地黄　麻子仁　桃仁泥

桑菊饮(《温病条辨》) 桑叶　菊花　杏仁　连翘　薄荷　甘草　桔梗　芦根

通气散坚丸(《外科正宗》) 人参　桔梗　川芎　当归　天花粉　黄芩(酒炒)　枳壳(麸炒)　陈皮　半夏(制)　白茯苓　胆南星　贝母(去心)　海藻　香附　石菖蒲　生甘草　荷叶

通窍活血汤(《医林改错》) 赤芍　川芎　桃仁　老葱　生姜　红枣　麝香

通络活血方(《朱仁康临床经验集》) 当归尾　赤芍　桃仁　红花　香附　青皮　王不留行　茜草　泽兰　牛膝

射干麻黄汤(《金匮要略》) 射干　麻黄　生姜　细辛　紫菀　款冬花　大枣　半夏　五味子

涤痰汤(《济生方》) 半夏　胆南星　橘红　枳实　茯苓　人参　菖蒲　竹茹　甘草　生姜　大枣

十一画

黄连膏(《医宗金鉴》) 黄连　当归　黄柏　生地黄　姜黄　麻油　黄蜡

黄芪六一汤(《外科正宗》) 黄芪　甘草　人参

黄芪鳖甲汤(《医学入门》) 人参　肉桂　桔梗　干地黄　半夏　紫菀　知母　赤芍　黄芪　炙甘草　桑白皮　天冬　鳖甲　秦艽　白茯苓　地骨皮　柴胡

黄连解毒汤(《外台秘要》) 黄连　黄芩　黄柏　栀子

萆薢化毒汤(《疡科心得集》) 萆薢　当归尾　牡丹皮　牛膝　防己　木瓜　薏苡仁　秦艽

萆薢分清饮(《医学心悟》) 萆薢　石菖蒲　黄柏　茯苓　车前子　莲子心　白术

萆薢渗湿汤(《疡科心得集》) 萆薢　薏苡仁　黄柏　赤茯苓　牡丹皮　泽泻　滑石　通草

理中丸(《伤寒论》) 党参　干姜　白术　炙甘草

银翘散(《温病条辨》) 银花　连翘　牛蒡子　桔梗　薄荷　鲜竹叶　荆芥　淡豆豉　生甘草　鲜芦根

麻子仁丸(《伤寒论》) 麻子仁　芍药　枳实　大黄　厚朴　杏仁

麻黄汤(《伤寒论》) 麻黄　桂枝　杏仁　炙甘草

麻黄连翘赤小豆汤(《伤寒论》) 麻黄　连翘　杏仁　赤小豆　大枣　生梓白皮　生姜　炙甘草

清风散(《古今医鉴》) 防风　荆芥　羌活　独活　连翘　当归　赤芍　生地黄　苍术　陈皮　半夏(制)　白茯苓　乌药　槟榔　木瓜　牛膝　木香　黄连　玄参　苍耳子　萆薢　金银花　升麻　白蒺藜(炒)　防己

清胃散(《脾胃论》) 生地黄　当归　牡丹皮　黄连　升麻

清骨散(《证治准绳》) 银柴胡　鳖甲　炙甘草　秦艽　青蒿　地骨皮　胡黄连　知母

清营汤(《温病条辨》) 犀角(水牛角,磨粉冲服) 生地黄 玄参 竹叶心 金银花 连翘 黄连 丹参 麦冬

清暑汤(《外科全生集》) 连翘 天花粉 赤芍 甘草 滑石 车前子 金银花 泽泻 淡竹叶

清肝芦荟丸(《外科正宗》) 当归 生地(酒浸捣膏) 白芍(酒炒) 川芎 黄连 海粉 牙皂 甘草 昆布(酒洗) 芦荟

清肝解郁汤(《外科正宗》) 当归 白芍 茯苓 白术 贝母 熟地黄 栀子 半夏 人参 柴胡 牡丹皮 陈皮 香附 川芎 甘草

清咽利膈汤(《证治准绳》) 玄参 升麻 桔梗(炒) 甘草(炒) 茯苓 黄连(炒) 黄芩(炒) 牛蒡子(炒) 防风 芍药(炒)

清凉甘露饮(《外科正宗》) 水牛角 银柴胡 茵陈 石斛 枳壳 麦冬 甘草 生地黄 黄芩 知母 枇杷叶

清瘟败毒饮(《疫疹一得》) 生石膏 生地黄 犀角 川黄连 生栀子 桔梗 黄芩 知母 赤芍 玄参 连翘 竹叶 甘草 牡丹皮

清解片(经验方) 大黄 黄芩 黄柏 苍术

清利通络汤(经验方) 金银花 蒲公英 地丁 鸡血藤 炮穿山甲 车前子 生薏苡仁 茯苓 白花蛇舌草

黄芩滑石汤(《温病条辨》) 黄芩 滑石 茯苓皮 大腹皮 白蔻仁 通草 猪苓

黄连阿胶汤(《重订通俗伤寒论》) 黄连 阿胶 黄芩 鸡子黄 白芍

麻杏石甘汤(《伤寒论》) 麻黄 杏仁 甘草 石膏

旋复代赭汤(《伤寒论》) 旋覆花 人参 生姜 代赭石 甘草 大枣

羚角钩藤汤(《通俗伤寒论》) 羚羊角 霜桑叶 川贝 生地黄 钩藤 滁菊花 茯神 生白芍 生甘草 淡竹茹

清燥救肺汤(《医门法律》) 桑叶 石膏 甘草 人参 胡麻仁 阿胶 麦冬 杏仁 枇杷叶

十二画

散肿溃坚汤(《薛氏医案》) 柴胡 升麻 龙胆草 黄芩 甘草 桔梗 昆布 当归尾 白芍 黄柏 葛根 黄连 三棱 木香 天花粉 连翘 知母

葱归溻肿汤(《医宗金鉴》) 独活 白芷 当归 甘草

紫雪丹(《太平惠民和剂局方》) 黄金 寒水石 石膏 滑石 磁石 升麻 玄参 炙甘草 犀角(水牛角代) 羚羊角 沉香 丁香 朴硝 硝石 朱砂 青木香 麝香

黑虎丹(《外科诊疗学》) 磁石(醋煅) 母丁香 公丁香(炒黑) 全蝎 炒僵蚕 炙穿山甲 炙蜈蚣 蜘蛛 麝香 牛黄 冰片

黑退消(经验方) 生川乌 生草乌 生南星 生半夏 磁石 公丁香 肉桂 制乳香 制没药 制甘松 硇砂 冰片 麝香

鹅掌风浸泡方(经验方) 大枫子肉 烟膏花 五加皮 皂荚 地骨皮 蛇蜕 明矾 鲜凤仙花

普济消毒饮(《东垣试效方》) 黄芩(酒炒) 黄连(酒炒) 陈皮(去白) 生甘草 玄参 连翘 板蓝根 马勃 苍耳子 薄荷 僵蚕 升麻 柴胡 桔梗

滋阴除湿汤(《外科正宗》) 川芎 当归 白芍 熟地黄 柴胡 黄芩 陈皮 知母 贝母 泽泻 地骨皮 甘草 生姜

犀角地黄汤(《备急千金要方》) 犀角(水牛角代) 生地(捣烂) 牡丹皮 赤芍

疏凿饮子(《济生方》) 泽泻 赤小豆 商陆 羌活 大腹皮 椒目 木通 秦艽 槟榔 茯苓皮

紫苏散(《太平圣惠方》) 紫苏叶 桑白皮 青皮 五味子 杏仁 麻黄 甘草

痛泻要方(《丹溪心法》) 白术 白芍 陈皮 防风

温胆汤(《备急千金要方》) 半夏 竹茹 枳实 橘皮 炙甘草 白茯苓 生姜 大枣

蒿芩清胆汤(《重订通俗伤寒论》) 青蒿 淡竹茹 半夏 赤茯苓 黄芩 生枳壳 陈皮 碧玉散(滑石 甘草 青黛)

十三画

槐角丸(《疡医大全》) 槐角 槐花 槟榔 黄芩 刺猬皮

槐角地榆丸(《外科大成》) 槐角 白芍 枳壳 荆芥 地榆炭 椿树皮 栀子 黄芩 生地黄

暖肝煎(《景岳全书》) 当归 枸杞子 沉香 肉桂 乌药 小茴香 茯苓

十四画以上

增液汤(《温病条辨》) 玄参 麦冬 细生地黄

薏苡附子败酱散(《金匮要略》) 薏苡仁 附子 败酱草

撮风散(《证治准绳》) 蜈蚣(炙) 白僵蚕 朱砂 麝香 川乌(炮) 半夏(姜制) 天南星(姜制) 钩藤 天麻(炮) 荆芥穗

橘叶散(《外科正宗》) 柴胡 陈皮 川芎 栀子 青皮 石膏 黄芩 连翘 甘草 橘叶

橘核丸(《济生方》) 橘核(炒) 海藻 昆布 海带 川楝子(炒) 桃仁 厚朴(姜汁炒) 木通 枳实(麸炒) 延胡索(炒) 肉桂心 木香

醒消丸(《太平圣惠和剂局方》) 制乳香 制没药 麝香 雄黄

熨风散(《疡科选粹》) 羌活 防风 白芷 当归 细辛 芫花 白芍 吴茱萸 肉桂

藿朴夏苓汤(《医原》) 藿香 厚朴 半夏 茯苓 杏仁 薏苡仁 白蔻仁 猪苓 淡豆豉 泽泻

藿香正气散(《太平圣惠和剂局方》) 大腹皮 白芷 紫苏 茯苓 半夏曲 白术 陈皮 厚朴 桔梗 藿香 甘草 生姜 大枣

目标测试参考答案

第一章

1. A　2. C　3. D　4. B　5. B　6. E　7. C　8. A　9. B　10. C
11. D

第二章

1. C　2. C　3. E　4. C　5. C　6. E　7. D　8. C　9. B　10. E
11. B　12. C　13. C　14. A　15. A　16. C　17. C　18. D　19. B　20. C
21. B　22. C　23. B　24. C　25. A　26. E　27. C　28. A　29. A　30. C
31. A　32. A　33. E　34. B　35. A　36. A　37. A　38. D　39. A　40. E
41. D　42. A　43. D　44. A　45. E　46. A　47. A　48. B　49. A　50. C
51. E　52. E　53. A　54. E　55. C　56. C　57. D　58. C　59. D　60. A
61. E　62. A　63. D　64. B　65. C

第三章

1. E　2. D　3. A　4. B　5. A　6. D　7. C　8. E　9. C　10. E
11. B　12. D　13. A　14. B　15. B　16. A　17. B　18. D　19. B　20. D
21. B　22. A　23. A　24. C　25. C　26. A　27. B　28. D　29. B　30. E
31. D　32. A　33. C　34. A　35. B　36. E

第四章

1. C　2. B　3. A　4. D　5. E　6. A　7. E　8. A　9. B　10. E
11. D　12. B　13. C　14. D　15. E　16. D　17. A　18. A　19. E　20. A
21. E　22. C　23. A　24. C　25. B　26. C　27. A　28. B　29. B　30. B
31. E　32. B　33. B　34. D　35. D　36. B　37. D　38. E　39. B　40. A
41. C　42. C　43. B　44. B　45. C　46. D　47. C　48. B　49. A　50. A
51. B　52. E　53. A　54. A　55. A　56. E　57. A　58. D　59. A　60. C
61. A　62. A　63. C　64. B　65. D　66. A　67. B　68. E　69. B　70. D
71. B　72. E　73. C　74. D　75. A　76. D　77. A　78. B　79. A　80. C
81. D　82. C　83. A　84. D　85. E　86. C　87. B　88. C　89. B　90. A
91. A　92. B　93. C　94. A　95. E　96. D　97. E　98. A　99. B　100. D
101. A　102. B　103. D　104. C　105. C　106. B　107. B　108. E

《中医药学基础》教学大纲

（农村医学专业使用）

一、课程性质

《中医药学基础》是中等卫生职业教育农村医学专业一门重要的专业选修课程。本课程主要内容包括中医学理论基础、中药学基础、方剂学基础、中医学常见病（内、外、妇、儿科）防治等内容。通过对本课程的学习，使学生初步掌握中医药学的基本理论、基本知识和基本技能，逐步形成基本的中医学诊治思维的能力，具备运用中医药学技能处理临床常见病、多发病的初步能力，为将来在农村社区卫生服务中心、农村卫生所、乡镇卫生院进行预防、治疗、康复、保健、健康教育、计划生育指导工作奠定一定的基础。

二、课程目标

通过本课程的学习，学生能够达到下列要求：

（一）素质教学目标

1. 具有高尚的职业道德，爱岗敬业，关心、尊重患者，积极维护患者及其家属的切身利益。

2. 具有严明的法律意识，自觉遵守国家的法律法规，依法执业，规范行医。

3. 具有良好的职业素养，实事求是的治学态度，科学严谨的工作作风，持之以恒的终身学习能力，能够正确运用中医药知识和技能，全心全意为农村人民群众服务，具有积极地就业和创业能力和意识。

4. 具有强健的体魄、健康的心理和良好的人际交往能力，可以与患者及其家属进行有效的医务活动沟通，与相关的医务工作人员进行专业技能和学术交流。

（二）专业知识和技能目标

1. 具有中医药学的基本概念、基本知识和基本理论。

2. 具有与中医药学相关的祖国传统文化知识。

3. 具备中医学思维的整体观和辨证观，初步形成中医学临床思维能力和习惯。

4. 具备一定的中医药学技能，能够正确诊断、辨证施治临床常见病、多发病；具有辨识、及时转诊急、危、重、难等病证的初步能力。

5. 具备运用中医学基本的医疗技术，进行基本的预防、医疗、康复、保健等操作。

6. 具备正确使用和管理常用的中医学医疗、康复器械、仪器、设备，并利用其开展基本的医疗、康复活动。

三、学时安排

本课程安排在第一学期开设,教学时数为76学时。

教学内容	学时		
	理论	实践	合计
第一章　绪论	2	0	2
第二章　中医学基础	20	4	24
第三章　中药学与方剂学基础	18	4	22
第四章　中医常见病防治基础	22	4	26
机动			2
合计	62	12	76

四、课程内容与要求

单元	教学内容	教学目标		教学活动参考	参考学时	
		知识目标	技能目标		理论	实践
第一章　绪论	第一节　中医药学发展简史 第二节　中医学的基本特点	1. 掌握中医学的整体观念和辨证论治 2. 熟悉病、证、症的基本概念 3. 了解中医学发展简史		理论讲授	2	
第二章　中医学基础	第一节　阴阳五行学说 一、阴阳学说 二、五行学说 第二节　藏象学说 一、概述 二、五脏 三、六腑 四、奇恒之腑 五、脏腑的关系 第三节　经络学说	1. 掌握阴阳五行学说的概念及意义 2. 用阴阳五行学说阐明人体脏器生理、病理现象 1. 掌握脏腑的生理功能及与肢体管窍的关系 2. 熟悉脏腑之间的生理关系及病理变化 1. 掌握经络的基本概念、经络系统的组成 2. 熟悉经脉的循行规律、表里关系、生理功能		理论讲授、角色扮演、情景教学、PPT教学等	20	4

续表

单元	教学内容	教学目标		教学活动参考	参考学时	
		知识目标	技能目标		理论	实践
第二章　中医学基础	第四节　气血津液 一、气 二、血 三、津液 四、气、血、津液的关系	1. 掌握气、血、津液的化生及运动的基本形式 2. 熟悉气、血、津液的生理功能、相互关系和病理变化				
	第五节　病因病机 一、病因 (一) 外感病因 (二) 内伤病因 (三) 病理产物 (四) 其他病因 二、病机 (一) 邪正盛衰 (二) 阴阳失调 (三) 气血津液失调	1. 掌握各种病因的概念、致病特点 2. 熟悉各种病因的形成及临床表现 1. 掌握各种病机的概念和原理 2. 熟悉各种病机的形成、转归和主要临床表现				
	第六节　中医诊断 一、望诊 (一) 整体望诊 (二) 局部望诊 (三) 望躯体 (四) 望四肢 (五) 望皮肤 (六) 望舌 (七) 望排泄物 (八) 望小儿指纹 二、闻诊 (一) 听声音 (二) 嗅气味 三、问诊 (一) 问一般项目 (二) 问主诉和病史 (三) 问现在症状 四、切诊 (一) 脉诊 (二) 按诊	1. 掌握各类望诊的基本内容 2. 熟悉各类望诊的临床意义 掌握各种闻诊的基本内容 掌握问诊的基本方法 掌握切脉及触诊的基本内容和方法				
	第七节　辨证 一、八纲辨证 二、脏腑辨证 三、卫气营血辨证	1. 掌握各型证辨证的概念和特点 2. 熟悉各型证辨证的证候要点及使用方法				

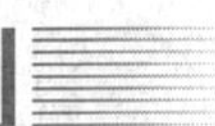

续表

单元	教学内容	教学目标		教学活动参考	参考学时	
		知识目标	技能目标		理论	实践
第二章　中医学基础	第八节　中医养生和防治原则 一、中医养生 二、预防原则 三、治疗原则 (一) 治病求本 (二) 扶正祛邪 (三) 调整阴阳 (四) 三因制宜 实训1　四诊的运用 实训2　中医辨证方法的运用	熟悉中医学养生的基本原则 掌握预防的概念、未病先防和既病防变 掌握各种治则的含义、适应证。	1. 掌握望、闻、问、切四种诊断方法和技巧 2. 熟悉中医诊断程序 3. 了解中医门诊病历、住院病历书写方法 1. 掌握八纲辨证、脏腑辨证常见证型的临床表现和辨证要点 2. 熟悉温病卫、气、营、血辨证的证候特点 3. 能够初步运用常用辨证方法对病例进行分析和辨证			
第三章　中药学与方剂学基础	第一节　中药学的基本知识			理论讲授、情景教学、项目教学、任务教学等	18	4
	一、中药的性能与炮制	熟悉				
	二、中药的临床应用 (一) 中药的配伍 (二) 用药禁忌 (三) 中药的剂量 (四) 中药煎服法	掌握				
	第二节　方剂学的基本知识					
	一、方剂的组成及组方原则	熟悉				
	二、方剂的变化	熟悉				
	三、方剂的剂型	掌握				

续表

单元	教学内容	教学目标		教学活动参考	参考学时	
		知识目标	技能目标		理论	实践
第三章 中药学与方剂学基础	第三节 解表药与方剂 1. 麻黄、桂枝、紫苏等药的性能、功效、应用 2. 麻黄汤、桂枝汤、银翘散等方剂的功用、主治证候	1. 掌握常用解表药物的性能、功效、应用 2. 掌握常用解表方剂的性能功用、主治证候				
	第四节 清热药与方剂 1. 石膏、知母、栀子等的性能、功效、应用 2. 白虎汤、清营汤等的功用、主治证候	1. 掌握常用清热药物的性能、功效、应用 2. 掌握常用清热方剂的性功用、主治证候				
	第五节 泻下药与方剂 1. 大黄、芒硝的性能、功效、应用 2. 大承气汤、温脾汤的功用、主治证候	1. 掌握泻下药性能、功效、应用。 2. 掌握泻下剂的功用、主治证候				
	第六节 祛风湿药与方剂 1. 独活、威灵仙、秦艽的性能、功效、应用 2. 独活寄生汤、羌活胜湿汤的功用、主治证候	1. 掌握祛风湿药的性能、功效、应用 2. 掌握祛风湿剂的功用、主治证候				
	第七节 化湿药与方剂 1. 藿香、苍术的性能、功效、应用 2. 藿香正气散、香薷散等的功用、主治证候	1. 掌握化湿药的性能、功效、应用 2. 掌握化湿剂的功用、主治证候				
	第八节 利水渗湿药与方剂 1. 茯苓、薏苡仁等的性能、功效、应用	1. 掌握利水渗湿药的性能、功效、应用				

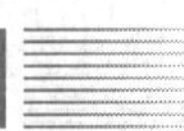

续表

单元	教学内容	教学目标		教学活动参考	参考学时	
		知识目标	技能目标		理论	实践
第三章　中药学与方剂学基础	2. 茵陈蒿汤、五苓散等的功效、主治证候。	2. 掌握利水渗湿剂的功用、主治证候				
	第九节　温里药与方剂 1. 附子、干姜等的性能、功效、应用 2. 理中丸、小建中汤的功效、主治证候	1. 掌握温里药的性能、功效、应用 2. 掌握温里剂的功用、主治证候				
	第十节　理气药与方剂 1. 陈皮、枳实等的性能、功效、应用 2. 越鞠丸、半夏厚朴汤等的功用、主治证候	1. 掌握理气药的性能、功效、应用 2. 掌握理气剂的功用、主治证候				
	第十一节　消导药与方剂 1. 山楂、莱菔子等的性能、功效、应用 2. 保和丸、健脾丸等的功用、主治证候	1. 掌握消导药的性能、功效、应用 2. 掌握消导剂的功用、主治证候				
	第十二节　活血药与方剂 1. 川芎、延胡索等的性能、功效、应用 2. 血府逐瘀汤、补阳还五汤等的功用、主治证候。	1. 掌握活血药的性能、功效、应用 2. 掌握活血剂的功用、主治证候				
	第十三节　止血药与方剂 1. 小蓟、地榆等的性能、功效、应用 2. 咳血方、小蓟饮子等的功用、主治证候	1. 掌握止血药的性能、功效、应用 2. 掌握止血剂的功用、主治证候				

续表

单元	教学内容	教学目标		教学活动参考	参考学时	
		知识目标	技能目标		理论	实践
第三章　中药学与方剂学基础	第十四节　化痰止咳平喘药与方剂 1. 半夏、天南星等的性能、功效、应用 2. 二陈汤、清气化痰丸等的功用、主治证候	1. 掌握化痰止咳平喘药的性能、功效、应用 2. 掌握化痰止咳平喘剂的功用、主治证候				
	第十五节　安神药与方剂 1. 朱砂、酸枣仁等的性能、功效、应用 2. 朱砂安神丸、天王补心丹等的功用、主治证候	1. 掌握安神药的性能、功效、应用 2. 掌握安神剂的功用、主治证候				
	第十六节　平肝息风药与方剂 1. 石决明、牡蛎等的性能、功效、应用 2. 川芎茶调散、羚羊钩藤汤等的功用、主治证候	1. 掌握平肝熄风药的性能、功效、应用 2. 掌握平肝熄风剂的功用、主治证候				
	第十七节　开窍药与方剂 1. 麝香、冰片等的性能、功效、应用 2. 安宫牛黄丸、紫雪等的功用、主治证候	1. 掌握开窍药的性能、功效、应用 2. 掌握开窍剂的功用、主治证候				
	第十八节　补益药与方剂 1. 党参、黄芪等的性能、功效、应用 2. 补中益气汤、四物汤等的功用、主治证候	1. 掌握补益药的性能、功效、应用 2. 掌握补益剂的功用、主治证候				
	第十九节　固涩药与方剂 1. 五味子、乌梅等的性能、功效、应用	1. 掌握固涩药的性能、功效、应用				

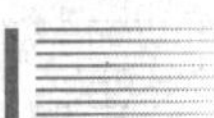

续表

单元	教学内容	教学目标		教学活动参考	参考学时	
		知识目标	技能目标		理论	实践
第三章　中药学与方剂学基础	2. 真人养脏汤、桑螵蛸散等的功用、主治证候	2. 掌握固涩剂的功用、主治证候				
	实训1　中药的识别和使用		1. 掌握中药的四气五味、功能 2. 熟悉中药的性状和鉴别 3. 了解常用中药炮制方法、毒性作用及煎制方法			
	实训2　方剂的使用		1. 掌握方剂的组方原则和功能、适应证 2. 熟悉方剂的药品剂量和煎制方法 3. 了解急救方剂的使用方法及方剂书写规范			
第四章　中医常见病防治基础 (26学时,其中理论22学时,实践4学时)	第一节　感冒(1学时)			理论讲授、案例教学、角色扮演、情景教学、PPT教学等。	22	4
	1. 感冒的概念、辨证施治	掌握				
	2. 感冒的病因病机、预防调护。	熟悉				
	第二节　咳嗽(1学时)					
	1. 咳嗽的诊断、辨证施治	掌握				
	2. 咳嗽的病因病机、预防调护	熟悉				
	第三节　哮喘(2学时)					
	1. 哮喘的诊断、辨证施治	掌握				
	2. 哮喘的病因病机、鉴别诊断	熟悉				
	第四节　心悸(2学时)					
	1. 心悸的诊断、辨证施治	掌握				
	2. 心悸的病因病机、鉴别诊断	熟悉				

续表

单元	教学内容	教学目标		教学活动参考	参考学时	
		知识目标	技能目标		理论	实践
第四章　中医常见病防治基础 (26学时,其中理论22学时,实践4学时)	第五节　胸痹 1. 胸痹的诊断、辨证施治 2. 胸痹的病因病机、预防调护 第六节　眩晕 1. 眩晕的诊断、辨证施治 2. 眩晕的病因病机、预防调护 第七节　失眠 1. 失眠的诊断、辨证施治 2. 失眠的病因病机、预防调护 第八节　中风 1. 中风的诊断、辨证施治 2. 中风的病因病机、鉴别诊断 第九节　胃痛 1. 胃痛的诊断、辨证施治 2. 胃痛的病因病机、鉴别诊断 第十节　泄泻 1. 泄泻的诊断、辨证施治 2. 泄泻的病因病机、鉴别诊断 第十一节　便秘 1. 便秘的诊断、辨证施治 2. 便秘的病因病机、预防调护 第十二节　黄疸 1. 黄疸的诊断、辨证施治 2. 黄疸的病因病机、预防调护 第十三节　水肿 1. 水肿的诊断、辨证施治	 掌握 熟悉 掌握 熟悉 掌握 熟悉 掌握 熟悉 掌握 熟悉 掌握 熟悉 掌握 熟悉 掌握 熟悉 掌握				

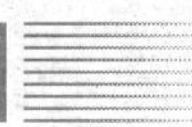

续表

单元	教学内容	教学目标		教学活动参考	参考学时	
		知识目标	技能目标		理论	实践
第四章　中医常见病防治基础 （26学时，其中理论22学时，实践4学时）	2. 水肿的病因病机、预防调护	熟悉				
	第十四节　淋证					
	1. 淋证的诊断、辨证施治	掌握				
	2. 淋证的病因病机、鉴别诊断	熟悉				
	第十五节　消渴					
	1. 消渴的诊断、辨证施治	掌握				
	2. 消渴的病因病机、预防调护	熟悉				
	第十六节　痈					
	1. 痈的诊断、辨证施治	掌握				
	2. 痈的病因病机、鉴别诊断	熟悉				
	第十七节　乳癖					
	1. 乳癖的诊断、辨证施治	掌握				
	2. 乳癖的病因病机、鉴别诊断	熟悉				
	第十八节　瘾疹					
	1. 瘾疹的诊断、辨证施治	掌握				
	2. 瘾疹的病因病机、鉴别诊断	熟悉				
	第十九节　湿疮					
	1. 湿疮的诊断、辨证施治	掌握				
	2. 湿疮的病因病机、鉴别诊断	熟悉				
	第二十节　痔疮					
	1. 痔疮的诊断、辨证施治	掌握				
	2. 痔疮的病因病机、鉴别诊断	熟悉				
	第二十一节　月经不调					
	1. 月经不调的诊断、辨证施治	掌握				
	2. 月经不调机的病因病机、鉴别诊断	熟悉				

续表

单元	教学内容	教学目标		教学活动参考	参考学时	
		知识目标	技能目标		理论	实践
第四章 中医常见病防治基础(26学时,其中理论22学时,实践4学时)	第二十二节 带下病					
	1. 带下病的诊断、辨证施治。	掌握				
	2. 带下病的病因病机、鉴别诊断	熟悉				
	第二十三节 不孕症					
	1. 不孕症的诊断、辨证施治。	掌握				
	2. 不孕症的病因病机、鉴别诊断	熟悉				
	第二十四节 绝经前后诸症					
	1. 绝经前后诸症的诊断、辨证施治	掌握				
	2. 绝经前后诸症的病因病机、鉴别诊断	熟悉				
	第二十五节 小儿咳嗽					
	1. 小儿咳嗽的诊断、辨证施治	掌握				
	2. 小儿咳嗽的病因病机、鉴别诊断	熟悉				
	第二十六节 小儿积滞					
	1. 小儿积滞的诊断、辨证施治	掌握				
	2. 小儿积滞的病因病机、预防调护。	熟悉				
	第二十七节 小儿泄泻					
	1. 小儿泄泻的诊断、辨证施治	掌握				
	2. 小儿泄泻的病因病机、鉴别诊断	熟悉				
	第二十八节 小儿手足口病					
	1. 手足口病的诊断、辨证施治	掌握				
	2. 手足口病的病因病机、鉴别诊断	熟悉				
	实训1 眩晕的防治		1. 掌握眩晕的辨证要点和治法及方药			

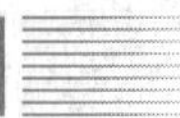

续表

单元	教学内容	教学目标		教学活动参考	参考学时	
		知识目标	技能目标		理论	实践
第四章　中医常见病防治基础 （26 学时，其中理论 22 学时，实践 4 学时）			2. 熟悉眩晕的临床表现和鉴别诊断 3. 了解眩晕的预防与调护			
	实训 2　痈的防治		1. 掌握痈的诊断和外治方法 2. 熟悉痈的各期临床表现 3. 了解痈的预后与调护			
	实训 3　月经不调的防治		1. 掌握月经不调的辨证治疗和鉴别诊断 2. 熟悉月经不调的诊断和病因病机 3. 了解妇科常用检查方法及妇科病历书写规范			
	实训 4　手足口病的防治		1. 掌握手足口病的辨证治疗和鉴别诊断 2. 熟悉手足口病的诊断和病因病机 3. 了解儿科常用检查方法、器械使用及儿科病历书写规范			

五、说明

（一）教学安排

本课程标准主要供中等卫生职业教育农村医学专业教学使用，第一学期开设，总学时 76 学时，其中理论教学 62 学时，实践教学 12 学时，机动 2 学时，学分为 8 分。

（二）教学要求

1. 理论教学要求

（1）掌握阴阳、五行等中医药学概念，掌握常用中药、方剂的特性和功能，掌握常见病的诊断、主要证型、治法、方药。

（2）熟悉阴阳、五行等中医药学理论在生理、病理及临床诊治的应用；熟悉常用中药、方剂的用量、服法及禁忌；熟悉常见病的病因病机、鉴别诊断。

（3）了解常用中药、方剂的炮制、配伍变化等；了解常见病的预防调护等。

2. 技能教学的要求

能够应用中医基本诊疗技能、比较规范地解决临床常见病、多发病，在教师的指导下，可以初步进行脉诊、脓肿切开、疮疡换药等中医技能操作。

（三）教学建议

1. 本课程依据农村医学职业岗位的工作任务、职业能力要求，强化理论实践一体化，突出“做中学、学中做”的职业教育特色，根据培养目标、教学内容和学生的学习特点以及执业资格考试要求，提倡项目教学、案例教学、任务教学、角色扮演、情境教学等方法，利用校内外实训基地，将学生的自主学习、合作学习和教师引导教学等教学组织形式有机结合。

2. 在教学过程中，可通过课堂提问、读书笔记、检查作业、实习报告、测验、观察记录、技能考核和理论考试等多种形式对学生的职业素养、专业知识和技能进行综合考评。理论考试分章节、阶段和课程结束多次进行；实践技能考核分实训操作、技能鉴定及临床见习等方式进行评价。评价内容不仅关注学生对知识的理解和技能的掌握，更要关注所学知识在临床实践中的运用，以及解决实际问题的能力，重视职业素质的形成。